J. LÉON SOUBEIRAN

TRAITÉ DE BOTANIQUE ÉLÉMENTAIRE

Avec 914 Vignettes

J. ROTHSCHILD
ÉDITEUR

SYLVICULTURE

Guide du Forestier. — Culture et surveillance des forêts, par A. Bouquet de la Grye (*Conservateur des forêts*). — 2 volumes in-18 reliés, avec 70 gravures. . . . . 5 fr.

L'Art de Planter et d'élever en pépinière les arbres forestiers, fruitiers et d'agrément. 2e édition, revue par L. Gouet (*Directeur de l'établissement d'arboriculture des Barres*). — In-18 relié, avec 19 gravures. . . . . 2 fr. 50

L'Aménagement des Forêts. — Exploitation des forêts en taillis et en futaie, par A. Puton (*Inspecteur des forêts*). 2e édition, avec gravures, in-18 relié. . . . . 2 fr. 50

Études sur l'Aménagement des forêts, par L. Tassy (*Conservateur des forêts*). — 2e édition. In-8°. . . . . 6 fr.

Mise en valeur des Sols pauvres par les essences résineuses, par A. Fillon (*Sous-inspecteur des forêts*). — In-18. . . . . . . 3 fr.

Les Bois indigènes et étrangers. — Physiologie, culture, productions, qualités, industrie, commerce, par A. Dupont (*Ingénieur des constructions navales*) et A. Bouquet de la Grye (*Conservateur des forêts*). — In-8°, avec 162 gravures. . . . . 12 fr.

Les Bois employés dans l'Industrie. — Cent sections des principales essences de France et d'Algérie, avec leurs caractères distinctifs et leur description, par H. Noerdlinger (*Ancien élève-libre de l'École forestière de Nancy*). . . . . 30 fr.

Manuel de Cubage et d'estimation des Bois, par A. Goursaud, (*Inspecteur des forêts*). — In-18, relié. . . . . 1 fr. 50

Flore forestière illustrée du centre de l'Europe, par C. de Kirwan, (*Sous-inspecteur des forêts*). — In-folio orné de chromolithographies représentant 350 figures . . . . 60 fr.

Les Conifères indigènes et exotiques, par C. de Kirwan (*Sous-inspecteur des forêts*). — 2 vol. in-18 rel., avec 106 grav.. 5 fr.

Herbier forestier de la France par E. de Gayffier (*Inspecteur des forêts*), — 2 vol. in-fol. avec 200 phototypographies, rel. 500 fr.

Arboretum et fleuriste de la ville de Paris. — Description, culture, usages de tous les arbres, arbrisseaux, plantes, employés dans les parcs et jardins, par A. Alphand (*Directeur des travaux de Paris*). — In-folio. . . . . 50 fr.

Le Monde des Bois. — Faune et flore forestières, par F. Hœfer. — In-8° avec 300 vignettes, 15 fr. — Édition avec 27 gravures sur acier. . . . . 25 fr.

L'Elagage des Arbres forestiers et d'alignement, par le comte A. des Cars (*Membre de la Société centrale d'Agriculture*). — In-18 avec 72 gravures, relié. 1 fr.

Codes de la législation forestière, par Ch. Jacquot (*Inspecteur des forêts*). — In-18, relié . . . . 1 fr. 50

Réorganisation du Service forestier et réforme de la loi sur les pensions civiles, par Aloys Wisst. — In-8°. . . . . 3 fr. 50

Les Oiseaux utiles et nuisibles aux forêts, champs, jardins, vignes, etc., par H. DE LA BLANCHÈRE (*Ancien élève de l'école forestière*). — 2e édition, avec 150 vignettes. In-18, relié. . . . . . 3 fr. 50

Les Ravageurs des Forêts et des Arbres d'Alignement. — Description, mœurs, ravages des insectes destructeurs des bois, moyens pratiques de les combattre. — 5e édition, par DE LA BLANCHÈRE et le Dr Eug. ROBERT. — In-18, relié, avec 162 gravures. Prix. . . . . 3 fr. 50

CHASSE — SPORT

Ornithologie du Chasseur, par le docteur CHENU. — In-8o orné de 50 chromotypographies. . . . . 20 fr.

Les Animaux des forêts, par R. CABARRUS (*Sous-inspecteur des forêts*). — In-18 avec 84 gravures, relié. . . . . 2 fr. 50

Le Rêve du Chasseur. — Gibier des bois, plaines, côtes, montagnes, par B.-H. RÉVOIL. — In-folio, 20 planches en deux teintes, avec texte. . . . . 50 fr.

Le Guide du Chasseur devant la loi. — Code du Chasseur par F. TÉCHENEY. — In-18, relié. . . . . 2 fr. 50

Nouveau Carnet de chasse illustré, avec Guide pour les jeunes chasseurs au chien d'arrêt, par M. CHATIN. — 2e édition, in-18, relié . . . . 1 fr.

Le Cheval et son Cavalier. — Hippologie et équitation, par le comte DE LAGONDIE (*Ancien colonel d'état-major*). — 2 vol. in-18, ornés de vignettes, reliés. . . . . 7 fr. 50

Le Chien.—Races, croisements, élevage, dressage, éducation, maladies et traitement, d'après les ouvrages les plus récents de Stonehenge, Idstone, Hamilton Smith, Bouley. — In-18 relié, avec 100 gravures hors texte. — Prix. . . . . 3 fr. 50

Les Oiseaux Gibier. — Histoire naturelle, Chasse, Mœurs et Acclimatation, par H. DE LA BLANCHÈRE. Ouvrage de luxe, in-folio, avec 45 Chromotypographies et nombreuses vignettes dans le texte. Prix : 50 fr. — En reliure de luxe. . . . . 60 fr.

HORTICULTURE — BOTANIQUE

Les Promenades de Paris. — Histoire et description des bois de Boulogne et de Vincennes, Champs-Élysées, parcs, squares, boulevards de Paris, par A. ALPHAND (*Directeur des travaux de Paris*). 2 vol. in-folio, illustrés de 80 gravures sur acier, 23 chromolithographies et 487 gravures sur bois. Prix : 500 fr.; sur papier de Hollande. 1,000 fr.

TRAITÉ DE BOTANIQUE
ÉLÉMENTAIRE

L'ÉCOLE DU PHARMACIEN

TRAITÉ DE BOTANIQUE
ÉLÉMENTAIRE

Par le Docteur J. LÉON SOUBEIRAN

Professeur à l'École supérieure de Pharmacie de Montpellier

Ouvrage orné de 914 Vignettes

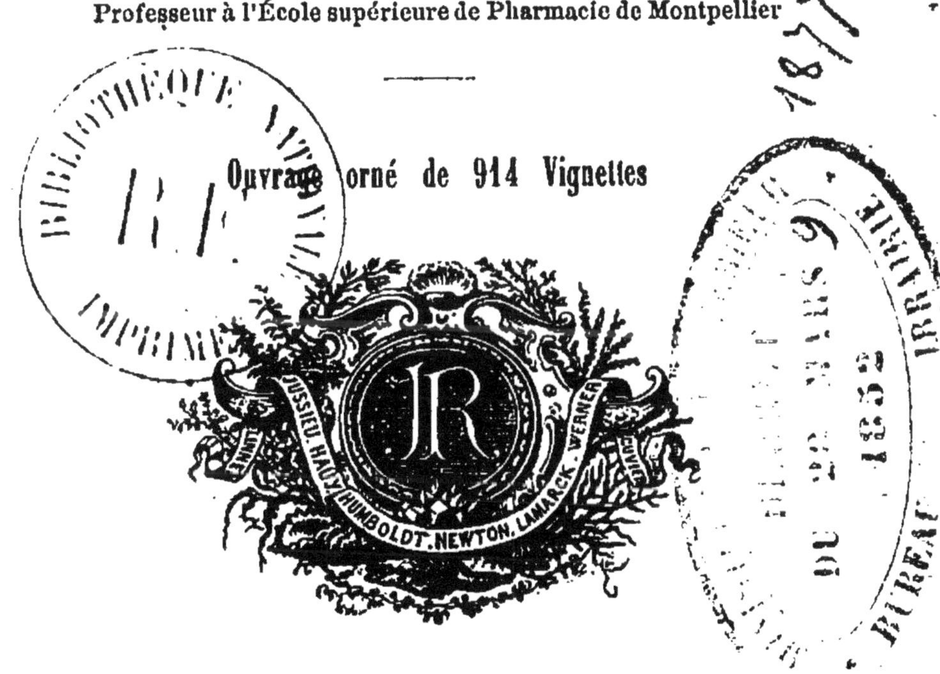

PARIS

J. ROTHSCHILD, ÉDITEUR

13, RUE DES SAINTS-PÈRES, 13

1878

AVANT-PROPOS

Le pharmacien a à sa disposition beaucoup de livres qui donnent avec de nombreux détails la description de toutes les familles végétales et d'un grand nombre d'espèces de plantes spontanées ou cultivées, usuelles ou non. Mais la connaissance seulement de quelques-unes de ces familles lui est indispensable : celles qui fournissent quelques produits à son art. Aussi avons-nous pensé qu'il y aurait opportunité à publier ce volume, dans lequel nous avons condensé les caractères des familles et ceux des genres qui donnent des substances à la matière médicale.

Mais comme il est absolument indispensable, pour étudier les familles, de posséder quelques notions sur l'organisation des plantes et la constitution des parties qui les composent, nous avons fait précéder l'exposition des principales familles d'un aperçu, aussi succinct que possible, mais cependant assez détaillé encore, sur les divers organes des végétaux considérés au double point de vue de leurs formes et de leurs fonctions.

L'ouvrage est terminé par une table alphabétique très-développée qui permet de trouver facilement les noms et les figures des organes et des plantes dont nous avons tracé l'histoire.

TABLE

ANALYTIQUE DES MATIÈRES

	Pages.
Avant-propos	V
Table des matières	VII
Organes élémentaires	1
Organes de nutrition	25
Racine	25
Tige	30
Feuille	44
Phyllotaxie	57
Bourgeons	64
Ramification	69
Préfoliation	71
Nutrition	73
Absorption	73
Circulation	74
Transpiration	77
Respiration	78

Pages

Organes de reproduction 81
Fleur 82
Inflorescence. 85
Inflorescences définies 87
Inflorescences indéfinies. 89
Bractées 93
Pédoncule. 98
Préfloraison 100
Calice 105
Corolle 107
Étamines 112
Carpelles 121
Ovule 130
Fécondation 136
Fruit 139
Graine 153
Maturation 164
Germination 167

Classification 170
Système de Linné 171
Méthode de Jussieu 174
Méthode de De Candolle 174

Revue des familles naturelles 178
Plantes phanérogames 178

Dicotylédones ou Exogènes 178

Thalamiflores 179
Renonculacées 179
Magnoliacées 188
Ménispermacées 191
Berbéridées 192

Pages.
Papavéracées 194
Fumariacées 198
Crucifères. 200
Violariacées 206
Polygalées 208
Caryophyllées 210
Linées 214
Malvacées 215
Buttnériacées 218
Tiliacées 219
Ternstrœmiacées 220
Hespéridées 224
Hypéricinées 225
Guttifères. 226
Erythroxylées 227
Acérinées 228
Hippocastanées 229
Ampélidées 230
Géraniacées 231
Rutacées 232
Coriariées. 237

CALICIFLORES 238
Rhamnées. 238
Térébinthacées 239
Légumineuses 244
Rosacées 256
Granatées 267
Myrtacées. 268
Cucurbitacées 270
Cactées 273

Pages.
Ribésiacées 275
Ombellifères 277
Araliacées 287
Loranthacées 289
Lonicérées 289
Rubiacées 291
Valérianées 297
Dipsacées 300
Composées 301
Campanulacées 315
Lobéliacées 316
Éricacées 316

COROLLIFLORES 320
Oléacées 320
Jasminées 323
Loganiacées 324
Apocynées 325
Asclépiadées 326
Gentianées 329
Convolvulacées 332
Borraginées 336
Labiées 339
Verbénacées 349
Solanées 350
Scrophularinées 357

MONOCHLAMYDÉES 363
Chénopodées 363
Polygonées 366
Laurinées 369
Myristicacées 373

Pages.

Thymélées 376
Santalacées 377
Aristolochiées 378
Euphorbiacées 380
Urticacées 385
Amentacées 391
Conifères 400

MONOCOTYLÉDONES OU ENDOGÈNES 407
Orchidées 408
Zingibéracées 413
Iridées 417
Liliacées 419
Mélanthacées 426
Palmiers 428
Aroïdées 433
Juncacées 434
Cypéracées 435
Graminées 437

Plantes cryptogames ou celluleuses 446
Fougères 446
Lycopodiacées 456
Mousses 458
Champignons 464
Lichens 473
Algues 476

TABLE ALPHABÉTIQUE DES MATIÈRES ET DES FIGURES. 483

TRAITÉ DE BOTANIQUE
ÉLÉMENTAIRE

ORGANES ÉLÉMENTAIRES

L'élément fondamental des plantes est la CELLULE ou UTRICULE. Quelquefois une seule cellule constitue le végétal (*Protococcus*, fig. 1, 2); plus souvent, la plante est formée par la réunion de plu-

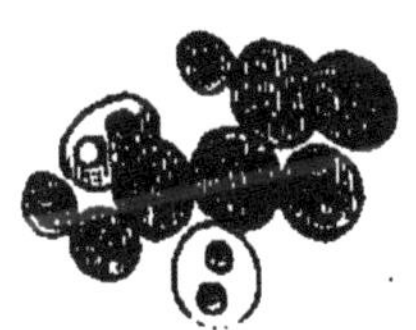

Fig. 1. — Protococcus Coccoma.

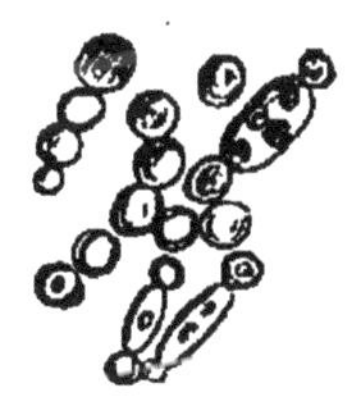

Fig. 2. — Cryptococcus cerevisiæ.

sieurs cellules (*Microcystis*, fig. 3 à 5) ou d'un très-grand nombre de ces organes : plantes CELLULAIRES (Algues, fig. 6, Champignons). Dans d'autres plantes, FIBRO-VASCULAIRES, les cellules se trouvent associées à d'autres éléments, FIBRES, VAISSEAUX, qui sont des cellules modifiées. Dans toutes les plantes, d'ailleurs, l'embryon commence

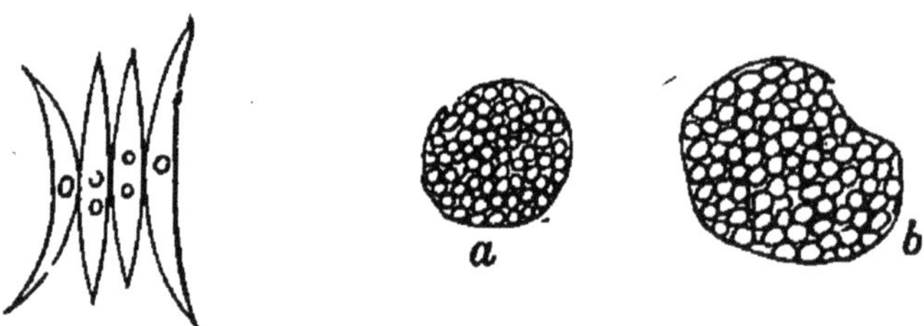

Fig. 3. — Scenedesmus acutus. Fig. 4, 5. — *a* Microcystis, *b* Polycoccus.

par être purement cellulaire, et si plus tard le nombre absolu des cellules augmente, leur nombre relatif diminue.

Considérée en elle-même, la cellule offre : 1° Une

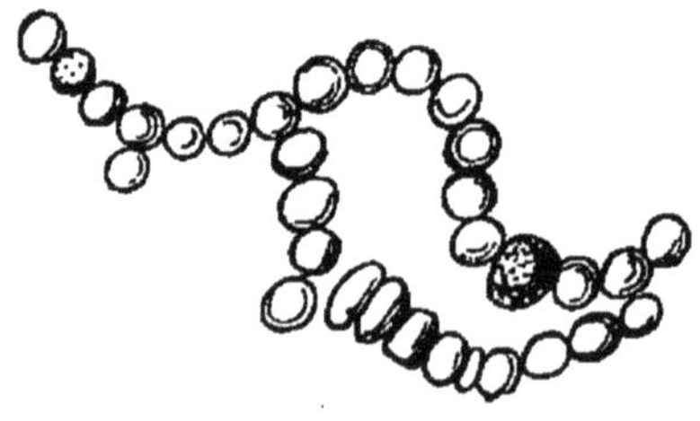

Fig. 6. — Nostoc commune.

ENVELOPPE qui consiste d'abord en une couche azotée, l'UTRICULE PRIMORDIALE, à laquelle s'ajoute une couche plus interne de cellulose à épaisseur variable. Cette seconde couche ne se développe pas toujours également sur toute la surface interne de l'utricule primordiale (fig. 7 à 10), et donne naissance à des apparences variées, POINTS, RAIES,

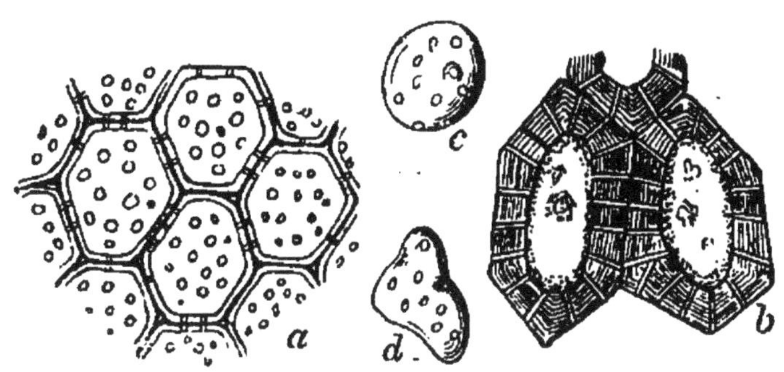

Fig. 7 à 10.

SPIRALES OU ANNEAUX, qui se détachent en clair sur un fond plus foncé.

2° Le NUCLÉUS OU CYSTOBLASTE, constitué par des granules de substance azotée, se rencontrant soit au centre, soit accolés à un point de la paroi de la cellule, tant que celle-ci est jeune (fig. 11, 12). Ce

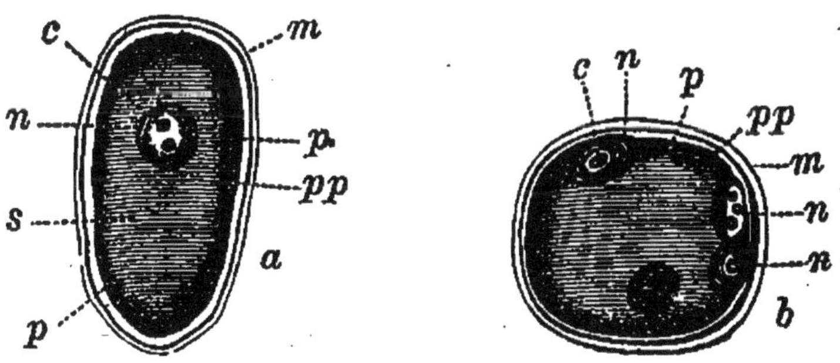

Fig. 11, 12. — Cellules et nucléus.

nucléus se fractionne, se creuse de cavités et détermine ainsi la production de nouvelles utricules.

3° Le **PROTOPLASMA** ou **LIQUIDE INTRACELLULAIRE**, substance visqueuse et remplie de fines granulations, qui disparaît au bout d'un certain

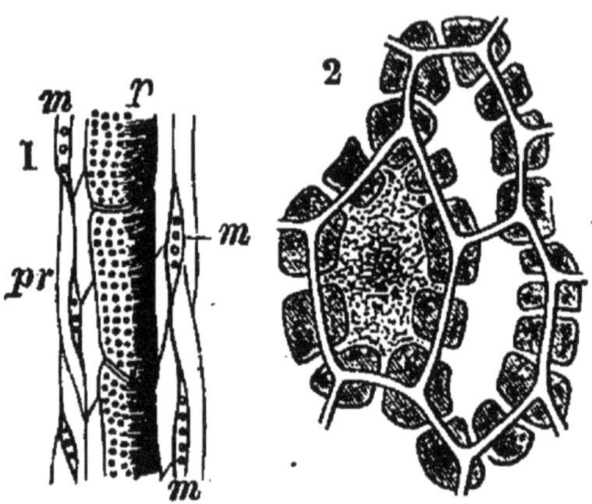

Fig. 13, 14. — Cellules poreuses ou ponctuées (Bois de Gayac).

temps pour être remplacée par des matières de nature diverse.

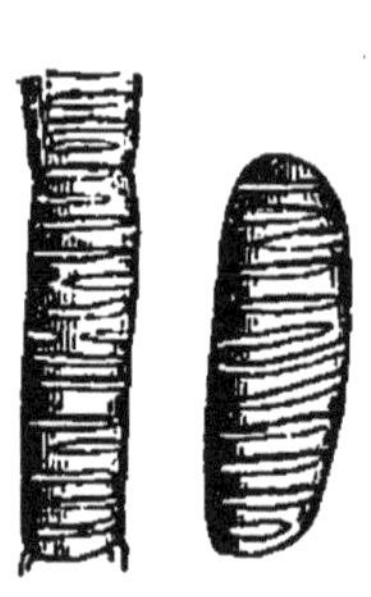

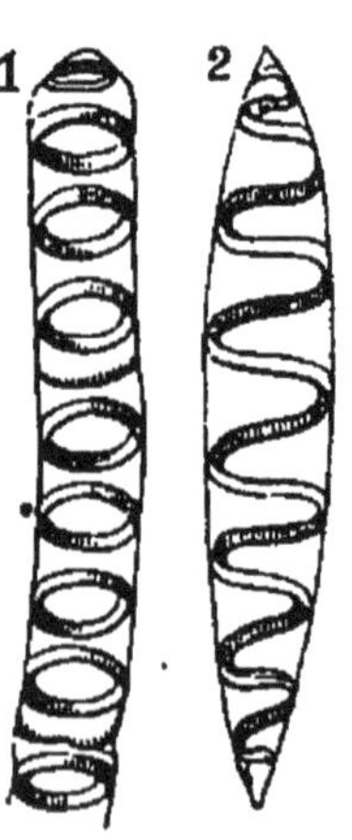

Fig. 15, 16.—Cellules rayées. Fig. 17, 18.—Cellules annulaire et spirale.

4° Le dépôt de **CELLULOSE** qui se fait dans l'intérieur de la cellule et en épaissit la paroi donne lieu à diverses apparences qui ont fait donner aux cellules les noms de cellules PONCTUÉES (fig. 13, 14), RAYÉES (fig. 15, 16), ANNULAIRES et SPIRALES (fig. 17, 18).

La cellule a originairement la forme ovoïde ou globuleuse, mais elle subit des modifications nombreuses qui tiennent en partie à ce que les cellules

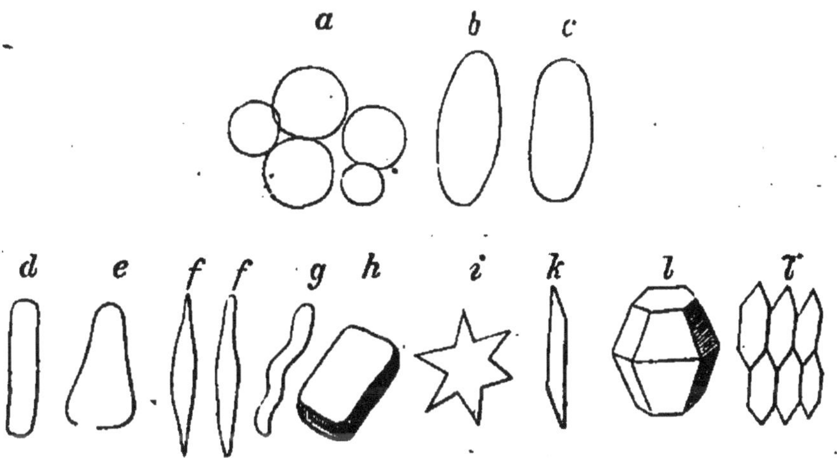

Fig. 19 à 31. — Diverses formes de cellules.

voisines se gênent dans leur développement (fig. 19 à 31). En même temps que les cellules deviennent plus ou moins polyédriques pour former le TISSU CELLULAIRE ou PARENCHYME, elles laissent souvent entre elles des vides, MÉATS INTERCELLULAIRES (fig. 32) et LACUNES (fig. 33), de formes et de dimensions variables. On trouve quelquefois aussi au milieu du parenchyme des vides considérables formant de longs conduits auxquels on a donné le nom de CANAUX AÉRIFÈRES (*Nymphæa*, *Carex*, fig. 34)

L'adhérence entre les cellules se fait au moyen

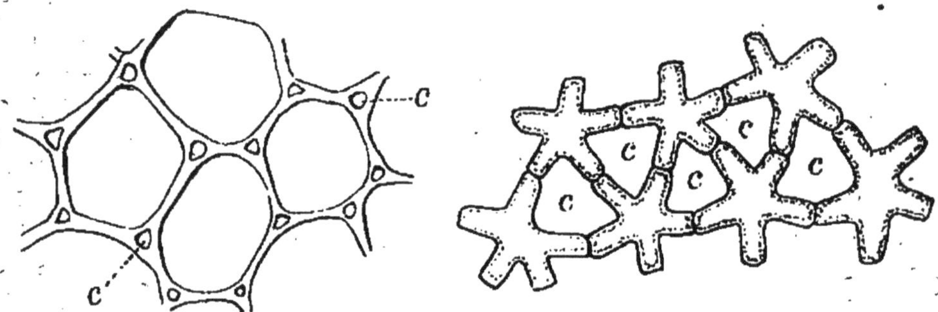

Fig. 32, 33. — Parenchyme et méats intercellulaires.

d'une matière qui forme une espèce de colle, MATIÈRE INTERCELLULAIRE de Mohl, et qui ordi-

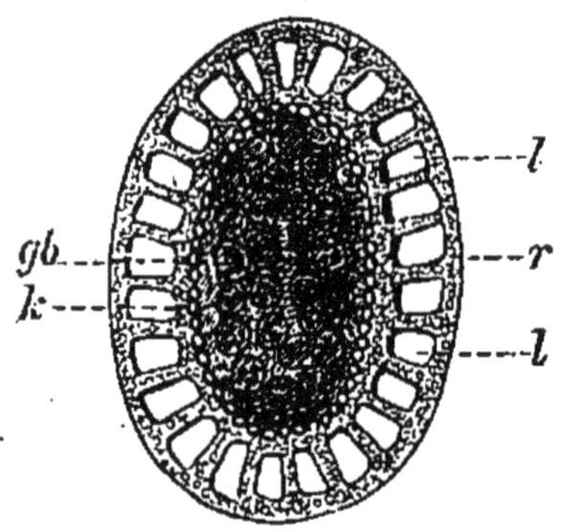

Fig. 34. — Canaux aérifères (Carex).

nairement est en couches minces entre les utricules; dans quelques plantes, au contraire (Algues), la matière intercellulaire prédomine et les cellules y sont en quelque sorte éparses.

Contenu des cellules. — Les cellules renferment

dans leur intérieur diverses substances qui sont GAZEUSES, air, oxygène, etc.; LIQUIDES, eau, matières huileuses, ou SOLIDES, chlorophylle, aleurône, fécule, cristaux.

La CHLOROPHYLLE ou CHROMULE est la substance qui donne aux végétaux leur couleur verte, laquelle est d'autant plus prononcée que la chlorophylle est plus abondante. Or la quantité de chlorophylle qu'on observe dans les cellules est en rapport avec l'âge et la lumière : les parties très-jeunes sont peu riches en matière colorante et offrent une teinte qui se rapproche beaucoup de celle des parties maintenues dans l'obscurité et dites ÉTIOLÉES. La chlorophylle se trouve appliquée à la face interne des cellules à l'état de gelée amorphe ou de grains ovoïdes, constitués par un peu de matière amylacée, de

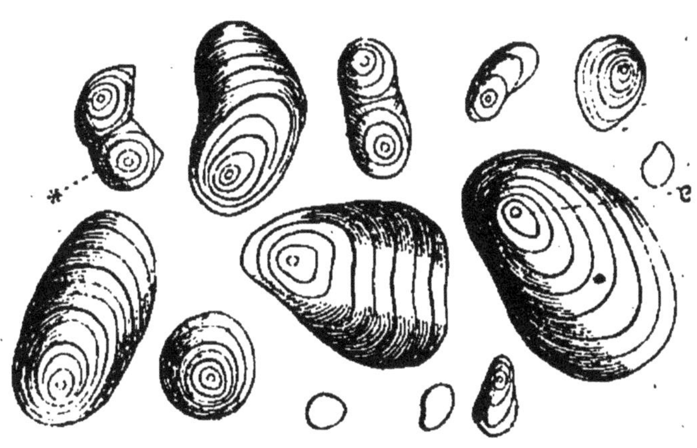

Fig. 35. — Fécule de Pomme de terre.

la matière grasse et une substance verte dont la nature est encore mal connue.

L'ALEURÔNE est une matière grasse, reconnue

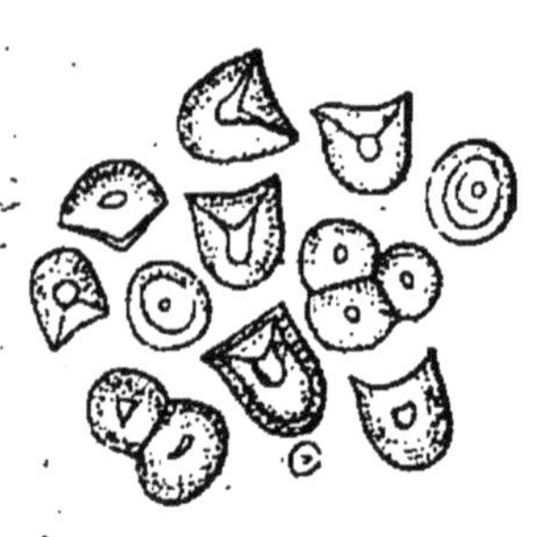

Fig. 36. — Fécule de Manioc.

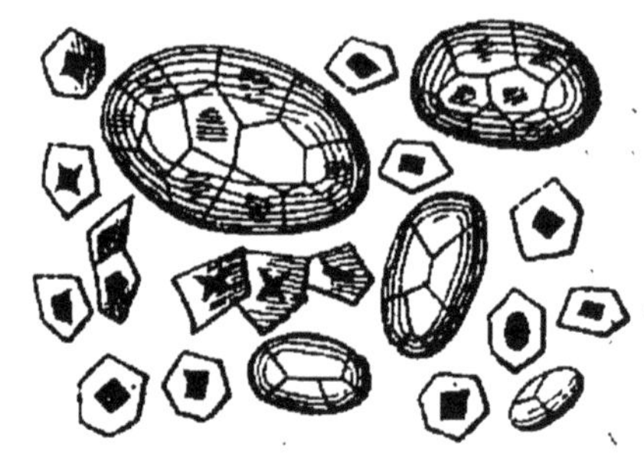

Fig. 37. — Amidon de Riz.

par Hartig, et qui est composée de grains sphériques qui grossissent en même temps que la fécule et la chlorophylle; ces grains offrent généralement une

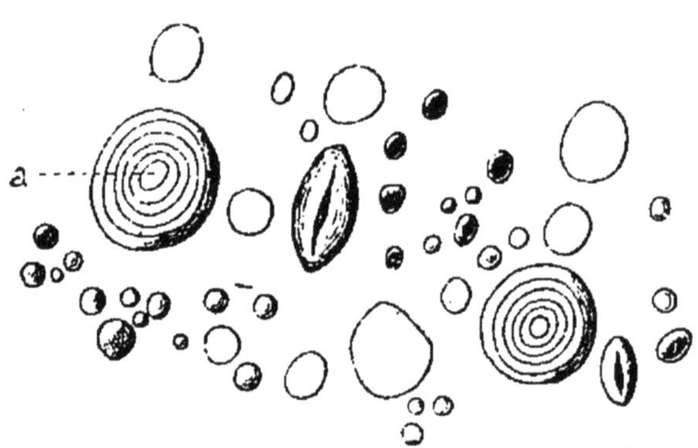

Fig. 38. — Amidon ou fécule de Froment.

partie sphérique terne, et au-dessous une autre d'un aspect argentin.

La MATIÈRE AZOTÉE, qu'on rencontre sous

forme de granules dans l'intérieur des cellules, se reconnaît à ce qu'elle prend une coloration jaune foncée quand on la traite par l'iode.

La FÉCULE est constituée par des granules, qui se caractérisent par leur propriété d'être colorés en bleu violet par l'amidon. Ils se composent de couches plus ou moins superposées, dont les bords forment des lignes concentriques et visibles au microscope;

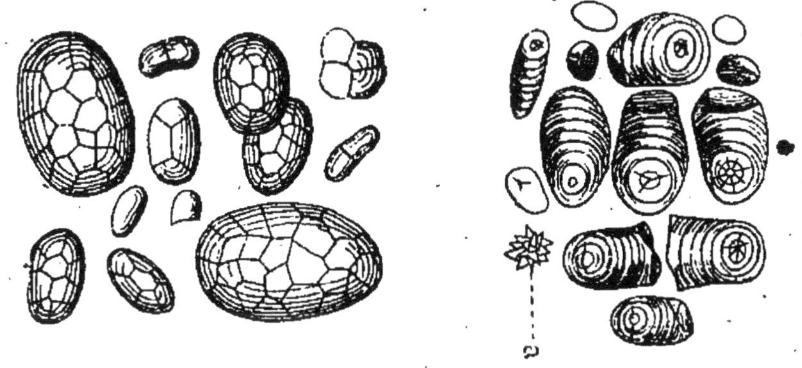

Fig. 39. — Fécule d'Avoine. Fig. 40. — Sagou ou fécule de Palmier.

ils présentent aussi un point foncé, généralement irrégulier, le plus souvent existant à une des extrémités du grain : c'est le HILE, qui correspond au point où le grain de fécule adhérait aux parois de la cellule. Les grains de fécule sont de dimensions et de formes différentes dans les diverses espèces, ce qui permet, dans quelques cas, de reconnaître les mélanges frauduleux qui ont été pratiqués sur les fécules (fig. 35 à 40).

Les CRISTAUX qu'on rencontre quelquefois dans les cellules sont le plus souvent des dépôts de sels calcaires isolés ou agglomérés, et en général contenus dans une envelope de cellulose (fig. 41 à 49).

On donne le nom de RAPHIDES à des cristaux aiguillés, très-fins, tantôt réunis en faisceaux dans

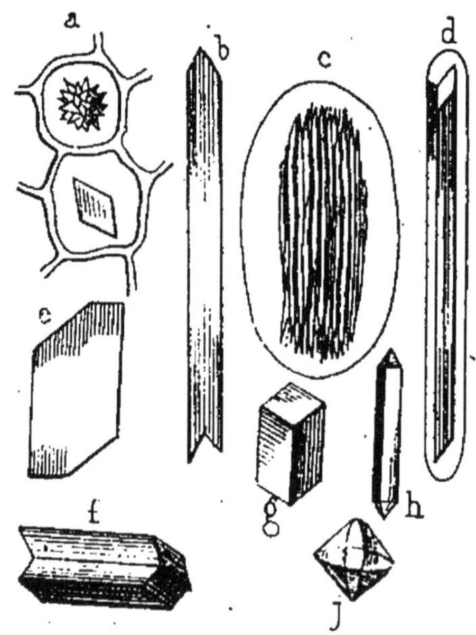

Fig 41 à 49. — Cristaux dans les cellules.

l'intérieur des cellules ou d'autres fois isolés. Les raphides se voient abondamment dans les cellules de la Scille maritime.

FIBRES. Ce sont des cellules allongées dont les parois sont en général très-épaisses et qui se touchent latéralement, tandis que les utricules se touchent par leurs faces de jonction; elles se terminent par une pointe amincie comme l'extrémité d'un fuseau (fig. 50). Leur ensemble constitue le PROSENCHYME, dont la section est compacte, avec peu de vides. Ces fibres, qui ne contiennent jamais de chlorophylle, ont souvent une forme extérieure prismatique par suite de pression réciproque; mais leur intérieur reste cylindrique.

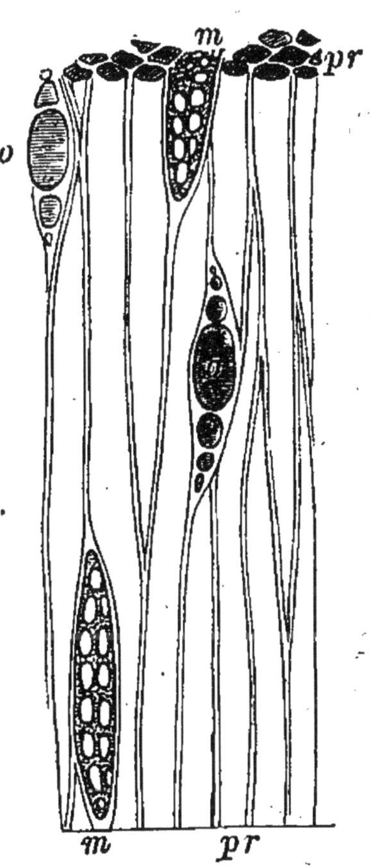

Fig. 50. — Tissu fibreux (Sassafras).

Les VAISSEAUX ont la forme d'un tube ayant souvent la longueur du végétal et dont les dimensions sont assez fortes pour que, dans quelques cas, on puisse y introduire un crin ou voir la lumière à travers leur coupe (Vigne). Ils offrent toujours de distance en distance des rétrécissements, dus à ce qu'ils sont constitués par des séries de cellules, ou de cellules allongées, placées bout à bout et dont les parois intermédiaires ont été résorbées. Ils ne sont jamais unis, mais offrent toujours des ponctuations, des raies, des anneaux ou des spirales (fig. 51).

Les VAISSEAUX SPIRAUX, auxquels on donne aussi le nom de TRACHÉES, sont constitués par des fibres très-allongées à paroi cylindrique membraneuse, dans l'intérieur desquelles se trouve un fil spiral qu'on a comparé au fil de cuivre des anciennes bretelles élastiques (fig. 52). La spire, qui est presque toujours dirigée de droite à gauche en mon-

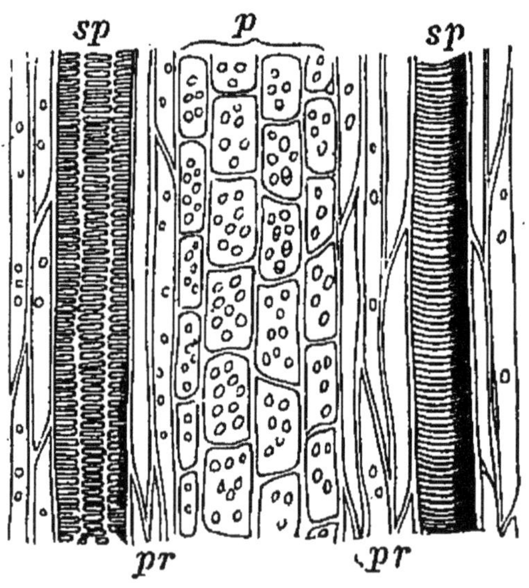

Fig. 51. — Vaisseaux (Carex arenaria).

tant, est ordinairement formée d'un seul fil ou de deux fils, et alors la ligne paraît horizontale ; quelquefois elle est formée de plusieurs fils (20 dans le Bananier, fig. 53), et alors la spire paraît oblique. Si on brise la trachée, l'enveloppe membraneuse se déchire et le fil se déroule, à moins qu'on n'opère sur un vaisseau trop jeune ou trop âgé. Quelquefois les spires sont appliquées l'une contre l'autre; d'autres fois elles sont distantes (Potiron).

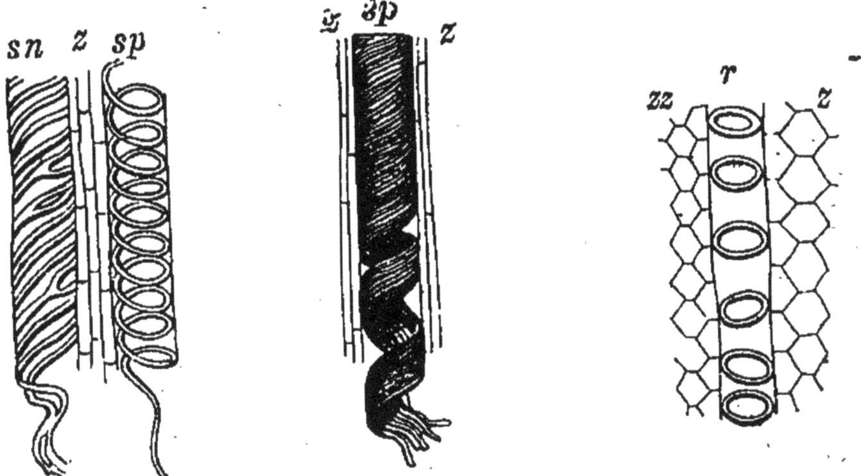

Fig. 52.—Trachées (Balsamine). Fig. 53.—Trachée (Bananier). Fig. 54.—Vaisseau annulaire (Balsamine).

Les VAISSEAUX ANNULAIRES sont des cercles superposés et distancés dans un cylindre membraneux (Balsamine, fig. 54). Ils paraissent être des

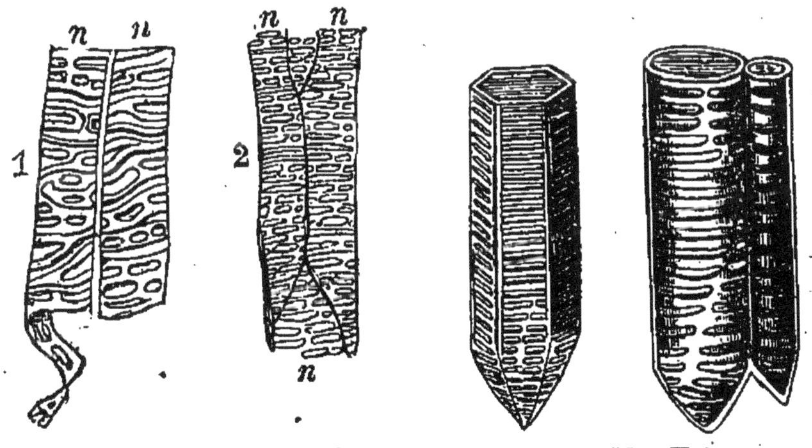

Fig. 55, 56.—1 Vaisseau réticulé (Balsamine). 2 Vaisseau rayé (Pissenlit). Fig. 57, 58.—Vaisseaux rayés (Vigne).

trachées plus âgées; ils sont plus gros, moins réguliers pour la distance des anneaux, leur obliquité, et sont quelquefois mélangés de portions de spire.

Les VAISSEAUX RÉTICULÉS sont des variétés des vaisseaux précédents (fig. 55).

Les VAISSEAUX RAYÉS (fig. 56, 57) sont formés par une enveloppe membraneuse double, dont la doublure interrompue donne lieu à l'apparence de raies. Dans quelques plantes, comme dans les Fougères et dans la Vigne, les vaisseaux ayant pris une forme prismatique, les raies sont disposées comme les échelons d'une échelle; on leur donne alors le nom de VAISSEAUX SCALARIFORMES (fig. 58).

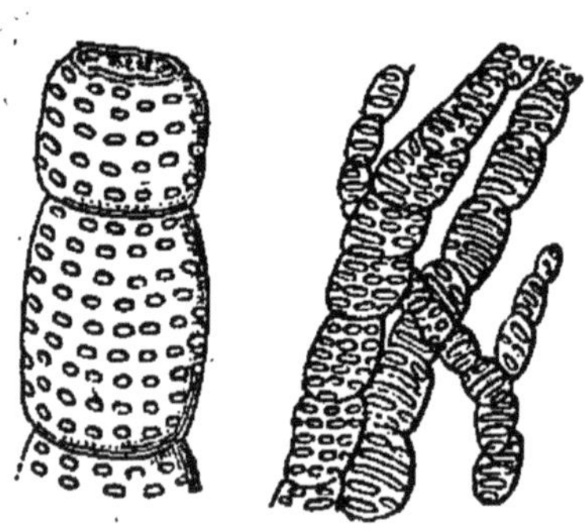

Fig. 59, 60. — Vaisseau ponctué (Balsamine).

Les VAISSEAUX PONCTUÉS (fig. 59, 60), les plus gros de tous, présentent des points formant des lignes parallèles ou obliques, et de distance en distance, au point de jonction des cellules, des rétrécissements qui leur donnent la forme de tonneaux superposés. Quand les étranglements sont très-marqués, on a les VAISSEAUX EN CHAPELETS ou MONILIFORMES.

Sous le nom de VAISSEAUX PROPRES ou

LATICIFÈRES, on désigne des tubes membraneux qui ne sont jamais ponctués, rayés ou spiraux, mais

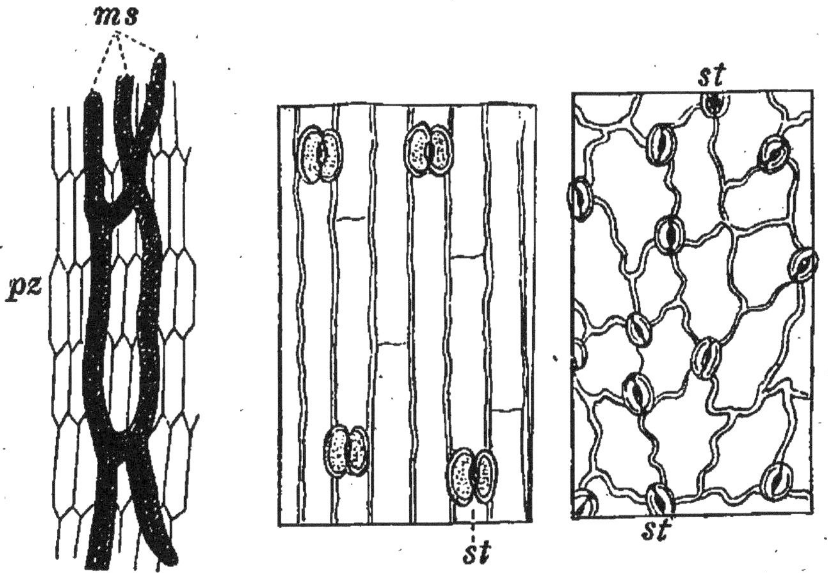

Fig. 61. — Vaisseaux laticifères (Pissenlit).

Fig. 62, 63. — Épiderme du Lys et du Réséda.

qui offrent des anastomoses (*Taraxacum*, fig. 61). Avec l'âge, ces vaisseaux se renflent par points,

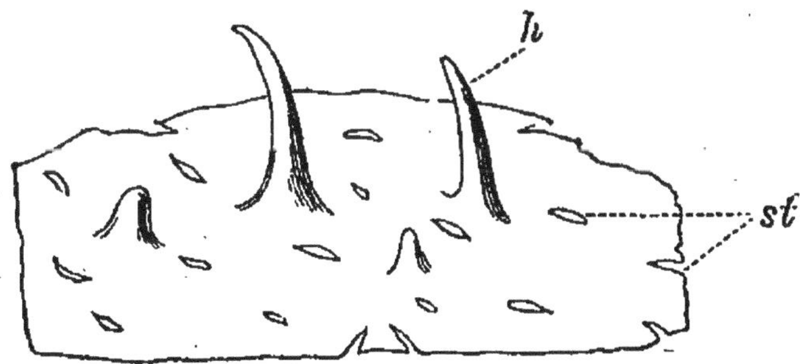

Fig. 64. — Cuticule.

deviennent articulés et finissent par former des cellules isolées, ce qui les distingue des autres vaisseaux qui naissent d'une cellule.

Épiderme. L'épiderme ou couche extérieure de la plante est constitué par une ou plusieurs couches de cellules, aplaties, tabulaires, soudées intimement, sans chlorophylle et présentant de distance en distance les ouvertures des stomates. La forme des cellules épidermiques (fig. 62, 63) peut varier dans les diverses plantes. L'épiderme peut manquer quelquefois, dans les feuilles submergées par exemple.

Cuticule. La cuticule est une pellicule très-mince, dépourvue de toute structure, différente de la cellulose et qui recouvre la surface des plantes, dont elle suit toutes les inégalités, et qui ne manque qu'à l'ouverture des stomates (fig. 64).

Les stomates, qu'on a nommés aussi pores corticaux, sont de petits organes qu'on trouve en général sur toutes les parties herbacées exposées au contact de l'air. Ils se présentent sous la forme de petites boutonnières (fig. 65), dont les bords sont constitués par deux cellules généralement arquées ou ovoïdes, laissant entre elles une ouverture, ostiole, et généralement très-différentes d'aspect des cellules épidermiques. L'ostiole communique avec une petite cavité, chambre aérienne (fig. 66 à 68), qui

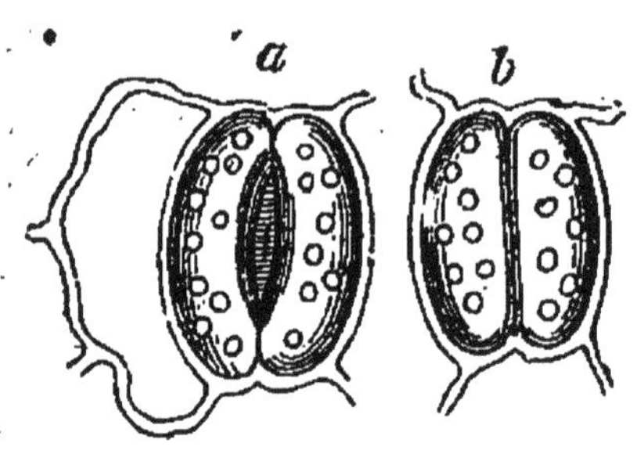

Fig. 65. — Stomates.

elle-même est en communication avec les lacunes du parenchyme. Suivant que l'air est plus ou moins humide, l'ostiole est plus ou moins béante. Les stomates se trouvent en général sur toutes les parties vertes, mais elles manquent sur les racines et sur les organes submergés. Elles sont

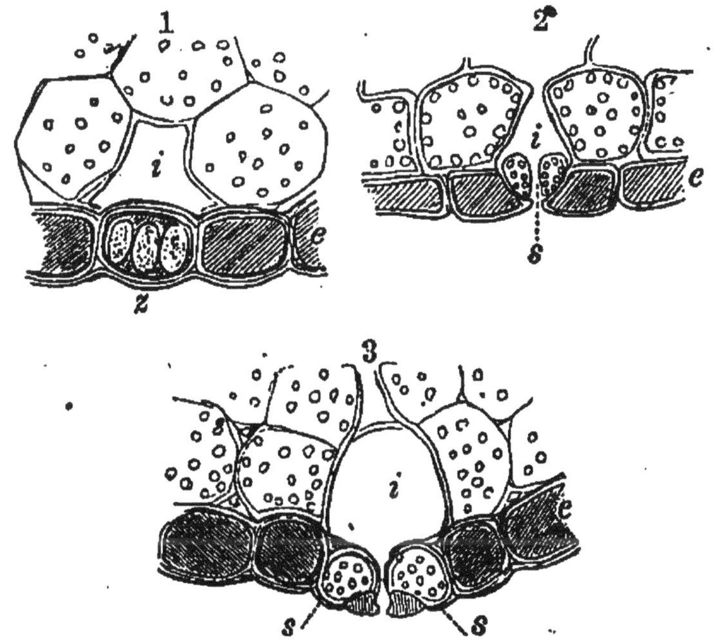

Fig. 66 à 68. — Stomates.

inégalement réparties sur le dessus et le dessous de la feuille, plus abondantes en dessous. Elles paraissent jouer un rôle important dans la respiration.

Les LENTICELLES sont de petits organes, en forme de rugosités brunâtres, ovales ou elliptiques, qu'on trouve sur l'épiderme d'un grand nombre de végétaux, et sur le rôle desquels les botanistes ont émis des opinions contradictoires. Elles paraissent n'être que de simples expansions du tissu su-

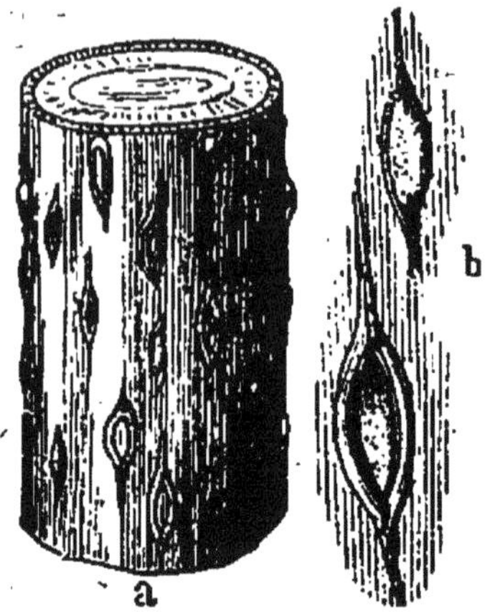

Fig. 69, 70. — Lenticelles (Sureau).

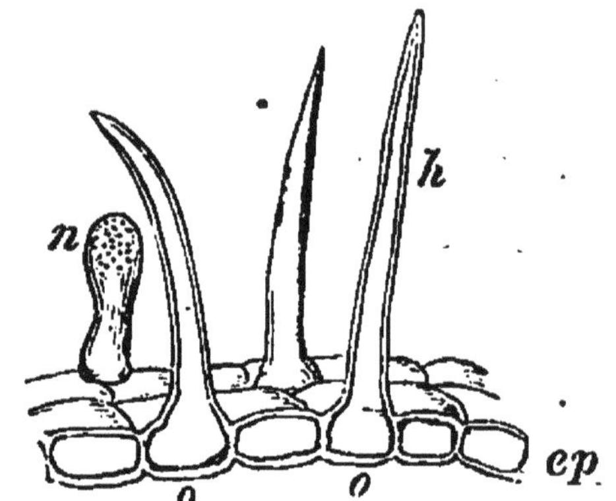

Fig. 71. — Poils épidermiques (Œnothera).

béreux, succédant à la chute d'un poil ou d'un aiguillon (fig. 69, 70).

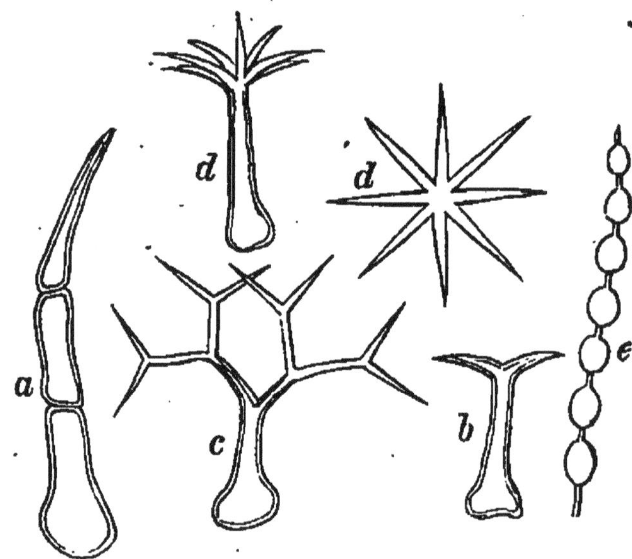

Fig. 72 à 77. — Poils végétaux.

Les POILS sont des productions molles qui naissent de l'épiderme et proviennent du prolongement de ses cellules (fig. 71); les uns sont formés par une seule cellule formant un canal droit ou ramifié; d'autres sont constitués par plusieurs cellules placées bout à bout et sont dits POILS CLOISONNÉS (fig. 72 à 77). Les poils présentent une double membrane, celle propre à la cellule du poil et la cuticule. La forme des poils varie beaucoup dans les diverses plantes, ainsi que leur disposition à la surface des végétaux; ils peuvent être perpendiculaires,

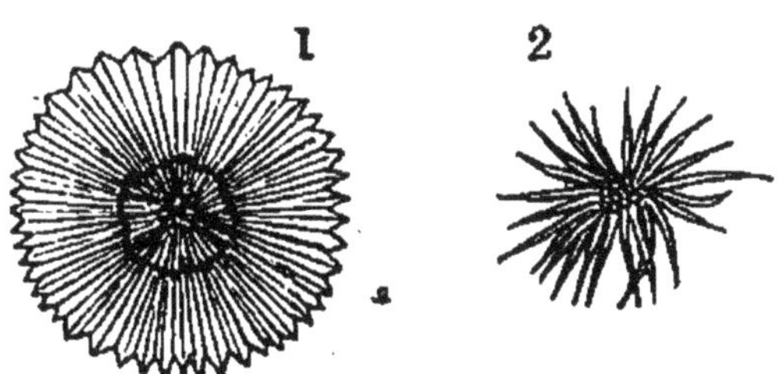

Fig. 78, 79. — Poils écailleux (Elæagnus).

inclinés ou appliqués; quelquefois ils sont rayonnés, et dans ce cas, s'ils sont soudés ensemble, ils forment des plaques, PILI SQUAMMOSI ou SCUTATI, comme dans les *Elæagnus* (fig. 78, 79); quelquefois ils forment des plaques qui semblent formées par un repli de l'épiderme, comme dans les Fougères.

On distingue les divers états des poils dans la description des végétaux par les noms suivants :

PILUS, poil superficiel, peu couché et légèrement raide.

VILLUS, poils couchés nombreux, un peu mous.

PUBES, poils mous, peu nombreux.

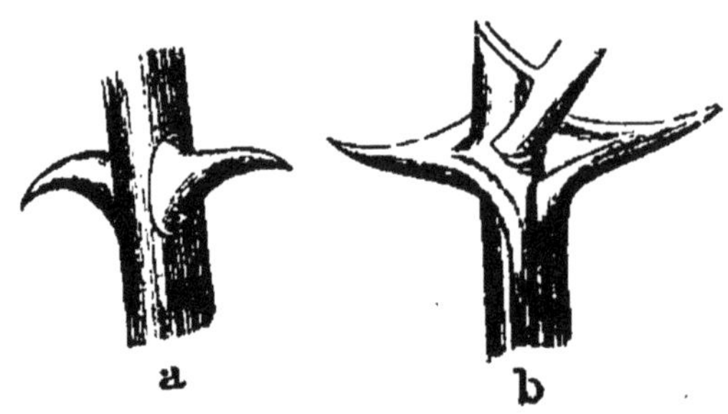

Fig. 80, 81. — Aiguillons *a* de Rose, *b* de Robinia.

HIRSUTUS, assemblage de poils longs et nombreux.

LANA, duvet semblable à de la laine, composé de poils longs, mous, couchés ou entrecroisés.

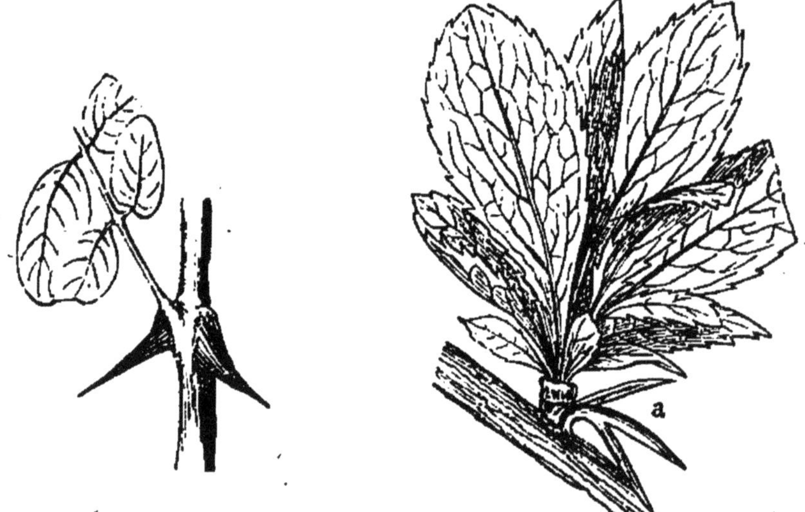

Fig. 82. — Aiguillons (Robinia). Fig. 83. — Épines (Épine-vinette).

COTON, duvet composé de poils longs entrecroisés et crépus.

VELOURS, assemblage de poils serrés, mous, courts et ras.

CILS, poils un peu raides placés sur le bord d'une surface.

HOUPPE, BARBE, poils un peu disposés par touffes.

SOIE, SETACEUS, poil raide comme la soie d'un porc, ordinairement terminal.

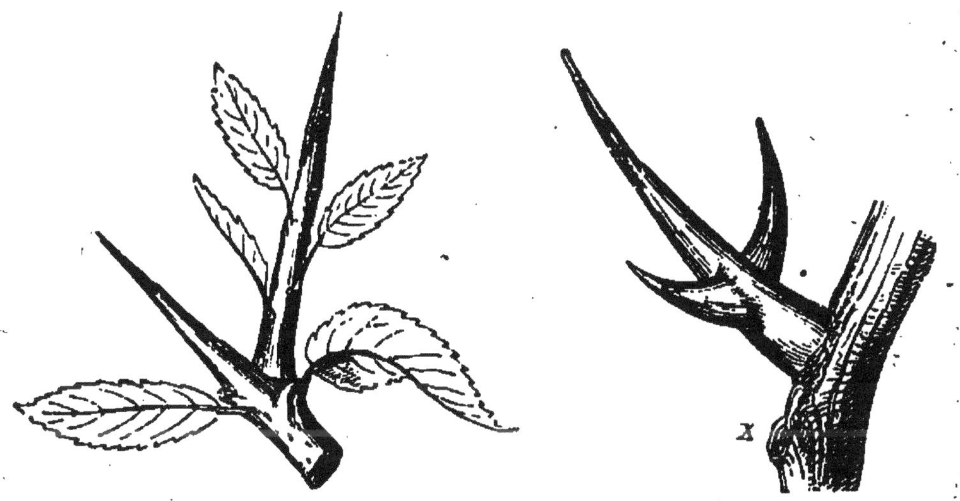

Fig. 84. — Épine (Prunier). Fig. 85. — Épine (Gleditschia).

CRIN, CRINITUS, poil raide comme un crin.

APICULE, pointe filiforme, terminale, courte et pas très-raide.

CUSPIDE, apicule allongée et un peu raide.

MUCRON, MUCRONATUS, apicule droite et raide.

HAMEÇON, poil ou pointe recourbée.

Les AIGUILLONS, ACULEI, qui naissent, comme

les poils, de l'épiderme ou de l'écorce, sont composés de tissu cellulaire, qui quelquefois est ana-

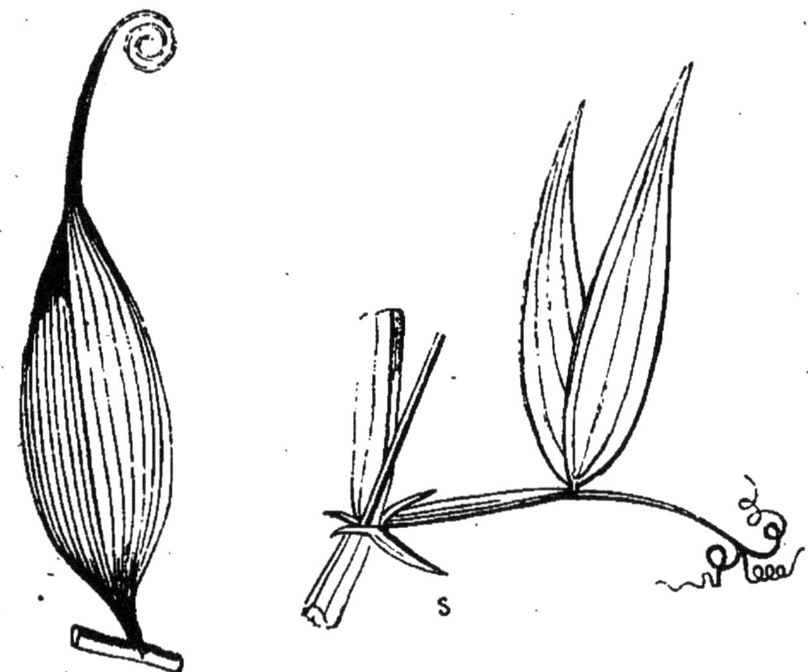

Fig. 86. — Vrille (Methonica). Fig. 87. — Vrille (Lathyrus).

logue à l'enveloppe subéreuse, comme dans le Rosier (fig. 80, 81).

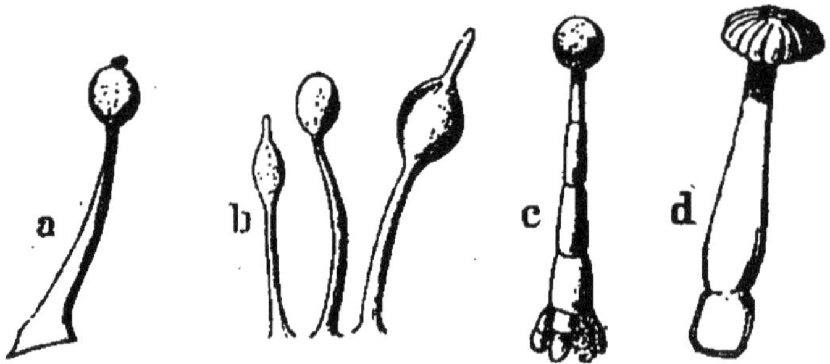

Fig. 88 à 91. — Poils glandulifères.

Les ÉPINES sont des organes accessoires de consistance plus grande, provenant du corps ligneux et résultant d'organes modifiés; c'est ainsi que les épines du *Robinia pseudo-Acacia* sont des stipules modifiées (fig. 82); celles du Groseillier à maquereau représentent le coussinet modifié; les Astragales ont des épines dues aux pétioles qui persistent après la chute des feuilles; dans l'Épine-Vinette (fig. 83), les épines sont des feuilles dont le parenchyme a disparu; les épines de l'*Alyssum spinosum* doivent être rapportées aux pédoncules. Les rameaux modifiés sont l'origine des épines de l'Ajonc, du Prunier épineux (fig. 84) et du Gleditschia (fig. 85).

Les CRAMPONS, FULCRA, sont des appendices non roulés en spirale qui servent à accrocher les plantes aux organes voisins, comme dans le Lierre.

Les VRILLES, CIRRUS, CAPREOLUS, sont des appendices tortillés qui servent à soutenir les plantes en les accrochant et qui proviennent de la modification de divers organes, pétioles (Pois), feuilles, *Methonica superba* (fig. 86), Lathyrus (fig. 87), pédoncules (Passiflores), corolles (Strophanthus), etc.

On trouve aussi dans les végétaux des GLANDES, appareils sécréteurs formés de tissu cellulaire qui ne semble pas distinct du tissu cellulaire ordinaire. Un certain nombre de ces glandes sont en rapport avec des poils, qu'on nomme alors POILS GLANDULIFÈRES (fig. 88 à 91), et présentent un nombre considérable de dispositions différentes. Quelquefois la glande est portée à l'extrémité du poil formé par une cellule unique (*Sisymbrum chilense*) ou constitué par plusieurs cellules juxtaposées (Muflier) : la glande, dans ce cas, peut former une seule masse ou être divisée en plusieurs parties. D'autres fois elle existe à la base du poil, comme dans l'Ortie (fig. 92), qui est brûlante parce que la pointe du poil se brise et reste dans la plaie, et en même temps par la liqueur urticante qui s'y déverse. Une forme singulière est celle des poils glandulifères des *Malpighia*, qui constitue un fuseau aigu à ses deux extrémités et fixé à l'épiderme de la feuille par sa partie médiane.

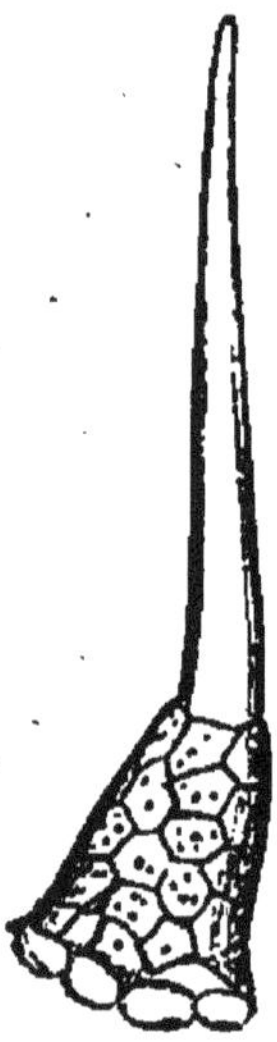

Fig. 92. Poil d'ortie.

D'autres glandes, qu'on nomme SESSILES, se trouvent à la surface des organes, comme les glandes à Lupulin du Houblon, ou dans l'intérieur du tissu (Mille-pertuis, Orange) ; d'autres fois elles sont situées dans la profondeur des organes et sont alors constituées par des lacunes à parois formées de cellules assez grosses (Pins). Dans quelques cas, les glandes sont creuses et entourées de cellules fines (Fraxinelle); d'autres fois, le tissu en est plein (Rosier).

ORGANES DE NUTRITION.

Les cellules et les autres organes fondamentaux s'agglomèrent entre eux pour former d'autres organes plus complexes, qui sont destinés, les uns à maintenir la vie de l'individu, ORGANES DE NUTRITION; les autres à assurer la conservation de l'espèce, ORGANES DE REPRODUCTION.

Les organes de nutrition, qu'on ne distingue facilement que dans les plantes phanérogames, sont la RACINE, la TIGE et les FEUILLES.

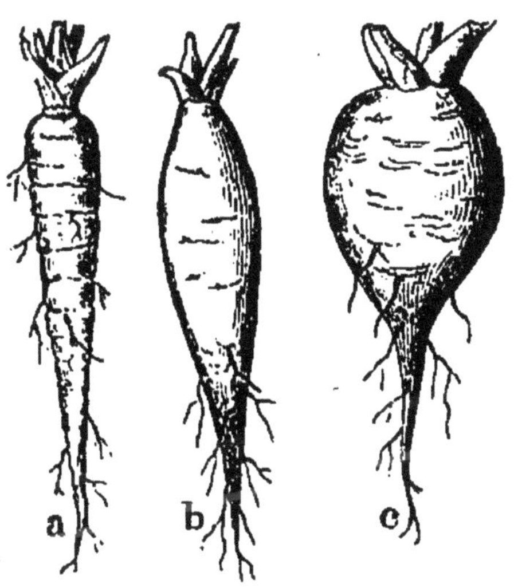

Fig. 93 à 95. — Racines Pivotantes : *a b* Carottes; *c* Radis.

Racine. — La racine est la partie souterraine de l'axe qui fixe le végétal au sol et par laquelle il puise les liquides qui servent à sa nutrition.

Elle est opposée à la tige et s'allonge en sens contraire par son extrémité inférieure seulement ; elle est séparée de la tige par un plan horizontal, COLLET, qui n'est pas un organe distinct, comme on l'a cru.

La racine peut s'allonger indéfiniment en même temps qu'elle croît en diamètre, en donnant où non

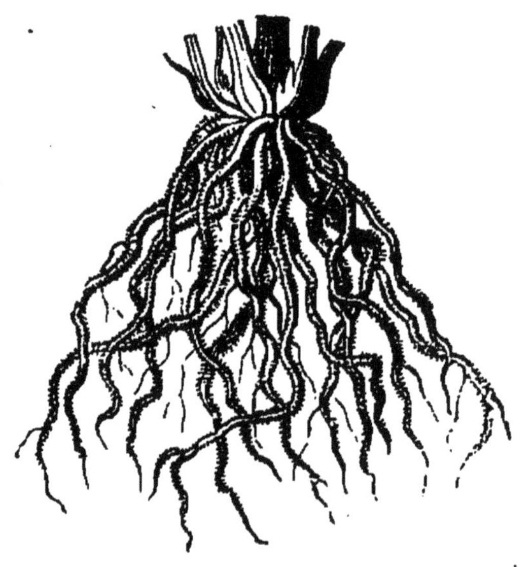

Fig. 96. — Racine fasciculée, fibreuse (Graminée).

des ramifications : elle est dite PIVOTANTE (Chêne, Carotte, fig. 93 à 95). Cette disposition se présente dans toute plante qui commence à végéter ; mais il arrive assez fréquemment, surtout dans les Monocotylédones, que le pivot périt et est remplacé par un faisceau de racines nouvelles (RACINES ADVENTIVES). Les racines, dans ces cas, portent le nom de racines FASCICULÉES (Graminées, fig. 96). Si les divisions de la racine fasciculée restent grêles et ligneuses, la racine est dite FIBREUSE ; si, au contraire, les divisions deviennent épaisses et charnues, la racine est dite TUBÉREUSE (*Ficaria*, fig. 97). Quelquefois les racines offrent des masses considérables remplies de matière féculente ou mucilagineuse (*Orchis*, fig. 98).

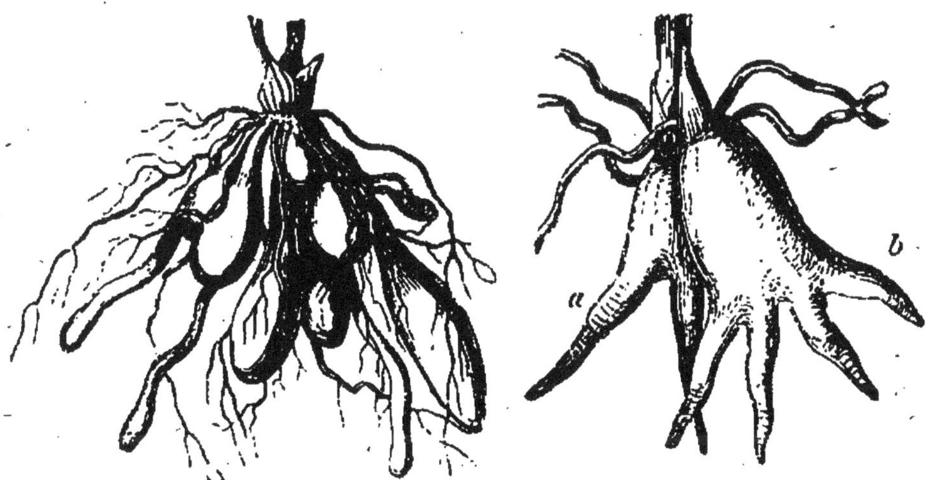

Fig. 97. — Racine tubéreuse (Ficaire). Fig. 98. — Racine (Orchis).

Les racines peuvent être cylindriques, napiformes, fusiformes, noueuses, annelées ; une seule espèce est anguleuse, celle du *Polygala Seneka* (fig. 99), qui présente un angle qui lui a fait donner le nom de CARÉNÉE.

Les divisions extrêmes des racines ou de leurs ramifications forment les FIBRILLES, dont l'ensemble constitue le CHEVELU. Elles se terminent par un renflement de tissu jeune et par conséquent très-vivant, auquel on a donné le nom de SPONGIOLE et qui a été mal à propos indiqué comme étant un organe particulier.

On a donné le nom de CRAMPONS aux racines adventives qui naissent sur divers points de l'axe

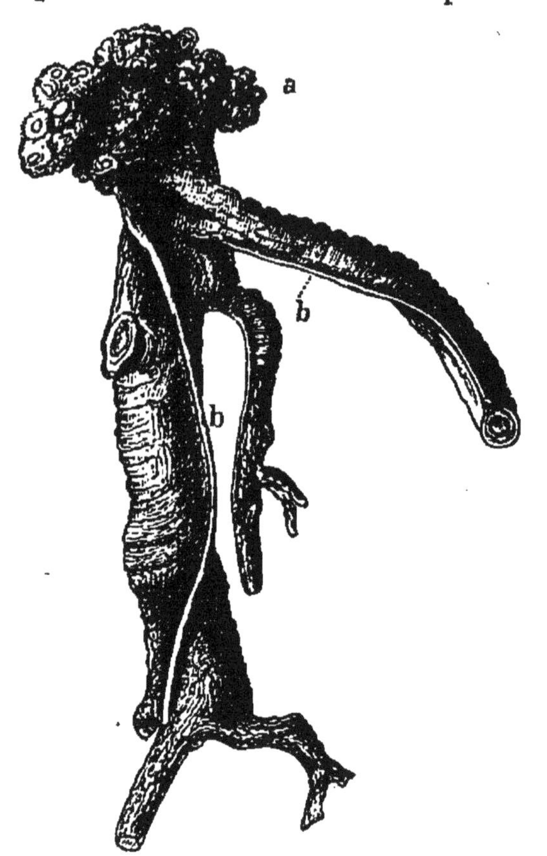

Fig. 99. — Racine de Polygala Seneka.

aérien de certaines plantes grimpantes et qui leur servent de support (Lierre). Les SUÇOIRS sont les racines adventives des plantes parasites, qui s'implantent dans le tissu de la plante support et en absorbent les sucs (Cuscute, fig. 100).

La racine diffère de la tige par quelques particularités de structure anatomique ; elle manque ordinairement de trachées, et offre des rayons médullaires

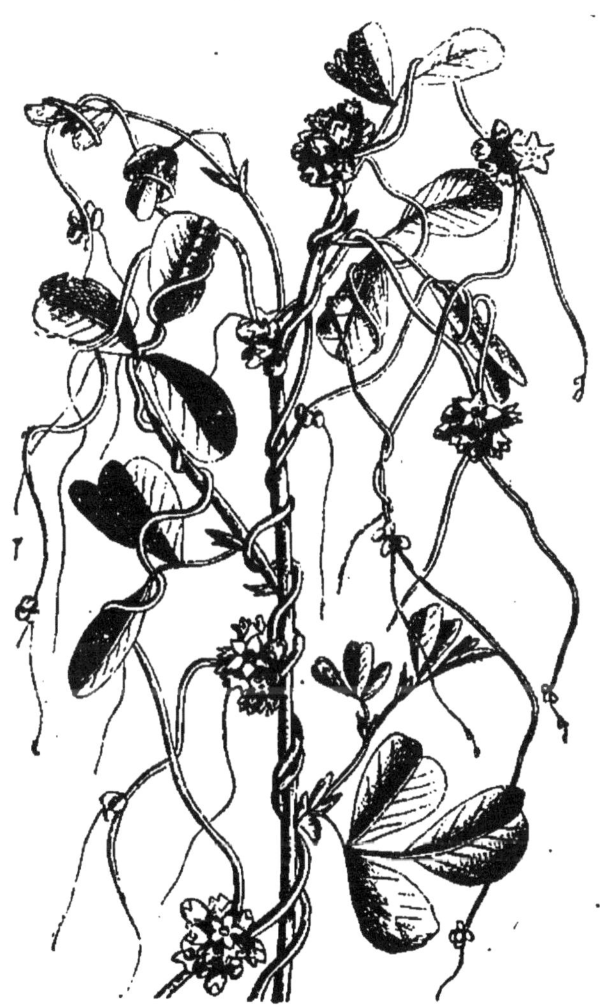

Fig. 100. — Cuscute.

moins nombreux et moins développés. La couche libérienne a des fibres plus larges ; l'épiderme disparaît de bonne heure et il n'y a pas de stomates.

Dans les Monocotylédones, les racines ont une structure analogue à celle de la tige du végétal auquel

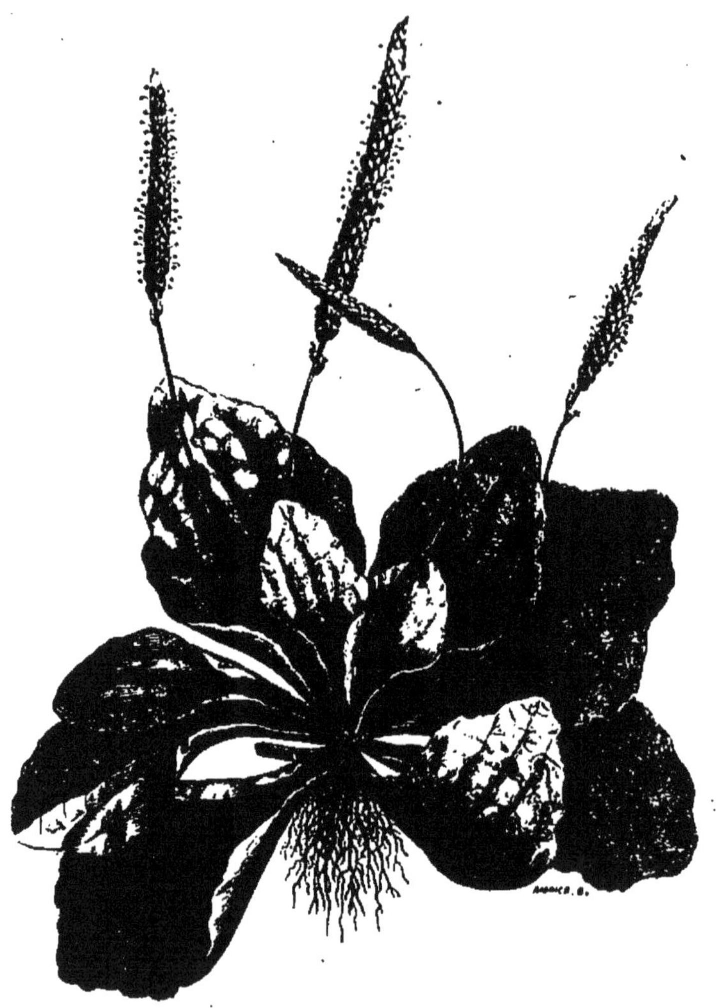

Fig. 101. — Plantain.

elles appartiennent; elles forment quelquefois des crampons qui servent uniquement de supports.

Tige. — La tige, CAULIS, est la partie de l'axe qui

porte des feuilles et des fleurs. Elle est HERBACÉE ou LIGNEUSE, SIMPLE ou RAMIFIÉE. Quelquefois elle est extrêmement courte et paraît manquer au premier abord, ce qui a fait donner aux plantes qu offrent cette particularité le nom de PLANTES ACAULES (Plantain, fig. 101); mais il n'y a là qu'une apparence, et bien que très-courte, la tige existe réellement. On voit, du reste, des plantes acaules devenir caulescentes quand elles trouvent des circonstances favorables (*Gentiana acaulis*). La tige est le plus souvent aérienne, mais elle peut être souterraine et offre alors un aspect qui peut tromper au premier coup d'œil.

Les tiges aériennes ont une grande tendance à être DROITES (*rectus*) ou ASCENDANTES, surtout dans le premier âge; mais quelquefois elles sont COUCHÉES (*prostratus*) ou RAMPANTES (*repens*). Dans un certain nombre de plantes, la tige, trop faible pour se soutenir seule, s'appuie sur d'autres plantes ou des corps étrangers, et peut être alors GRIMPANTE (*ascendens*) ou VOLUBILE.

La consistance des tiges, toujours herbacée quand elles sont jeunes ou dans leurs pousses nouvelles, peut devenir, avec l'âge, plus dure et ligneuse.

La durée des tiges varie beaucoup; certaines meurent dans la première ou deuxième année, d'où le nom d'ANNUELLES et de BISANNUELLES qu'on a donné à diverses plantes. D'autres, au contraire,

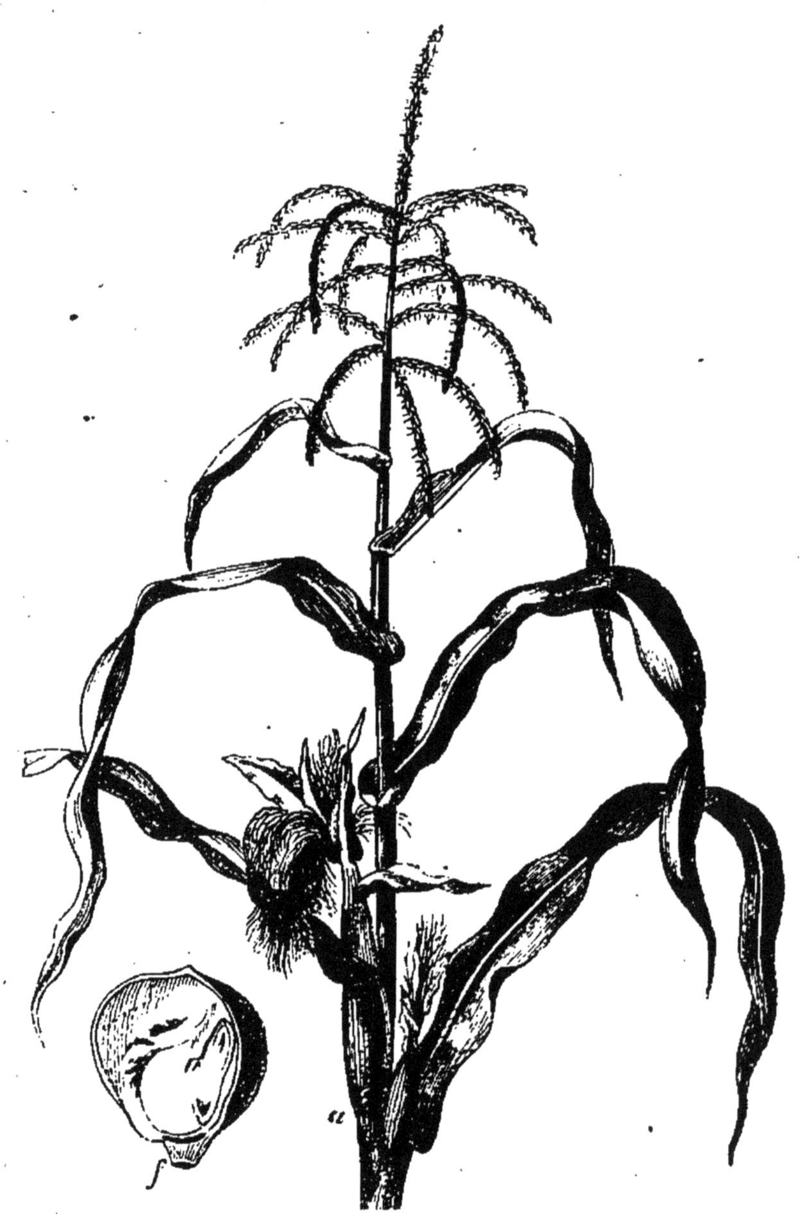

Fig. 102. — Chaume (Maïs).

vivent plusieurs années et ont reçu le nom de VIVACES (*perennes*) : celles-ci peuvent être HER-

BACÉES et succulentes, comme le *Cactus*, ou LIGNEUSES. Dans ce dernier cas, on les distingue en

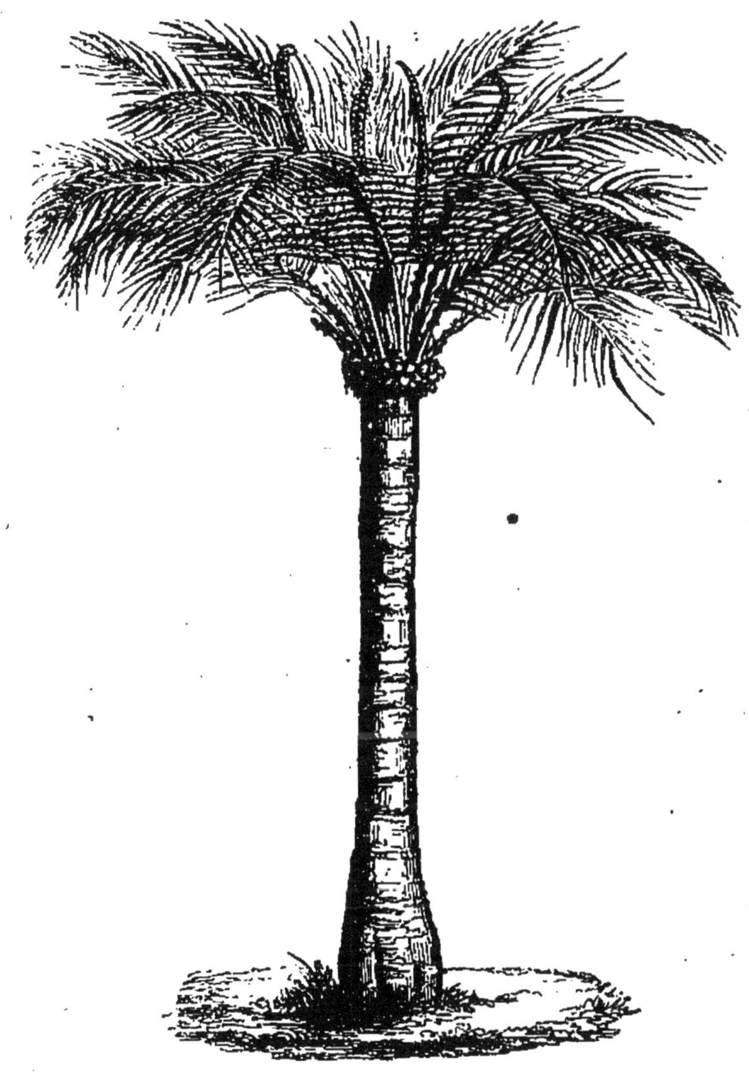

Fig. 103. — Stipe (Palmier).

SOUS-ARBRISSEAUX (*Suffrutices*), qui sont un peu ligneux et ne dépassent pas la moitié de la hauteur d'un homme (Romarin); ARBRISSEAUX ou AR-

BUSTES (*Frutices*), qui sont ligneux et dépassent à peine la hauteur d'un homme (Lilas), et ARBRES (*Arbores*), excédant la hauteur d'un homme, à tige unique par en bas, formant un TRONC et se ramifiant par en haut (Chêne, Pommier).

Les tiges peuvent présenter des NOEUDS, c'est-à-dire des points où le tissu, plus épais, plus dense, détermine un renflement manifeste. Dans ce cas,

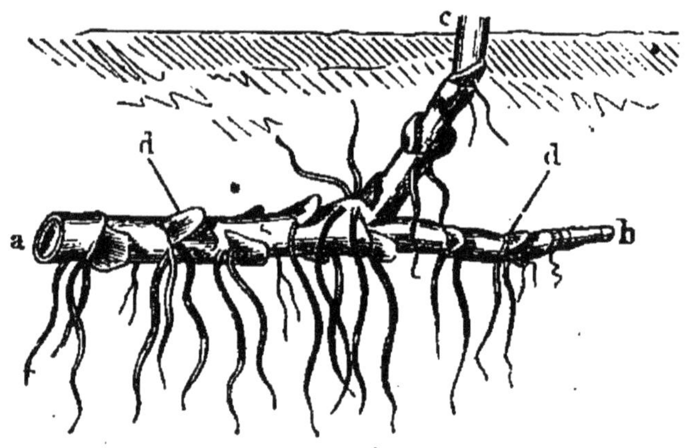

Fig. 104. — Rhizôme (Gratiole).

les tiges sont souvent creuses dans l'entre-nœud, et la feuille qui naît à la hauteur d'un nœud est engaînante jusqu'au nœud supérieur. Cette sorte de tige porte le nom de CHAUME (Graminées, fig. 102).

Les tiges RADICANTES poussent naturellement des racines dans l'air, même à une assez grande distance du sol (Manglier).

Le TRONC est la tige ligneuse des Dicotylédones, à écorce distincte, à ligneux entourant la moelle et offrant des couches concentriques et des rayons médullaires ; il est cylindro-conique et offre généralement des rameaux vers sa partie supérieure et a une racine pivotante (Chêne).

Le STIPE est un tronc simple, vivace, à feuilles réunies au sommet, et appuyé sur des racines multiples. Il n'est pas ramifié, n'a pas d'écorce distincte et est plus dur à la périphérie qu'au centre (Palmier, fig. 103).

Quelquefois les tiges, au lieu d'être aériennes et de s'élever perpendiculairement au sol, sont plus ou moins inclinées sur le sol et même deviennent rampantes à sa surface (Nummulaire).

Certaines tiges sont rampantes et souterraines et émettent des rameaux aériens de l'aisselle de leurs feuilles souvent réduites à des écailles (Iris, Sceau de Salomon) : ce sont les RHIZÔMES, qui peuvent être courts ou allongés (fig. 104). Leur végétation est INDÉFINIE quand ils sont terminés par un bourgeon et que leurs fleurs sont axillaires, ou DÉFINIE quand leur axe se termine par une ou plusieurs fleurs : dans ce dernier cas, la plante-mère est continuée par un rameau latéral à végétation définie également.

L'axe aérien des rhizômes se détruit chaque année après la floraison, tandis que les parties souterraines peuvent se succéder les unes aux autres pendant longtemps.

Les BULBES offrent une tige très-mince, PLATEAU, portant des racines à sa partie inférieure et un bourgeon entouré d'écailles à sa partie supérieure (fig. 105). Ce plateau est une vraie tige réduite à sa plus simple expression (voir *Bourgeon*, p. 66).

Les RAMEAUX sont des divisions de la tige, qui peuvent diverger plus ou moins de la tige principale et se ramifier eux-mêmes d'une manière analogue. Leur disposition donne un aspect particulier à la plante et en détermine le *port*, si différent pour les diverses espèces végétales. Les rameaux peuvent être FASTIGIÉS, ÉTALÉS, ASCENDANTS, RETROUSSÉS, PENDANTS, etc. (fig. 106). (Voir *Bourgeon*.)

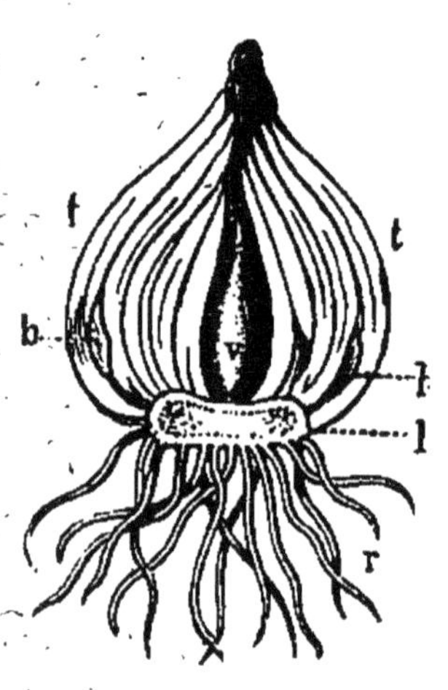

Fig. 105. — Bulbe à tuniques.

Considérées par rapport à leur structure, qu'on étudie surtout dans les espèces ligneuses, qui offrent un développement plus complet des diverses parties, les tiges nous offrent trois types suivant qu'elles seront fournies par des Dicotylédones, des Monocotylédones ou des Acotylédones.

TIGE DES DICOTYLÉDONES. Le tronc ou tige des arbres dicotylédonés est conique et plus ou moins ramifié à sa partie supérieure. Il offre une MOELLE centrale, des COUCHES CONCENTRIQUES de LIGNEUX et une ÉCORCE distincte (fig. 107). Les couches concentriques présentent des RAYONS MÉDULLAIRES, et entre l'écorce et le bois il existe une couche cellulaire spéciale, ZONE GÉNÉRATRICE ou COUCHE DU CAMBIUM.

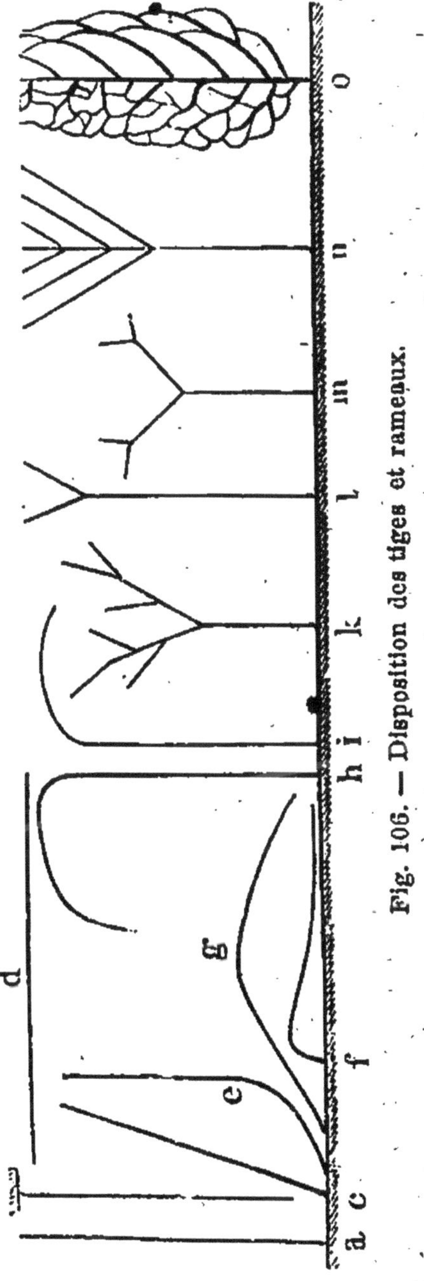

Fig. 106. — Disposition des tiges et rameaux.

La MOELLE est formée de cellules assez grandes, blanches, et formant une colonne cylindrique ou prismatique entourée par le CANAL MÉDULLAIRE. Les cellules de la moelle sont généralement verdâtres la première année, puis elles se vident, se dessèchent et prennent une blancheur remarquable. Les dimensions de la moelle et celles de ses cellules varient beaucoup; mais le plus ordinairement la moelle est peu développée dans les arbres, beaucoup moins que dans les tiges herbacées.

Le canal médullaire offre des trachées à spiricule déroulable et des vaisseaux spiro-annulaires, mêlés à des cellules fibreuses.

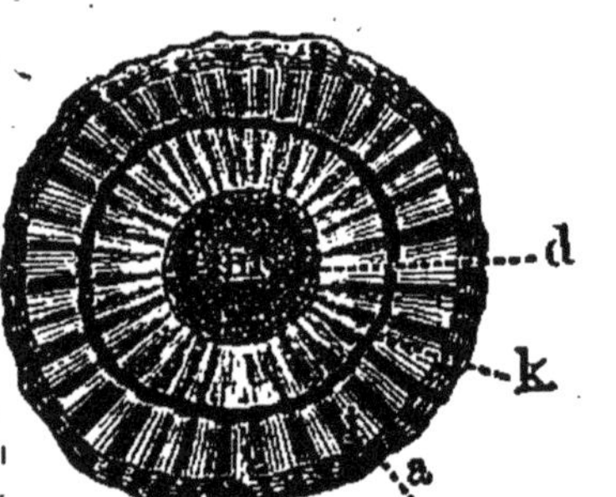

Fig. 107. — Tige de Dicotylédone (Douce-Amère).

Le LIGNEUX est composé de fibres tubuleuses dont les parois sont d'autant plus épaisses qu'elles appartiennent à des couches plus âgées, et au milieu desquelles se trouvent des vaisseaux rayés et ponctués. Le ligneux est disposé en couches con-

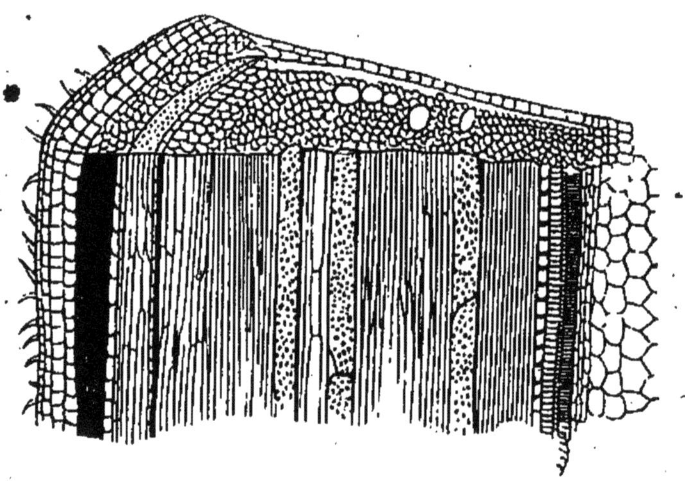

Fig. 108. — Structure d'une tige de Dicotylédone.

centriques, dont les plus intérieures (les plus anciennes), généralement plus foncées de couleur et plus dures, constituent le CŒUR ou DURAMEN, tandis que les plus extérieures, plus pâles et moins dures, forment l'AUBIER. Ces couches se distinguent les unes des autres par ce que la portion la plus interne est constituée par une proportion plus grande de vaisseaux et par des fibres plus larges, tandis que les fibres qui se forment à la fin de l'année et à la partie périphérique de la couche sont plus nombreuses que les vaisseaux et ont un calibre plus étroit. Chaque couche ligneuse est le produit d'une année, de telle

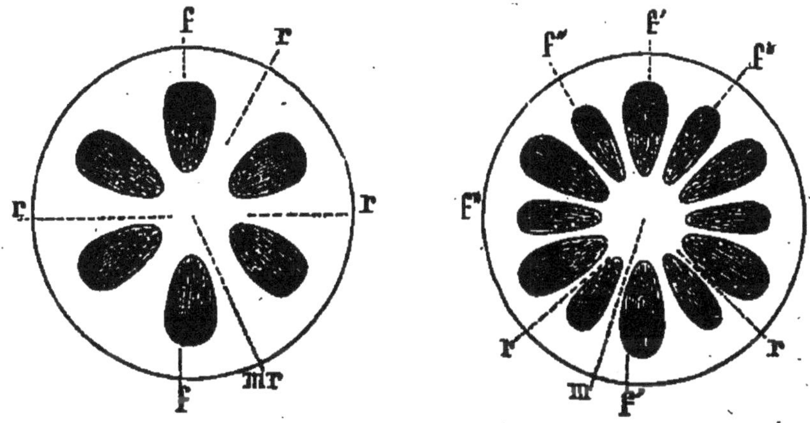

Fig. 109, 110. — Formation des faisceaux de ligneux.

sorte qu'on peut connaître l'âge d'une tige ou d'un rameau en comptant le nombre des couches qu'il présente (fig. 108).

Les RAYONS MÉDULLAIRES, qui vont tous jusqu'à l'écorce, partent les uns de la moelle, les autres des différentes couches ; ces derniers sont d'autant plus courts qu'ils ont été formés plus récemment. Ils sont interposés entre les faisceaux fibro-vasculaires, en formant des séparations rectilignes ou flexueuses, et sont composés de cellules aplaties, ovoïdes ou polyédriques, ajustées bout à bout et un peu allongées dans le sens de la moelle à l'écorce.

L'ÉCORCE offre plusieurs couches concentriques, qui sont, en allant de l'intérieur vers la périphérie :

1° Le LIBER, formé par des cellules fibreuses,

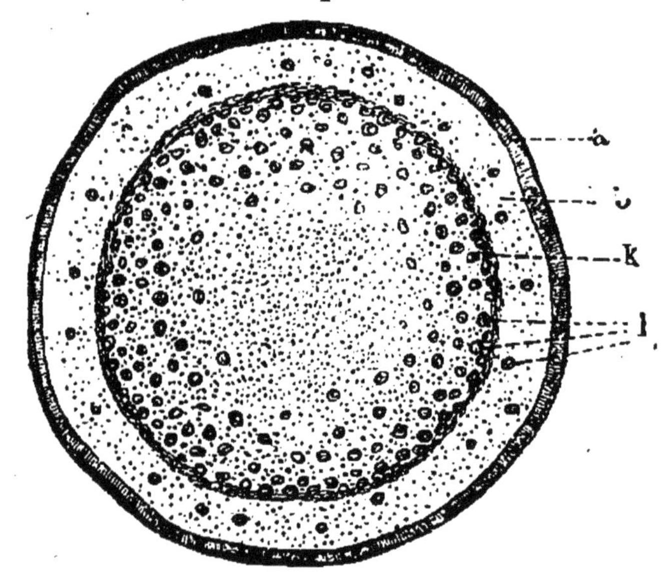

Fig. 111. — Tige monocotylédone (Coupe transversale).

épaisses et résistantes, se séparant facilement en feuilles à cause de leur flexibilité unie à un certain degré de ténacité. Ces fibres se séparent quelquefois çà et là et prennent la forme d'un réseau (Daphné, Laghetto, Bois-dentelle). Entre les fibres du liber sont des cellules larges, allongées, à parois minces et à grandes ponctuations, TUBES CRIBREUX ou CELLULES GRILLAGÉES.

2° La COUCHE HERBACÉE, formée de cellules polyédriques, colorées en vert dans le jeune âge.

3° La COUCHE SUBÉREUSE, constituée par des cellules cubiques, un peu allongées, à parois minces, en séries rayonnantes intimement soudées ensemble. Cette couche prend quelquefois un accroissement considérable et constitue le *Liége* (*Quercus Suber*).

4° L'ÉPIDERME ET LA CUTICULE, qui ne se distinguent bien que dans le jeune âge des tiges ligneuses, car ils se déchirent lorsque la tige grossit.

La tige ligneuse, d'abord uniquement constituée dans son jeune âge par du tissu cellulaire, se partage en une partie centrale, la MOELLE, et une portion extérieure qui sera l'ÉCORCE. Entre ces deux portions se forme un tissu cellulaire plus délicat, dans lequel se forment plusieurs FAISCEAUX constitués par des fibres vers la périphérie et par des vaisseaux vers le centre (fig. 109, 110). Entre ces faisceaux il subsiste une certaine quan-

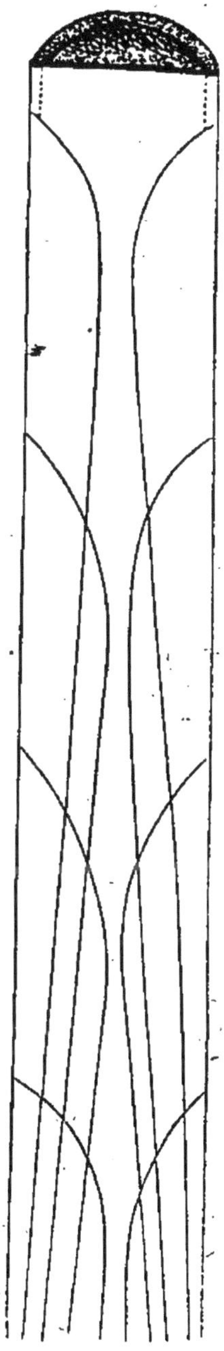

Fig. 112. — Tige monocotylédone; disposition des faisceaux.

tité de tissu cellulaire qui formera les rayons médullaires. La partie la plus interne des faisceaux constitue l'ÉTUI MÉDULLAIRE, dans lequel on trouve des trachées et des vaisseaux annelés; plus à l'extérieur se développe le ligneux, constitué par des fibres et dont la portion la plus externe formera le LIBER.

L'année suivante, il se forme autour de la couche

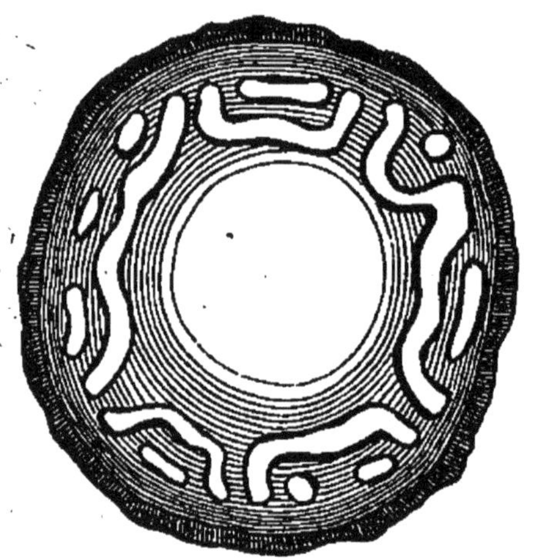

Fig. 113. — Tige acotylédone (Coupe transversale).

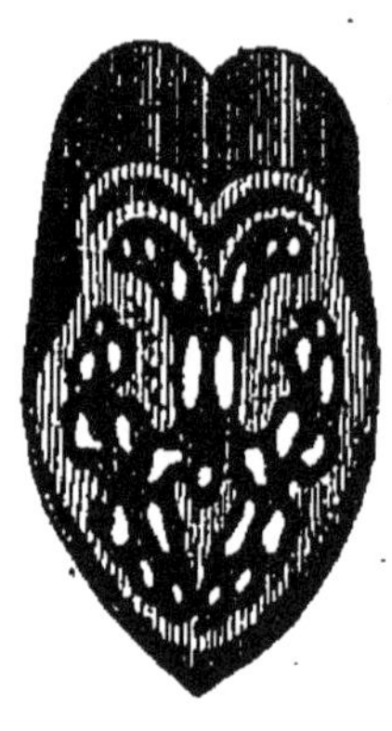

Fig. 114. — Coupe de la tige du Pteris aquilina.

ligneuse et en dedans de l'écorce une nouvelle ZONE GÉNÉRATRICE de cellules minces, où il se développe une nouvelle couche de vaisseaux, et ainsi de suite chaque année, de telle sorte que le nombre des couches ligneuses formées et correspondant chacune à une année peut donner l'âge de la tige et de la branche.

L'accroissement des tiges dicotylédones se fait donc

par l'extérieur, d'où le nom d'EXOGÈNES par lequel les a désignées De Candolle.

TIGE DES MONOCOTYLÉDONES. La tige ligneuse des Monocotylédones, à laquelle on a donné souvent le nom impropre de STIPE (fig. 111), se compose d'un grand nombre de fibres plus rapprochées vers la circonférence que vers le centre de la tige, et qui ne donnent pas de couches régulières concentriques de ligneux (fig. 112). Les feuilles qui les embrassent étroitement par la base forment une sorte d'enveloppe recouvrant une couche de tissu cellulaire très-mince.

Les faisceaux fibreux offrent une partie externe fibreuse, une moyenne formée de cellules allongées, et une partie interne constituée par quelques fibres grosses entremêlées de trachées et de vaisseaux annelés.

Dans les tiges ligneuses monocotylédonées, les bourgeons sont ordinairement terminaux, et la tige ne grossit pas sensiblement après la période consécutive à la germination. Elle constitue ce que De Candolle appelait TIGE ENDOGÈNE.

TIGE DES ACOTYLÉDONES. La tige ligneuse des Fougères offre des faisceaux fibreux peu nombreux et très-développés, qui sont disposés en cercle non continu autour de la moelle et en dedans d'une couche interne cellulaire (fig. 113, 114). Ces faisceaux sont en général de couleur foncée, et composés de fibres épaisses et ponctuées, entourant une couche plus claire de vaisseaux, le plus souvent rayés et scalariformes.

Feuille. — La feuille est un organe appendiculaire, se présentant ordinairement sous la forme d'une expansion plane, verte, horizontale, naissant sur la tige et ayant à son aisselle un ou plusieurs bourgeons ; elle sert à l'évaporation et à l'imbibition des gaz et des vapeurs.

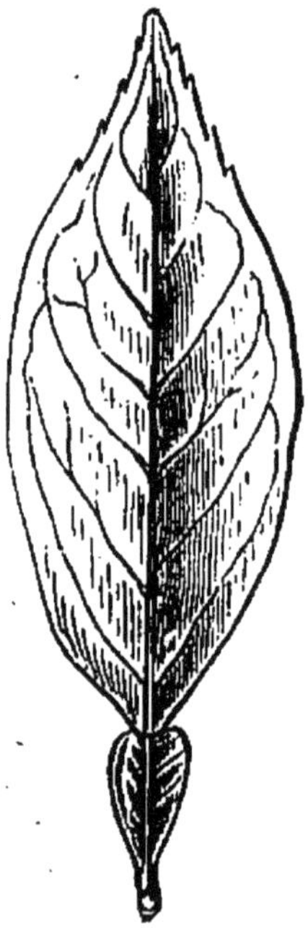

Fig. 115. — Feuille (Oranger).

On distingue dans les feuilles le PÉTIOLE et le LIMBE.

Le PÉTIOLE, vulgairement *queue* de la feuille, est ordinairement cylindrique (TERES) ou creusé en gouttière du côté supérieur, ou quelquefois comprimé latéralement ; dans ce dernier cas, il donne des feuilles tremblotantes, comme celles de diverses espèces de Peuplier.

Dans quelques plantes, comme dans la Macre, il est RENFLÉ (*inflatus*). Quelquefois il est BORDÉ, c'est-à-dire qu'il offre sur le bord un aplatissement foliacé (*Lathyrus*, Oranger, fig. 115) ; d'autres fois ses bords se roulent et se soudent pour former une sorte d'entonnoir (*Sarracenia*, *Nepenthes*, fig. 116).

Le pétiole peut être droit ou entortillé; il peut

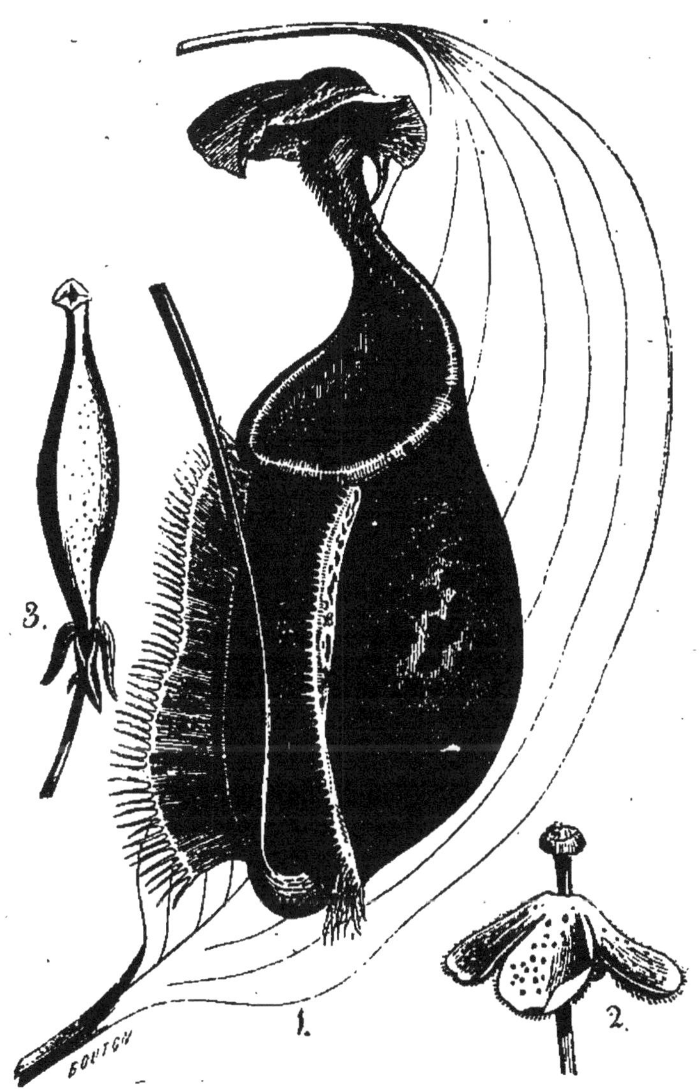

Fig. 116. — Nepenthes distillatoria.

prendre naissance sur un point limité de la tige, ce qui est le cas le plus fréquent, ou sur la moitié de la tige : il est alors SEMI-AMPLEXICAULE; ou sur la totalité de la tige : il est alors AMPLEXICAULE; tantôt seulement par sa base (Ombellifères), tantôt depuis son origine jusqu'au limbe (Graminées). Dans ce dernier cas, il forme une GAINE, *vagina*, résultant de l'écartement de ses faisceaux et qui peut être entière (Cypéracées) ou fendue (Graminées, où on la nomme LIGULE, fig. 117). Quelquefois il forme une sorte d'anneau autour de la tige (OCHREA des Polygonées, fig. 118).

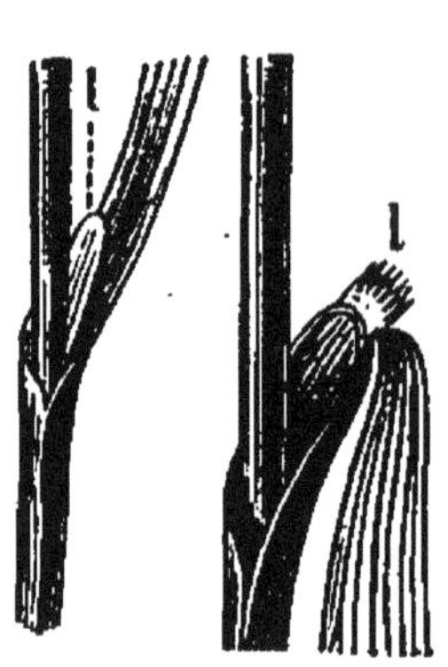

Fig. 117. — Ligule des Graminées.

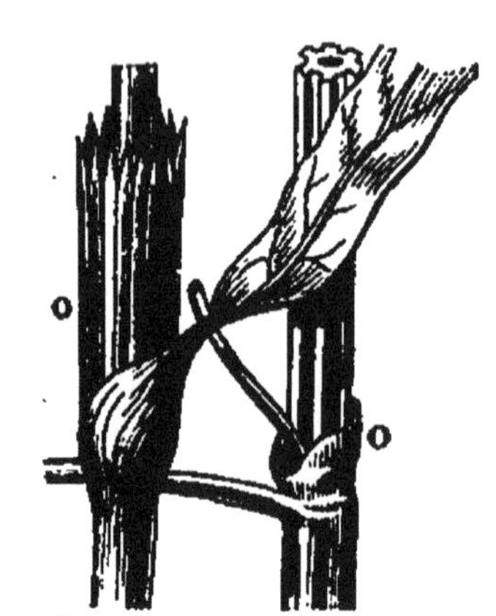

Fig. 118. — Ochrea (Polygonées).

Dans quelques plantes, le pétiole existe sans limbe et prend une apparence foliacée (*Bupleurum*), et alors on le désigne sous le nom de PHYLLODE; le phyllode ne prend pas l'apparence foliacée dans l'*Indigofera juncea*. Le pétiole peut quelquefois se terminer par une épine qui remplace le limbe (*Astragalus*) ou former une vrille terminale (*Lathyrus*, fig. 87).

Le LIMBE, formé par l'épanouissement des fibres, est PÉDONCULÉ quand il est porté par un

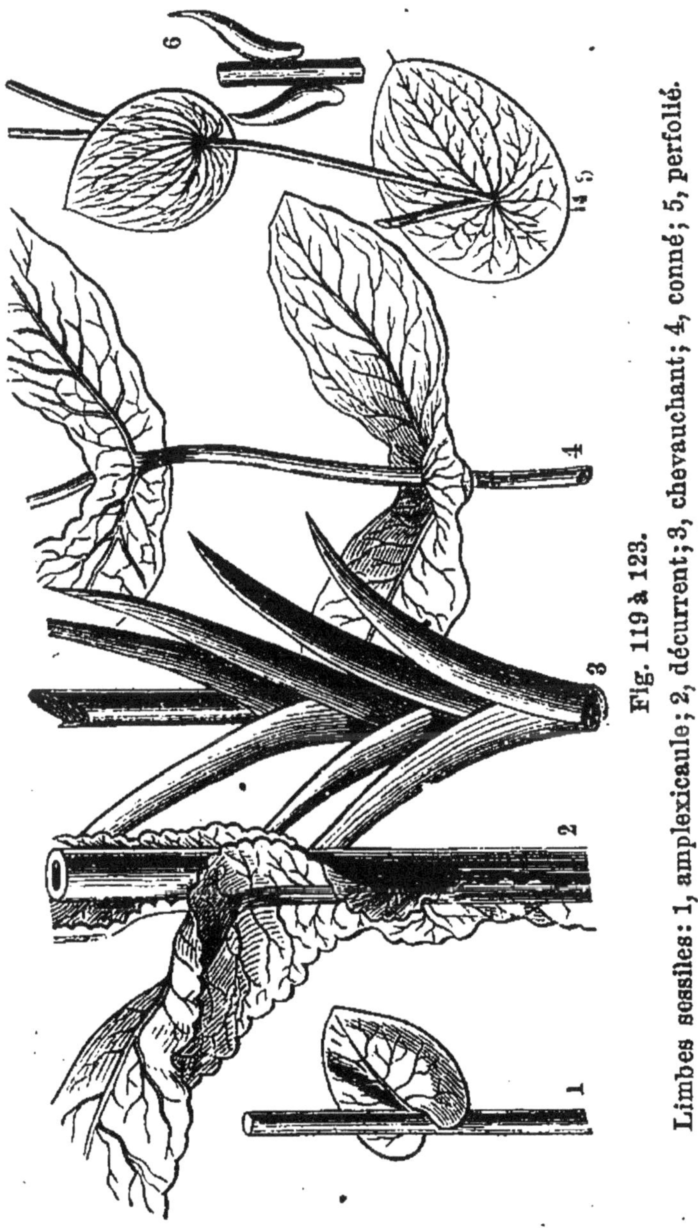

Fig. 119 à 123.

Limbes sessiles: 1, amplexicaule; 2, décurrent; 3, chevauchant; 4, conné; 5, perfolié.

pétiole; quelquefois, l'épanouissement se faisant immédiatement au sortir de la tige, le limbe est alors

SESSILE et offre plusieurs modes d'insertion (fig. 119 à 123).

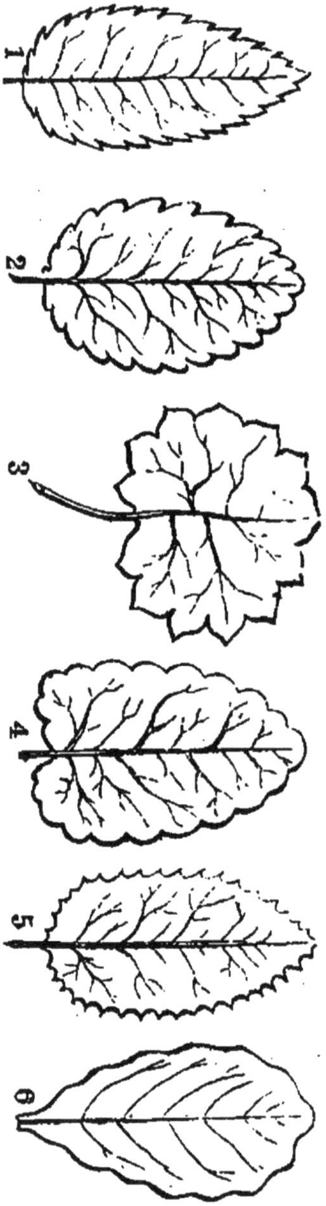

Fig. 124 à 129. — Feuilles : 1, en scie ; 2, 3, 4, crenées ; 5, dentées ; 6, ondées.

Le limbe offre deux faces, dont la supérieure est plus lisse, plus luisante, plus foncée et moins chargée de stomates, et dont l'inférieure est plus velue, avec des nervures plus marquées, et porte un plus grand nombre de stomates.

Sa base peut varier d'aspect et être obtuse, acuminée, émarginée, cordiforme, etc.

Son sommet peut être obtus, acuminé, émarginé, réniforme, etc.

La forme générale du limbe est extrêmement variable, linéaire, subulée, ensiforme, lancéolée, obovée, orbiculaire, triangulaire, etc.

Les bords sont lisses, dentelés, en scie, en créneaux ou plus ou moins découpés (fig. 124 à 133) ;

on indique ces découpures par diverses expressions : FIDE, quand la division va jusqu'à la moitié; PARTITE, quand elle dépasse la moitié; SÉQUÉE; quand elle va jusqu'à la nervure et que le parenchyme est interrompu; LOBÉE, quand on ne peut ou ne veut pas préciser la profondeur des découpures. Ces expressions sont combinées avec celles qui indiquent la disposition des nervures (fig. 134 à 138).

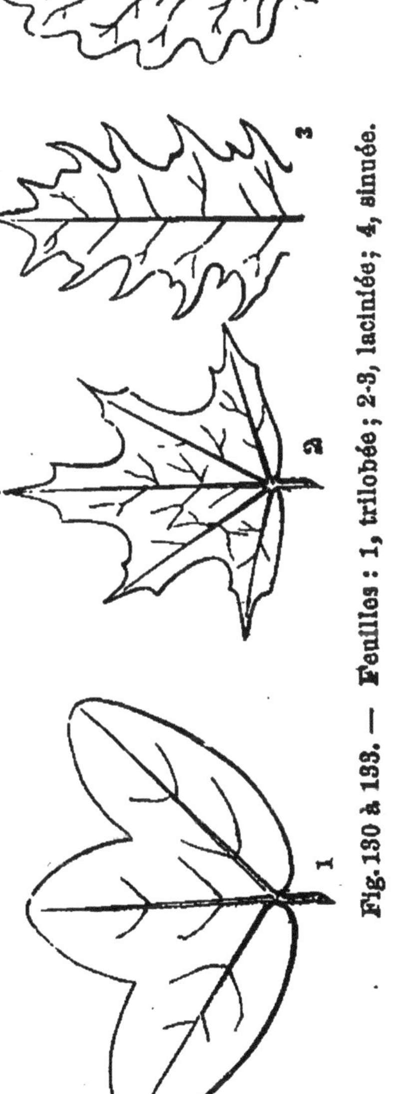

Fig. 130 à 133. — Feuilles : 1, trilobée ; 2-3, laciniée ; 4, sinuée.

Les feuilles offrent d'une manière constante, dans les diverses espèces, la disposition de leurs nervures, qui peuvent être confluentes ou divergentes. Les diverses dispositions ont reçu des noms différents : RECTINERVES, quand les nervures sont droites et parallèles; CURVINERVES, quand elles sont légèrement incurvées; PENNINERVES, quand elles sont disposées sur la nervure médiane comme les barbes d'une plume; PALMINERVES, quand elles sont écartées de la base du limbe, comme les doigts de la main; PELTINERVES, quand elles partent en rayonnant sur un seul plan oblique relativement au pétiole, etc.

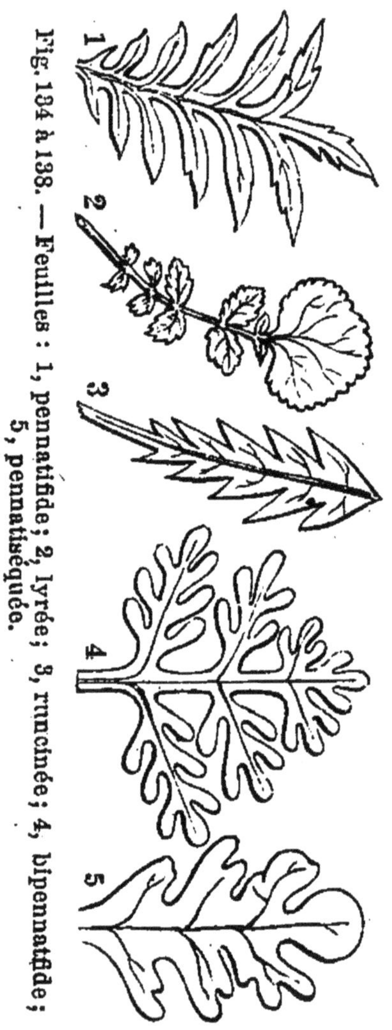

Fig. 134 à 138. — Feuilles : 1, pennatifide; 2, lyrée; 3, runcinée; 4, bipennatifide; 5, pennatiséquée.

On distingue les feuilles en feuilles SIMPLES et COMPOSÉES. Les premières, qui peuvent être plus ou moins découpées, ont toutes leurs parties également adhérentes entre elles (Ombellifères); les feuilles COMPOSÉES (fig. 139) ont certaines parties, nommées FOLIOLES, articulées sur le pétiole comme celui-ci l'est sur la tige. Les feuilles composées, qui n'existent que dans quelques familles de Dicotylédones (Légumineuses, Rosacées), ont un PÉTIOLE COMMUN, sur lequel les folioles peuvent être latérales, FEUILLES PENNÉES (*Cassia*, fig. 139, 140), ou sur l'extrémité duquel les folioles naissent; FEUILLES PALMÉES (Marronnier, fig. 141, Fraisier), etc.

Les STIPULES sont des appendices foliacés situés sur la tige à la base des feuilles; elles sont formées par des vaisseaux qui s'écartent avant que le pétiole ne soit sorti de la tige. Elles sont entières ou den-

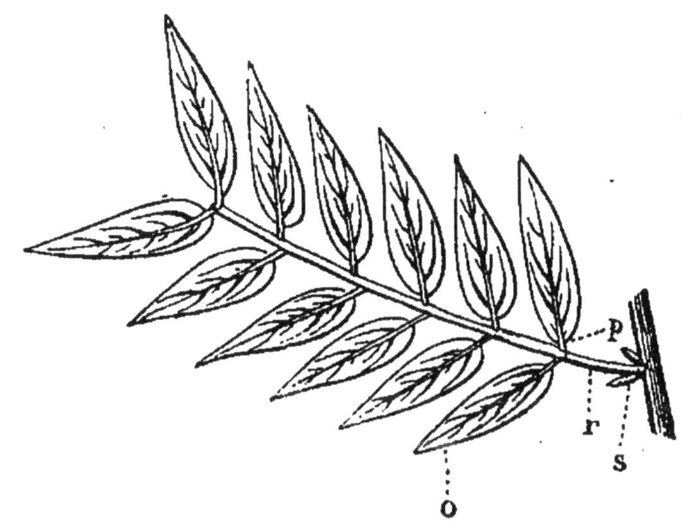

Fig. 139. — Feuille composée (Cassia angustifolia.).

tées, lobées ou laciniées; elles se transforment quelquefois en autres organes, épines, vrilles, etc. Elles sont caduques ou persistantes. Elles ne sont jamais composées de parties articulées les unes sur les autres et n'offrent en général pas de bourgeons à leur aisselle. On nomme CAULINAIRES celles qui tiennent à la tige (Poirier), pétiolaires celles qui tiennent à la tige et au pétiole (Rosier, fig. 142);

VAGINALES, quand deux stipules larges et opposées se réunissent pour former une gaîne (*Onobrychis*, *Astragalus*); AXILLAIRES, quand deux stipules se réunissent par leur bord interne; INTERPÉTIOLAIRES, quand deux feuilles opposées, ayant chacune deux stipules de chaque côté, la stipule de

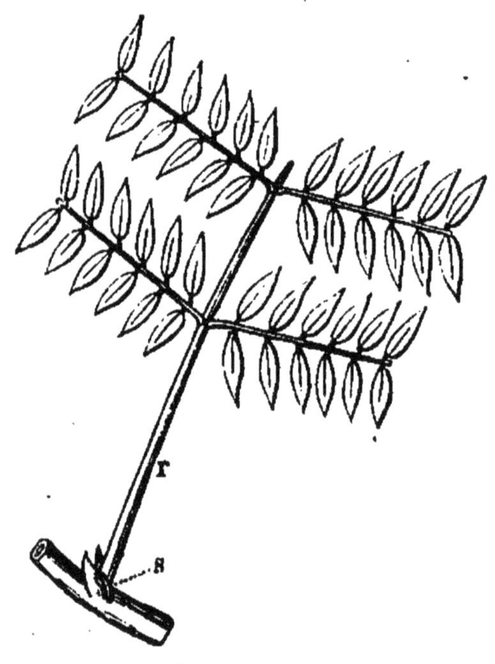

Fig. 140. — Feuille composée pennée.

droite vient s'unir à la stipule de gauche et s'y soude (Rubiacées, *Cinchona*).

Suivant leur disposition sur la tige, les feuilles sont ALTERNES, c'est-à-dire chacune à des hauteurs différentes, OPPOSÉES deux à deux, ou VERTICILLÉES, c'est-à-dire opposées en plus grand nombre que deux.

Les feuilles des Dicotylédones ont leurs nervures ordinairement divergentes et anastomosées; elles peuvent être composées.

Les feuilles des Monocotylédones sont en général à nervures convergentes ou parallèles, excepté dans les Aroïdées et Asparaginées; elles sont alternes, et quand elles deviennent opposées ou verticillées, on voit qu'elles ne sont pas exactement à la même hau-

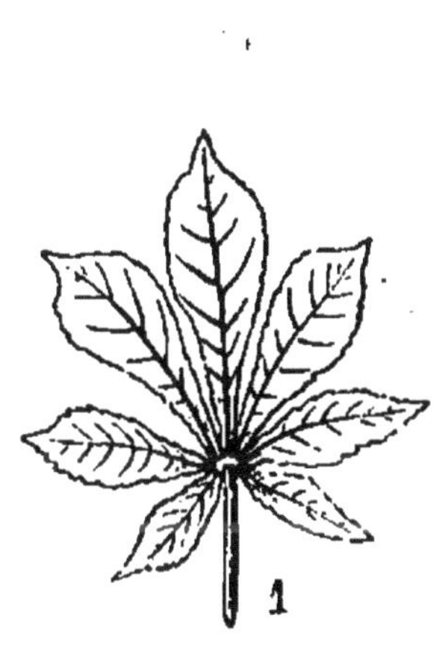

Fig. 141. — Feuille de Marronnier.

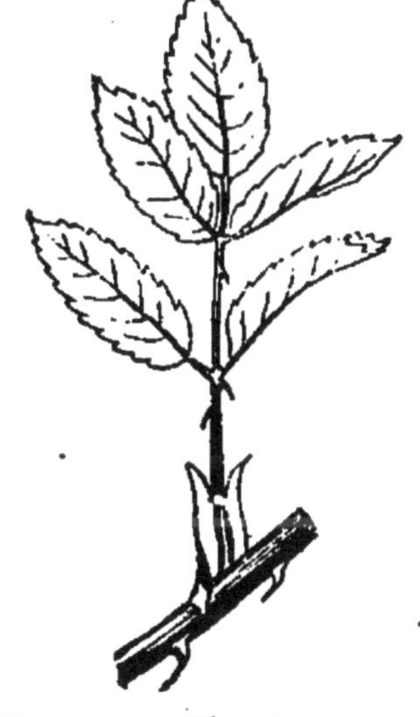

Fig. 142. — Stipules (Rosier).

teur. Elles offrent souvent une gaîne; celle-ci forme seule la tige des Bananiers; elles n'ont pas de stipules, à moins qu'on ne nomme ainsi la ligule des Graminées.

Les feuilles des Acotylédones manquent souvent de faisceaux (Algues, Lichens) ou présentent seulement quelques cellules allongées qui en tiennent lieu

(Mousses, *Marsilea*). Dans les Fougères, il y a des faisceaux vasculaires comparables à ceux des tiges et qui forment des nervures très-divisées.

La durée des feuilles est très-différente suivant les diverses plantes. Les unes sont PERSISTANTES (Palmiers), les autres CADUQUES; parmi celles-ci il en est qui sont entièrement caduques; d'autres ne

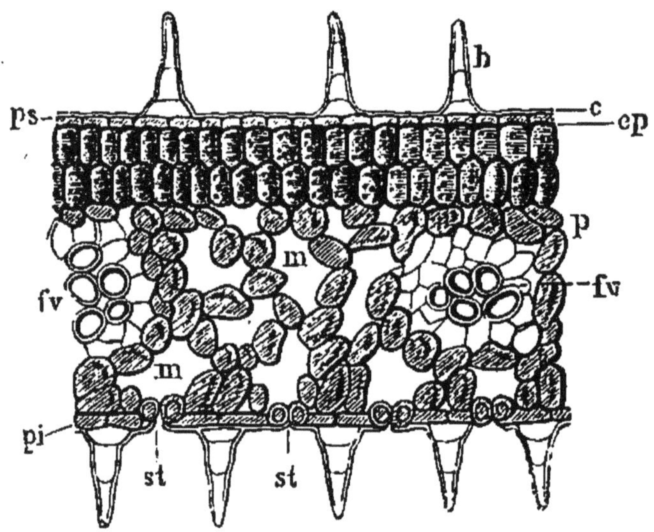

Fig. 143. — Coupe verticale d'une feuille.

tombent qu'en partie (*Astragalus*); l'époque de la chute des feuilles peut se faire dans l'année de leur naissance (Marronnier, Robinia) ou ne s'effectuer que l'année suivante ou même plusieurs années après (Conifères).

Anatomie des feuilles. — Les feuilles (fig. 143) sont constituées par les mêmes éléments que la tige, qui laisse émaner plusieurs faisceaux formant par leur réunion le pétiole, et par leur épanouissement le limbe.

Les aisceaux ligneux sont constitués en dessus par des trachées, en dessous par des vaisseaux annulaires, rayés, ponctués, et des fibres; plus en dessous par des vaisseaux laticifères et des fibres corticales : c'est la structure renversée d'une tige de première année.

Les nervures sont les divisions des faisceaux, entre lesquelles se trouve le parenchyme, constitué

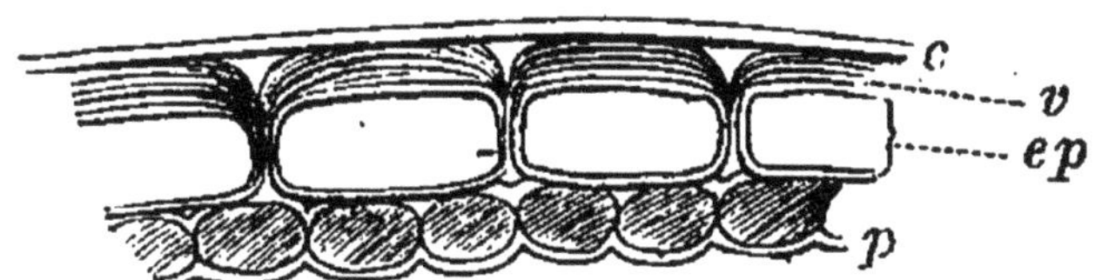

Fig. 144. — Épiderme, cuticule.

par du tissu cellulaire que de la chlorophylle colore en vert.

Le parenchyme offre deux couches : *a*) une supérieure, formée de deux à trois rangées de cellules oblongues, assez étroites, perpendiculaires à la surface des feuilles, très-serrées, laissant de rares lacunes communiquant avec des stomates peu nombreux; *b*) une inférieure, à cellules irrégulières, simples ou rameuses, laissant toujours de nombreuses lacunes communiquant ensemble et avec les stomates, qui sont abondants.

A la surface du parenchyme est l'épiderme, composé de un ou plusieurs rangs de cellules tabulaires, incolores et ne renfermant pas de chlorophylle (fig. 144) ; il manque dans les feuilles submergées.

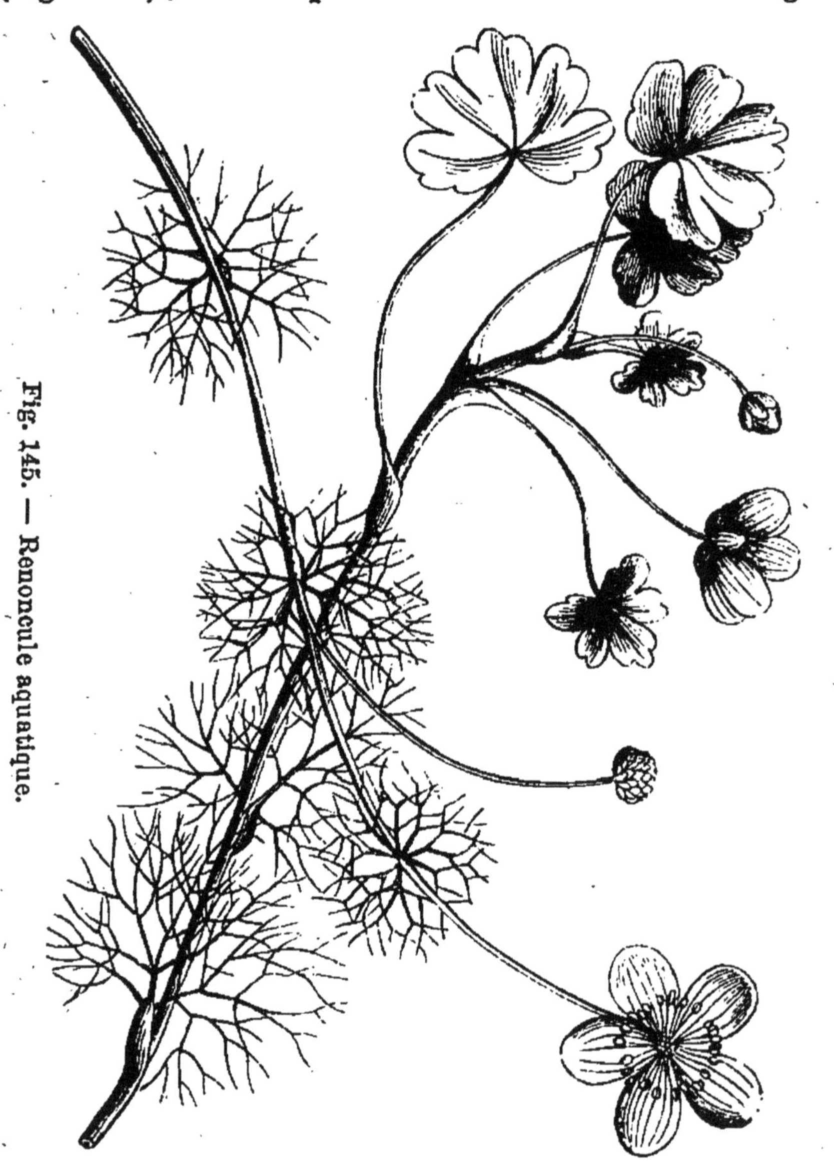

Fig. 145. — Renoncule aquatique.

Que l'épiderme existe ou non, on trouve à l'extérieur des feuilles la CUTICULE plus ou moins perforée par les ouvertures des stomates.

Dans les plantes grasses, toutes les cellules sont grosses, laissent peu de vides et sont peu chargées de globules verts, surtout vers le centre, qui forme une sorte de moelle.

Dans les feuilles immergées, l'épiderme et les stomates manquent et souvent aussi le parenchyme; celui-ci est quelquefois réduit à deux ou trois rangs de cellules soudées sans méats ni lacunes autour des nervures; aussi les feuilles sont-elles réduites à des fils (Renoncule, fig. 145); dans d'autres plantes, il est rempli de lacunes grandes, irrégulières, ne communiquant pas avec l'extérieur et servant à rendre les feuilles plus légères. Quelques plantes à feuilles immergées offrent des CELLULES ÉTOILÉES (*Nymphea*).

Dans le pétiole, les faisceaux ne sont pas divisés; mais au point où il y a flexion, les cellules et fibres sont raccourcies et s'unissent seulement bout à bout; de là tendance à se désunir, et, à une certaine époque, disjonction. C'est à cela qu'on doit rapporter la caducité des feuilles articulées; en tombant, la feuille laisse une cicatrice sur laquelle les vaisseaux, en formant une légère saillie, forment le COUSSINET.

Phyllotaxie. — La disposition symétrique des feuilles a été étudiée d'abord par Bonnet, puis, longtemps après, par Braun et Schimper et par Bravais.

On peut avoir affaire à une spirale simple ou bien à une spirale génératrice et à des spirales secondaires.

SPIRALE SIMPLE. Au premier coup d'œil, les feuilles d'un grand nombre de plantes paraissent éparses sans ordre; mais il n'en est rien, car nous voyons, quand nous y portons notre attention, que les insertions des feuilles forment une spirale régulière. Ainsi, dans l'*Amygdalus persica*, les feuilles sont disposées de telle sorte qu'en partant d'une feuille quelconque, on arrive toujours à une sixième feuille, qui la recouvre à très-peu de chose près, après deux tours de spire : c'est ce qu'on a nommé le QUINCONCE (fig. 146). Dans d'autres plantes, nous avons plus de deux tours de spire et plus de cinq feuilles.

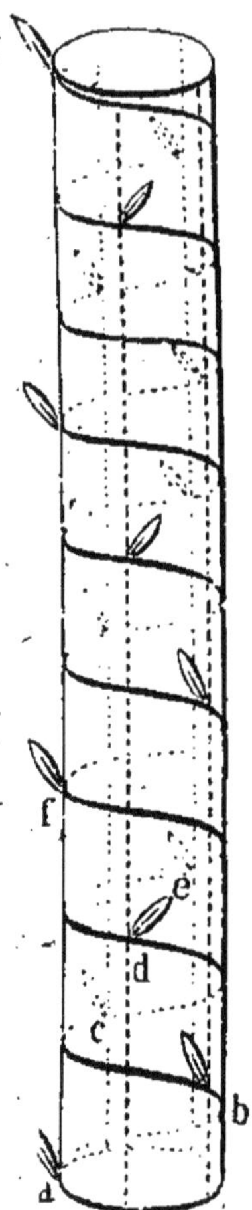

Fig. 146.—Spire en quinconce.

Les feuilles DISTIQUES offrent l'arrangement le plus simple, car elles donnent la troisième feuille superposée à la première et un tour de spire (fig. 147).

Le CYCLE est un système de feuilles dans lequel, après un certain nombre de tours de spire, on arrive à une feuille qui recouvre la première; au-dessus commence un nouveau cycle.

Dans un cycle nous aurons à considérer le nombre des feuilles qui le composent et le nombre de tours de spire : pour les désigner, on emploie une fraction où le dénominateur exprime le nombre de feuilles et le numérateur celui des tours de spire ; ainsi le quinconce sera désigné par 2/5, et le distique par 1/2. Ces nombres ne sont pas arbitraires, mais ils indiquent la distance qui sépare dans le sens horizontal chaque feuille de la plus voisine, ou, comme on dit, la divergence. Ainsi, si nous rapprochons dans un même plan horizontal toutes les feuilles d'un cycle, elles formeront un cercle autour de l'axe, et nous pourrons, en mesurant l'angle de deux plans passant par deux feuilles voisines et l'axe de la tige, avoir l'ANGLE DE DIVERGENCE. Si dans le quinconce nous n'avions qu'un seul tour de spire, l'angle de divergence serait de 72°, qui est le cinquième du cercle ; mais il y a deux tours de spire : nous aurons donc un espace double entre chaque feuille, c'est-à-dire 72×2=144=deux cinquièmes du cercle.

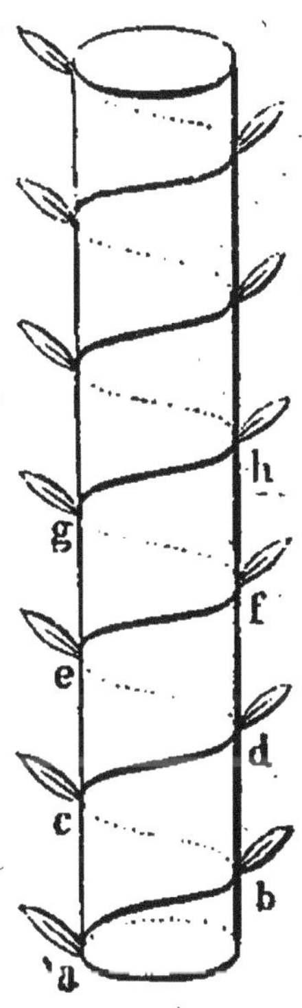

Fig. 147. — Spire distique.

Les divergences les plus communes sont 1/2, 2/5, 3/8 ; plus rarement on a 1/3, 5/13, 8/21, 13/34,

21/55. Les divergences habituelles sont, d'une manière générale, un des termes de la série 1/2, 1/3, 2/5, 3/8, 5/13, 8/21, etc., série dans laquelle, excepté les deux premières fractions, chaque fraction est formée par l'addition des deux numérateurs et des deux dénominateurs précédents.

La spirale peut tourner de gauche à droite ou de droite à gauche; son sens peut être le même dans la tige et les rameaux ou changer dans la tige et les rameaux, et même en passant d'un cycle au suivant.

La disposition des feuilles peut varier dans les diverses plantes et même dans un même individu. On peut toujours assez facilement ramener ces changements à une disposition primordiale quelconque dérangée par la torsion.

De la spirale génératrice et des spirales secondaires. Dans un certain nombre de plantes, *Sedum*, *Euphorbia*, *Linum*, on ne trouve pas seulement une spirale unique de feuilles, mais plusieurs spirales parallèles qui vont dans le même sens; chacune de ces spirales ne comprend pas toutes les feuilles de la tige; elles ne sont donc pas de même nature que celle que nous avons observée sur la tige du Pêcher; mais en examinant avec soin ces tiges, on reconnaît qu'il existe une autre spirale beaucoup moins apparente et qui comprend toutes les feuilles de la tige. Dans l'*Euphorbia characias*, cette spirale, dite SPIRALE GÉNÉRATRICE, est exprimée par la fraction 8/21.

Ces spires secondaires incomplètes sont dues au rapprochement des parties, car à mesure que les plantes (*Sedum*, par exemple) croissent et que les entre-nœuds s'allongent, on voit ces spires devenir moins sensibles. Elles sont dues à des circonstances indépendantes de la manière dont les feuilles sont insérées; car si nous avions une tige à plusieurs spirales incomplètes, formée de matière élastique, nous pourrions à volonté faire paraître et disparaître ces spires en étendant ou raccourcissant la tige. Le nombre secondaire indique le nombre des spirales incomplètes ou secondaires qui se trouvent sur la tige ; l'angle de divergence secondaire indique l'angle qui sépare deux feuilles dans ces spires.

Il existe un rapport entre la spire génératrice et les spires secondaires : *sans connaître la spirale génératrice, on peut trouver les numéros d'une spirale secondaire quelconque, pourvu qu'on ait compté le nombre des spirales qui lui sont parallèles*. En effet, toutes les feuilles étant alternes, si nous avons deux spirales parallèles dont la première commence par le n° 1, la seconde commencera par le n° 2; l'alternance fera trouver le n° 3 dans la première, le n° 4 dans la seconde, et ainsi de suite.

S'il y a trois spires parallèles, et si la première commence par le n° 1, la seconde portera le n° 2 et la troisième le n° 3, car le cas où le n° 3 serait

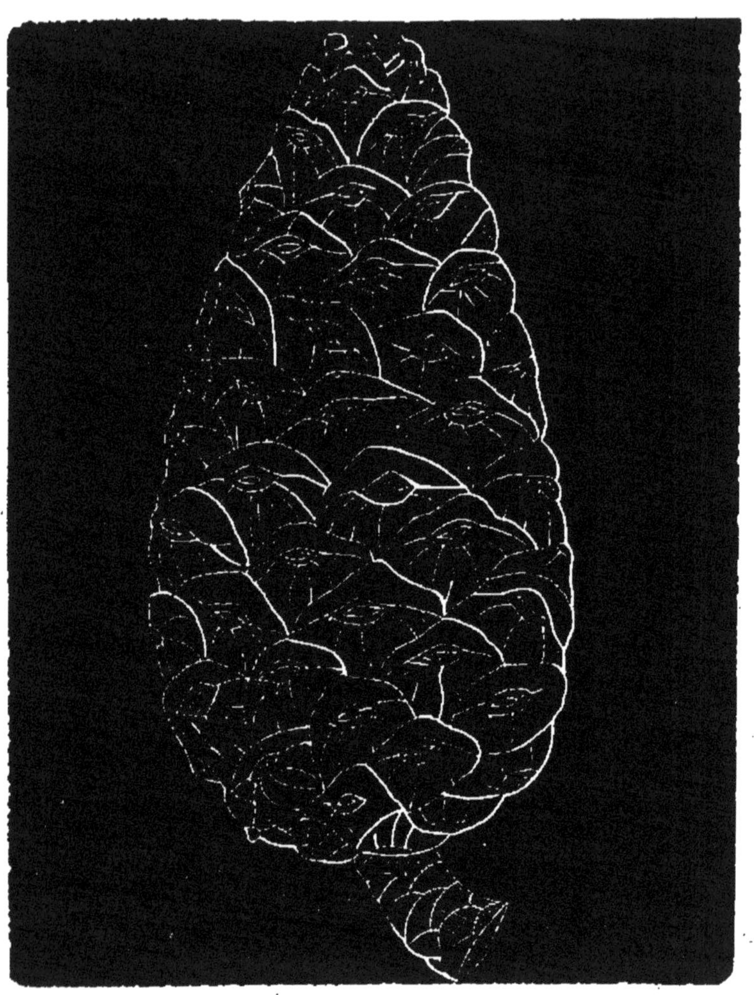

Fig. 148. — Cône de Pin montrant les spirales secondaires.

sur la première ou la seconde spire accuserait un défaut de parallélisme; le n° 4 se trouvera sur le n° 1, etc., etc.

Il est des plantes où on a une grande difficulté à découvrir la spirale génératrice (fig. 148), et même dans quelques cas elle est presque impossible à désigner (cônes de Pins, folioles des involucres des Composées). Nous ne pouvons y arriver qu'en appliquant la loi sus-énoncée. Pour avoir le nombre des tours de spire, il suffit de retrancher du nombre des pièces d'un cycle celui qui le précède parmi les dénominateurs de la fraction. Un moyen plus simple consiste à prendre le dénominateur de la fraction qui précède la plus voisine de celle dont le dénominateur serait le nombre de feuilles que nous connaissons.

Une spirale secondaire se rapprochera d'autant plus de la spirale génératrice qu'elle sera plus inclinée, moins facile à distinguer et qu'elle contiendra un plus grand nombre de feuilles et d'écailles.

Les pièces des spirales secondaires sont d'autant plus éloignées les unes des autres que ces spirales se rapprochent davantage de la génératrice : une spirale secondaire très-rapprochée de la génératrice, et la génératrice surtout, seront très-difficiles à distinguer par suite de l'éloignement des pièces.

Si, dans quelques plantes, telle pièce en recouvre exactement une autre, il n'en est pas toujours ainsi, et il y a une légère déviation : aussi aurons-nous des feuilles RECTISÉRIÉES ou CURVISÉRIÉES.

Bourgeons. — Les bourgeons, qui sont le rudiment d'un rameau fixé sur la tige et naissant à l'aisselle d'une feuille, se présentent sous forme de petits corps ovoïdes ou coniques, recouverts le plus

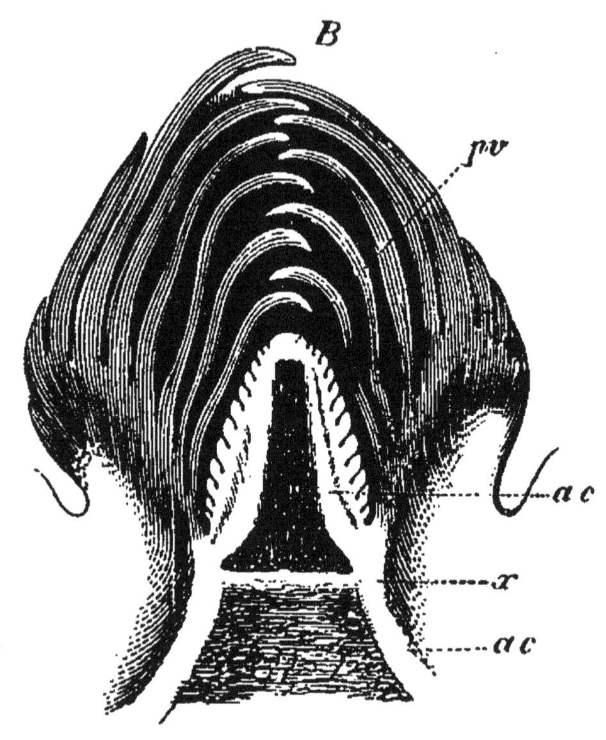

Fig. 149. — Bourgeon.

souvent à l'extérieur d'enveloppes dites TEGMENS ou ÉCAILLES (fig. 149).

D'après leur contenu, on distingue les bourgeons en bourgeons à feuilles ou BOURGEONS proprement dits, bourgeons à fleurs ou BOUTONS et BOURGEONS MIXTES, qui donnent naissance à un rameau à la fois foliaire et floral; d'après leurs enveloppes, on a des bourgeons ÉCAILLEUX, comme la plupart de ceux qu'offrent les plantes de nos pays, ou NUS, comme ceux d'un grand nombre de plantes des pays chauds et ceux de la Bourdaine.

La nature des organes qui, par leur transformation, ont formé les tegmens, permet encore de divi-

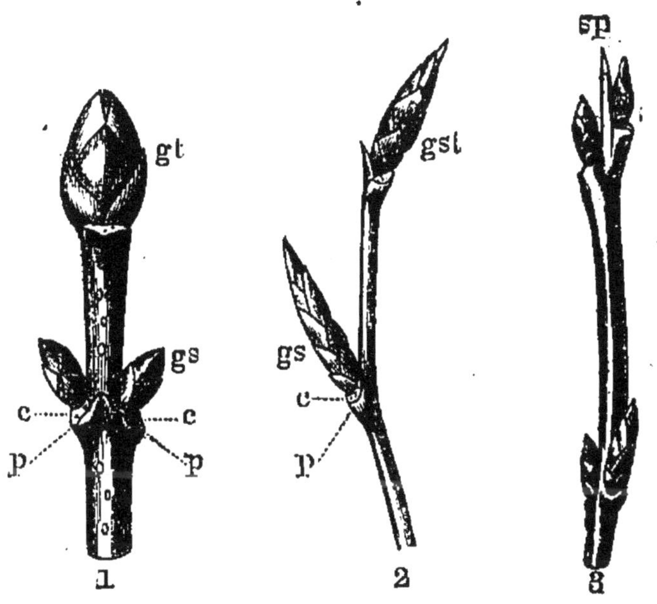

Fig. 150 à 152. — Bourgeons terminaux et latéraux.

ser les bourgeons en FOLIACÉS, formés de feuilles avortées (Viorne), PÉTIOLAIRES, constitués par les pétioles (Noyer), STIPULACÉS, formés par les stipules (Charme), FULCRACÉS, formés par des pétioles bordés de stipules (Prunier).

D'après leur position, les bourgeons sont dits TERMINAUX ou LATÉRAUX. Développés à l'aisselle d'une feuille, ils sont NORMAUX ou AXILLAIRES; s'ils naissent sur un point quelconque de l'axe, hors de l'aisselle d'une feuille, ils sont dits ADVENTIFS. Les bourgeons terminaux prolongent l'axe, tandis que les bourgeons latéraux donnent naissance à des rameaux (fig. 150 à 152).

En dessous des écailles et recouvrant le jeune axe et les feuilles qu'il supporte, il existe fréquemment une sorte de bourre constituée par des poils qui servent à protéger le jeune axe contre l'abaissement de la température. D'autre part, les écailles sont généralement recouvertes d'un enduit résineux qui empêche l'humidité de pénétrer. Cet enduit est quelquefois balsamique, comme dans le Peuplier.

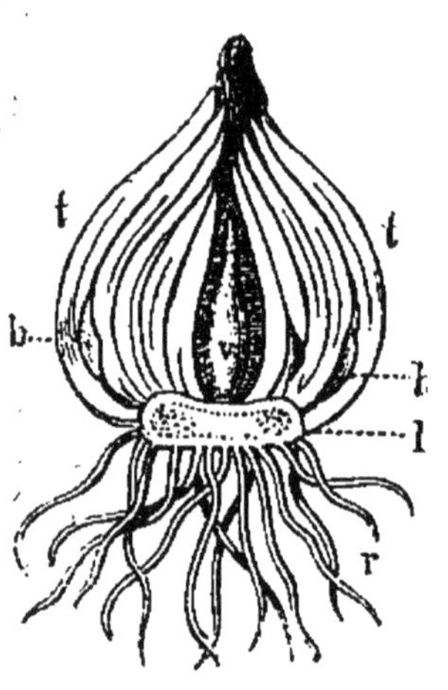

Fig. 153. — Bulbe à tuniques.

Le TURION est le bourgeon des herbes vivaces partant du rhizôme et donnant naissance aux tiges annuelles; souvent il s'allonge presque hors du sol, avant que les feuilles ne s'étalent. Le turion de l'Asperge entre dans notre alimentation et est usité en pharmacie.

Le BULBE est un bourgeon propre aux Monocotylédones, qui se compose d'un plateau à tige courte, de racines inférieures et d'un bourgeon supérieur, qui est enveloppé d'écailles membraneuses minces et embrassantes dans le BULBE A TUNIQUES (Oignon, fig. 153), de feuilles avortées épaisses et peu embrassantes dans le BULBE A ÉCAILLES (Lys).

Ce qu'on nomme BULBE SOLIDE est un renflement de la partie inférieure de la tige, peu écail-

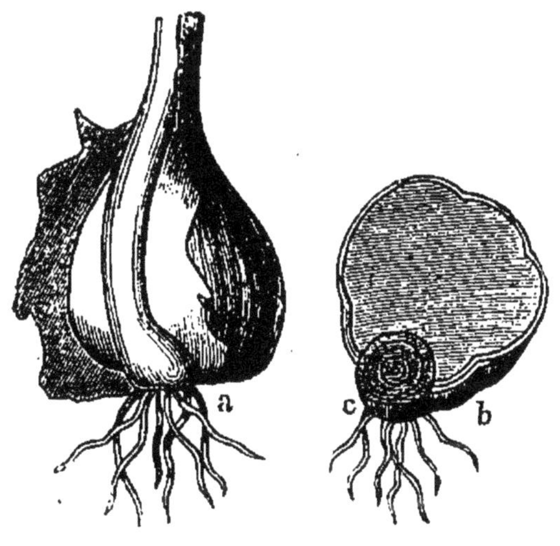

Fig. 154, 155. — Bulbe solide (Colchique).

leux et offrant sur le côté un bourgeon annuel (Colchique, fig. 154, 155, Safran, fig. 156). Ce n'est pas un bourgeon.

On désigne sous le nom de CAYEU un petit bourgeon naissant à l'aisselle des écailles des bulbes (fig. 157).

Le BULBILLE est un petit bulbe qui naît sur la tige à l'aisselle des feuilles (*Lilium bulbiferum*,

Ficaire, fig. 158), où il remplace un bourgeon; les plantes qui offrent des bulbilles sont quelquefois dites VIVIPARES.

La disposition des bourgeons détermine celle des feuilles et des branches; mais des avortements fréquents, surtout dans les plantes ligneuses, modifient cette disposition.

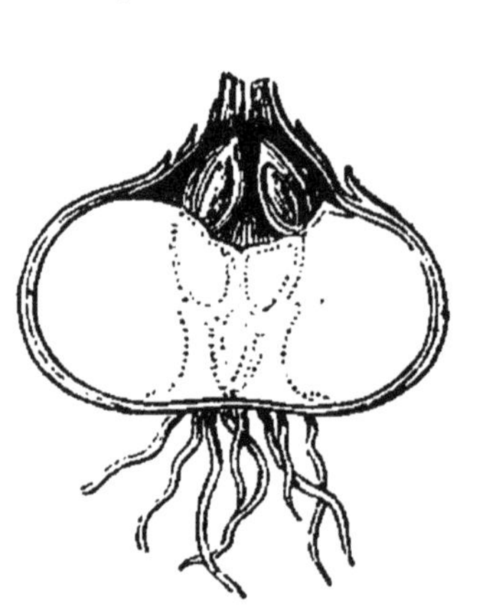

Fig. 156. — Bulbe solide (Safran).

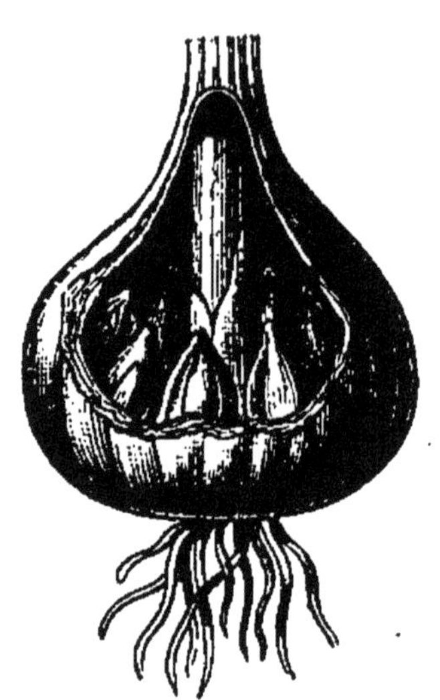

Fig. 157. — Bulbe d'Ail avec ses cayeux.

Si le bourgeon terminal avorte, la tige est courte et peut même rester souterraine, et si les branches latérales se développent, on a un RHIZÔME. Les bourgeons des rhizômes peuvent donner: *a* des tiges qui s'élèvent dans l'air, *b* un bourgeon latéral, qui, après avoir tracé sous le sol, peut se relever et venir pousser une tige à l'air; alors il se forme une seconde branche pareille qui continue la progression souterraine : une série de cicatrices indique la place des pousses successives (Sceau de Salomon).

Ramification. — Les bourgeons, en se développant, donnent lieu à de nouveaux axes, ce qui constitue la ramification.

Le bourgeon terminal peut, en théorie, continuer la direction primitive de la tige d'une manière indéfinie. Il se développe seul dans certaines plantes (Cycas). Les bourgeons axillaires donneraient des rameaux dont la position serait en rapport avec la phyllotaxie, s'il n'y en avait pas toujours un certain nombre qui avortent ; et, d'autre part, il y a aussi fréquemment des bourgeons adventifs qui se développent et viennent masquer la symétrie.

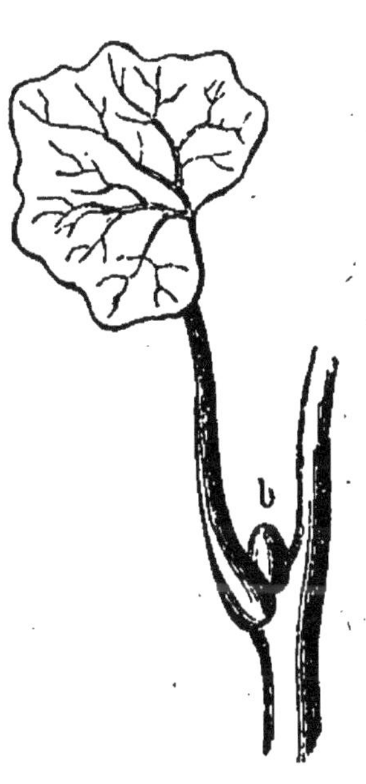

Fig. 158. — Bourgeon bulbille (Ficaire).

Les branches latérales qui prennent un grand développement forment les plantes rampantes ; on donne le nom de JET aux branches qui restent sans feuilles, et de COULANT, *flagellum*, aux branches qui, de distance en distance, forment une rosette de feuilles et émettent des racines (Fraisier, fig. 159).

Quand le coulant est souterrain, il arrive souvent que la branche se renfle à son extrémité ou sur quelque point de sa longueur et forme un TUBERCULE ou RHIZÔME, se distinguant des racines par ce qu'il porte des bourgeons disposés régulièrement, bien que souvent très-modifiés dans leur forme (Pomme de terre).

Dans les plantes grasses, on peut détacher le coulant et le planter avant que les racines soient formées;

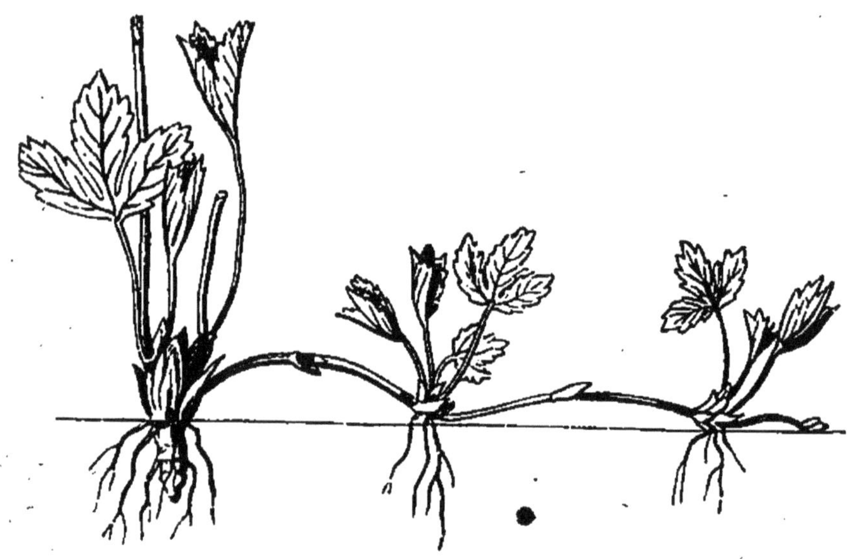

Fig. 159. — Jet de Fraisier.

c'est ce qu'on nomme PROPACULE. Ce qu'on nomme MARCOTTE est une imitation du propacule : on couche une branche en terre et on l'enlève quand elle a poussé des racines.

Les rameaux ont le plus souvent la même forme que la tige ; mais quelquefois ils en diffèrent ; c'est ainsi que, dans le Petit Houx (fig. 160), les tiges sont arrondies, et les rameaux, CLADODES, sont aplatis, pointus et offrent l'apparence d'une lame foliacée.

Préfoliation. — La disposition des feuilles dans le bourgeon, où elles se recouvrent plus ou moins les unes les autres, constitue la PRÉFOLIATION ou

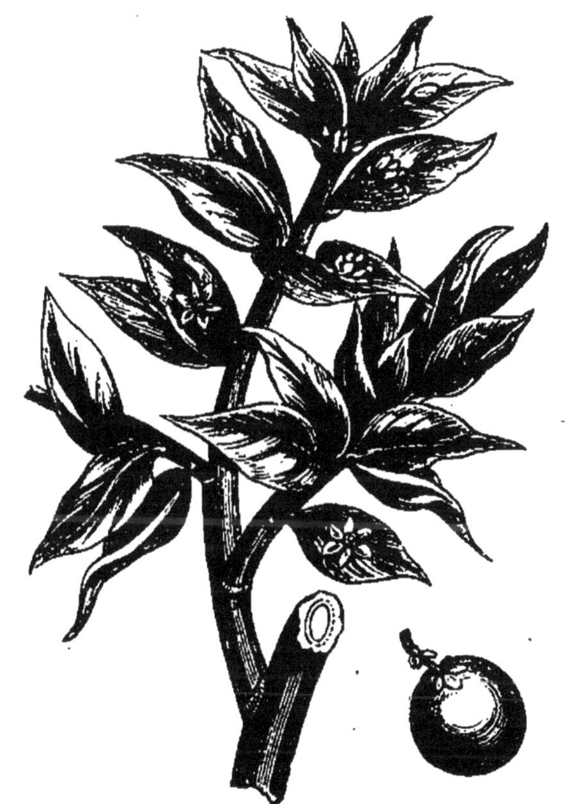

Fig. 160. — Rameaux aplatis (Ruscus aculeatus).

VERNATION, qui peut fournir des éléments utiles pour la distinction des végétaux. Chaque feuille, considérée en particulier, est : PLIÉE ou PLISSÉE (11), en éventail (Érable, Vigne); RÉCLINÉE, pliée en deux,

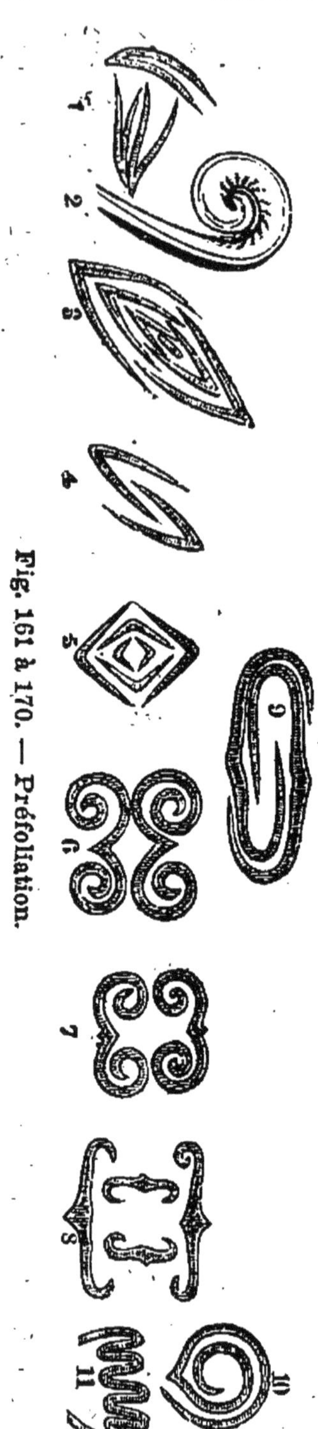

Fig. 161 à 170. — Préfoliation.

la partie supérieure sur l'inférieure (Tulipier); CONDUPLIQUÉE (1), les deux côtés pliés sur la nervure centrale (Chêne); CONVOLUTÉE (10), roulée sur elle-même (Abricotier); RÉVOLUTÉE (6), roulée en sens opposé sur les deux bords réfléchis en dehors (Romarin); INVOLUTÉE (7 et 8), même disposition, mais roulée en dedans (Violette); CIRCINNÉE (2), roulée sur son axe de haut en bas comme une crosse (Fougères) (fig. 161 à 170).

Si on considère leur position relative, les feuilles peuvent être: ALTERNES (3); IMBRIQUÉES, se recouvrant successivement; ÉQUITANTES (5), feuille condupliquée et recouvrant toutes les autres feuilles insérées au-dessous d'elle; SEMI-ÉQUITANTES (4), feuille condupliquée et ne recevant entre ses deux moitiés que la moitié de la feuille supérieure.

Nutrition. — Les organes dont nous venons de faire l'étude sont ceux qui doivent servir aux fonctions de nutrition, c'est-à-dire à celles qui sont nécessaires pour développer et maintenir l'individu. Ces fonctions sont au nombre de quatre : l'ABSORPTION, la CIRCULATION, la TRANSPIRATION et la RESPIRATION.

Absorption. — Les plantes doivent emprunter au sol auquel elles sont fixées les éléments qui serviront à constituer leurs divers organes. Ces éléments, nécessairement liquides, puisque les végétaux ne présentent aucun appareil analogue à l'appareil digestif des animaux, sont empruntés soit aux corps inorganiques, soit aux corps organiques, et, dans ce dernier cas, ils résultent de la décomposition, dans le sol, de diverses substances animales ou végétales.

Les liquides les mieux absorbés sont les plus limpides, ainsi que l'ont démontré les expériences de De Saussure ; mais ce n'est jamais de l'eau absolument pure, et si petite que soit la quantité de matières étrangères qu'elle contienne, elle finit cependant par introduire dans l'organisme des végétaux des quantités notables de ces principes, par suite de l'immense quantité de liquide qui est continuellement absorbée.

L'organe qui sert principalement, presque exclusivement, à l'absorption est l'extrémité radiculaire, qui est constituée par du tissu cellulaire jeune et, par conséquent, doué d'une vitalité très-forte et d'une puissance de contractilité considérable.

L'absorption se fait par suite de phénomènes physiques de capillarité et d'endosmose; elle est d'ailleurs facilitée par l'appel qui se produit dans les tissus de la partie supérieure du végétal, et par la contractilité vitale des tissus encore jeunes.

L'absorption s'opère avec une puissance extrême et est telle que le liquide monte avec une puissance suffisante pour élever une colonne de mercure à 879 millimètres au-dessus de son niveau primitif.

Le phénomène de l'absorption est, pour la plus grande partie, mécanique; mais il paraît y avoir aussi des phénomènes vitaux, qui permettent de comprendre comment les plantes peuvent opérer un choix dans leurs aliments, pour ne recevoir que des substances qui leur sont utiles. L'introduction accidentelle de matières toxiques étrangères peut s'expliquer par ce qu'elles ont pénétré par des organes qui se sont détruits au contact d'une trop grande quantité de principes toxiques.

Circulation. — La SÉVE, c'est-à-dire le liquide qui vient d'être absorbé, tend à monter jusqu'aux feuilles et au sommet du végétal, comme le démontre l'expérience de Hales : cet observateur fit sur le tronc d'un arbre, à des hauteurs différentes et sur quatre faces, quatre entailles allant jusqu'au cœur de la tige; la marche rectiligne de la séve était interrompue successivement à des hauteurs différentes sur toute l'étendue du tronc; la séve, bien qu'obligée de suivre des voies tortueuses, monta comme à l'ordinaire. D'autre part, Hales, ayant greffé par approche deux Tilleuls avec un troisième intermédiaire, coupa ce dernier par le pied et l'a vu continuer à vivre: il était nourri latéralement par ses deux voisins.

La séve monte d'abord par tous les organes, à l'exception de l'écorce; mais ensuite elle se localise dans le tissu fibreux, surtout celui de l'aubier, et les vaisseaux paraissent se vider et ne plus contenir que de l'air. Certains observateurs pensent qu'il y a cependant toujours une petite quantité de séve qui continue à passer par les vaisseaux.

L'ascension de la séve, qui ne peut s'expliquer par l'influence seule de la capillarité et de l'endosmose, est favorisée par l'action de la lumière et de la chaleur; elle se fait surtout au printemps avec une force suffisante pour déterminer l'ascension d'une colonne de mercure à 28 pouces, comme l'a démontré l'expérience de Hales, qui, ayant coupé une racine de Poirier, préalablement mise à nu, introduisit la partie attenante à l'arbre dans un tube hermétiquement luté du côté supérieur, rempli d'eau, et qui reposait par la base dans un bain de mercure; l'eau fut absorbée par la coupe de la racine assez énergiquement pour que le mercure montât de 8 pouces dans le tube pour remplacer l'eau absorbée.

Les PLEURS de la Vigne sont de la séve qui, au premier printemps, coule avec abondance des sections de la tige résultant de la taille.

A la fin de l'été, il y a quelquefois une nouvelle montée de séve, dite SÉVE D'AOUT, qui tient à ce que, les feuilles devenues vieilles et absorbant moins, il y a éveil de la vitalité dans les bourgeons axillaires, et par suite appel de la séve. Les Mûriers effeuillés montrent un redoublement d'activité de la séve, due probablement à ce que les bourgeons axillaires tendent à se développer davantage en recevant la nourriture qui allait aux feuilles.

La séve, en montant, fournit aux tissus nouveaux leurs éléments constitutifs et aux tissus anciens des matériaux d'accroissement et d'épaississement. En même temps elle subit des modifications qui ne paraissent pas identiques dans toutes les plantes : on a cependant constaté que la séve prend généralement plus de consistance.

Mais que devient-elle ensuite? C'est ce qui n'est pas aussi clairement connu que son ascension, car les phénomènes sont obscurs et complexes. Quelques physiologistes admettent l'existence de la SÉVE DESCENDANTE, qui est contestée par d'autres.

On peut admettre qu'il y a séve descendante, si on se base sur l'expérience suivante : une incision annulaire profonde faite sur la tige, ou une forte pression, est suivie de la formation d'un renflement dans la partie de la tige supérieure à l'incision, tandis qu'il n'y a aucun épaississement au-dessous. D'autre part, les feuilles, avant de tomber, se vident des principes qu'elles contenaient, chlorophylle, amidon, et si on les supprime, l'arbre ne grossit pas, même si on laisse persister tous les bourgeons axillaires. C'est par l'écorce que se fait le transport des sucs nourriciers, qui sont portés de là sur divers points pour y former des dépôts jusqu'à ce qu'ils soient nécessaires pour de nouveaux développements.

Transpiration. — Les végétaux vivants exposés à l'air perdent une quantité notable de l'humidité qu'ils contiennent ; on en a la preuve dans la manière dont ils se flétrissent s'ils ne reçoivent pas de nouvelle eau. Hales a constaté qu'un pied d'Hélianthe perd en vingt-quatre heures vingt onces d'eau, et un Chou dix-neuf onces.

Une partie de cette perte d'humidité se fait par DÉPERDITION INSENSIBLE, qui a lieu par toutes les parties des végétaux, et qui est d'autant plus forte que la chaleur est plus grande, que l'air est plus sec, et la plante plus éclairée.

L'EXHALATION ou ÉMANATION par les surfaces munies de stomates influe aussi sur la transpiration; mais elle n'a lieu que quand les organes sont doués de vie et quand la lumière fait ouvrir les stomates. Elle paraît en rapport avec le nombre des stomates, car elle est moindre dans les plantes grasses et dans les fruits. Elle est aussi en rapport avec la lumière, et devient à peu près nulle la nuit, ce qui coïncide avec la cessation presque complète de l'absorption à la même époque.

L'eau exhalée est à peu près pure, la majeure partie des matières introduites dans la plante par la sève y restant déposée et augmentant son poids.

Il ne paraît pas que la transpiration soit un phénomène purement physique, car Hugo Mohl a constaté que les cellules vivantes exhalent beaucoup moins d'eau que les cellules mortes.

Respiration. — On a constaté depuis longtemps que les parties vertes des végétaux, et les feuilles principalement, qu'elles soient submergées ou non, sont les organes principaux de la respiration des végétaux. Quand ces organes sont exposés à la lumière solaire, ils exhalent de l'oxygène, tandis que dans l'obscurité ils absorbent de l'oxygène et exhalent de l'acide carbonique, ainsi que l'ont démontré les expériences déjà anciennes de Priestley. Quant aux parties colorées des végétaux, elles absorbent toujours de l'oxygène et exhalent de l'acide carbonique. Aussi les anciens physiologistes admettaient-ils une respiration des organes verts et une respiration des organes colorés, différenciées par l'exhalation d'oxygène à la lumière solaire dans la première, et l'exhalation d'acide carbonique dans la seconde.

Mais on a reconnu que certaines feuilles colorées donnaient de l'oxygène au soleil, exception qui a été expliquée depuis par l'observation de M. Cloëz, qui a constaté que dans ces feuilles il existait en même temps que le pigment violet rouge une matière verte dont l'action sur l'atmosphère était identique à celle de la chlorophylle.

La différence des phénomènes observés dans les parties vertes, suivant qu'elles sont exposées ou non à l'influence des rayons solaires, avait amené à considérer deux phases, une nocturne et une diurne, dans la respiration des parties vertes. Et comme on sait que pendant la nuit les fonctions végétales, absorption et transpiration, sont toujours très-amoindries, on expliquait par la perte légère en carbone éprouvée par la plante pendant la nuit, comment, malgré deux phénomènes absolument inverses, le végétal acquérait plus qu'il ne perdait.

Dans ces derniers temps on a cherché à démontrer que la plante absorbe en tout temps de l'oxygène et dégage de l'acide carbonique, aussi bien de jour que de nuit, par ses parties vertes et par ses parties colorées. Mais à cette combustion incessante du carbone qui s'effectue dans la profondeur des organes, viendrait s'ajouter pendant le jour un phénomène inverse, la réduction par le chlorophylle, dans les organes extérieurs, de l'acide carbonique en ses éléments, carbone qui se dépose et oxygène qui est exhalé.

Une partie, d'ailleurs, de l'acide carbonique exhalé par les végétaux a sans doute été absorbée par les racines avec l'eau qui, grâce à sa présence, avait pu dissoudre certains principes essentiels pour la nutrition; l'acide se trouve mis en liberté pendant son parcours à travers l'organisme.

Quant à l'oxygène, il peut provenir de la décomposition directe de l'acide carbonique, ou de la formation dans la plante d'acides organiques de moins en moins oxygénés.

L'air ambiant est directement absorbé par les feuilles, et Dutrochet a constaté que le gaz contenu dans les vaisseaux est d'autant plus pauvre en oxygène qu'on descend plus bas dans la plante; une partie de cet oxygène a dû, au contact du latex, modifier les sucs propres des végétaux et leur donner des propriétés utiles pour la nutrition.

ORGANES DE REPRODUCTION.

Les organes de reproduction, qui sont des organes de nutrition, tiges et feuilles modifiées de façon à développer les germes de nouvelles plantes, sont destinés à assurer le maintien de l'espèce, et sont composés également d'organes élémentaires.

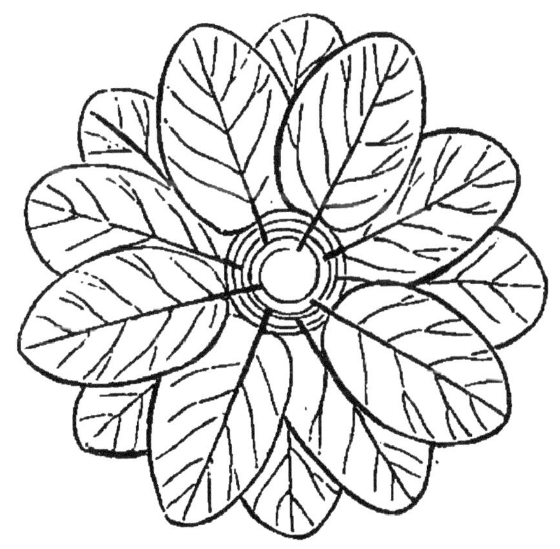

Fig. 171. — Alternance.

Ils présentent les enveloppes de la fleur, CALICE et COROLLE, et les organes sexuels, ANDROCÉE et GYNÉCÉE, qui sont des organes appendiculaires, et une partie axile, le RÉCEPTACLE.

Comme annexe, nous rapprocherons de l'histoire de la fleur proprement dite la description des

BRACTÉES et de l'INVOLUCRE, qui établissent le passage entre les feuilles et les appendices de la fleur.

Fleur. — La fleur est l'appareil des organes qui opèrent la fécondation ou organes sexuels, étamines et carpelles, et de ceux qui les enveloppent, téguments floraux, calice et corolle.

Elle est formée par un système de feuilles modifiées et est par conséquent construite sur les mêmes

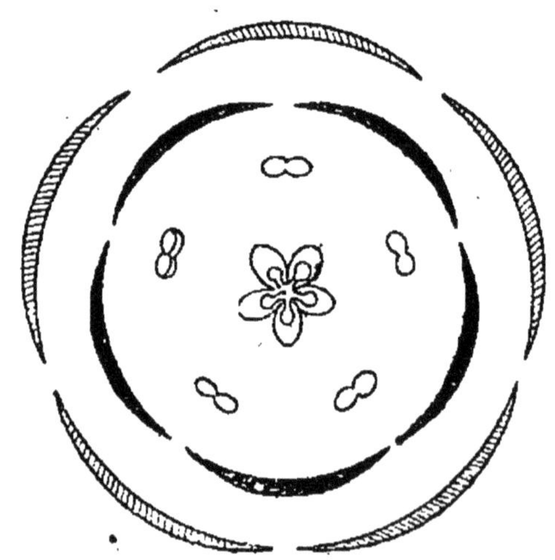

Fig. 172. — Diagramme de fleur régulière.

lois que les feuilles, c'est-à-dire que ses organes ont une disposition normale à la spirale, comme on le constate facilement dans les Nymphéacées et dans les Magnoliacées (fig. 171). Mais comme les organes sont placés sur un petit espace, on distingue plus facilement la présence de quatre verticilles qui suivent la loi des verticilles, c'est-à-dire qu'ils sont alternes, les pétales avec les sépales, les étamines avec les pétales et les carpelles avec les étamines (fig. 172). Il arrive parfois que l'axe (TORUS) s'allonge et sépare nettement les verticilles : on a ainsi le CARPOPHORE du Caprier et du Fraisier, ou le GONOPHORE (portant les pétales, les étamines et l'ovaire) des Caryophyllées.

L'analogie des parties de la fleur avec les feuilles est indiquée par l'observation, qui permet de constater le passage des feuilles aux bractées, des bractées aux sépales, des sépales aux pétales et de ceux-ci aux étamines ; l'analogie est même évidente pour les carpelles : ceux du Magnolia rappellent absolument les feuilles.

Le nombre normal des pièces de chaque verticille est de cinq pour les Dicotylédonées et de trois pour les Monocotylédonées.

La symétrie simple des verticilles de la fleur est souvent modifiée par les soudures, les avortements et les accroissements.

La soudure des diverses pièces d'un verticille ensemble est d'autant plus commune que les pièces sont plus larges (aussi les pétales sont-elles plus fréquemment soudés que les étamines), ou que les organes sont resserrés sur un espace plus étroit (les carpelles se soudent fréquemment).

Quelquefois la soudure s'opère entre deux verticilles voisins; c'est ce qui est commun entre les pétales et les étamines, plus rare entre la corolle et le calice; il y a des plantes où les carpelles se soudent aux calices, et alors la corolle et les étamines sont pris entre eux.

Il est rare de constater la soudure du pistil sans le calice; les Nymphéacées présentent cependant la soudure de cet organe avec les étamines, et le genre *Raspalia* sa soudure avec les étamines et les pétales.

Souvent la soudure des verticilles voisins ne se fait pas directement, mais a lieu par l'intermédiaire d'un tissu glanduleux serré, existant sur le réceptacle et formant le *torus* sur lequel les organes paraissent portés.

Les modifications dans la symétrie, résultant de ce que de nouvelles parties se sont formées ou de ce que quelques-unes ont avorté, se reconnaîtront surtout par la position relative des organes.

Les modifications par accroissement ont lieu le plus souvent par formation d'un ou de plusieurs nouveaux verticilles; ce qui se présente surtout pour les étamines.

L'accroissement peut encore avoir lieu par dédoublement d'une partie : on trouve un petit pétale qui semble un pli à la base de chaque pétale des *Ranunculus*, et un repli qui double une partie de la surface des pétales des *Lychnis*.

Dans les *Sedum* il y a 10 étamines, dont 5 plus

intérieures opposées au calice et 5 plus extérieures opposées à la corolle; comme les étamines devraient être alternes avec la corolle, ce sont donc des organes produits par le dédoublement des pétales.

La symétrie peut être voilée par des avortements. C'est ainsi que les fleurs du Muflier, qui ont la plus grande analogie avec celles des Solanées, n'ont que 4 étamines au lieu de 5, par avortement d'un de ces organes.

Quelquefois un verticille entier disparaît; si c'est la corolle, on a une fleur APÉTALE; l'avortement des étamines donne une fleur FEMELLE; celui du pistil une fleur MALE; celui des deux enveloppes une FLEUR NUE. Une fleur peut être réduite à une étamine ou à un pistil.

Dans quelques cas l'avortement peut être partiel; de là les FLEURS IRRÉGULIÈRES.

Inflorescence. — La disposition des fleurs sur la tige varie beaucoup, suivant les diverses espèces. Tantôt les fleurs sont solitaires; tantôt elles sont réunies plusieurs ensemble sur un axe commun.

Dans certains cas, l'axe primitif est terminé par une fleur, et l'inflorescence est dite DÉFINIE ou TERMINÉE; il arrive alors souvent que la plante porte des rameaux terminés aussi par une fleur, et l'épanouissement s'en fait d'autant plus tôt que le rameau est plus rapproché de la fleur centrale, et l'inflorescence est alors dite CENTRIFUGE.

Dans d'autres plantes, l'axe est terminé par un bourgeon et porte les fleurs à l'aisselle de ses feuilles; dans ce cas, l'inflorescence est INDÉFINIE ou INDÉTERMINÉE. L'épanouissement des fleurs se fait alors en allant de la base vers le sommet, et

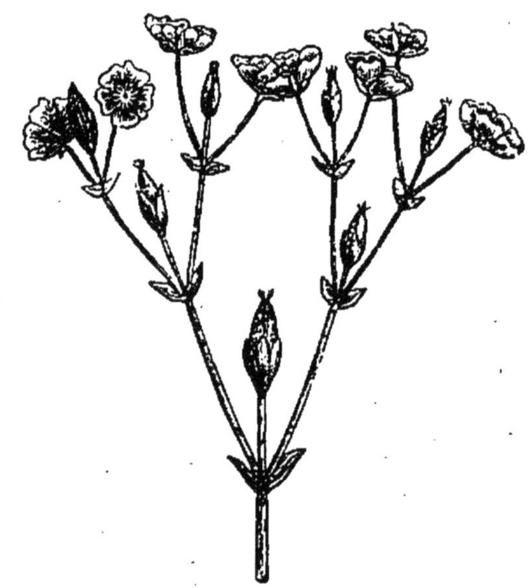

Fig. 173. — Cyme dichotome (Cerastium).

si la plante est ramifiée, elle commence par les rameaux les plus inférieurs et les plus extérieurs, pour se terminer aux rameaux supérieurs et internes. L'inflorescence est dite alors CENTRIPÈTE.

Quelquefois l'inflorescence de l'axe est définie et celle des rameaux est indéfinie, ou *vice versâ;* on a alors les inflorescences MIXTES.

Inflorescences définies. — Les inflorescences définies ont toutes reçu le nom de CYMES ; elles peuvent être SIMPLES, c'est-à-dire composées d'une seule fleur, plante UNIFLORE, ou être COMPOSÉES

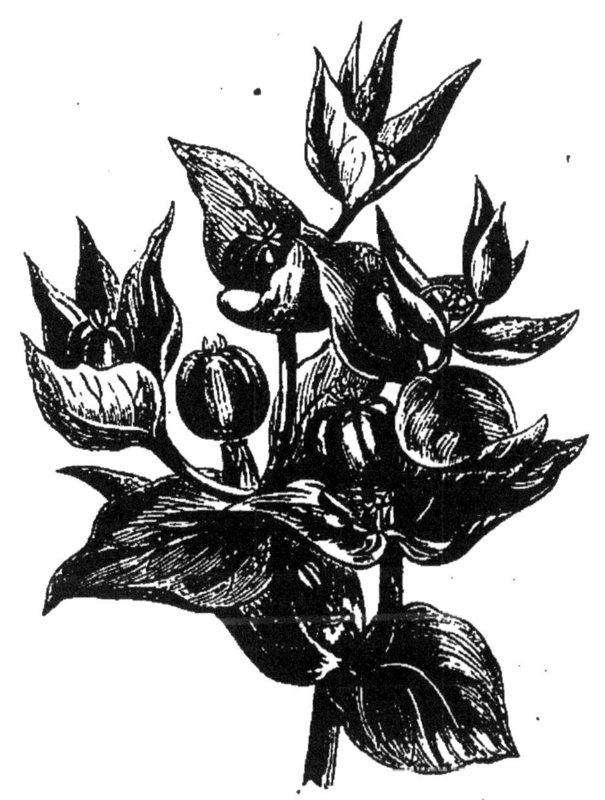

Fig. 174. — Cyme trichotome (Euphorbia lathyris).

de plusieurs fleurs. A l'aisselle de la fleur terminale sont des bractées à l'aisselle desquelles se développent des axes secondaires, sur lesquels peuvent se trouver des axes tertiaires partant de l'aisselle des bractées, etc. S'il y a deux bractées opposées, on a la CYME DICHOTOME (*Cerastium album*, fig. 173); suivant qu'il y aura trois, quatre ou cinq bractées, etc., on aura une cyme TRICHOTOME, TÉTRACHOTOME, PENTACHOTOME, etc. (Euphorbiacées, fig. 174).

Si l'un des axes de la dichotomie ne se développe pas, les fleurs sont toutes situées du même côté du

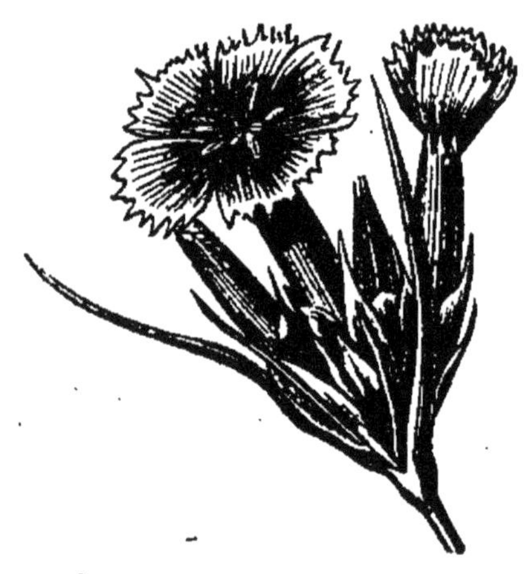

Fig. 175. — Œillet des Chartreux (fascicule).

rameau, ordinairement à l'intérieur, CYME UNIPARE (Œillet). Quelquefois l'inflorescence offre une disposition recourbée qu'on a comparée à la queue du scorpion, CYME SCORPIOÏDE (Héliotrope).

Quelquefois, dans les plantes à feuilles alternes, la fleur terminale est OPPOSITIFOLIÉE, par suite du développement considérable du rameau issu de la feuille opposée à la fleur (*Nemophila*).

Le FASCICULE est une cyme contractée dont les rameaux sont très-courts (*Dianthus*, fig. 175).

Le GLOMÉRULE est une cyme tellement contractée que les fleurs sont sessiles; elle est très-rare (*Cardopatium*).

Inflorescences indéfinies. — Les variétés de cette inflorescence sont:

1° Une seule fleur à l'aisselle d'une des feuilles, plante UNIFLORE.

2° L'ÉPI (*spica*), formé par des fleurs sessiles à l'aisselle de plusieurs bractées ou feuilles. L'*épi* proprement dit est constitué par un axe allongé et des fleurs hermaphrodites (Plantain, Seigle, fig. 176); le CHATON est un épi à fleurs unisexuées (Saule, Charme, fig. 177); le SPADICE est un épi à fleurs unisexuées et enveloppé dans une large bractée ou spathe (*Arum*, fig. 178); le CÔNE est un épi à fleurs femelles et à bractées souvent ligneuses (Conifères).

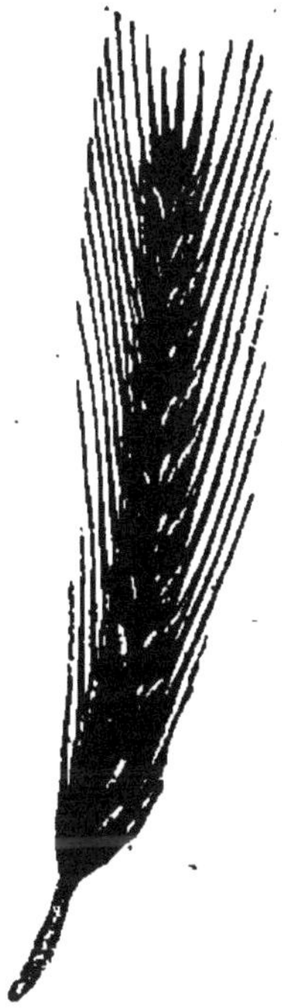

Fig. 176. — Épi de Seigle.

Le CAPITULE ou CALATHIDE (fig. 179, 180) est un épi dont l'axe s'est comprimé et développé en largeur pour former une sorte de tête ou plateau qui porte de nombreuses fleurs sessiles (Composées). Le plateau florifère du capitule a reçu les noms de RÉCEPTACLE COMMUN, PHORANTHE et CLINANTHE.

Le SYCONE est un capitule qui s'est creusé de telle sorte que les fleurs unisexuées sont enfermées dans la cavité qu'il forme (Figue, fig. 181).

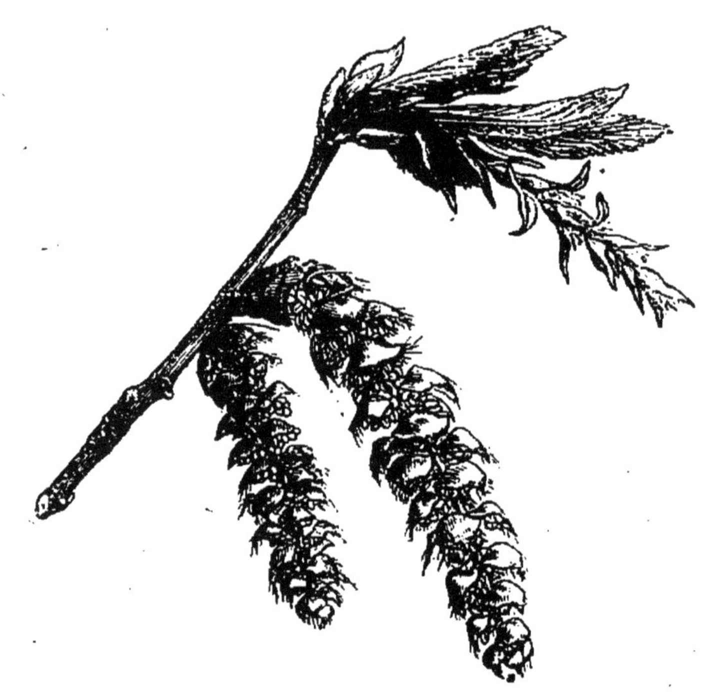

Fig. 177. — Chaton de Charme.

3° La GRAPPE (*racemus*) offre des rameaux secondaires égaux entre eux et répartis sur toute la longueur de l'axe primaire (*Phytolacca*, Digitale, fig. 182). La grappe SIMPLE offre une seule fleur pédicellée sur chaque axe secondaire; la grappe COMPOSÉE offre un plus grand nombre de subdivisions. Souvent une grappe est composée vers le bas et simple vers le haut.

Le CORYMBE est une grappe à rameaux latéraux

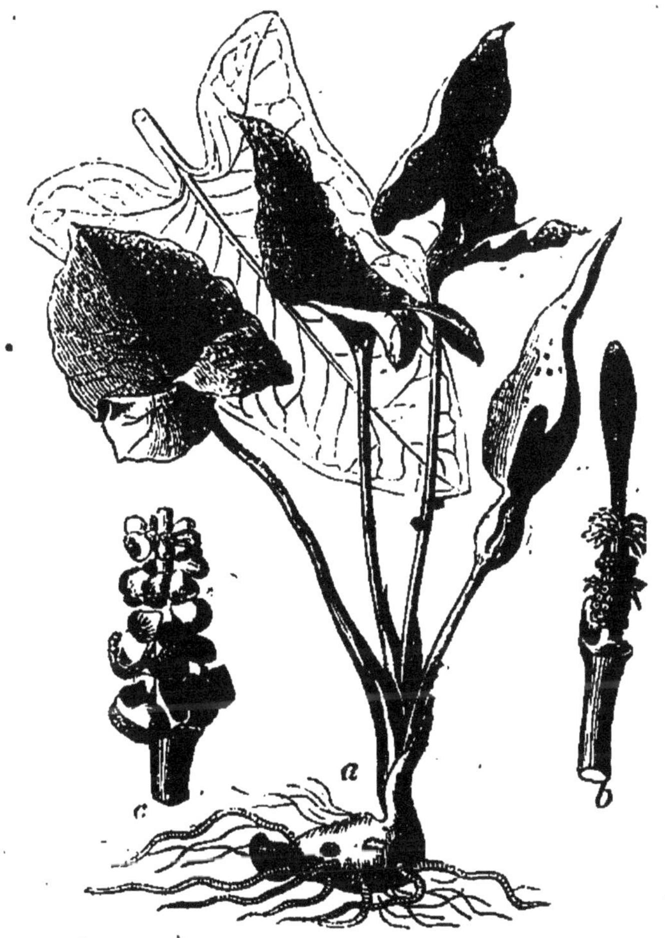

Fig. 178. — Spadice (Arum maculatum).

inférieurs très-longs et à rameaux supérieurs très-courts; de telle sorte que les uns et les autres s'élèvent presque sur le même plan, bien que chacun parte d'un point différent sur la tige (Sureau, fig. 183).

L'OMBELLE est une grappe dont les rameaux secondaires partent du sommet de l'axe primaire et

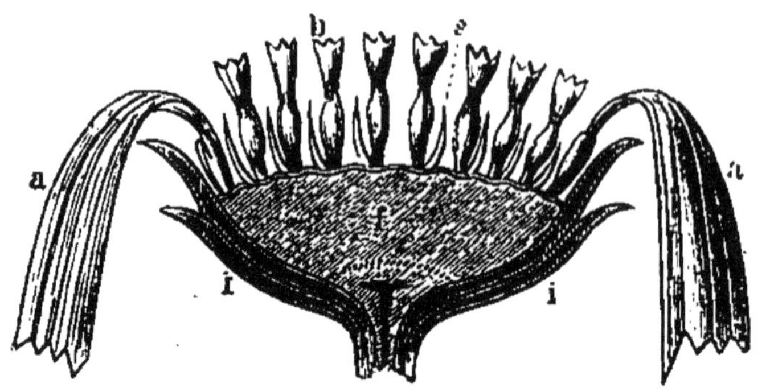

Fig. 179. — Capitule d'une Composée.

ont une longueur sensiblement égale (Ombellifères, fig. 184).

La PANICULE est une grappe ramifiée dont les

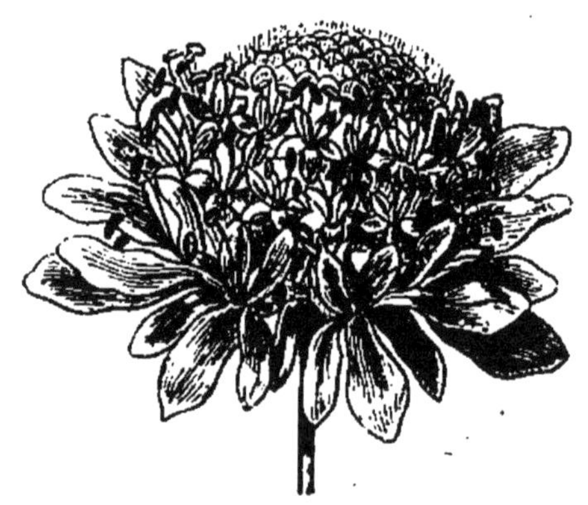

Fig. 180. — Capitule de Scabieuse.

fleurs ne s'élèvent jamais à la même hauteur (Vigne).

L'OMBELLE COMPOSÉE est une ombelle dont

les axes secondaires portent eux-mêmes des ombelles simples (Carotte).

L'ÉPI COMPOSÉ est une panicule dont les axes secondaires portent des épis.

Le SPADICE COMPOSÉ ou RÉGIME est un épi rameux à fleurs unisexuées et enveloppé d'une grande spathe (Palmiers).

Les diverses inflorescences sont quelquefois assez difficiles à distinguer dans les végétaux et offrent des difficultés réelles quand il s'agit d'en connaître le système.

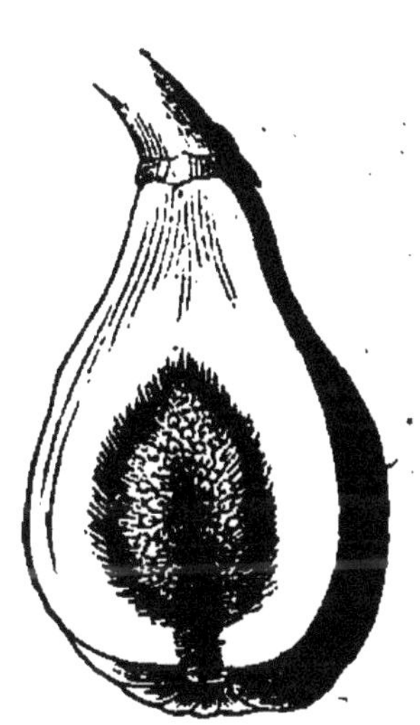

Fig. 181. — Figuier (Sycône).

Bractées. — Les bractées ou FEUILLES FLORALES sont les feuilles qui avoisinent le plus les fleurs et qui sont intermédiaires, par leur couleur, leur forme et leur consistance, entre les feuilles de la tige et les enveloppes extérieures de la fleur.

Le plus souvent, les bractées semblent s'éloigner plus des feuilles que des sépales; mais si on suit les feuilles sur la tige, on remarque que celles-ci deviennent de plus en plus simples et tendent à changer de forme et de couleur à mesure qu'on s'élève sur la tige.

Les bractées sont le plus souvent sessiles et indivises, même si les feuilles sont pétiolées et divisées (Ombellifères). Quelquefois cependant elles sont très-divisées et comme linéaires (*Nigella*). Elles

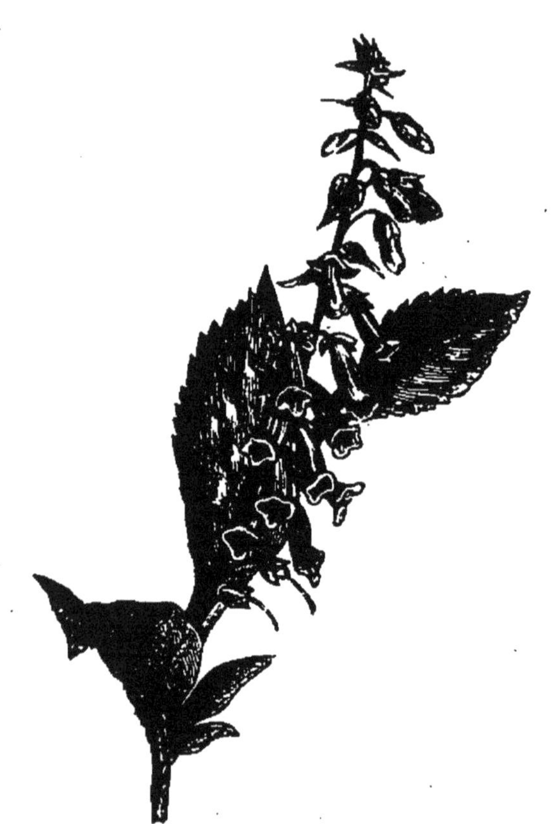

Fig. 182. — Digitale (grappe).

peuvent être libres (Artichaut, Centaurée, fig. 185), ou soudées, comme dans la CUPULE du Gland (fig. 186).

Quand il ne se développe pas d'axes floraux à leur aisselle, elles sont dites STÉRILES. Quand les bractées sont placées sur les ramifications extrêmes, on les nomme BRACTÉOLES.

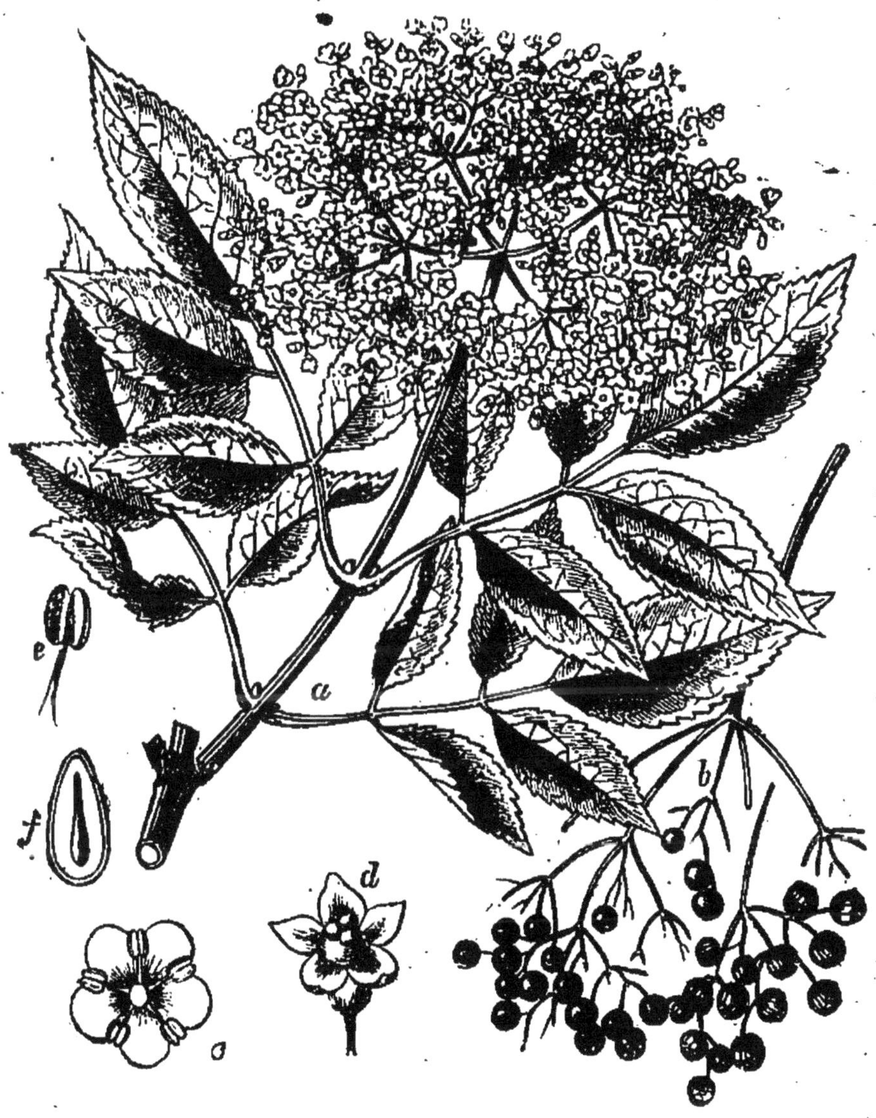

Fig. 183. — Corymbe (Sureau).

Quand elles sont rapprochées les unes des autres, les bractées sont souvent disposées en verticilles et

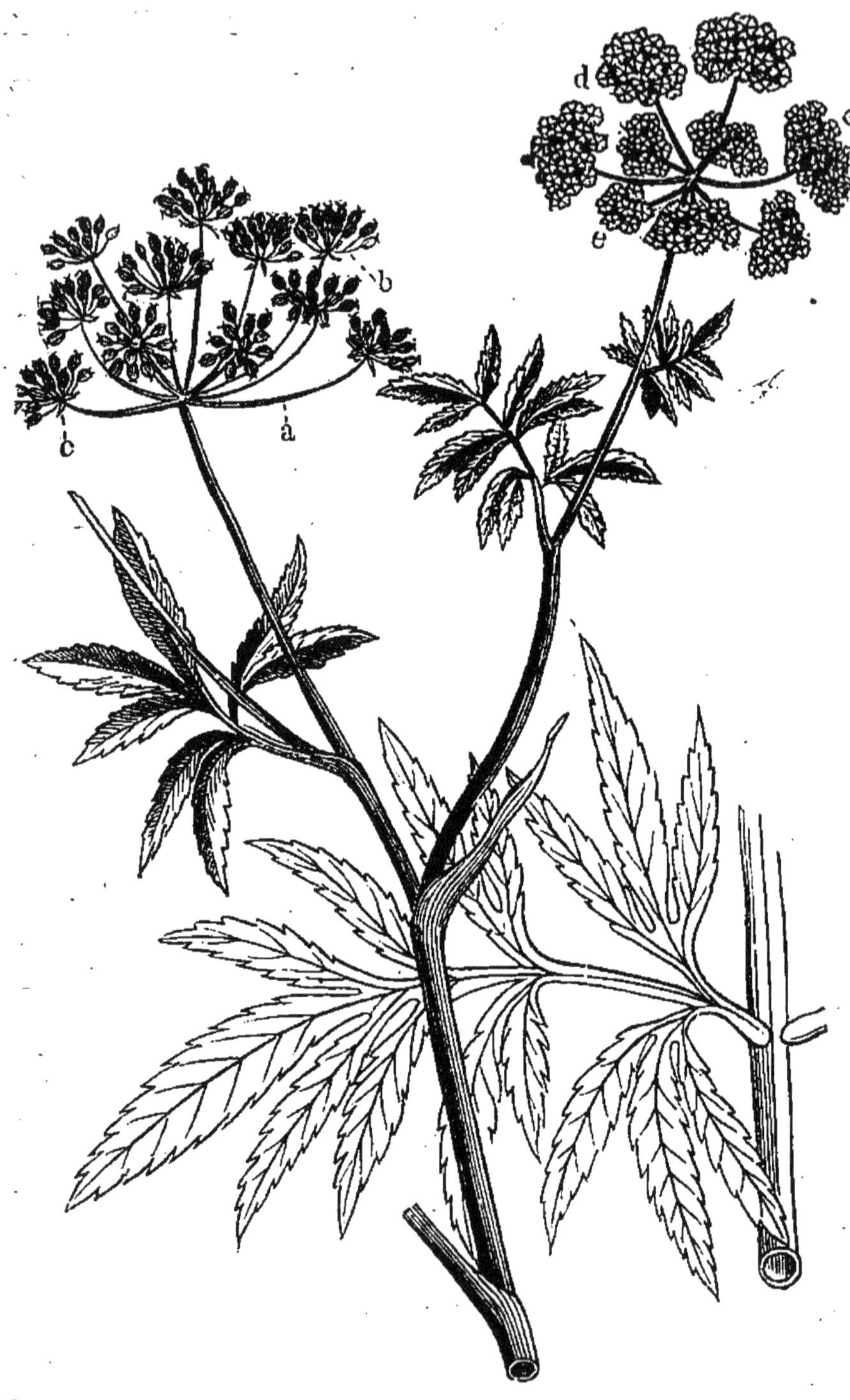

Fig. 184. — Ombelle (Cicuta virosa).

constituent un INVOLUCRE si elles sont placées sur un axe primaire, ou un INVOLUCELLE si elles sont portées sur un axe secondaire ou tertiaire. L'involucre peut être composé d'un seul rang de bractées ou SIMPLE, ou de plusieurs rangs et être

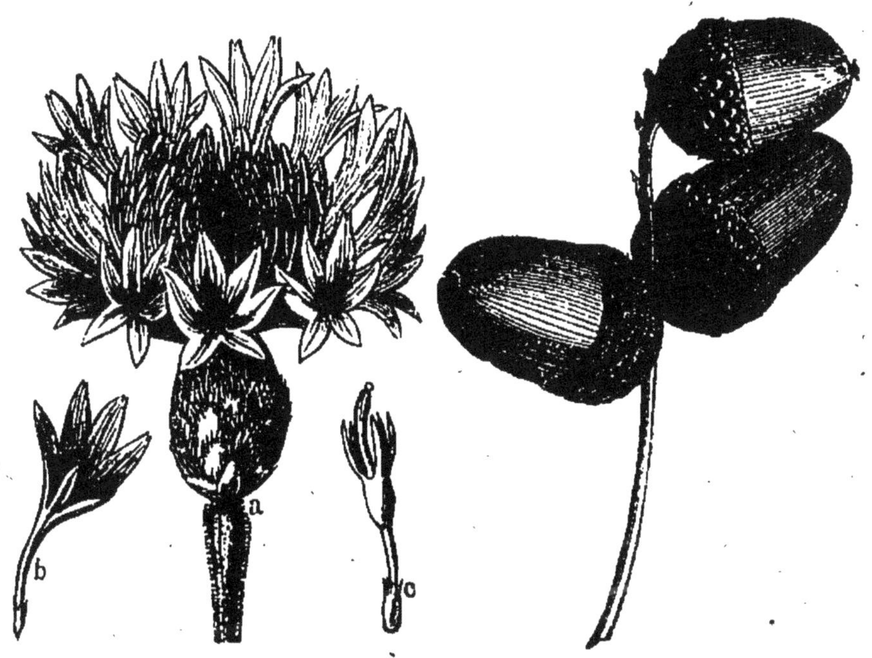

Fig. 185. — Bractées (Centaurée). Fig. 186. — Cupule (Chêne).

bisérié, trisérié, etc. Il est CALICULÉ quand le premier rang est plus court que les autres.

Les bractées peuvent manquer à la base des pédoncules ou des pédicelles (Giroflée).

On donne le nom de SPATHE à de grandes bractées, une ou plusieurs, engainantes qui, dans les Monocotylédones, enveloppent l'inflorescence avant l'épanouissement des fleurs (*Arum*, Palmiers).

Les bractées des Graminées (fig. 187) ont reçu des noms spéciaux : la GLUME est un involucre renfermant une ou plusieurs fleurs et composé de deux pièces inégales et situées de telle sorte que l'une est toujours insérée au-dessous de l'autre ; la GLUMELLE est une bractée propre à chaque fleur.

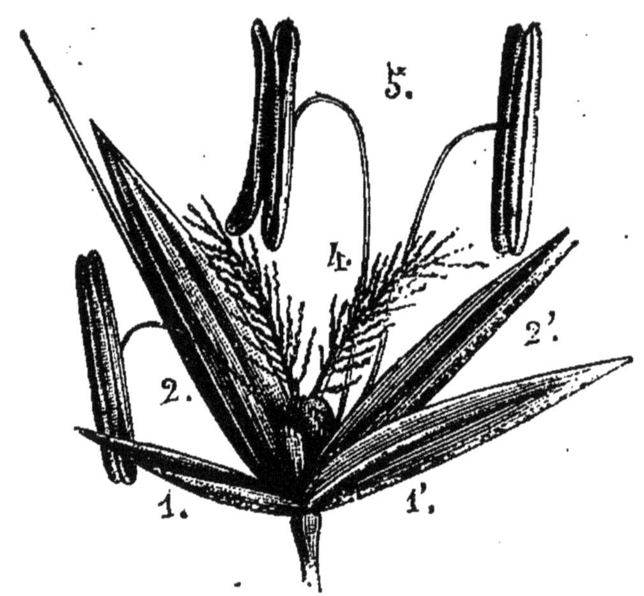

Fig. 187. — Fleur de Graminée.

PÉDONCULE. Le pédoncule est l'axe florifère, plus ou moins rameux, dont chaque ramification ou PÉDICELLE supporte une fleur. Quand le pédoncule est très-court et presque réduit à rien, la fleur est dite SESSILE ; dans le cas où il est plus allongé, la fleur est dite PÉDONCULÉE.

La HAMPE est le pédoncule qui part du milieu

d'une rosette de feuilles radicales (*Taraxacum*, *Scilla*, Plantain, fig. 188).

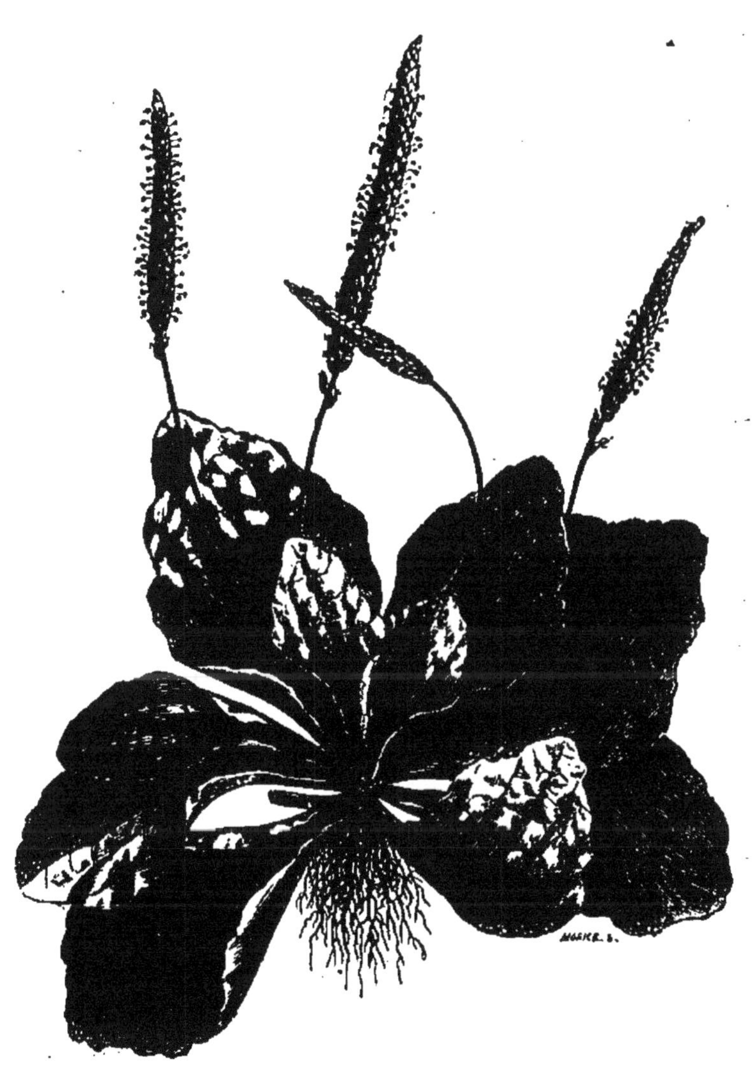

Fig. 188. — Hampe (Plantain).

Le pédoncule est généralement cylindrique; mais quelquefois il s'aplatit (Liliacées) ou se renfle au point d'imiter un fruit (Pomme d'Acajou, fig. 189). Quelquefois sa direction change pendant le cours de l'existence de la fleur; c'est ainsi qu'il est droit pendant la floraison dans le *Cyclamen*, et se contourne en spirale pendant la maturation du fruit, et que dans le *Vallisneria spiralis* les pédoncules des fleurs femelles, d'abord tordus, se déroulent pour les porter à la surface de l'eau et se roulent une seconde fois après la fécondation (fig. 190, 191).

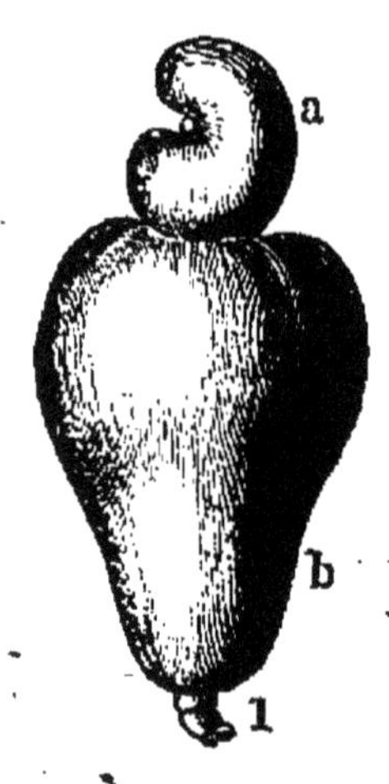

Fig. 189.
Pédoncule charnu (Anacarde).

La partie supérieure du pédoncule, qui donne insertion aux verticilles de la fleur, porte le nom de RÉCEPTACLE OU TORUS. Il est plus ou moins large et charnu (fond de l'Artichaut), quelquefois il est concave (*Dorstenia*); d'autres fois il se creuse de façon à envelopper complètement les fleurs et les fruits (Figue).

Préfloraison ou Estivation. — De même que les feuilles offrent dans le bourgeon des dispositions relatives différentes (VERNATION), de même les diverses pièces d'un verticille floral peuvent être disposées de diverses façons qui fournissent les caractères distinctifs importants. On peut distinguer les cas suivants :

ESTIVATION VALVAIRE : les folioles se touchent simplement par leurs bords sans se recouvrir mutuellement (sépales des Malvacées); on distingue le cas où les folioles s'infléchissent vers le centre de la fleur, estivation VALVAIRE INDUPLICATIVE

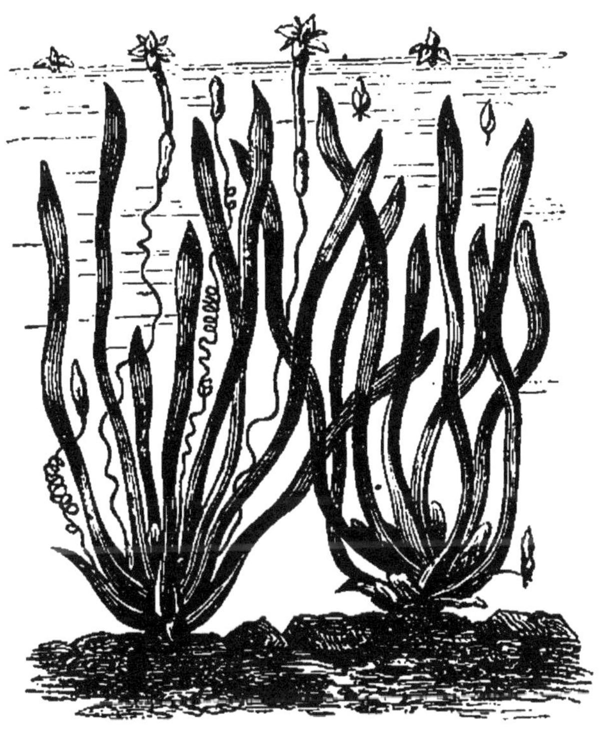

Fig. 190, 191. — Vallisneria spiralis.

(Clématite), et celui où ces folioles sont recourbées en dehors (pétales des Ombellifères).

ESTIVATION TORDUE OU TORTILLÉE; chaque foliole recouvre d'un côté une de ses voisines et est recouverte de l'autre (corolle des Malvacées, *Phlox*, fig. 192, 193).

Estivation quinconciale; elle offre deux parties extérieures, deux intérieures et une cinquième intermédiaire, qui est recouverte d'un côté par une des deux extérieures et qui recouvre de l'autre le bord d'une des deux intérieures (calice de la Rose, fig. 194).

Estivation spirale; les folioles, très-nombreuses, se recouvrent dans l'ordre de leur position (*Nymphea*).

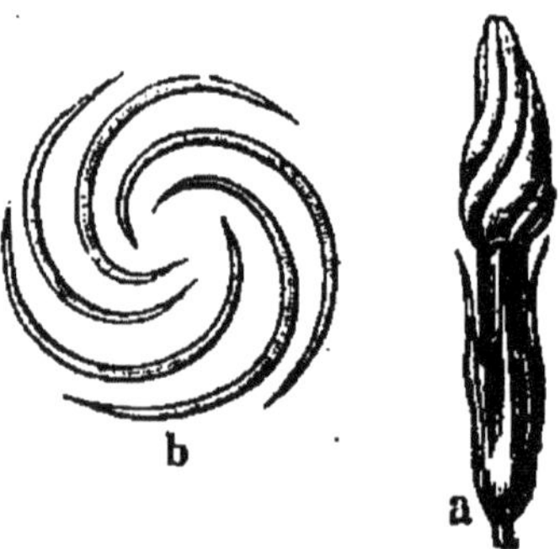

Fig. 192, 193. — Estivation tordue (Phlox).

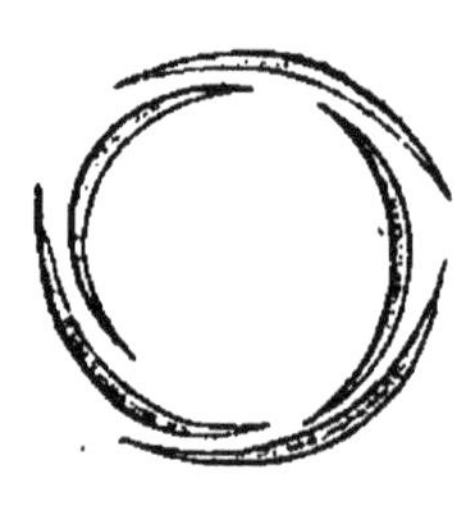
Fig. 194. — Estivation quinconciale.

Estivation vexillaire; cinq folioles, dont une extérieure recouvre ses deux voisines latérales, lesquelles recouvrent à leur tour les deux folioles internes (Papilionacées). Quelquefois la foliole externe est en cuiller ou capuchon et recouvre les quatre autres (*Aconitum*).

Estivation imbriquée; cinq folioles, dont une extérieure, une intérieure et trois recouvertes sur un des bords et libres sur l'autre (pétales des Véroniques, fig. 195, 196).

Estivation chiffonnée ou corrugative; pétales plissés irrégulièrement et chiffonnés, dans un calice très-petit (pétales des *Papaver*).

Estivation alternative; les pièces d'un verticille alternent exactement avec celles des verticilles voisins.

Estivation inclinative; les pièces de verti-

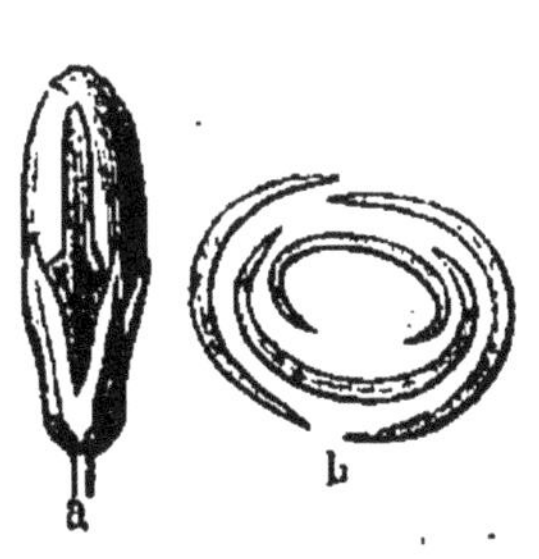

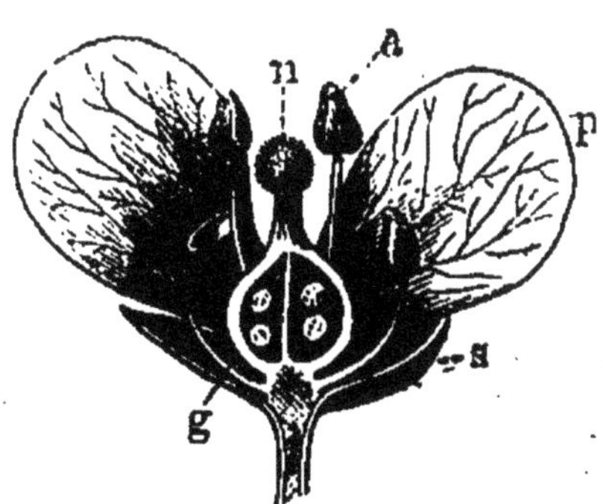

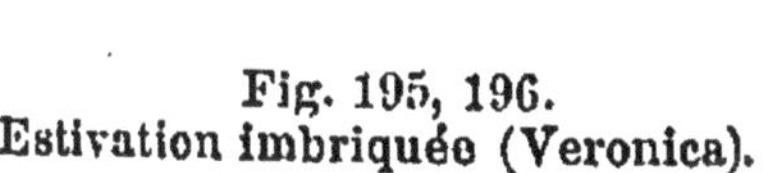
Fig. 195, 196.
Estivation imbriquée (Veronica).

Fig. 197.
Insertion hypogyne (Cochlearia).

cilles différents se recouvrent comme les tuiles d'un toit, mais moins régulièrement (involucre des Composées).

L'insertion des feuilles qui constituent les divers verticilles de la fleur, bien qu'elle se fasse toujours réellement dans le même ordre, peut cependant présenter diverses apparences dont on a tiré de bons caractères distinctifs, ainsi que de la soudure des verticilles entre eux.

Dans un certain nombre de plantes, les pièces des verticilles distincts les uns des autres (THALAMIFLORES) sont portées successivement par l'axe, plus ou moins séparés et naissent au même niveau et un peu en dessous de l'ovaire; l'insertion est dite HYPOGYNE (Renonculacées, Crucifères, fig. 197).

Dans d'autres végétaux, l'ovaire paraît plus ou moins enfoncé dans le tube calycinal et semble être

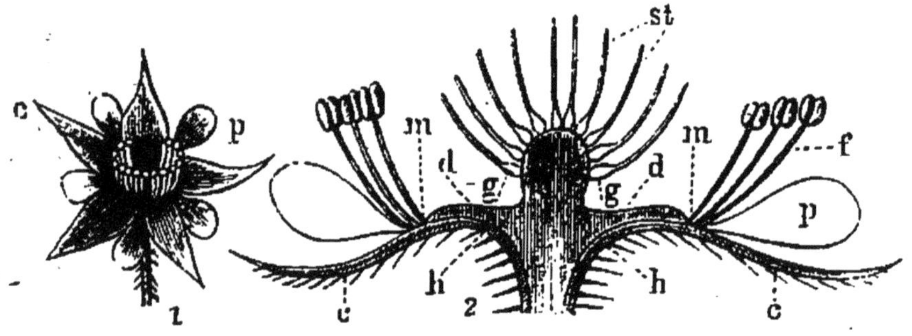

Fig. 198, 199. — Insertion périgyne (Rubus).

inférieur aux autres verticilles. Dans ce cas, les pétales et les étamines semblent naître plus ou moins haut du calice (CALYCIFLORES). Si l'ovaire est libre au fond du tube calycinal et n'est pas soudé avec lui, les divers verticilles paraissent insérés à la même hauteur que l'ovaire et on a l'insertion PÉRIGYNE (Rosacées, fig. 198 à 200). Si le calice et, par conséquent, la corolle et les étamines sont soudés avec l'ovaire, il se fait un tube dans lequel l'ovaire est enfermé, et les divers verticilles paraissent prendre naissance au niveau du sommet de l'ovaire, par suite de leur adhérence à cet organe jusqu'à cette insertion; l'insertion est dite ÉPIGYNE (*Asarum*, fig. 201, 202).

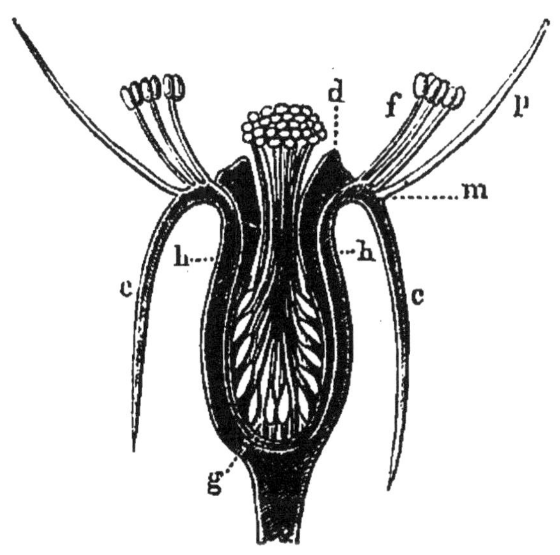

Fig. 200. — Insertion périgyne (Rosa).

Lorsque les étamines sont soudées par leurs filets à la corolle, non unie au calice, les plantes sont dites COROLLIFLORES (Labiées).

Calice. — Le calice ou tégument externe de la fleur est de tous les verticilles floraux celui qui a le plus d'analogie avec la feuille. De couleur généralement verte, il est constitué par des pièces PHYLLES ou SÉPALES, tantôt distinctes les unes des autres (calice POLYSÉPALE ou mieux DIALYSÉPALE), tantôt soudées ensemble (calice MONOSÉPALE ou mieux GAMOSÉPALE).

Le calice peut être CADUC, soit au moment de la floraison (Pavot), soit un peu plus tard, ou être PERSISTANT; s'il se dessèche sur place après la floraison, il est dit MARCESCENT; si, au contraire, il continue à s'accroître en même temps que le fruit, il est dit ACCRESCENT (Alkékenge).

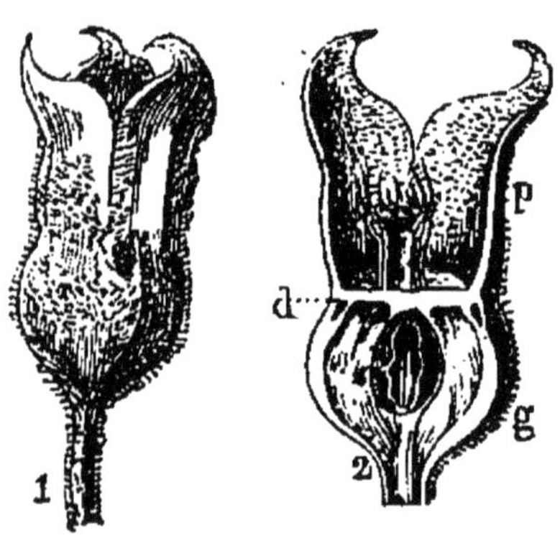

Fig. 201, 202. — Insertion épigyne (Asarum).

Le calice manque dans certaines plantes; dans quelques-unes il est extrêmement réduit et peut ne se développer qu'après la floraison; c'est ainsi que, dans les Valérianées et les Composées, il se prolonge sous forme de soies fines ou de paillettes et constitue une AIGRETTE provenant de la transformation des lobes.

Le calice gamosépale offre un TUBE et des segments qui sont des DENTS ou des LOBES; si la soudure est inégale et laisse un grand espace entre certains lobes, le calice est LABIÉ (Mélisse, fig. 203).

Quelquefois on trouve à la base du calice un petit calice accessoire, CALICULE, qui est formé par un assemblage de bractées (Mauve, fig. 204), ou par un verticille de stipules (Fraisier, fig. 205).

La structure anatomique des sépales n'offre presque pas de différence avec celle des feuilles.

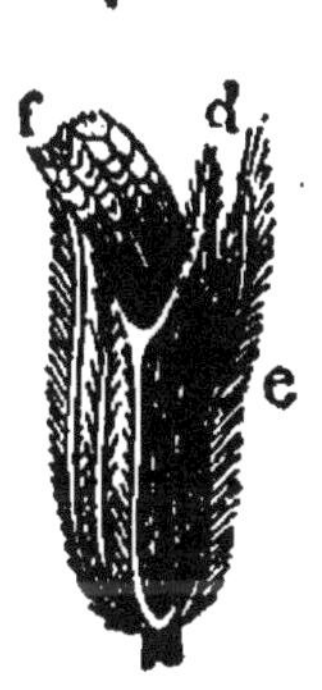

Fig. 203. — Calice labié (Mélisse officinale).

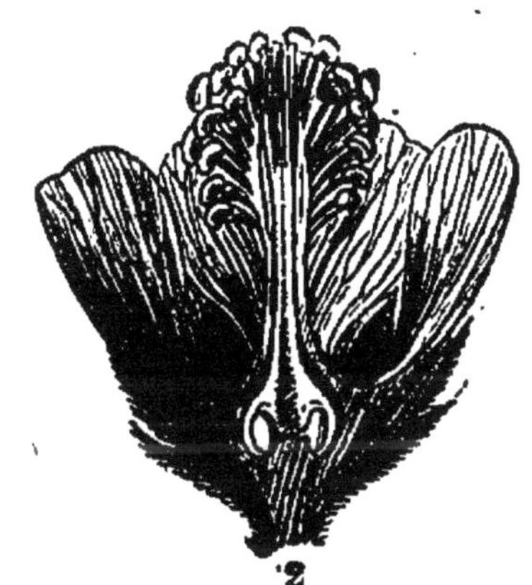

Fig. 204. — Calicule (Guimauve).

La disposition des pièces calycinales dans le bouton donne souvent des caractères distinctifs importants. Il en est de même de l'insertion.

Corolle. — La corolle est le second verticille de la fleur et l'enveloppe immédiate des organes sexuels. D'un tissu plus délicat que le calice, elle peut offrir les couleurs les plus brillantes et est rarement colorée en vert. Ses parties, PÉTALES, ressemblent moins aux feuilles que les sépales, avec lesquels il est quelquefois très-difficile de les distinguer (Renonculacées, Nymphéacées).

Le nombre des pétales est généralement le même que celui des pièces du calice; mais quelquefois il est moindre par avortement; ainsi, dans le Marronnier d'Inde, où il y a 5 sépales, il n'y a que 4 pétales, et dans l'*Amorpha* il n'y a qu'un pétale.

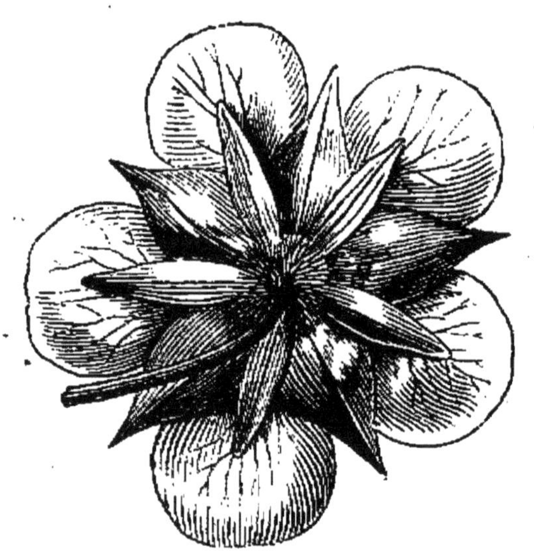

Fig. 205. — Fragaria vesca.

De même que les sépales, les pétales peuvent être séparés ou soudés; il y a donc des corolles DIALYPÉTALES et GAMOPÉTALES, qui peuvent être composées ou non de pièces semblables entre elles et semblablement disposées, et donnent des COROLLES RÉGULIÈRES et IRRÉGULIÈRES.

Les pétales, considérés isolément, peuvent offrir leurs parties dissemblables et être irréguliers; ils sont plus souvent pétiolés que les pièces du calice et offrent alors un ONGLET plus ou moins long représentant le pétiole, et une LAME qui est le limbe et peut être plus ou moins découpée (fig. 206). Souvent, à la GORGE, on trouve des appendices plus ou moins développés, ÉCAILLES, FILETS (*Samolus*) ou COURONNE (*Lychnis*). Quelquefois la base des pétales offre de petites écailles (Renoncules).

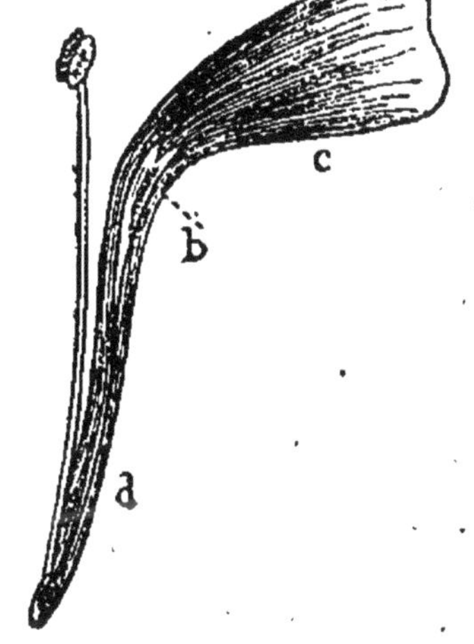

Fig. 206.
Pétale de Saponaire.

Les corolles dialypétales régulières sont :

1° CRUCIFORME, quatre pétales en croix ou opposés deux à deux (Crucifères, fig. 207).

2° ROSACÉE, cinq pétales le plus souvent, à bord arrondi et offrant un onglet très-court à la base (Rose de chien, Renoncule (fig. 208).

3° CARYOPHYLLÉE, cinq pétales avec un onglet très-long et un limbe plus ou moins lacinié (Œillet, fig. 209).

Les corolles dialypétales irrégulières sont :

1° PAPILIONACÉE, cinq pétales, dont un,

l'ÉTENDARD extérieur, en recouvre deux latéraux, les AILES, qui en recouvrent à leur tour deux autres internes et souvent soudés, CARÈNE (Haricot, fig. 210, 211).

Les corolles gamopétales régulières sont :

1° ROTACÉE, à cinq pétales, à tube fort court et à limbe étalé et présentant des lobes arrondis (*Anagallis*, Bourrache, fig. 212, 213).

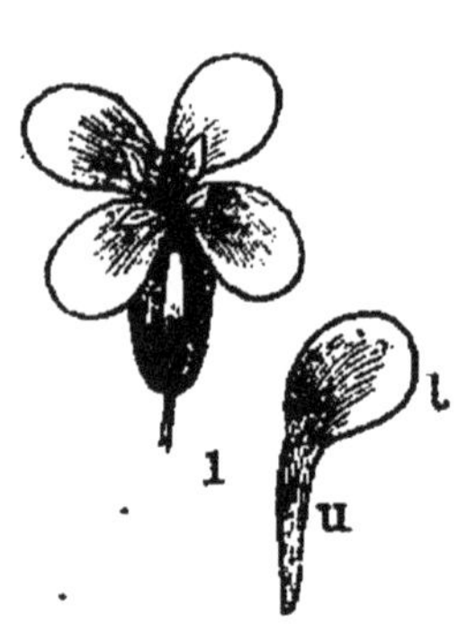

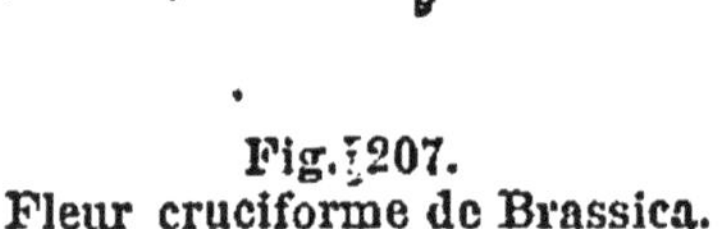

Fig. 207.
Fleur cruciforme de Brassica.

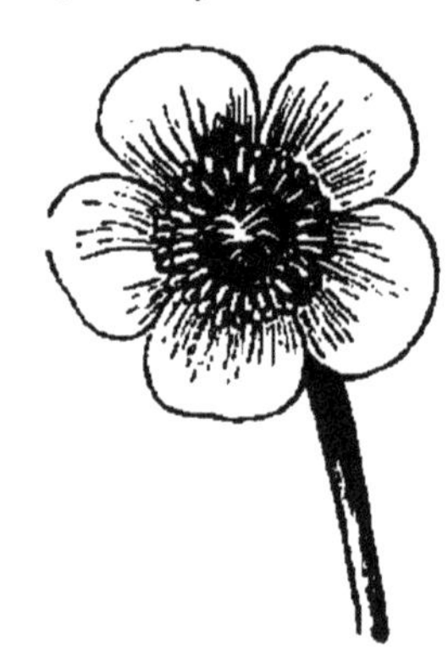

Fig. 208.
Fleur rosacée (Renoncule).

2° ÉTOILÉE, à cinq pétales, à tube fort court, mais à limbe acutilobé (*Galium*).

3° TUBULEUSE, à tube allongé et à limbe cylindrique (Consoude, fleuron de Composée, fig. 214).

4° INFUNDIBULIFORME, à tube en entonnoir (Laurier rose, Tabac, fig. 215).

5° HYPOCRATÉRIMORPHE, à tube plus ou moins long et à limbe plane ou un peu concave (Primevère, Lilas).

6° URCÉOLÉE ou EN GRELOT, tube renflé vers le milieu et rétréci à l'entrée (Myrtille, Arbousier, fig. 216).

7° CAMPANULÉE ou EN CLOCHE, à tube évasé depuis la base (*Campanula*, fig. 217).

Les corolles gamopétales irrégulières sont :

1° LABIÉE (fig. 218), à limbe offrant deux divisions principales ou lèvres planes presque toujours l'une au-dessus de l'autre, la supérieure formée

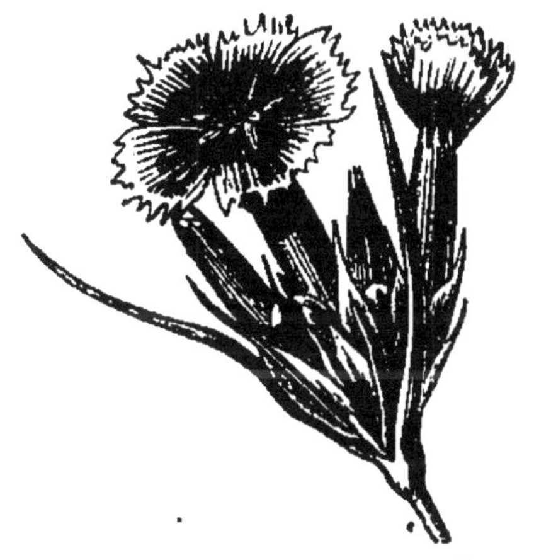

Fig. 209. — Fleur Caryophyllée Dianthus.

de deux pétales souvent intimement soudées; l'inférieure composée de trois pétales et formant souvent le TABLIER.

2° PERSONÉE ou EN MASQUE, tubulée, bilabiée, mais offrant à l'entrée de son tube une saillie de la lèvre inférieure appelée PALAIS (Muflier, Linaire, fig. 219).

3° LIGULÉE, tube fendu sur un des côtés et dont les cinq pétales égaux et soudés forment une languette déjetée sur le côté (Chicorée, fig. 220).

4° ANOMALES, toute corolle gamopétale irrégulière qui n'entre pas dans une des formes précédentes.

La corolle est constituée par un épiderme mince

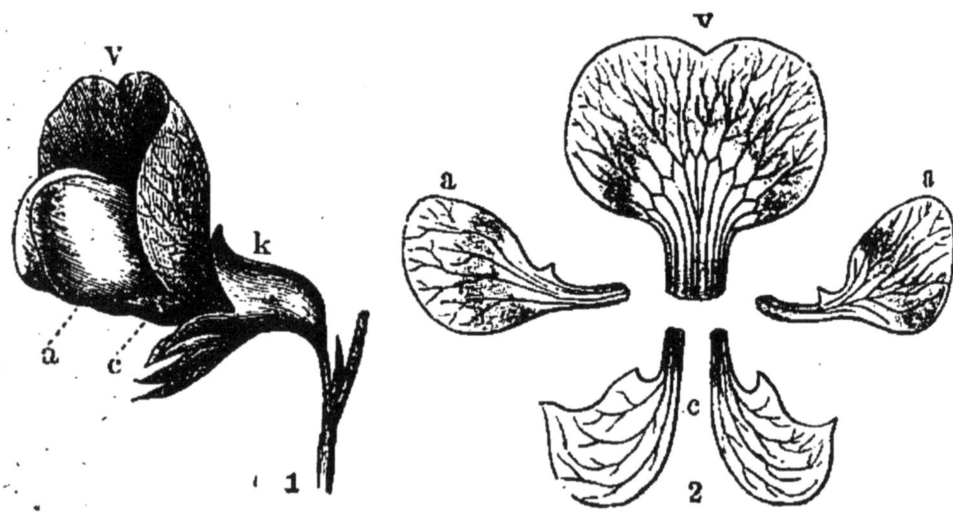

Fig. 210, 211. — Fleur papilionacée.

et par un tissu cellulaire sous-jacent, parcouru par des faisceaux composés de cellules allongées et de trachées; la face inférieure offre souvent des stomates.

Étamines. — Les étamines, dont l'ensemble constitue l'ANDROCÉE, forment le troisième verticille de la fleur et peuvent, de même que les pièces de l'enveloppe florale, être considérées comme des organes foliacés modifiés. Elles sont composées de deux parties (fig. 221), une inférieure, en forme de colonne plus ou moins longue, correspondant au pétiole et qu'on nomme FILET ; l'autre supérieure, se présentant ordinairement sous la forme d'un double sac et correspondant au limbe : l'ANTHÈRE, dans la cavité de laquelle on trouve une matière

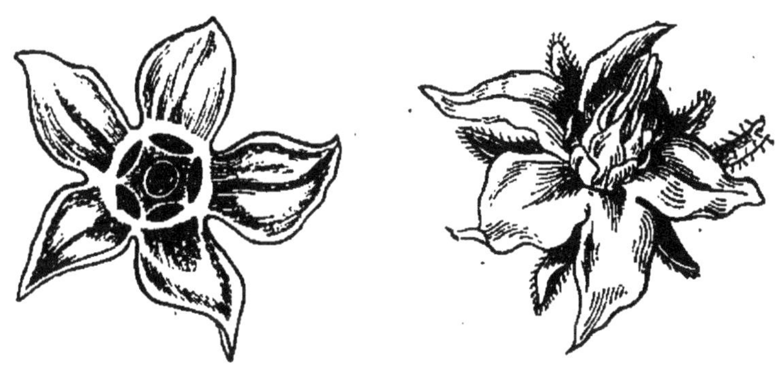

Fig. 212, 213. — Corolle rotacée (Bourrache).

pulvérulente, le POLLEN, qui sert à la fécondation de la plante.

Les étamines sont insérées sur le torus, très-près des pétales, auxquels elles adhèrent souvent et avec lesquels elles alternent.

Le FILET est ordinairement simple, souvent grêle et menu, arrondi ou aplati, et quelquefois dilaté de façon à prendre l'apparence pétaloïde (*Ma-*

ranta, *Canna*); quelquefois il est muni de pointes ou appendices et offre des renflements et des étranglements alternatifs (fig. 222 à 230). Il est droit ou courbé, soit en dedans, soit en dehors, flexueux ou tortu; on applique ordinairement à l'étamine entière

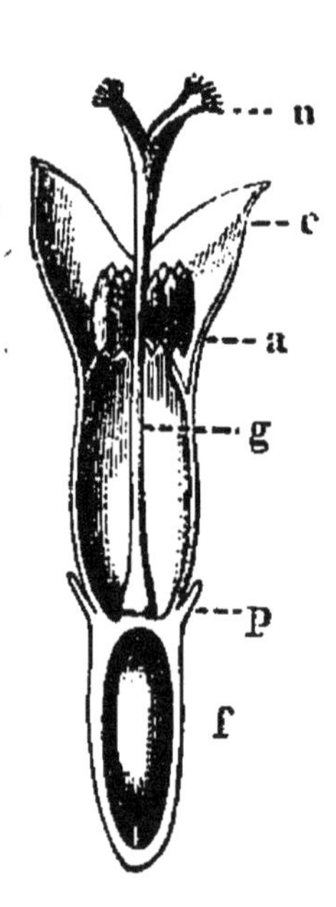

Fig. 214.
Fleur tubuleuse (Pyrèthre).

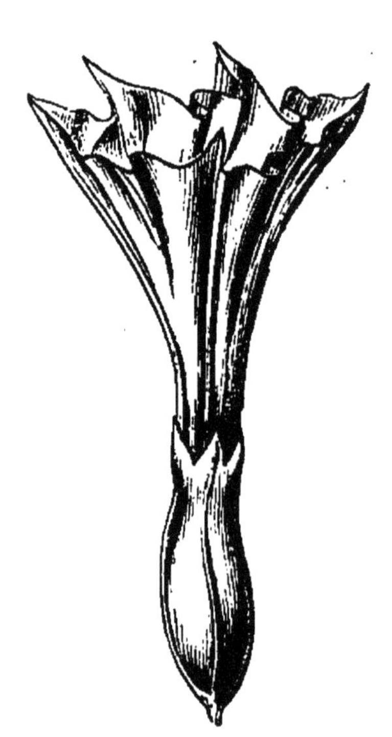

Fig. 215.
Corolle infundibuliforme (Datura).

les indications de direction du filet. Sa longueur varie beaucoup avec les genres et les espèces; quelquefois il est court au point de donner l'ANTHÈRE SESSILE. Sa couleur est généralement d'un blanc plus ou moins pur; d'autres fois elle se rapproche de celle des enveloppes (*Fuchsia*, *Scilla*).

Les filets d'un même verticille d'étamines peuvent être tous LIBRES ou soudés ensemble en un ou plusieurs faisceaux ; quand il n'y a qu'un faisceau (Mauve), les étamines sont MONADELPHES (fig. 231); s'il y a deux ou trois, les étamines sont DIADELPHES (fig. 232) ou TRIADELPHES; s'il y a un plus grand nombre de faisceaux différents, on les dit POLYADELPHES (fig. 233).

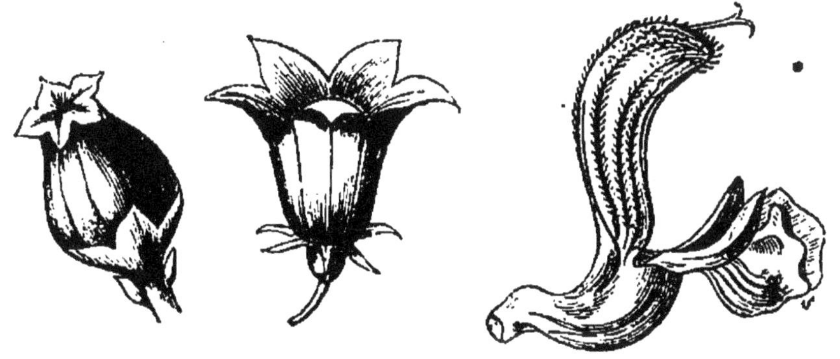

Fig. 216. — Corolle urcéolée (Arctostaphylos uva ursi). Fig. 217. Corolle campanullée (Campanula). Fig. 218. Corolle labiée (Salvia pratensis).

L'ANTHÈRE est généralement composée de deux loges contiguës et est de forme variable, mais le plus souvent ovale allongée. Elle est quelquefois attachée au filet dans toute son étendue, anthère ADNÉE. Plus souvent elle est fixée à une partie du filet, le CONNECTIF, qui s'en distingue en ce qu'il n'est jamais jaune. Le connectif peut être plus court que les loges de l'anthère, qui forment une bifurcation au sommet (Mercuriale), ou être plus long et dépasser les loges sous forme d'un appendice de forme variable (Laurier rose, Violette, *Melastoma*, fig. 234). Quelquefois il s'élargit beaucoup et écarte les deux loges (Origan, Calament, fig. 235, 236); il peut même former un long filet horizontal articulé sur le filet proprement dit et portant à ses extré-

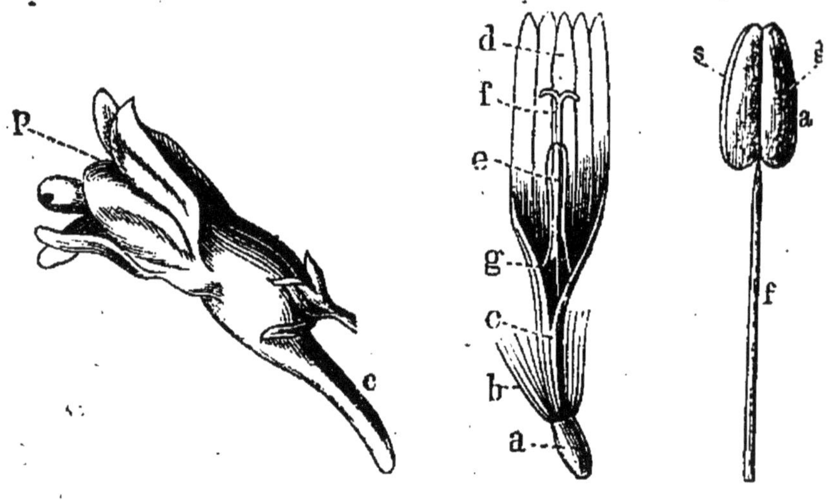

Fig. 219. Corolle personée (Linaire).

Fig. 220. Ligulée (composée).

Fig. 221. Étamine.

mités une loge fertile d'un côté, une loge infertile de l'autre (*Salvia*, fig. 237).

Les loges sont généralement au nombre de deux (fig. 228), de formes différentes, passant de la forme linéaire à la globuleuse; quelquefois elles sont munies d'appendices très-variés le plus souvent parallèles; les loges peuvent être aussi divergentes et offrir tous les degrés jusqu'à l'horizontalité. Quelquefois il y a une seule loge à l'anthère, le plus souvent par avortement (Amarantacées); quelquefois, mais plus rarement, il y a plus de deux loges (*Tetratheca*, *Persea*).

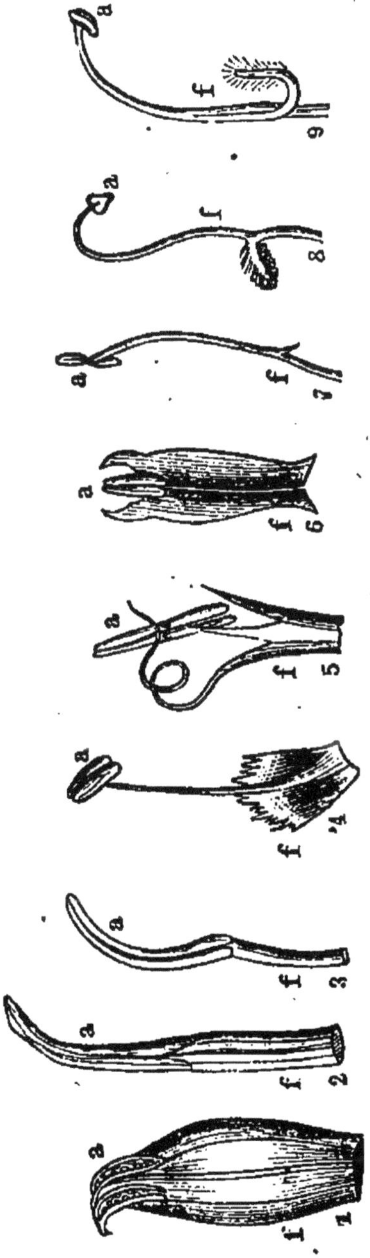

La déhiscence des loges pour la sortie du pollen peut se faire par la face tournée vers le centre de la fleur, ANTHÈRES INTRORSES, ou par la face tournée vers la périphérie de la fleur, ANTHÈRES EXTRORSES; mais la distinction n'est pas toujours bien nette et peut quelquefois changer avec le développement de la fleur.

La déhiscence des loges anthérales peut être longitudinale : 1° par une fente qui peut être complète, incomplète ou être réduite à un trou ou pore latéral (*Erica*), basilaire ou au sommet (*Solanum*); 2° par une valve qui se détache (*Laurus*, fig. 230, *Berberis*,

Fig. 222 à 230. — Étamines, diverses formes.

fig. 240). Elle peut être aussi transversale; mais cela tient souvent à ce que l'anthère a changé de position. La déhiscence ne se fait pas au même instant dans toutes les plantes; elle peut se faire dans le bouton, ou dès l'épanouissement de la fleur, ou plus tard, sur toutes les étamines à la fois, ou successivement. Elle peut être suivie du rétrécissement de l'anthère en un petit plateau (*Adoxa*) et en ruban tordu (*Spiranthera*, fig. 241, 242), etc.

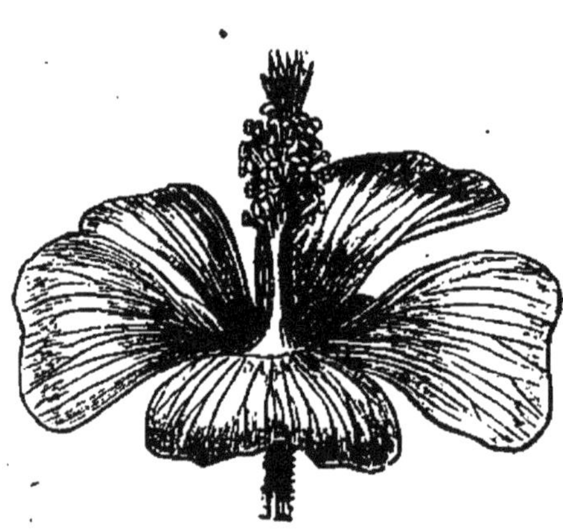

Fig. 231. — Étamine monadelphe (Malva).

Les anthères sont généralement jaunes et offrent quelquefois d'autres couleurs brillantes, jaune rouge (*Pavia*), rouge violet (Aubépine), etc.

Les anthères peuvent être soudées ensemble en tube; les étamines sont alors dites SYNANTHÉRÉES (Composées).

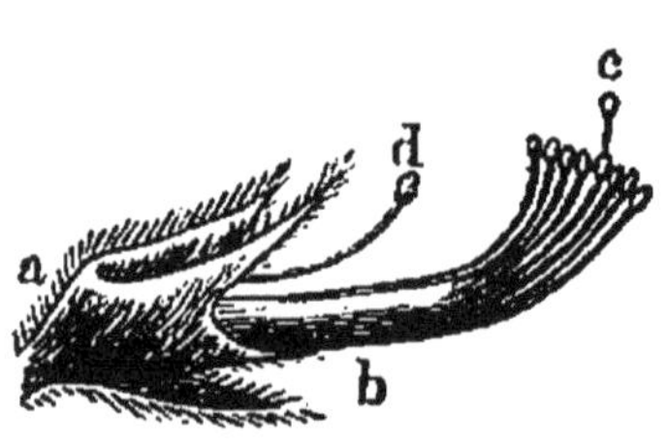

Fig. 232. — Androcée de Légumineuse (Diadelphie).

La structure du filet est analogue à celle des pétales; l'anthère se compose d'épiderme et au-dessous de cellules spirales annulaires ou réticulées sur une ou plusieurs rangées. Aux approches de la maturité, il ne reste que les bandelettes, et on a un tissu cellulaire à claire-voie qui diminue d'épaisseur vers la fente, où il est nul. Comme ce tissu est hygrométrique, les variations d'humidité tendent à le faire rompre.

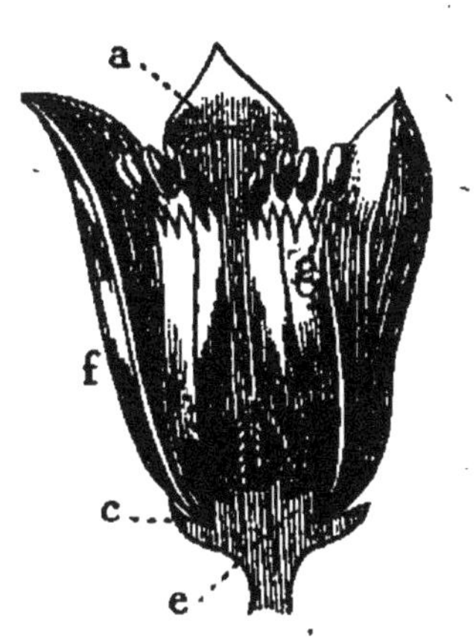

Fig. 233. — Polyadelphie (fleur de Citronnier).

L'intérieur de l'anthère est d'abord un tout homogène, dans lequel il se fait 2 à 4 cellules dont l'intérieur se tapisse d'un rang de petites cellules, et au centre desquelles se forment les grandes cellules polliniques. Chaque cellule pollinique se sépare en quatre noyaux séparés par une matière qui se solidifie; peu à peu cette matière est résorbée, ainsi qu'une partie du tissu de la loge

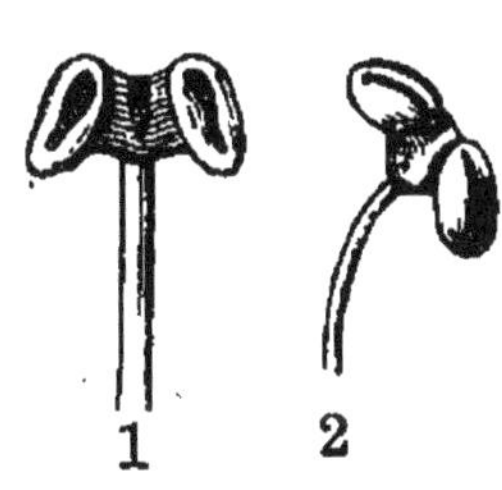

Fig. 234, 235. — Étamines (Origan, Calament).

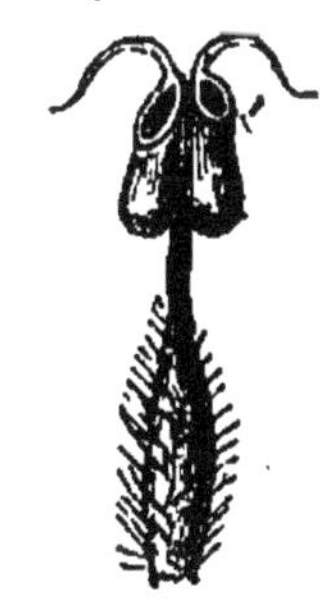
Fig. 236. — Étamine (Aretostaphyles uva ursi).

anthérique, et au lieu de deux logelles il n'en reste

qu'une, dans laquelle sont les grains de POLLEN isolés, excepté dans un petit nombre de plantes où ils restent réunis en masse (Orchidées, fig. 243, Asclépiadées).

Le pollen se compose d'une multitude de petits grains de couleur jaune, orange ou rougeâtre, qui s'échappent des anthères sous forme de poussière. La forme de ces grains, assez constante pour chaque

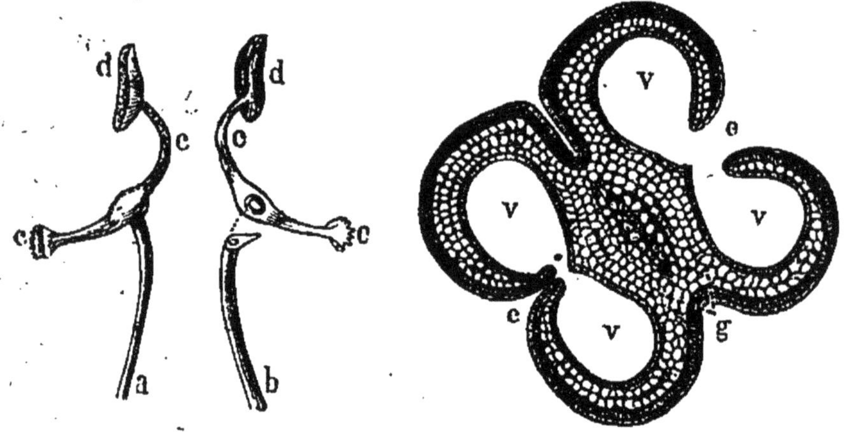

Fig. 237.
Étamines de Salvia officinalis.

Fig. 238.
Anthère (figure schématique).

espèce et même chaque genre, est variable, globuleuse, ellipsoïde, polyédrique, etc.; ils peuvent être lisses ou hérissés de mamelons ou de pentes, quelquefois rayés ou sillonnés (fig. 244 à 248).

Chaque grain se compose de deux enveloppes concentriques, dont l'une, extérieure, est peu élastique, tandis que la plus interne est, au contraire, très-extensible. A l'intérieur est un liquide, FOVILLA, qui renferme des granules doués du mouvement brownien. Mis au contact d'un corps humide, le grain du pollen se gonfle et sa membrane interne fait saillie par les parties rompues de la membrane externe pour former le BOYAU POLLINIQUE qui s'allonge sans crever (fig. 249).

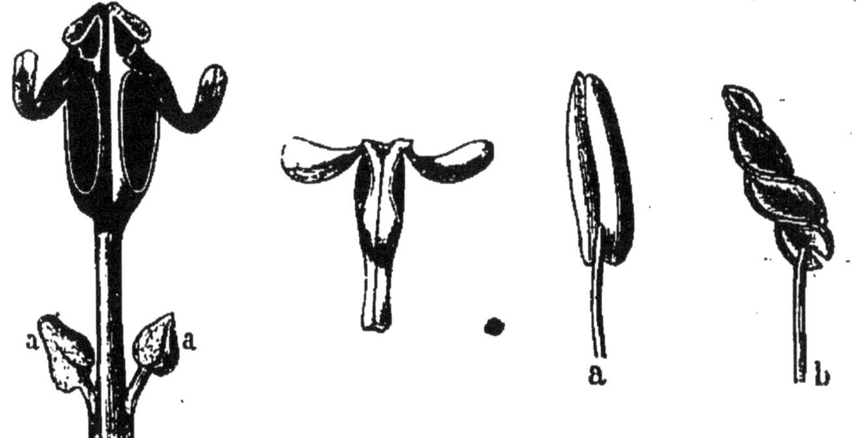

Fig. 239. — Anthère de Cinnamomum. Fig. 240. — Étamine (Épine-vinette). Fig. 241, 242. — Étamines (petite Centaurée).

Carpelles. — Les carpelles sont les organes de l'appareil femelle ou GYNÉCÉE. De même que les parties des autres verticilles, ils sont constitués par des feuilles modifiées (fig. 250).

Un carpelle isolé se présente sous la forme d'une petite feuille pliée longitudinalement et dont les bords des deux moitiés sont appliqués l'un sur l'autre et soudés dans toute leur longueur pour constituer une cavité OVAIRE. La paroi interne de l'ovaire correspond à la face supérieure de la feuille, et sa paroi externe à la face inférieure de la feuille. Le point de soudure des bords de la feuille constitue la SUTURE VENTRALE, généralement mince et tranchante, ou quelquefois indiquée par un sillon. L'ovaire présente, d'autre part, une CARÈNE DORSALE qui correspond à la nervure médiane et longitudinale de la feuille et est généralement obtuse. A l'extrémité supérieure du carpelle on trouve une partie glanduleuse, le STIGMATE, quelquefois sessile, d'autres fois portée sur un prolongement plus ou moins grand et filiforme, qui a reçu le nom de STYLE.

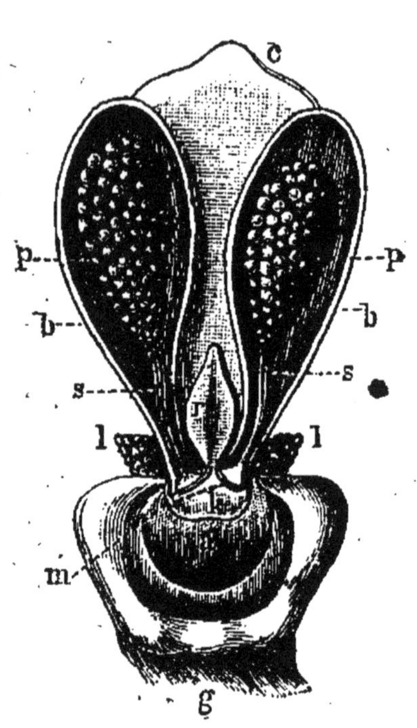

Fig. 243.
Gymnostème (Orchis militaris).

A la suture ventrale on voit deux lignes saillantes appliquées l'une contre l'autre, les PLACENTAS, SPOROPHORES ou TROPHOSPERMES, qui supportent un ou plusieurs petits corps globuleux ou ovoïdes, les OVULES, dont chacun est fixé au placenta par un petit cordon FUNICULE ou PODOSPERME.

Suivant le nombre des ovules, le carpelle est dit

UNIOVULÉ (Renoncule), PLURIOVULÉ (Haricot) ou MULTIOVULÉ (Aconit).

Le carpelle est le plus souvent sessile ; quelquefois il est porté sur un GYNOPHORE (Capparidées).

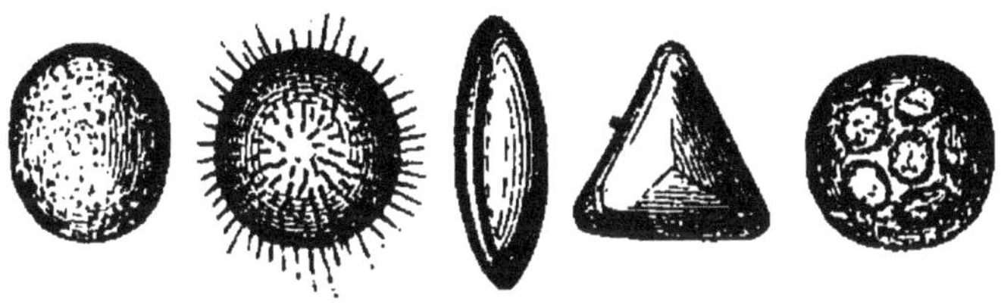

Fig. 244 à 248. — Grains de pollen.

Le nombre des carpelles est variable ; quelquefois il est égal à celui des pièces des autres verticilles, et alors leur position au centre de la fleur peut être aussi régulière que celle des autres verticilles ; mais dans un grand nombre de plantes il n'en est pas ainsi, et la symétrie est dérangée. Fréquemment il n'existe qu'un seul carpelle (Papilionacées) ; souvent aussi les carpelles sont très-nombreux et sont disposés en une spirale continue sur l'axe prolongé (*Myosurus*, Magnolia, fig. 251).

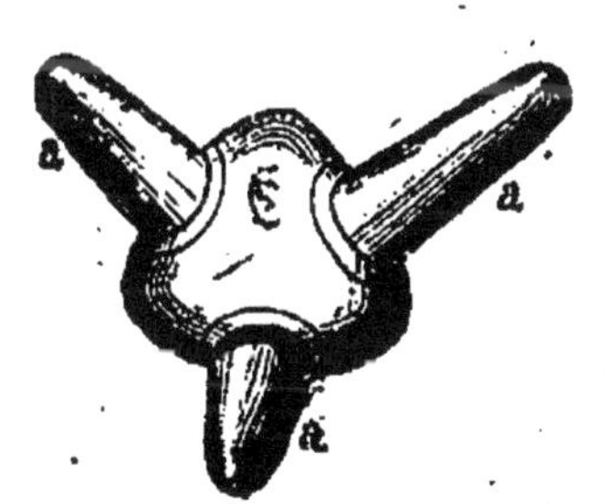

Fig. 249.
Boyau pollinique.

Les carpelles peuvent rester isolés les uns des autres ; mais, dans un assez grand nombre de plantes, ils se soudent plus ou moins entre eux. Chaque carpelle peut être fermé isolément comme les carpelles libres et être soudé à ses voisins par ses faces latérales. La coupe transversale du pistil formé par des carpelles ainsi réunis donnera un nombre de LOGES égal à celui des carpelles et de CLOISONS résultant de l'accolement de deux feuilles voisines appliquées (fig. 252).

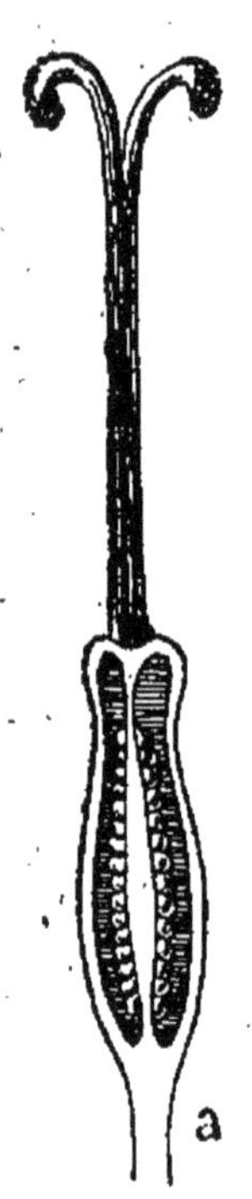

Fig. 250. Carpelle.

D'autres fois, les feuilles carpellaires ne se replient pas comme pour les carpelles simples, mais se soudent ensemble par leur bord pour former un pistil à une seule loge. Dans ce cas, les bords des feuilles carpellaires peuvent faire dans l'intérieur une saillie plus ou moins grande.

Le nombre des cloisons peut indiquer généralement le nombre des carpelles réunis ; mais il se fait parfois des FAUSSES CLOISONS qui peuvent être verticales ou horizontales (Grenade, fig. 253, 254). Les fausses cloisons verticales peuvent être dues au prolongement dans l'intérieur de la loge de la nervure dorsale ou à l'introflexion des bords du carpelle, tantôt l'un ou l'autre, tantôt les deux à la fois.

Les PLACENTAS, formés par les vaisseaux du carpelle qui doivent porter les sucs à l'ovule et qui y conduisent le boyau pollinique, forment une saillie sur la paroi interne du carpelle, au voisinage de la suture centrale. Ils forment en général une série rectiligne par carpelle. D'après leur disposition, on a les diverses PLACENTATIONS.

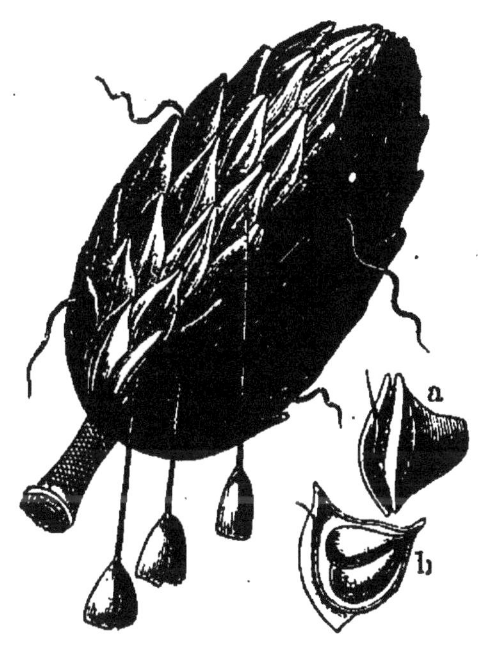

Fig. 251. — Magnolia.

La placentation est AXILE quand la feuille carpellaire est repliée jusqu'au centre de l'ovaire (Orange, Pomme, Coing, fig. 225); elle est PARIÉTALE quand les bords des feuilles carpelles ne rentrent qu'en partie ou ne rentrent pas; le placenta est sur le bord soudé de deux carpelles différents (Violette, Réséda, fig. 256, 257). On donne le nom de placentation CENTRALE à la disposition où les placentaires, étant axiles, persistent, tandis que la portion enfoncée des cloisons cesse de croître, se déchire ou disparaît (fig. 258); de telle sorte qu'on a le corps placentaire au milieu d'une cavité unique (*Primula*).

Les carpelles ont leur tissu composé du tissu cellulaire plus charnu que celui des feuilles et un peu

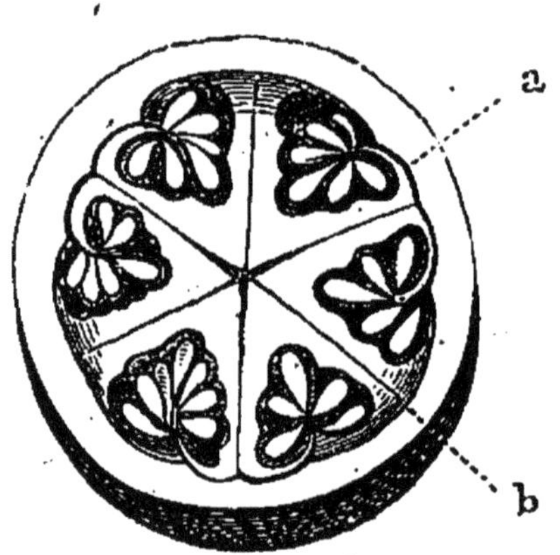

Fig. 252. — Fruit à cloisons (Citrullus Colocynthis).

différent, avec des faisceaux fibro-vasculaires et des trachées qui forment un réseau plus ou moins compliqué; à l'extérieur il existe de l'épiderme et des stomates; à l'intérieur, de l'épiderme sans stomates.

L'OVAIRE est la partie inférieure et limbaire du carpelle et offre deux nervures: la nervure DORSALE, correspondant à la nervure médiane de la feuille, et la VENTRALE, formée par la soudure des bords et portant les ovules.

Il peut être formé d'un seul carpelle, et est alors SIMPLE, ou constitué par plusieurs carpelles: il est alors COMPOSÉ, et le point de soudure des bords des feuilles carpellaires voisines forme la SUTURE, souvent indiquée par un sillon rentrant. L'ovaire est dit SUPÈRE quand il est visible au-dessus des autres verticilles et est placé au-dessus d'eux

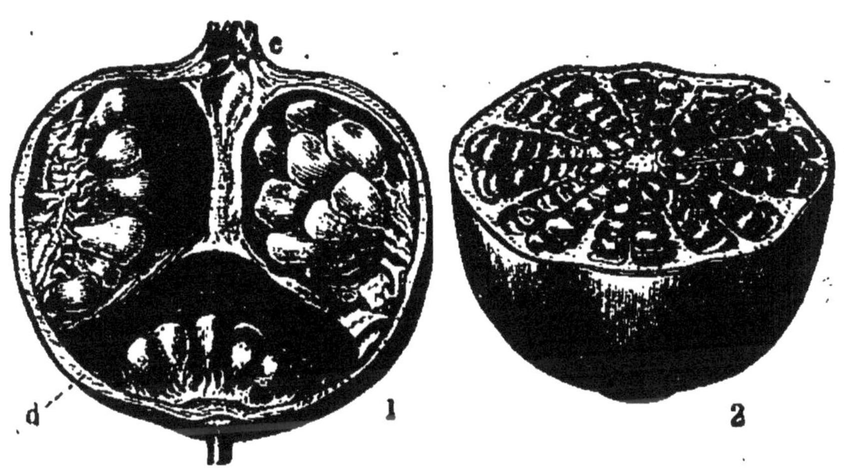

Fig. 253, 254. — Fruit avec fausses cloisons (Grenadier).

(fig. 259). Il est INFÈRE quand il est plus ou moins enfoncé dans la concavité du réceptacle et paraît être en dessous des autres verticilles (fig. 260).

La soudure des carpelles peut être plus ou moins intime; quelquefois elle ne se fait que par la partie inférieure des ovaires; d'autres fois elle est portée sur l'ovaire tout entier et peut être assez complète pour qu'il n'y ait plus que l'apparence d'un organe unique; mais dans ce cas les styles peuvent être encore séparés, ou tout au moins, s'ils sont eux-mêmes soudés, les stigmates restent isolés.

Le style est ordinairement au sommet du carpelle et est dit APICULAIRE; si la feuille carpellaire est

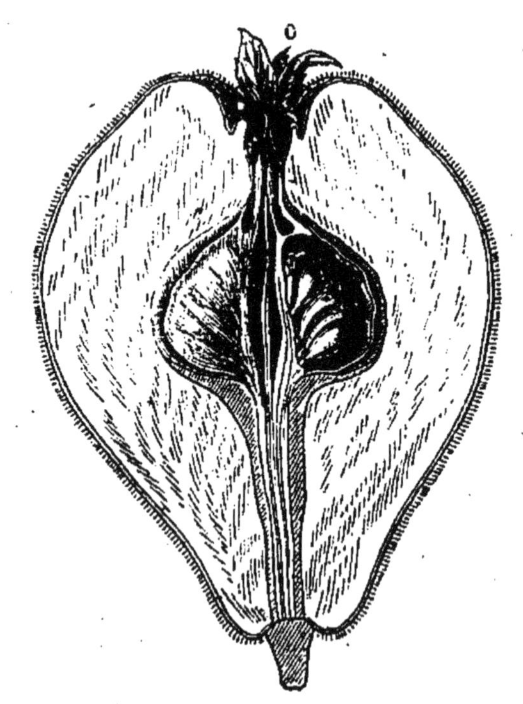

Fig. 255. — Placentation axile (Cydonia vulgaris).

réfléchie sur elle-même, le style devient LATÉRAL ou BASILAIRE (Rosacées). Si la feuille carpellaire est repliée de façon à pénétrer dans le torus et paraît en sortir, le style est dit GYNOBASIQUE (Labiées, fig. 261, 262). Le style est traversé par un canal très-étroit vide ou rempli d'un tissu cellulaire très-lâche, TISSU CONDUCTEUR.

Le style d'un seul carpelle est toujours SIMPLE. Quand il y a plusieurs carpelles, les styles peuvent

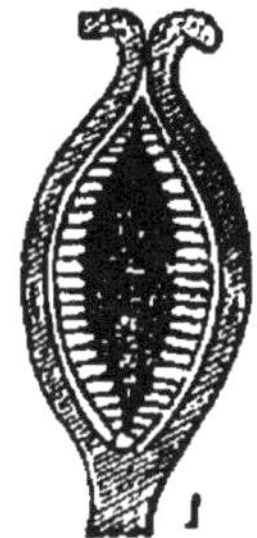

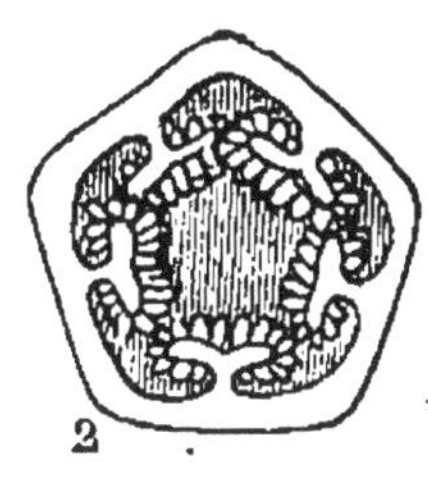

Fig. 256, 257. — Placentation pariétale (Parnassia).

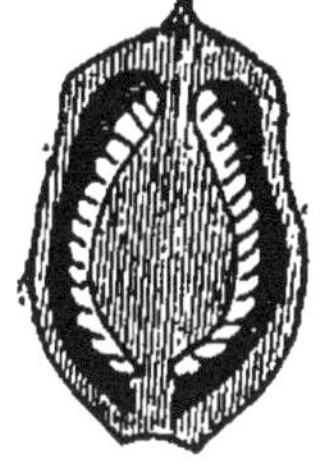

Fig. 258. — Placentation centrale (Jusquiame).

rester distincts ou se souder plus ou moins (fig. 263); dans ce dernier cas, ils sont BI, TRI-FIDES, BI, TRI-PARTITES, etc.

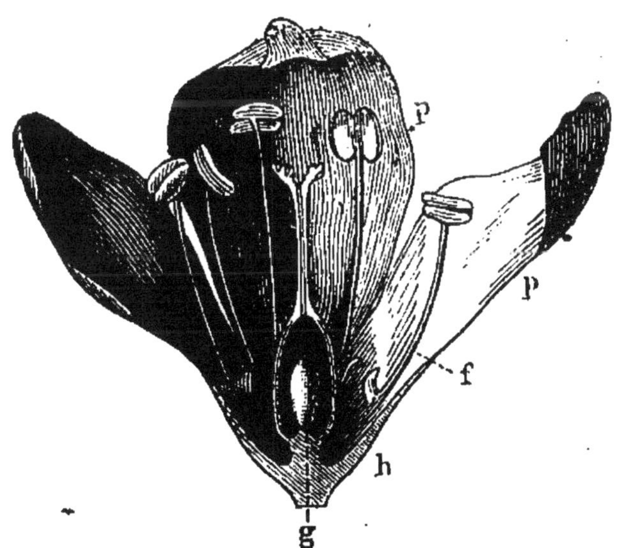

Fig. 259. — Perigone hypogyne, étamine porigyne, ovaire supère (Polygonum).

Le style, généralement cylindrique, peut offrir des formes différentes, être TRIGONE (fig. 264),

PRISMATIQUE (fig. 265 à 267), PÉTALOÏDE, etc. Il est souvent CADUC, plus rarement PERSISTANT.

Le STIGMATE est l'extrémité glanduleuse du carpelle, surmontant immédiatement l'ovaire (STIGMATE SESSILE) ou terminant le style; il est la continuation ou l'épanouissement du tissu conducteur, et est formé de cellules allongées, avec de nombreux méats et dont les plus extérieurs forment à sa surface des saillies ou PAPILLES (fig. 268, 269). Sa surface, dépourvue d'épiderme, est lubréfiée, à l'époque de la fécondation, par un liquide plus ou moins visqueux.

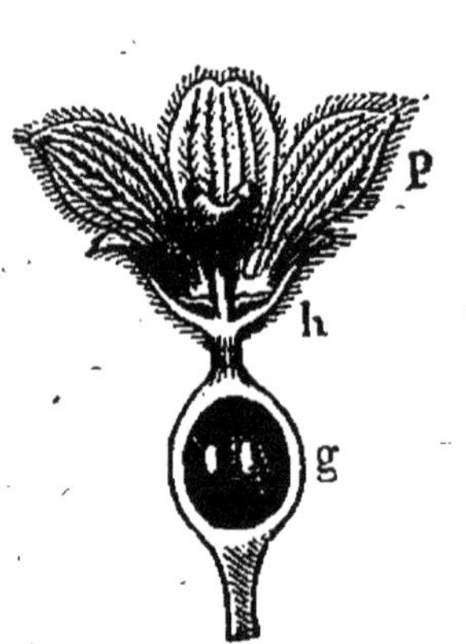

Fig. 260. — Ovaire infère (Bryone).

Les stigmates restent le plus ordinairement distincts dans les cas de soudure des carpelles, et leur nombre permet d'indiquer le nombre des carpelles qui se sont intimement soudés. Ils sont quelquefois soudés seuls (Apocynées, Asclépiadées).

Ovule. — L'ovule, qui se produit sur le placenta, est d'abord une utricule celluleuse remplie de granules et à laquelle s'ajoutent de nouvelles utricules; c'est le NUCELLE, qui constitue tout l'embryon des acotylédonées. Dans les plantes cotylédonées, il se forme plus tard, à la base du nucelle, un bourrelet circulaire qui, par son accroissement successif, sous forme d'une membrane, finit par recouvrir presque en totalité le nucelle, c'est la SECONDINE de Mirbel (fig. 270 à 274).

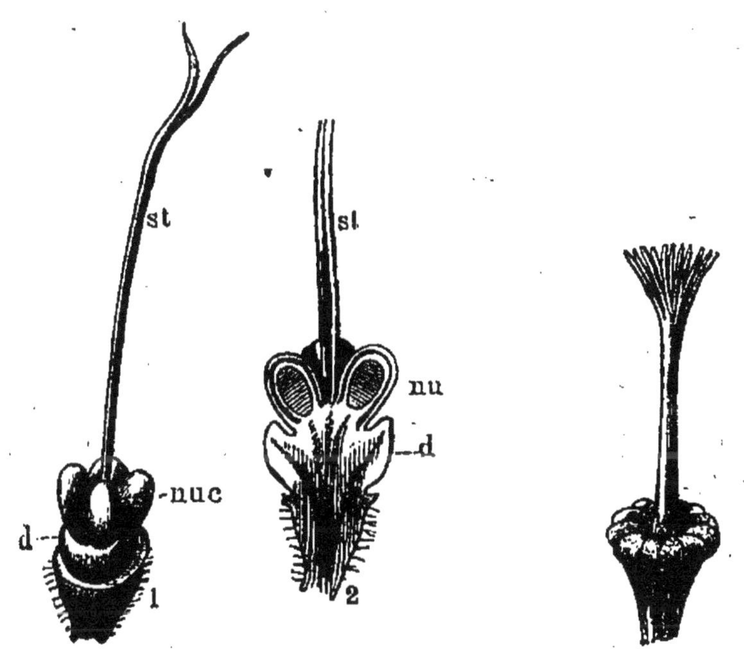

Fig. 261, 262. — Style gynobasique (Sauge). Fig. 263. — Style (Althæa).

En même temps, le nucelle grossit, s'étrangle à sa base et est porté sur le placenta au moyen d'un pédicule cylindrique, le FUNICULE ; le point où l'ovule est soudé au funicule est le HILE.

Presque simultanément à la secondine, il se fait à l'intérieur et à sa base un second bourrelet concentrique à la secondine comme celle-ci l'est au nucelle. Ces deux membranes laissent à leur partie supérieure une petite ouverture qui correspond à la pointe du nucelle et a reçu le nom de MICROPYLE. Le micropyle est composé de deux ouvertures qui

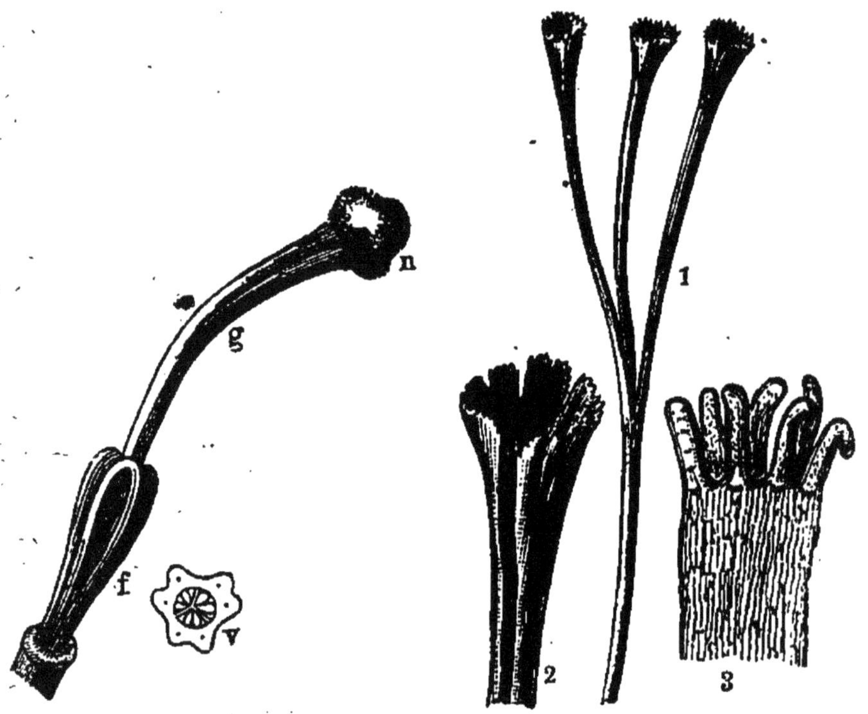

Fig. 264. — Pistil de Lys Martagon. Fig. 265 à 267. — Pistil de Safran.

peuvent se correspondre ou ne pas se correspondre.

On donne le nom de CHALAZE au point où les vaisseaux qui viennent de l'ovaire viennent se fixer sur les cellules du nucelle : on a donc la base de l'ovule occupé par la chalaze, le sommet occupé par le micropyle, et l'axe, qui est la ligne droite qui va de l'un à l'autre.

Suivant leurs rapports, on distingue : l'OVULE ORTHOTROPE, — l'OVULE ANATROPE, — l'OVULE CAMPYLOTROPE (fig. 275 à 278). L'ovule peut continuer de croître sans que le rapport des parties change : c'est l'ovule DROIT ou ORTHOTROPE (Polygonum, Taxus). Dans diverses plantes, le développement ne marche pas régulièrement et devient très-prononcé pour le funicule : il en

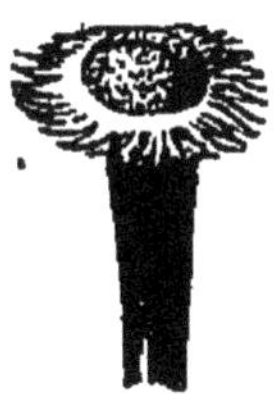

Fig. 268.—Stigmate du Lobelia inflata.

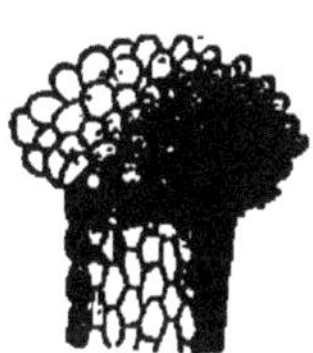

Fig. 269. – Stigmate avec papilles.

résulte que le micropyle finit par faire un demi-tour de rotation et vient en bas près du hile : embryon ANATROPE ou RENVERSÉ (*Adoxa*). La chalaze suit le même mouvement et s'éloigne du hile, et les vaisseaux qui vont du hile à la chalaze forment une proéminence qu'on nomme RAPHÉ (Pois). Quelquefois un des côtés de l'ovule possède plus d'énergie, de développement, que l'autre : il s'allonge et tourne autour du cercle de résistance ; le micropyle vient se placer près du hile, la chalaze reste sur le hile ;

souvent les deux côtés de l'ovule se soudent : c'est l'EMBRYON CAMPYLOTROPE OU COURBÉ.

Le nombre des ovules est variable dans les diver-

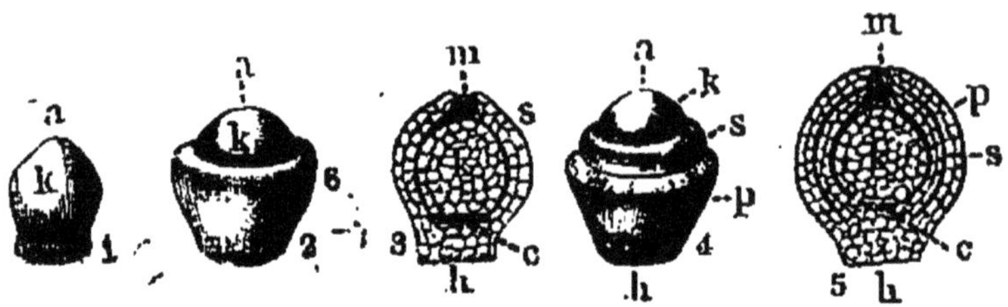

Fig. 270 à 274. — Développement de l'ovule.

ses espèces, et il est souvent utile de le constater comme caractère distinctif.

La portion des ovules dans la loge doit aussi être prise en considération : on a l'ovule DRESSÉ dont le

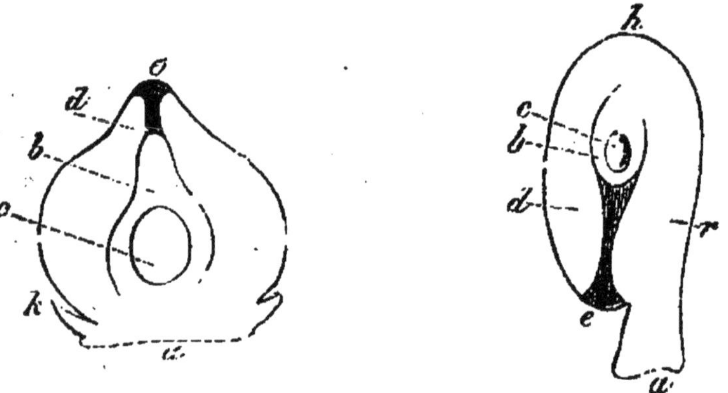

Fig. 275. — Ovule droit (Taxus). Fig. 276. — Ovule anatrope (Adoxa).

placenta est en bas et dans lequel le funicule et l'ovule s'élèvent verticalement; il peut encore être RENVERSÉ, HORIZONTAL, PENDANT, ASCENDANT,

RECOURBÉ. Il peut être PENDANT, le funicule étant DRESSÉ (Statice), ou DRESSÉ, le funicule étant PENDANT (*Caryophyllum*).

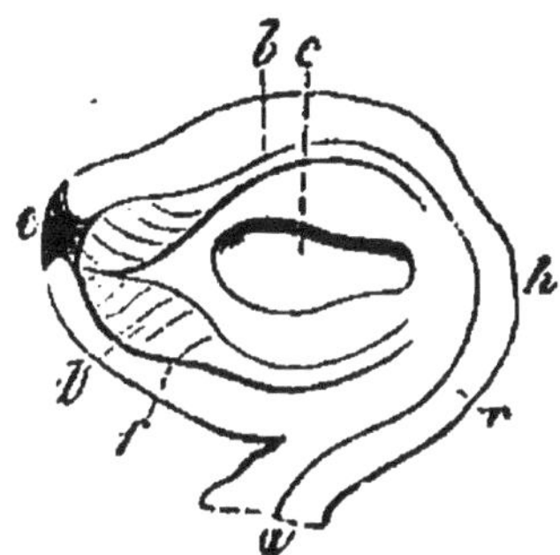

Fig. 277.
Ovule hémianatrope (Lemna).

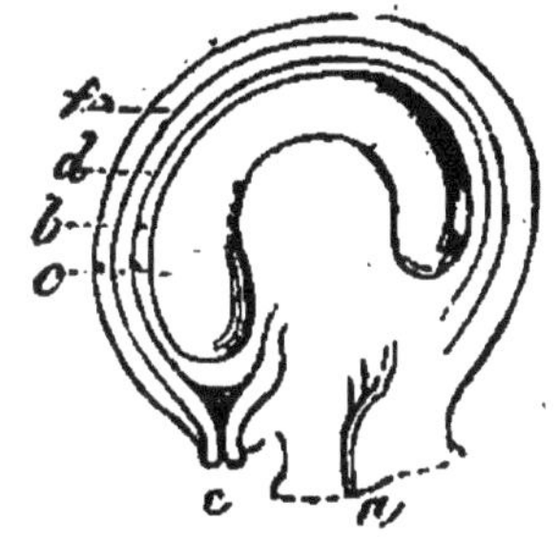

Fig. 278.
Ovule campylotrope (Spergula).

Quand il y a plusieurs ovules dans une même loge, ils peuvent suivre la même direction, surtout

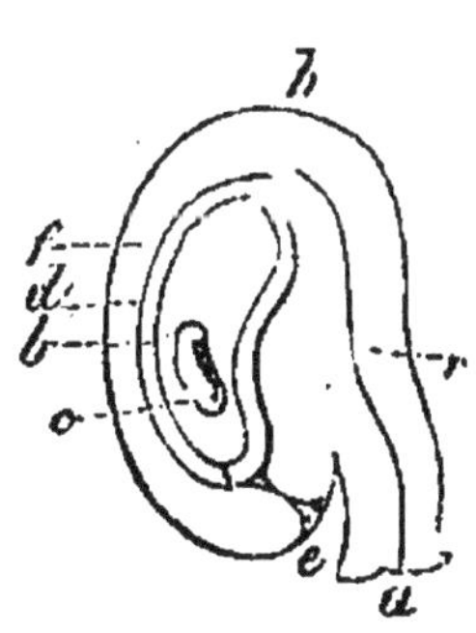

Fig. 279.
Ovule hémitrope (Calutea).

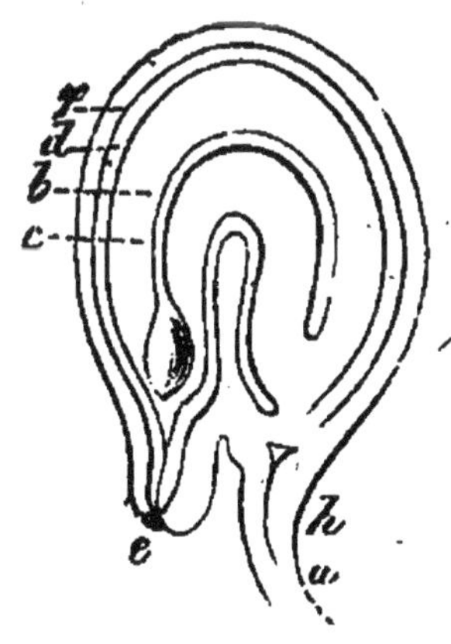

Fig. 280.
Ovule camptotrope (Galphimia).

s'ils ne sont pas nombreux ou offrent des positions différentes par suite de la gêne qu'ils se sont causée dans leur développement. Cependant, quand la loge est allongée, il n'est pas rare de trouver les ovules superposés suivant la même direction.

Le nucelle, qui était d'abord un corps celluleux plein, se creuse bientôt, par résorption d'une cavité centrale assez grande, le SAC EMBRYONNAIRE à paroi mince, transparente et homogène et rempli d'un liquide incolore et mucilagineux. Il est alors prêt pour la fécondation.

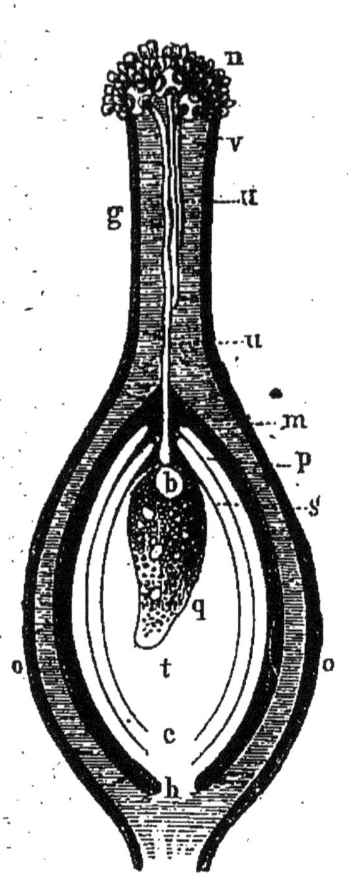

Fig. 281. — Figure schématique (fécondation).

Fécondation. — La sexualité des plantes a été longtemps méconnue, ou pour mieux dire mal connue; mais aujourd'hui sa réalité est appuyée sur un grand nombre de preuves qui ne permettent plus de la révoquer en doute.

Le dépôt du pollen sur le stigmate, favorisé par un grand nombre de circonstances tenant à l'organisation des plantes ou à des causes extérieures, détermine, au contact de la matière visqueuse qui conduit le stigmate, le gonflement du grain et la production du boyau pollinique. Celui-ci s'ouvre un passage à travers les cellules stigmatiques (fig. 281) et pénètre dans le canal conducteur du style, pour arriver dans l'ovaire, pénétrer dans l'ovule par le micropyle et s'arrêter en dehors du sac embryonnaire, où il s'épaissit par son extrémité (fig. 282 à 284).

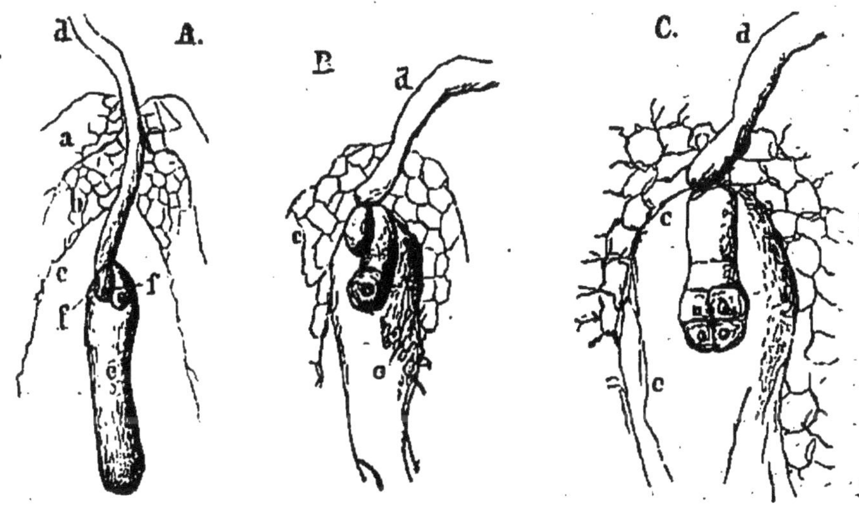

Fig. 282, 283.
Pollen (Œnothera).

Fig. 284.
Fécondation (Œnothera).

Il se fait sans doute alors, mais cela n'est pas précis, un mélange du liquide du boyau pollinique et de celui du sac embryonnaire. Quoi qu'il en soit, on voit se former dans le sac embryonnaire, au voisinage du micropyle, deux ou plusieurs vésicules pyriformes à pointe dirigée vers le micropyle, formées de protoplasma couvert d'une mince membrane : ce sont les VÉSICULES EMBRYONNAIRES, dont une seule en général continue à se développer, ayant été fécondée. En même temps, et même un peu avant, il se forme au voisinage de la chalaze deux ou trois cellules à noyaux distincts, disparaissant promptement et dont on ne connaît pas le rôle; ces dernières cellules ont reçu le nom de CELLULES ANTIPODES.

La cellule embryonnaire fécondée se couvre dans

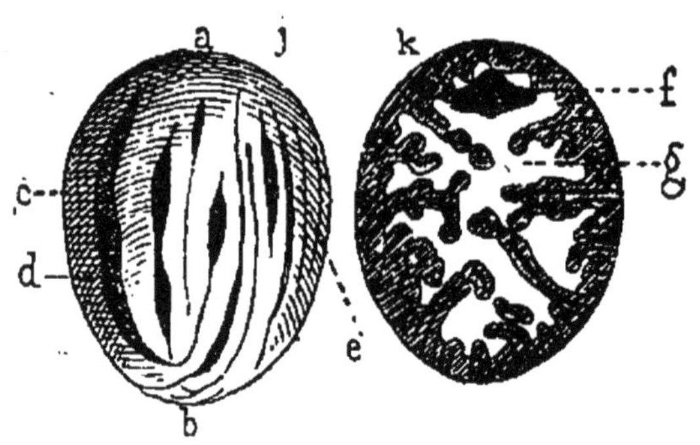

Fig. 285, 286. — Arillode (Myristica fragrans).

sa partie inférieure d'une couche de cellulose, se sépare par une cloison de sa portion rétrécie, qui se dessèche et disparaît. Bientôt après elle se sépare en deux cellules superposées, dont la supérieure se fixe à la paroi du sac embryonnaire, s'allonge et se segmente en plusieurs cellules placées bout à bout; à ce filament SUSPENSEUR est fixée la cellule inférieure, qui se renfle, se dédouble à plusieurs reprises et finit par former un corps globuleux ou ovoïde, qui est l'EMBRYON. Plus tard celui-ci perd sa forme arrondie et forme un ou deux mamelons, qui seront les COTYLÉDONS; puis aux deux extrémités de l'axe, se forment, d'une part, la RADICULE; de l'autre et à la base des cotylédons, la GEMMULE. Le cotylédon est tourné vers la chalaze et la radicule vers le hile; mais l'embryon, en s'accroissant, subit quelquefois des modifications qui changent ces rapports.

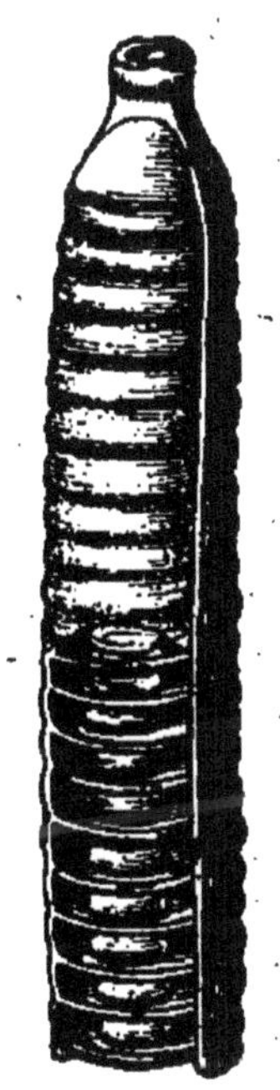

Fig. 287. Légume de Casse officinale.

L'embryon peut remplir toute la cavité du sac embryonnaire ou la laisser en partie vide, et alors elle se remplit de tissu cellulaire particulier auquel on donne le nom de PÉRISPERME ou mieux d'ALBUMEN.

En même temps que l'embryon se forme, il peut apparaître des productions celluleuses du raphé, STROPHIOLE, du funicule, ARILLE, ou du micropyle, ARILLODE (fig. 285, 286) ou CARONCULE.

Fruit. — Le *fruit* est l'ovaire fécondé et grossi; mais cependant l'histoire n'en est pas identique, parce que toutes les parties ne se développent pas toujours également, et, d'autre part, parce que certaines parties accessoires peuvent persister et venir changer la physionomie; aussi faut-il souvent recourir à la fleur pour pouvoir connaître le véritable caractère du fruit.

Une-portion des carpelles peut avorter; dans le Marronnier, l'ovaire présente trois loges, avec deux semences axiles dans chaque loge; le fruit est à une loge, avec une seule graine ou quelquefois deux graines.

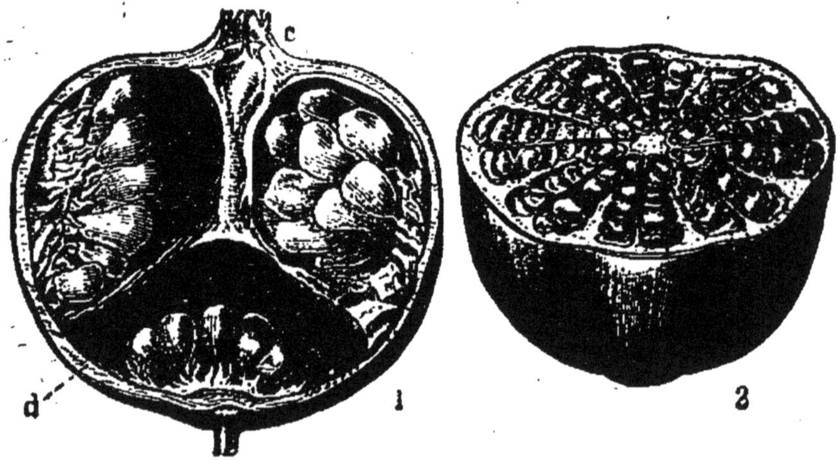

Fig. 288, 289. — Fruit de Grenade.

Les cloisons se modifient; il peut s'en former de nouvelles, FAUSSES CLOISONS, qui seront transversales (Casse, fig. 287) ou longitudinales (Astragale). Dans le *Tribulus*, il y a 5 loges, qui se divisent chacune en plusieurs par un repli de la partie interne de l'enveloppe du fruit.

Il peut se faire de la pulpe, provenant de la pullulation du tissu conducteur (Aroïdées), de cellules naissant dans la loge (Oranger), des cellules de la paroi externe de la graine (Grenade, fig. 288, 289; Groseille).

Quelquefois l'attache des graines s'allonge et forme un cordon ombilical ou PODOSPERME.

En même temps que l'ovaire est devenu le fruit, l'ovule est devenu la GRAINE, qui se trouve contenue dans le PÉRICARPE.

Le PÉRICARPE est composé de trois parties: l'ÉPICARPE, qui correspond à la face inférieure de la feuille; le MÉSOCARPE ou SARCOCARPE, qui représente le parenchyme, et l'ENDOCARPE, qui répond à la face supérieure de la feuille. Cette dernière partie s'encroûte quelquefois de ligneux, ainsi que quelques-unes des cellules les plus in ternes du mésocarpe, pour former un NOYAU.

Les fruits mûrs peuvent parfois se diviser en une ou plusieurs pièces ou VALVES, et sont alors dits DÉHISCENTS. Ceux qui n'offrent pas ce phénomène sont dits INDÉHISCENTS.

On distingue dans les fruits: 1° la SUTURE ou point de soudure des bords de la feuille carpellaire ou des feuilles carpellaires voisines; cette suture est souvent indiquée par un sillon rentrant (Baguenaudier, Abricot). Dans un carpelle simple il y a souvent deux sutures, l'une formée par la soudure des bords de la feuille carpellaire, SUTURE VEN-

TRALE; l'autre, formée par la nervure médiane et longitudinale de la feuille, SUTURE DORSALE. La suture ventrale n'est pas visible dans la placentation axile, mais elle se voit dans les placentations pariétale et centrale.

2° Les VALVES, qui sont les pièces du péricarpe qui résultent de la déhiscence, et dont le nombre est égal ou double de celui des loges.

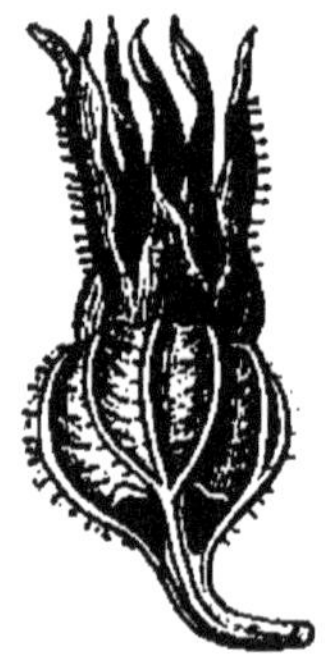

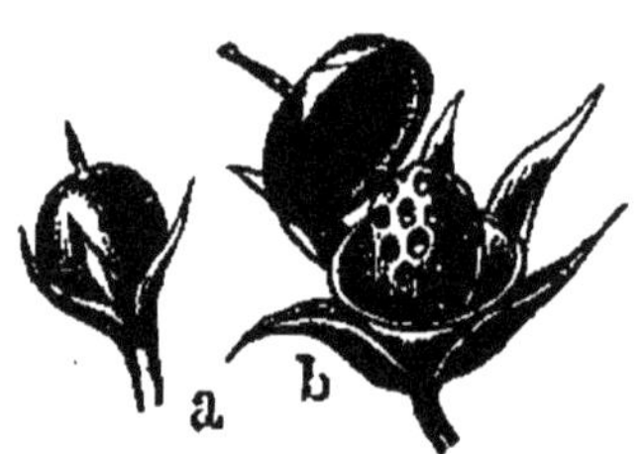

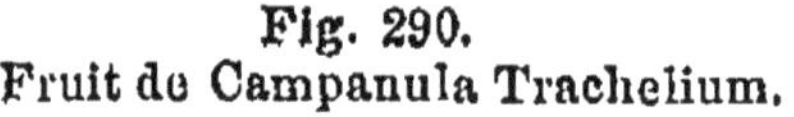

Fig. 290.
Fruit de Campanula Trachelium.

Fig. 291, 292.
Pyxide (Anagallis).

La déhiscence peut se faire de plusieurs manières :

1° Les sutures ne cèdent pas, mais la paroi de la valve s'ouvre en un point qui peut être en haut (Muflier) ou en bas (Campanule, fig. 290).

2° La déhiscence peut se faire transversalement (Mouron rouge, fig. 291, Jusquiame).

3° La déhiscence peut se faire longitudinalement de haut en bas; c'est le cas le plus ordinaire. Le mode par lequel se fait la déhiscence peut varier et donner des dispositions différentes :

Les deux lames carpellaires formant la cloison se dissocient avant la disjonction des sutures ou l'ouverture des carpelles ; la déhiscence est dite SEPTICIDE (coupe-cloison, Scrophularinées).

La suture dorsale cède et non la valve ; dans ce cas, chaque pièce séparée se compose de deux moitiés de carpelles et la cloison est placée au milieu ; la déhiscence est dite LOCULICIDE (coupe-loge ; *Erica*).

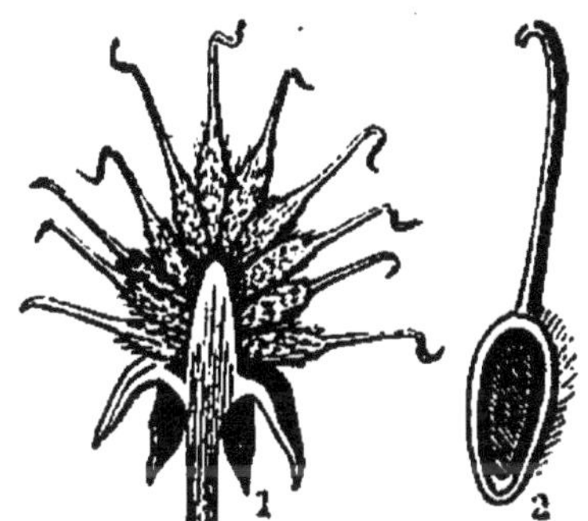

Fig. 293. — Benoite.

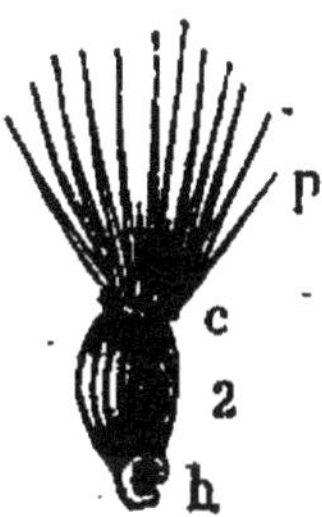

Fig. 294.
Achène de Cnicus benedictus.

Les cloisons peuvent céder le long de leur bord externe et se séparer ainsi des valves, les cloisons restant libres au centre du fruit (*Bignonia*).

Quelquefois le péricarpe se fend, non à la suture, mais à côté, et les placentas restent, formant des bandelettes chargées de graines (Orchidées, Crucifères).

Les cloisons peuvent ne pas se séparer des valves, mais elles se disjoignent de l'axe, qui reste comme une colonne, COLUMELLE. Dans ce cas, les placentas

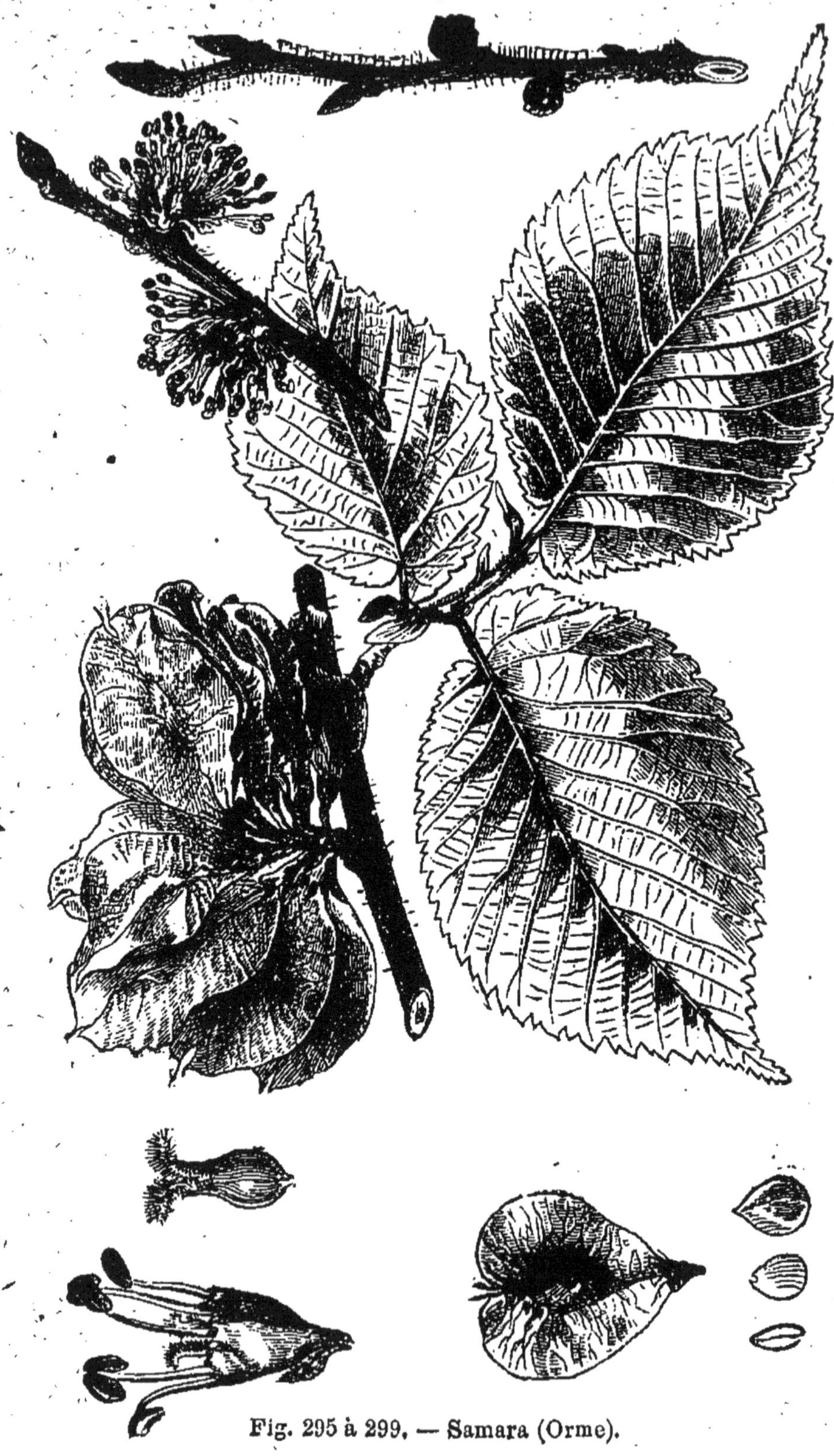

Fig. 295 à 299. — Samara (Orme).

peuvent rester sur l'axe, qui porte alors les graines (Ricin), ou ils suivent les carpelles (Malvacées).

Il est des plantes qui présentent à la fois les déhiscences septicide et loculicide; le Lin cathartique offre d'abord la déhiscence loculicide, puis la déhiscence septicide.

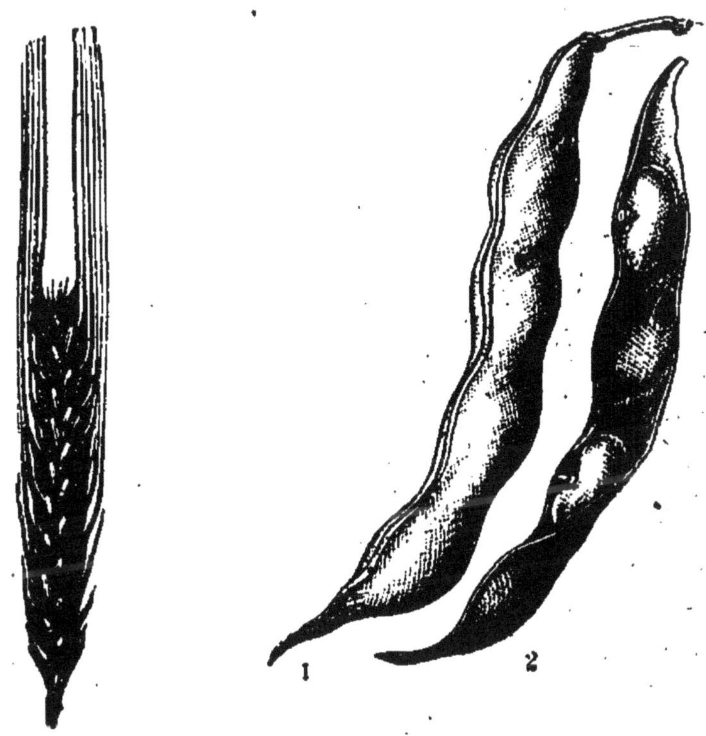

Fig. 300. — Épi (Hordeum distichum). Fig. 301. — Gousse (Haricot).

Les fruits peuvent provenir d'une seule fleur ou de plusieurs fleurs voisines les unes des autres. Dans le premier cas, les fruits peuvent provenir de carpelles séparés, FRUITS APOCARPÉS, ou de carpelles réunis, FRUITS SYNCARPÉS.

Les fruits apocarpés sont déhiscents ou indéhiscents; les derniers peuvent être secs ou charnus.

Les fruits indéhiscents secs sont :

1° L'ACHÈNE, fruit sec, 1-loculaire, 1-sperme, non soudé avec le péricarpe (Rosacées, fig. 292, Renoncule).

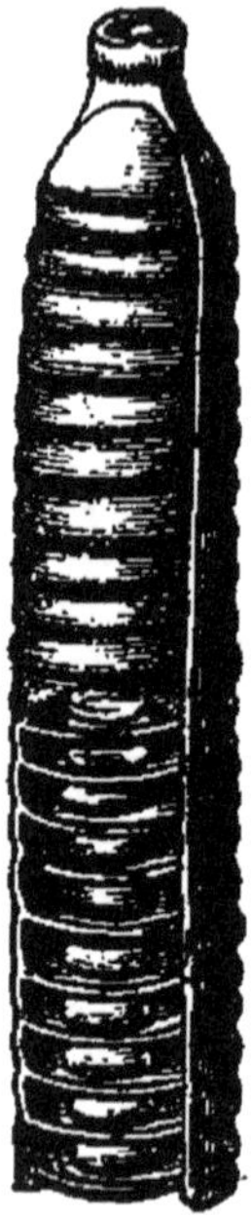

Dans les Composées, l'achène est soudé avec le calice, dont le limbe le surmonte et forme souvent une AIGRETTE, membraneuse, écailleuse, plumeuse ou bordante (fig. 294).

On a donné le nom d'UTRICULE à un achène à paroi mince et comme membraneuse (Amarantacées).

La SAMARE est un achène ailé par l'amincissement du péricarpe (Orme, fig. 295 à 299).

Fig. 302. Gousse de Casse.

2° CARYOPSE, fruit sec, 1-loculaire, à graine soudée par son enveloppe propre avec le péricarpe et se confondant avec lui (Graminées, fig. 300).

Les fruits indéhiscents charnus sont :

3° DRUPE, charnue, avec un noyau contenant une graine.

4° BAIE, fruit charnu, produit quelquefois par un seul carpelle; mais on donne plus souvent ce nom à une forme de fruits syncarpés.

Les fruits déhiscents et secs sont :

5° GOUSSE ou LÉGUME, membraneuse, formée par un seul carpelle, s'ouvrant par les deux sutures, ∞-sperme, placenta divisé en deux branches, de telle sorte que les graines sont attachées alternativement à l'une et à l'autre valve (fig. 301).

Quelquefois la gousse devient biloculaire par une fausse cloison longitudinale (*Astragalus*), ou pluri-

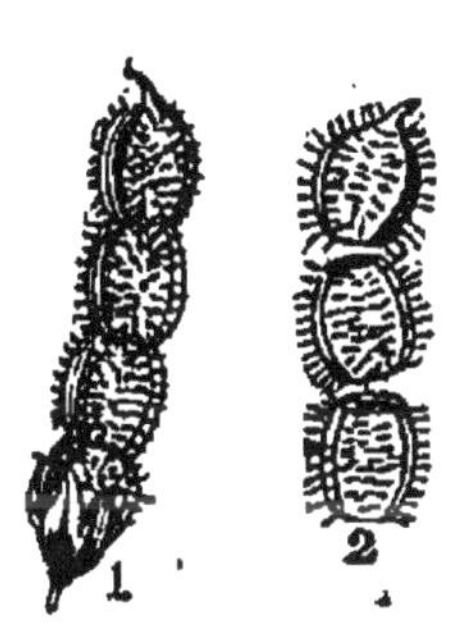

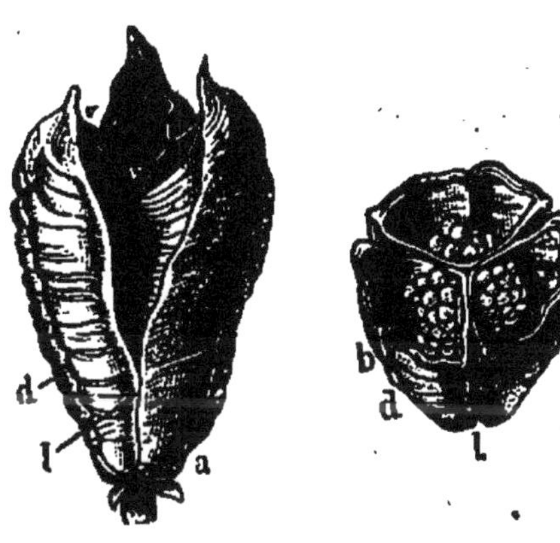

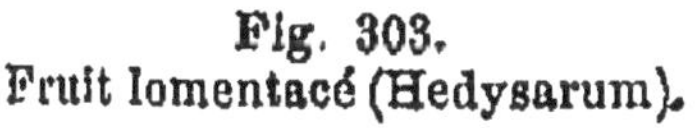

Fig. 303.
Fruit lomentacé (Hedysarum).

Fig. 304, 305.
Follicule (Colchicum).

loculaire par de fausses cloisons transversales (*Cassia*, fig. 302) ; on dit que la gousse est LOMENTACÉE quand elle est resserrée de distance en distance et se sépare en articles distincts et monospermes (*Hedysarum*, fig. 303).

6° FOLLICULE, membraneux, 1-carpellé, à déhiscence se faisant par la suture ventrale (Laurier rose, Hellébore, fig. 304, 305).

Les fruits syncarpés secs et déhiscents sont :

7° SILIQUE, 2-carpellé, 2-loculaire, polysperme (*Brassica*, fig. 306, *Cochléaria*, fig. 307). Les deux carpelles sont séparés par une fausse cloison, due à un prolongement des trophospermes et persistant

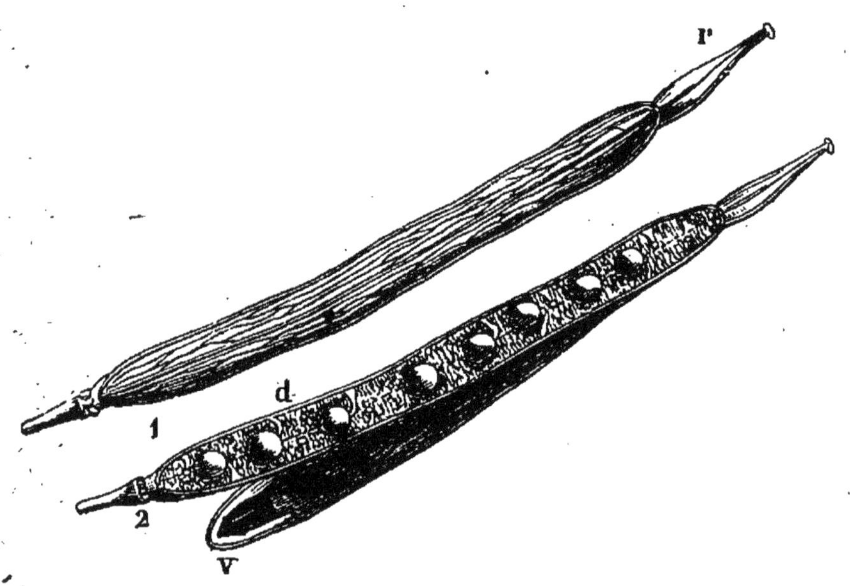

Fig. 306. — Silique (Brassica oleracca).

après la chute des valves; les stigmates sont superposés aux bords de la cloison.

8° CAPSULE, ∞-carpellée, ∞-loculaire, polysperme, à déhiscence longitudinale (Pomme épineuse, Nigelle, fig. 308, 309).

La CAPSULE SILIQUIFORME porte les graines sur les bords de la fausse cloison et a les stigmates alternes aux bords de la cloison (*Chelidonium*, fig. 310, *Corydalis*, fig. 311, 312).

9° PYXIDE ou PYXIDIE, ∞-carpellée, ∞-loculaire, ∞-sperme, à déhiscence transversale (Jusquiame, fig. 313, 314).

Les fruits syncarpés secs et indéhiscents sont :

10° GLAND, fruit sec, uniloculaire en apparence, enchâssé à sa base dans une cupule provenant d'un

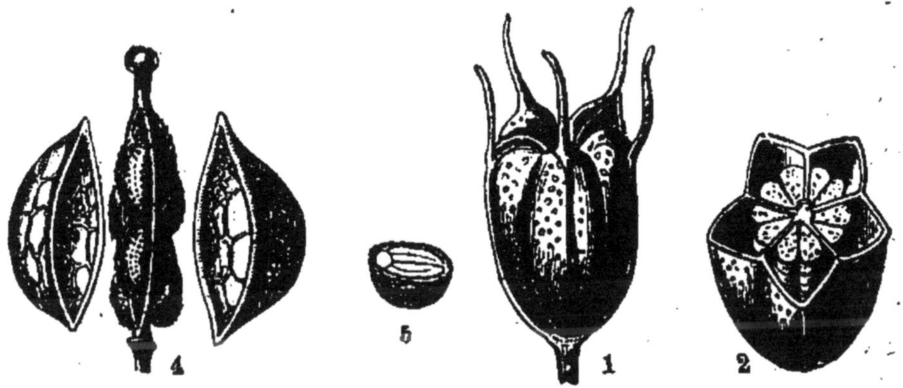

Fig. 307. — Silique, Cochléaria. Fig. 308, 309. — Nigella sativa.

involucre (Chêne, fig. 315, Noisette, Châtaigne).

11° CRÉMOCARPE ou POLACHÈNE, composé de plusieurs achènes soudés (Capucine, Ombellifères, fig. 316).

12° SAMARIDIE, composée de plusieurs Samares (Érable, fig. 317).

13° CARCÉRULE est une capsule indéhiscente (Tilleul).

Les fruits syncarpés charnus sont :

14° Nuculaine, drupe à plusieurs noyaux, dits osselets, séparés (Nerprun) ou réunis en un seul noyau multiloculaire (Cornouillier).

15° Hespéridie, fruit charnu à endocarpe divisé en plusieurs loges qui sont remplies de cellules gorgées de suc ; placentation axile ; l'enveloppe est consistante et munie de glandes vésiculaires (Orange, fig. 318).

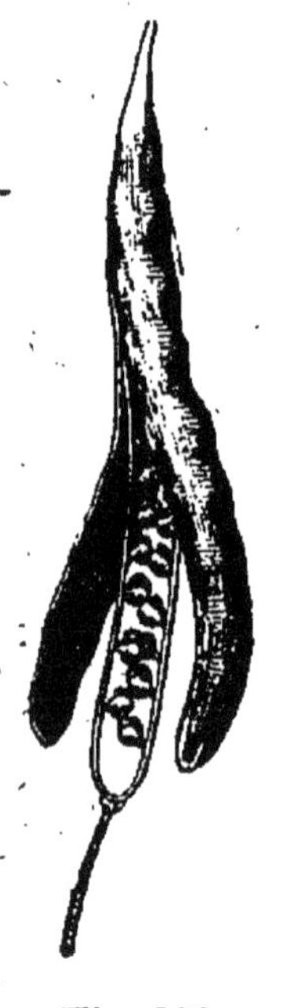

Fig. 310. Chélidoine.

16° Balauste, fruit à mésocarpe coriace, à graines pourvues d'un tégument succulent et séparé en deux loges irrégulières superposées, et divisées elles-mêmes par des lames émanant de l'endocarpe (Grenade, fig. 319, 320).

17° Péponide, fruit charnu couronné par le calice, à sarcocarpe abondant, changeant de texture de la circonférence au centre, à centre vide et à graines attachées près de la circonférence (Melon, fig. 321).

18° Pomme ou Mélonide, fruit charnu couronné par les lobes du calice, ∞-loculaire, à loges cartilagineuses (Pomme, Poire, fig. 322) ou osseuses (Nèfle, fig. 323 à 325).

19° Baie, fruit charnu provenant d'un ovaire

supère ou infère, et dont les graines sont incluses dans une pulpe (Groseille, *Solanum*, fig. 326). La

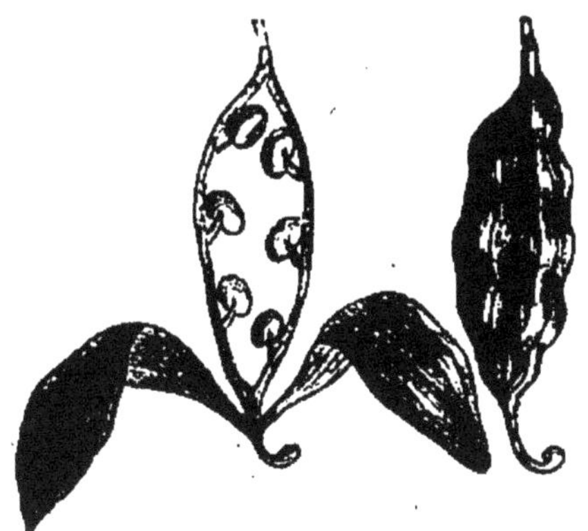

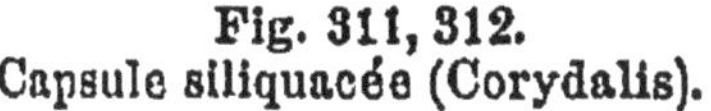
Fig. 311, 312.
Capsule siliquacée (Corydalis).

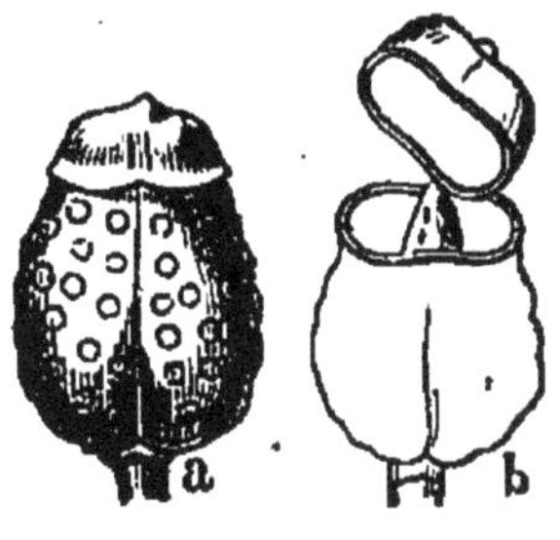

Fig. 313, 314.
Pyxidie (Hyoscyamus niger).

placentation peut être sessile (*Solanum*), pariétale (Groseillier) ou centrale (*Ardisia*).

Les fruits provenant de plusieurs fleurs ou COM-

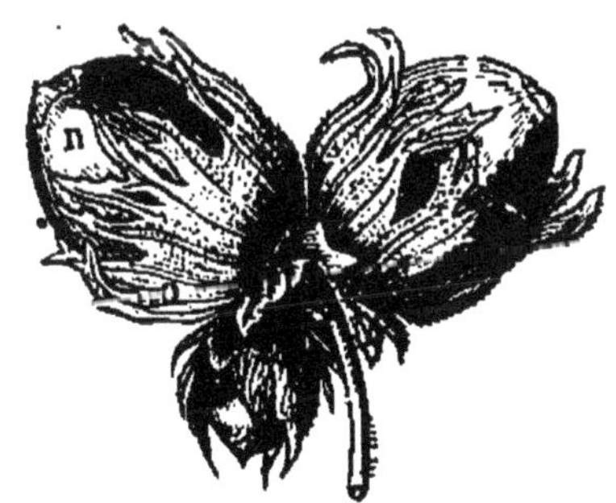

Fig. 315. — Fruit de Corylus avellana.

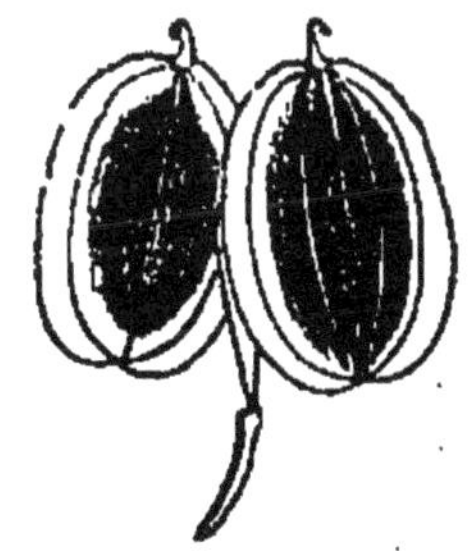
Fig. 316. — Crémocarpe (Aneth).

POSÉS sont assez nombreux et variables; on distingue :

20° SOROSE, due à la soudure des enveloppes

florales devenues charnues (Mûrier, fig. 327) ou à la soudure du calice et des bractées (Ananas, fig. 226, Arbre à pain).

21° SYCONE, involucre charnu renfermant des caryopses ou achènes secs (Figuier, fig. 329, 330).

22° CÔNE, achènes ou samares recouverts par

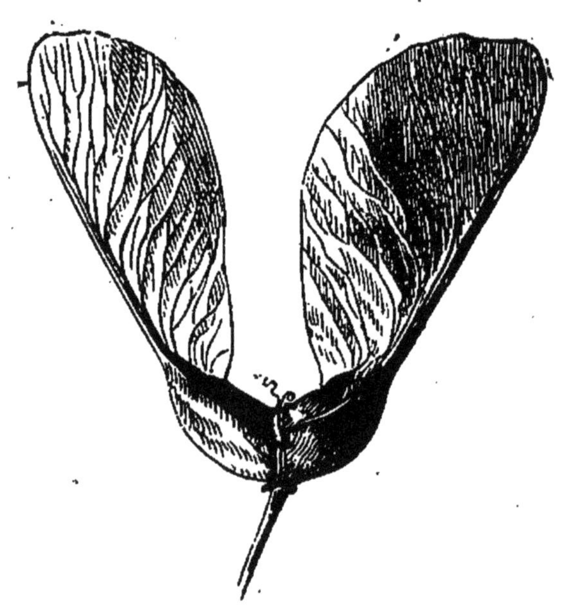

Fig. 317. — Samaridie (Érable).

des bractées ligneuses ou membraneuses en forme de cône (Conifères, fig. 331).

Il ne faut pas confondre avec les fruits certains produits qui sont alimentaires sous ce nom et qui sont dus à l'état charnu du gynophore dans la Fraise (fig. 332), du pédoncule dans la Noix d'acajou (fig. 333, 334), etc.

Graine. — La graine (fig. 335 à 337) est l'ovule fécondé et développé qui renferme le rudiment d'une nouvelle-plante : c'est le dernier terme de la

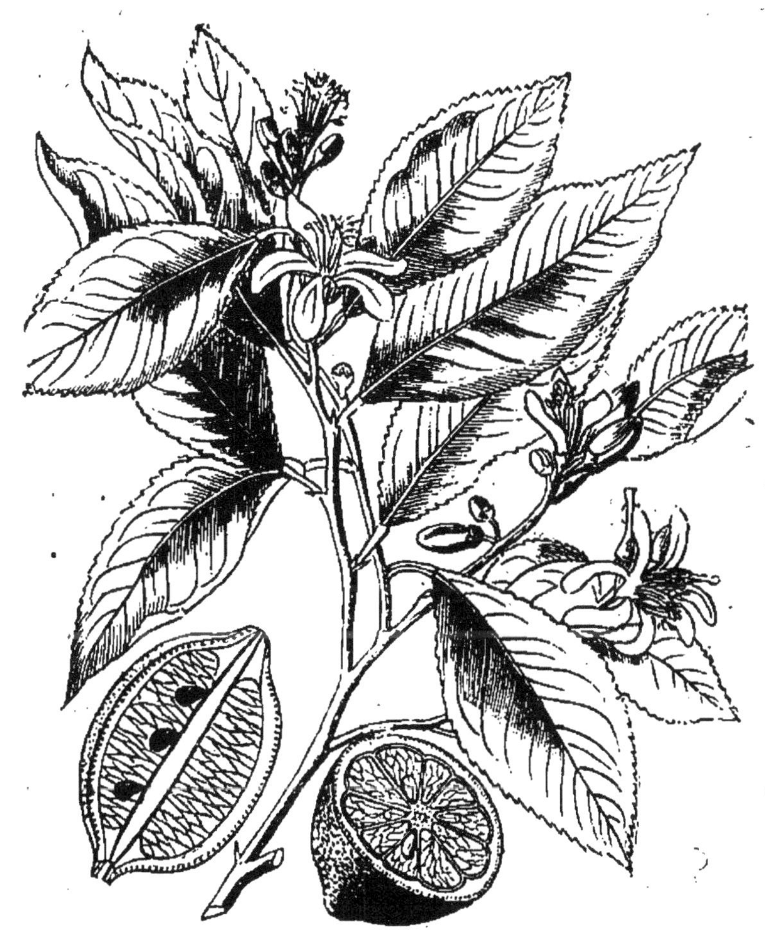

Fig. 318. — Hespéridie (Citrus medica).

végétation de la plante-mère. Ses dimensions et ses formes varient beaucoup dans les diverses espèces et souvent même dans une même plante. Quelquefois les graines ont leur bord épaissi; d'autres fois il est membraneux et comme ailé. Leur surface peut être lisse, ridée, striée, sillonnée, papilleuse, etc.; elle peut être glabre ou velue et même comme chevelue (Coton). La coloration n'offre pas moins de variété.

Dans un grand nombre de graines on remarque

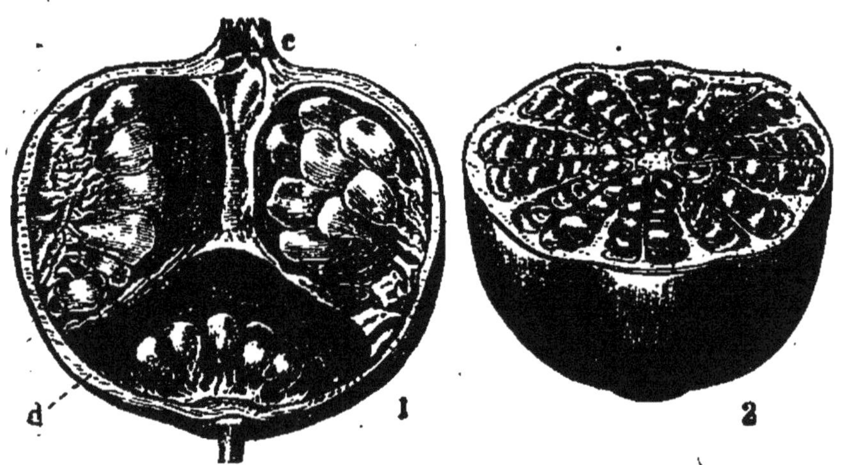

Fig. 319, 320. — Balauste (Grenade).

au premier coup d'œil une cicatrice, OMBILIC ou HILE, sur le point où la graine était attachée au funicule, et à l'intérieur des téguments une autre cicatrice, CHALAZE ou OMBILIC INTERNE, au point où les vaisseaux viennent aboutir au nucelle.

On remarque quelquefois sur les graines, tantôt sur un point, tantôt sur un autre, des excroissances charnues ou calleuses qui sont désignées sous le nom d'ARILLES ou de CARONCULES et dont l'origine est très-différente (voir p. 139).

Il faut distinguer dans la graine les TÉGUMENTS et l'AMANDE.

Les TÉGUMENTS, qu'on désigne sous le nom de SPERMODERME et d'ÉPISPERME, sont en général au nombre de deux, l'un extérieur, le TESTA; l'autre interne, le TEGMEN. Le testa est le plus

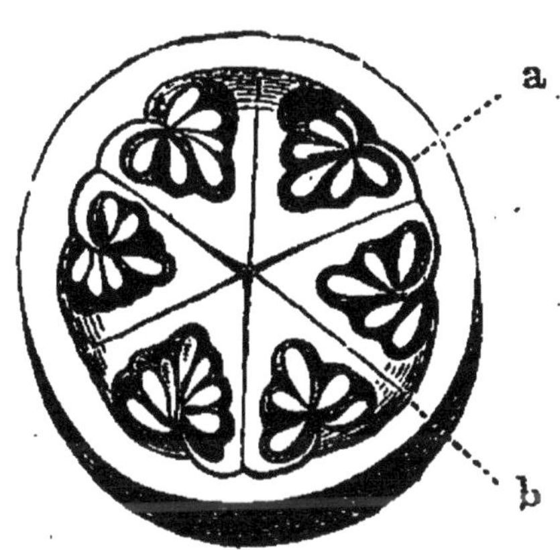

Fig. 321. — Péponide (Coloquinte).

communément crustacé, osseux, subéreux ou coriace; il peut serrer étroitement l'amande et flotter lâchement au-dessus d'elle (*Drosera*). Il peut former, en dehors des prolongements, tantôt des caroncules qui circonscrivent le micropyle, tantôt des replis qui rendent la graine ailée. Le tegmen, qui n'existe pas toujours ou qui est intimement soudé au testa, est généralement mince et délicat, blanc et demi-transparent.

L'amande (fig. 338) comprend l'EMBRYON, le CORPS COTYLÉDONAIRE et l'ALBUMEN.

L'embryon est une petite plante en miniature qui présentera un jour les mêmes caractères que le végétal dont il est la dernière production. Il possède

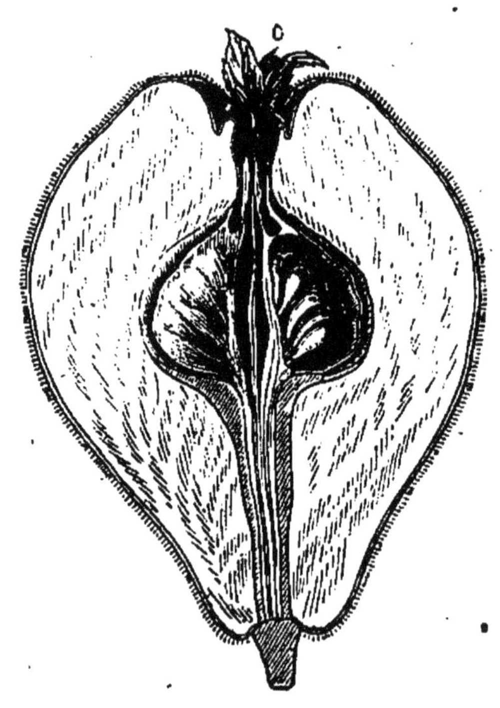

Fig. 322. — Pomme (Coignassier).

un système axile formé par la PLUMULE, la TIGELLE et la RADICULE, et un système appendiculaire constitué par les COTYLÉDONS. Le système appendiculaire paraît cependant manquer dans quelques végétaux (*Cuscuta,* Orobanche).

La RADICULE, qui doit être considérée plutôt

comme le collet que comme une racine proprement dite, est toujours tournée vers la chalaze : elle se présente ordinairement sous la forme d'un corps conique ou cylindrique, droit ou recourbé ou appli-

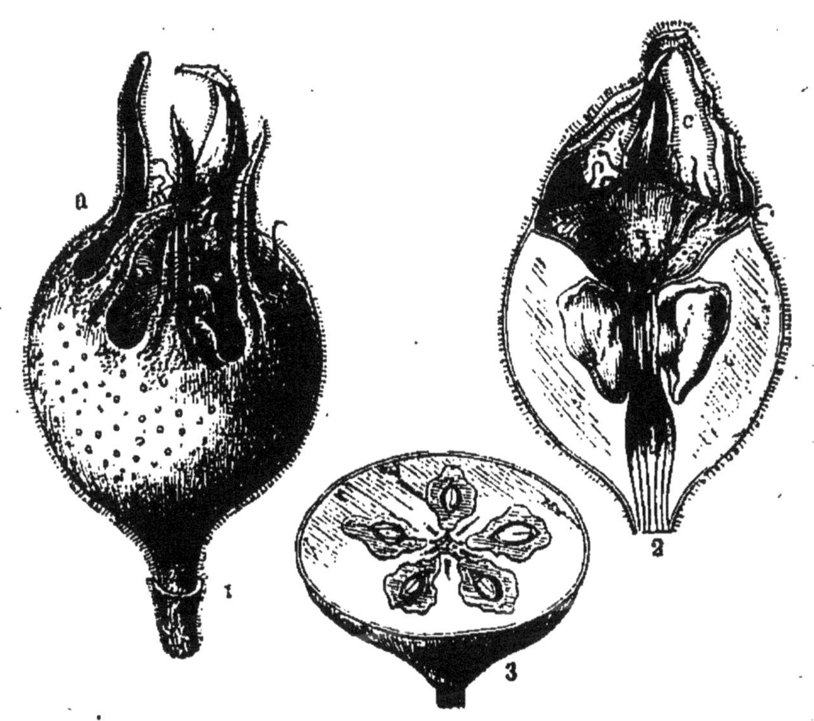

Fig. 323 à 325. — Pommes (Mespylus germanica).

qué sur les cotylédons. Elle est quelquefois très-développée, EMBRYON MACROPODE.

La PLUMULE est la partie comprise entre les cotylédons et a été divisée en deux parties : la TIGELLE, qui représente la tige, et la GEMMULE, qui est le premier bourgeon et produit par son développement les FEUILLES PRIMORDIALES.

Les COTYLÉDONS, dont le nombre varie, deux dans les Dicotylédones, un dans les Monocotylédones, sont adhérents à la plumule et représentent les premières feuilles. Comme ils sont destinés à fournir la première nourriture à l'embryon, ils sont généralement charnus et remplis des principes susceptibles de se dissoudre et d'être facilement résorbés.

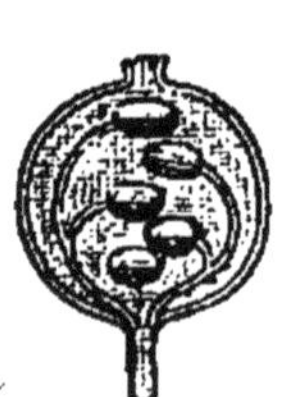

Fig. 326.
Fruit de Ribes.

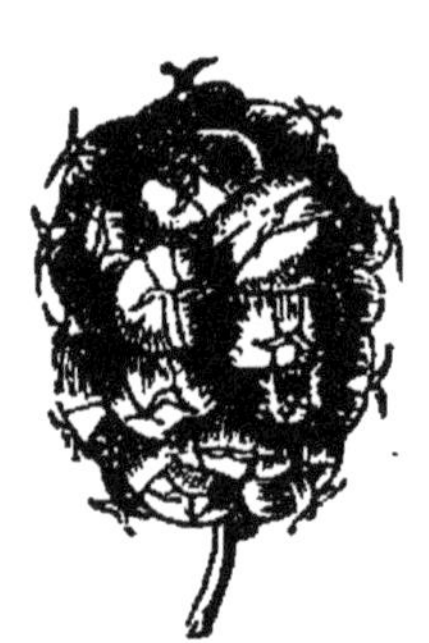

Fig. 327.
Fruit de Mûrier.

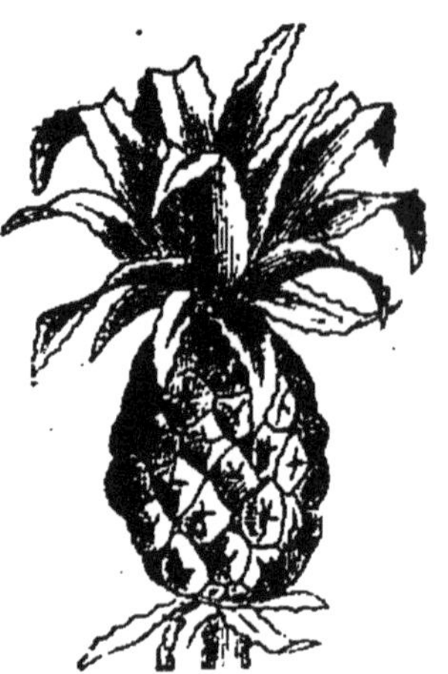

Fig. 328.
Ananas.

Dans quelques plantes ils offrent la structure foliacée et se développent sous forme de feuilles, FEUILLES SÉMINALES; mais dans ce cas il existe dans l'amande un *albumen*. Les cotylédons peuvent être à l'état rudimentaire ou à peine visibles; dans ce cas, l'embryon se borne à l'axe (Cuscute). Ils peuvent être ENTIERS, ce qui est le cas le plus fréquent, ou LOBÉS (Noyer, Tilleul); ils sont ordinairement sessiles, exceptionnellement pédiculés. On a dit que quelquefois ils sont plus de deux et disposés en verticilles (Pins, Sapins); mais il paraît plus probable que, dans ce cas, il y a deux cotylédons plus ou moins laciniés.

Les diverses positions de l'embryon dans la graine offrent des caractères qui sont fréquemment

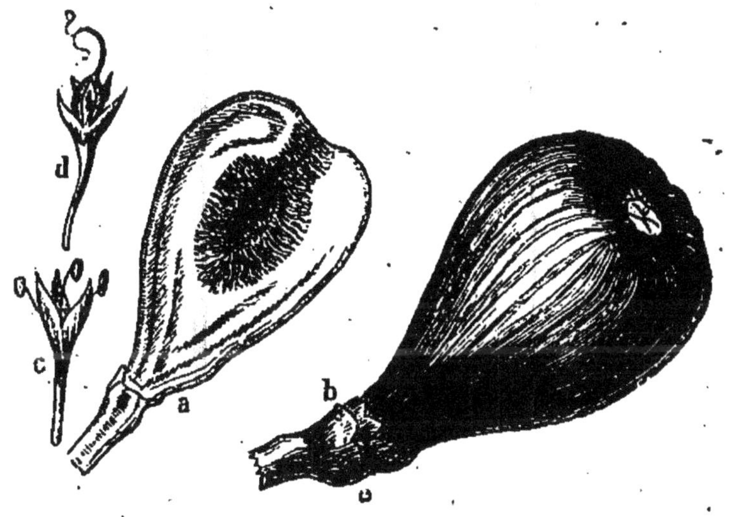

Fig. 329, 330. — Sycone (Figuier).

utilisés pour la distinction des diverses espèces. On distingue:

EMBRYON ANATROPE; c'est l'embryon d'un ovule anatrope dont la radicule est tournée vers le micropyle et dont les cotylédons regardent le hile.

EMBRYON HOMOTROPE; c'est l'embryon d'un

ovule anatrope qui a sa radicule tournée vers la base de l'ovule, le micropyle étant très-rapproché du hile.

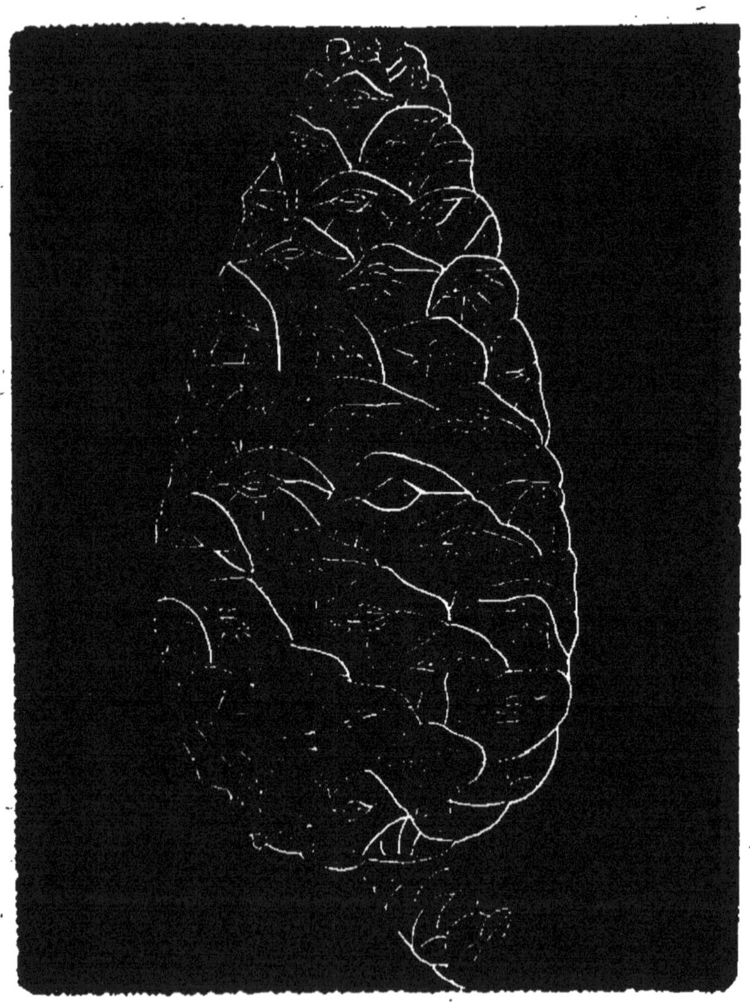

Fig. 331. — Cône.

EMBRYON AMPHITROPE; c'est l'embryon d'un ovule campylotrope qui s'est recourbé comme l'ovule (*Chenopodium*).

EMRRYON HÉTÉROTROPE; c'est un embryon

dirigé transversalement par rapport à l'axe de la graine (Primulacées, Plantain).

L'ALBUMEN OU PERISPERME, qui manque dans un graud nombre de végétaux, est un dépôt de nourriture destiné à suppléer à l'insuffisance des cotylédons. Son développement est en rapport inverse de celui de ces organes. Il n'adhère

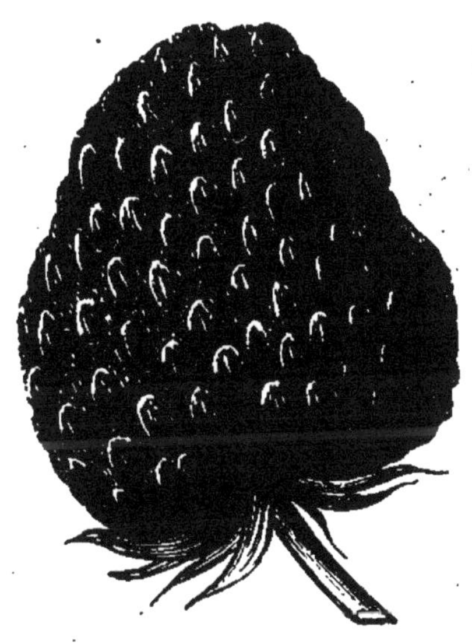

Fig. 332. — Fraise.

pas à l'embryon et est un résidu de la matière du sac embryonnaire qui ne s'est pas complétement résorbée. L'embryon peut être dans l'axe au-dessous (BASILAIRE) ou au-dessus (APICILAIRE) du périsperme ou dans sa masse ; il peut aussi n'être pas dans l'axe, et alors être ou sur le côté, EMBRYON EXTRAIRE, ou entouré par le périsperme, EMBRYON

PÉRIPHÉRIQUE, ou enfin être enveloppé par l'albümen, EMBRYON INTRAIRE.

L'EMBRYON MONOCOTYLÉDONÉ est ovoïde ou plus ou moins allongé, difficile à apercevoir à l'intérieur parce qu'il est enveloppé dans le cotylédon plus ou moins recourbé. Sa coupe ne laisse voir que la radicule et un simple mamelon.

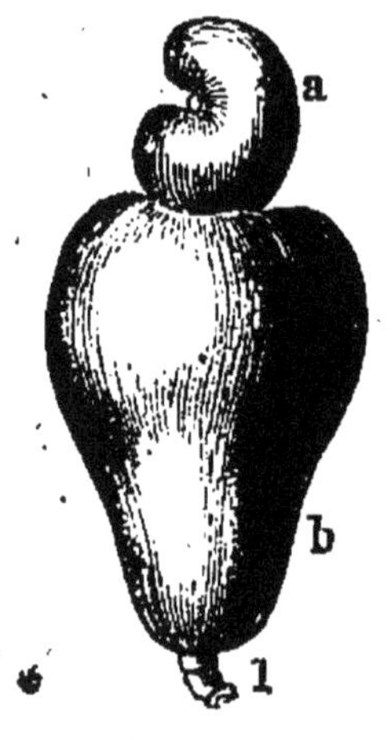

Fig. 333.
Pédoncule d'Anacarde.

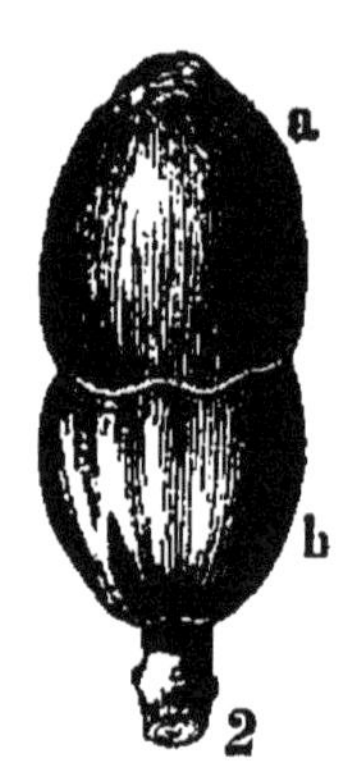

Fig. 334.
Pédoncule charnu (Semecarpus).

Si nous examinons une graminée, l'Avoine par exemple, en enlevant la bale et en faisant une coupe longitudinale dans le sens du sillon, nous verrons un albumen farineux et un embryon jaunâtre, à demi transparent, qui laissera distinguer (avec la loupe) une feuille charnue en renfermant d'autres : la feuille la plus externe est le cotylédon ; les autres appartiennent à la gemmule. La feuille cotylédonaire, assez large, forme un sillon qui reçoit la plantule comme dans un sac muni d'une fente, par laquelle sortiront plus tard les feuilles intérieures. A la base extrême de la gemmule est une petite écaille arrondie qu'on a considérée comme un cotylédon, et à la partie inférieure de la tigelle un mamelon d'où sortent des radicelles.

L'EMBRYON DICOTYLÉDONÉ offre ses cotylé-

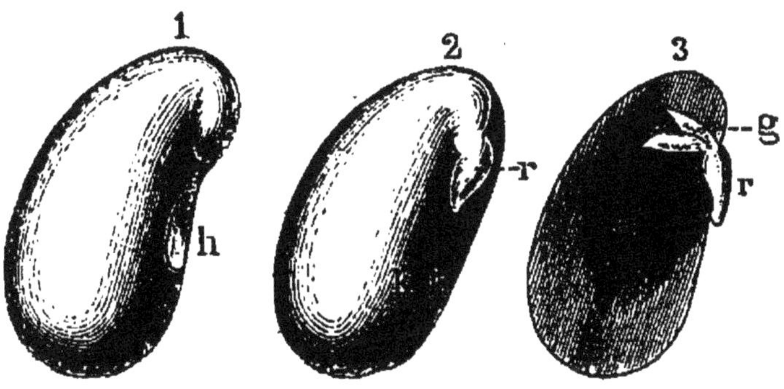

Fig. 335 à 337. — Graines de Pharcolus.

dons opposés, le plus souvent appliqués l'un sur l'autre et formant la plus grande partie de l'amande; ils peuvent être courbés de toute manière comme les feuilles dans le bourgeon. Ils sont généralement de volume presque égal; dans quelques cas cependant il y en a un plus petit, assez pour faire croire qu'il manque. Rarement les cotylédons sont soudés (*Carapa*). La radicule est saillante en dehors, et la gemmule généralement peu développée.

Maturation. — La maturation est la période pendant laquelle l'ovaire passe à l'état de fruit et les ovules à l'état de graines.

Sitôt que la fécondation a été opérée, les ovaires et les ovules grossissent d'une manière bien plus évidente; les cultivateurs disent que le fruit a *noué*. L'afflux des fluides nourriciers se concentre sur ces

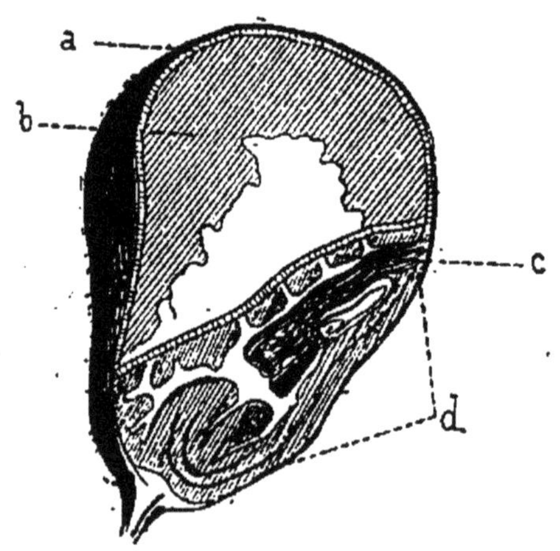

Fig. 338. — Amande.

organes, au détriment des autres parties de la fleur, et quelquefois, quand les ovules sont nombreux, une partie seulement d'entre eux reçoit en suffisante quantité la matière nutritive; il y a donc des ovules qui avortent, et cela d'une manière régulière; c'est ainsi que, dans le Marronnier, sur six ovules qui existaient dans la fleur, il n'y a ordinairement qu'un, quelquefois deux qui prennent tout leur développement.

Le plus souvent, le développement du péricarpe

se fait concurremment avec celui des ovules, mais cela n'a pas lieu toujours; c'est ainsi que plusieurs plantes donnent des fruits mûrs avec des ovules avortés, et quelquefois même les fruits en paraissent plus nourrissants (Banane, Arbre à pain).

La durée de temps nécessaire pour la maturation varie beaucoup suivant les diverses espèces : il faut quelques jours pour les Graminées, plus d'une année pour le plus grand nombre des Conifères.

La maturation des péricarpes foliacés ressemble beaucoup à ce que présentent les feuilles, et s'indique par des variations de teinte et par la dessiccation.

Quant aux péricarpes charnus, ils absorbent de grandes quantités d'eau de végétation et deviennent le siége de phénomènes chimiques assez complexes et variables suivant les diverses plantes.

Lorsque la maturation est arrivée à un certain point, les fruits blossissent par décomposition de leurs éléments sous l'influence de l'oxygène de l'air, et dégagent une très-grande proportion d'acide carbonique. Le *blossissement* rend agréables au goût certains fruits très-acerbes, tels que les Nèfles.

La maturation des graines les rend plus pesantes, plus compactes, plus résistantes aux influences atmosphériques.

La dissémination des graines se fait par leur séparation de la plante-mère, quand elles sont arrivées à maturité. Si elles sont renfermées dans un fruit charnu, elles tombent avec lui : la partie charnue du fruit se détruit d'abord et laisse les graines, qui se trouvent protégées, soit par une enveloppe osseuse, NOYAUX, soit par une enveloppe membraneuse et cartilagineuse, PÉPINS; d'autres fruits indéhiscents se rompent en articles séparés qui contiennent chacun une graine; d'autres sont munis d'une aigrette de poils, qui s'étale à l'air sec, se referme par l'humidité et favorise ainsi la dispersion des achènes (Composées). Certains fruits sont la proie des animaux, et comme les graines traversent l'intestin sans être altérées, la dissémination se trouve assurée.

Pour les fruits déhiscents, la graine tombe seule, au moment de la maturité, par les ouvertures des fruits, par des pores, des fentes longitudinales ou transverses, apiculaires ou basilaires, etc. Quelquefois la déhiscence se fait avec élasticité et projette au loin les graines (Sablier élastique). Les graines provenant des fruits déhiscents peuvent être munies de poils qui en facilitent le transport dans les airs.

Les moyens que la nature emploie pour la dissémination des graines sont pour ainsi dire infinis, et d'autre part l'immense quantité de graines qui sont fournies chaque année par les divers végétaux assure la conservation de l'espèce en dépit des nombreuses causes de destruction auxquelles sont exposées les graines.

La durée du pouvoir germinatif des graines est très-variable. Pour quelques plantes, il faut semer les graines presque aussitôt après leur maturité (Café, Thé); d'autres, au contraire, conservent pendant de longues années leur faculté germinative, et on a constaté la germination de graines de Haricot qui avaient plus d'un siècle.

Germination. — La germination consiste dans la première époque de végétation qui s'effectue dans l'embryon d'une graine mûre, pour le faire passer de l'état d'embryon à celui de jeune plante. Il se passe alors dans la graine une série de phénomènes analogues au développement du jeune animal dans l'œuf et à sa sortie de ses enveloppes.

Pour que la germination puisse s'effectuer, il faut à la graine de l'eau, de l'air et de la chaleur.

L'influence de l'humidité est incontestable et incontestée, mais on ne connaît pas bien les limites de son utilité pour les diverses espèces, en raison des difficultés qu'il y a à les apprécier. On est au moins assuré que l'excès d'humidité détermine la pourriture de la graine et que l'excès en moins ne permet pas à la germination de se faire.

L'eau agit en pénétrant dans l'intérieur de la graine

à travers les téguments, et surtout par le hile et le micropyle; elle gonfle la graine, détermine la rupture de ses enveloppes et amène la transformation des éléments contenus dans les cotylédons et le périsperme en matières solubles et assimilables.

Lorsque les graines mûres sont semées peu de temps après leur récolte, leur germination est plus rapide que si elles sont vieilles, parce qu'elles ont moins perdu de leur humidité, et par conséquent elles se saturent plus promptement et il faut moins de temps pour que leurs éléments nourriciers puissent se transformer.

Le degré de chaleur le plus profitable pour la germination est entre $+10°$ et $+20°$; s'il est inférieur, la germination peut commencer, mais elle ne se fait qu'avec une extrême lenteur; souvent même elle s'arrête bientôt. Une chaleur supérieure à $+20°$ dessèche trop vite la graine.

L'air est indispensable à la germination, et c'est parce qu'il ne peut pénétrer à de grandes profondeurs que les *silos* sont employés avec avantage pour conserver les céréales; c'est aussi la cause qui a conservé intactes, pendant de longues périodes, des graines enfouies dans le sol et qui ne germent que lorsqu'il y a eu de grands mouvements de terrain, par suite desquels les graines se trouvent rapprochées de la surface du sol.

Certaines substances paraissent favoriser la germination : le chlore, le brôme, l'iode.

Les phénomènes de la germination se succèdent quelquefois avec une grande rapidité (Cresson alénois) et demandent, dans d'autres cas, un temps très-long pour s'accomplir, quelquefois plusieurs années. Les jardiniers qui essaient des germinations observent souvent que les jeunes plantes n'apparaissent que la deuxième et même la troisième année.

Quand la germination s'opère, il y a deux périodes successives. Pendant la première, INCUBATION, l'embryon croît dans la graine qui a été imbibée d'eau et absorbe la nourriture que lui fournit le périsperme, ramolli et modifié par l'eau et par l'air, ou, si le périsperme manque, celle qu'il tire des cotylédons, qui sont gros et charnus dans ce cas.

Alors commence la seconde période, ÉCLOSION. Les parois tégumentaires sont rompues et la *radicule* apparaît la première en dehors; puis la *gemmule* s'allonge et ses folioles se développent au dehors. Quant aux cotylédons, ils restent sous terre, diminuent peu à peu de volume et finissent par disparaître; ou bien ils sortent au dehors, C. EPIGÉS, et apparaissent les premiers, avant la gemmule qui est cachée entre eux.

Les Monocotylédones ont presque toutes un périsperme, souvent considérable, dans lequel le cotylédon reste inclus, tandis que la radicule seule fait saillie. Dans quelques espèces, le cotylédon est entraîné en partie en dehors pour former un prolongement plus ou moins long.

Ce n'est que quand les principes contenus, soit dans l'albumen, soit dans les cotylédons, sont épuisés, que la jeune plante est apte à puiser directement dans le sol les aliments qui lui sont nécessaires. La modification porte aussi bien sur les principes gras ou azotés que sur les matières amylacées. La germination est toujours accompagnée d'absorption d'oxygène et de dégagement d'acide carbonique.

CLASSIFICATION.

Le nombre des végétaux répandus à la surface de la terre est tellement considérable que, pour s'y reconnaître, il a fallu avoir recours à un moyen particulier, à un fil d'Ariane : on l'a trouvé dans les *classifications*.

Les classifications peuvent être artificielles, et elles portent alors le nom de *systèmes*, ou naturelles ; elles constituent alors la *méthode*.

Les systèmes sont basés sur un certain nombre de caractères, pris arbitrairement, généralement assez faciles à constater, et par conséquent elles sont d'une construction et d'une application aisées. Mais elles violent les affinités naturelles en rapprochant certaines espèces qui ne se ressemblent que très-peu, et en éloignant, au contraire, des plantes qui ont les analogies les plus grandes. Elles doivent donc être remplacées par la *méthode* naturelle, qui classe les plantes d'après leurs analogies et donne une idée générale assez nette des espèces réunies dans un même groupe.

Mais la méthode naturelle exige des connaissances plus étendues et plus complètes sur l'organisation des végétaux; aussi progresse-t-elle avec les travaux des naturalistes.

Le meilleur système artificiel est, sans contredit, le *système de Linné*, basé sur le nombre des étamines, le nombre des pistils, l'existence de graines nues ou incluses dans un péricarpe, etc. Il a l'inconvénient de réunir dans certains groupes des plantes dissemblables artificiellement rapprochées; mais comme il est basé sur des caractères d'un ordre assez important, il offre des groupes naturels bien marqués. Du reste, Linné lui-même avait compris que son système devait être remplacé par la méthode naturelle, et jusqu'à son dernier jour il ne cessa ses efforts pour établir celle-ci.

Système de Linné.

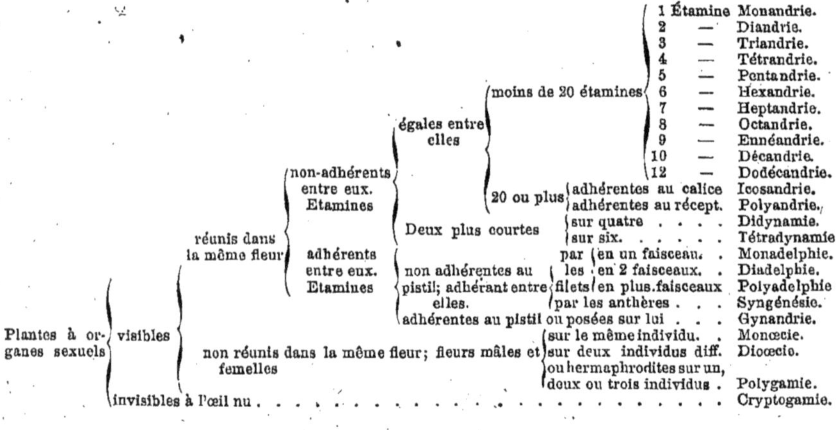

Les ordres des treize premières classes sont établis sur le nombre des styles, ce qui donne :

Monogynie . . .	1 style.
Digynie	2 »
Trigynie. . . .	3 »
Tétragynie . . .	4 »
Pentagynie . . .	5 »
Hexagynie . . .	6 »
Heptagynie . . .	7 »
Octogynie . . .	8 »
Ennéagynie . .	9 »
Décagynie	10 »
Dodécagynie . .	11 à 19
Polygynie . . .	20 et plus.

La *didynamie* se divise en *gymnospermie* à ovaire divisé en quatre portions (ce que Linné prenait pour des graines nues), et *angiospermie* à ovaire non divisé en quatre portions (graines dans un péricarpe apparent).

La *tétradynamie* est partagée en *siliqueuse*, à fruit quatre fois plus long au moins que large, ou *siliculeuse*, quand le fruit n'est pas quatre fois aussi long que large.

Les ordres de la *monadelphie*, *diadelphie*, *polyadelphie*, de la *gynandrie*, de la *monœcie* et de la *diœcie* sont déduits du nombre des étamines elles-mêmes, *monadelphie-diandrie*, *monadelphie-triandrie*, etc.

Les ordres de la *syngénésie* donnent les plantes à fleurs solitaires, *syngénésie-monogamie*, et celle à fleurs portées sur un réceptacle commun, *syngénésie-polygamie*, qui se subdivise en *syng. polyg. égale*, à fleurs toutes hermaphrodites et fertiles; *syng. pol. superflue*, fleurs du centre hermaphrodites, celles de la circonférence femelles et fertiles; *syng. pol. frustranée*, fleurs du centre hermaphrodites et fertiles, celles de la circonférence neutres; *syng. pol. nécessaire*, fleurs du centre mâles, celles de la circonférence femelles; *syng. pol. séparée*, fleurs pourvues chacune d'un involucre particulier.

La *polygamie* se divise en *polygamie-monœcie, diœcie* et *triœcie*, suivant que les fleurs unisexuées et hermaphrodites sont réparties sur un, deux ou trois pieds différents.

La *Cryptogamie* se divise en *Fougères*, *Mousses*, *Algues* et *Champignons*.

La méthode d'A. L. de Jussieu, basée sur la subordination des caractères, donne une première division, suivant qu'il y existe ou non des cotylédons, et quand cet organe existe, d'après le nombre.

La première division correspond aux Cryptogames de Linné; c'est l'embranchement des *Acotylédones*.

La seconde division, dans laquelle il n'existe qu'un cotylédon, *Monocotylédones*; les classes sont établies d'après l'insertion des étamines, *hypogynes*, *périgynes* et *épigynes*.

La troisième division, caractérisée par deux cotylédons, *Dicotylédones*, est partagée en *hermaphrodites* et en *diclines*. Les plantes hermaphrodites peuvent n'avoir qu'une enveloppe, *apétales*, ou offrir deux enveloppes, les pétales étant *gamopétales* ou *dialypétales*. (Voir tableau p. 176.)

De Candolle a divisé d'abord les végétaux en *cellulaires* ou *inembryonnés* et en *vasculaires* ou *embryonnés*. Le premier groupe, auquel de Candolle donna aussi le nom d'*Acrogènes*, se partage en *Foliacées* et *Aphylles*; il correspond aux acotylédones.

Les végétaux vasculaires ou embryonnés qui correspondent aux Cotylédonées se distinguent en *endogènes* (Monocotylédones), et *exogènes* (Dicotylédones). (Voir tableau p. 177.)

Méthode de Jussieu.

						classes
Plantes . .	acotylédones					I
	monocotylédones; étamines			hypogynes.		I
				périgynes		III
				épigynes		IV
	dicotylédones . .	hermaphrodites. .	apétales; étamines .	hypogynes		V
				périgynes		VI
				épigynes		VII
			gamopétales; corolle .	hypogynes.		VIII
				périgynes		IX
				épigynes anthères	connées .	X
					distendes .	XI
			polypétales; étamines.	périgynes		XII
				hypogynes		XIII
				épigynes.		XV
		diclines irrégulières.				

Méthode de De Candolle.

- Végétaux
  - vasculaires ou embryonnés.
    - exogènes ou Dicotylédones enveloppes
      - 2 Dichlamydées.
        - non soudées au torus — Thalamiflores
        - soudées calice. . .
          - soudé au torus. — Caliciflores.
        - gamosépale
          - non soudé — Corolliflores.
          - gamosép. avec étamines au bas . — Corolliflores.
      - onochlamydées.
    - endogènes, Monocotylédones. .
      - Phanérogames.
      - Cryptogames.
  - cellulaires inembryonnés, acrogènes. . . . .
    - foliacés.
    - aphylles.

REVUE DES FAMILLES NATURELLES

—

PLANTES PHANÉROGAMES OU VASCULAIRES.

Plantes composées de tissu cellulaire, de trachées et de vaisseaux; munies de stomates à la surface des organes aériens colorés en vert; offrant tige, racine et feuilles; se reproduisant par des fleurs. Graines munies d'un embryon et d'un ou plusieurs cotylédons.

PREMIÈRE CLASSE.

DICOTYLÉDONES OU EXOGÈNES.

Deux cotylédons; tige à écorce distincte, à couches concentriques quand elle est ligneuse. Feuilles à nervures anastomosées. Fleurs disposées sur le type quinaire, offrant un calice, une corolle, des étamines et des carpelles.

PREMIÈRE SOUS-CLASSE.

THALAMIFLORES.

Sépales et pétales insérés sur le torus, ainsi que les étamines et les carpelles, sans que ces verticilles soient soudés entre eux.

RENONCULACÉES.

Les Renonculacées sont des herbes, des sous-arbrisseaux ou des arbrisseaux, à feuilles alternes ou opposées, souvent engaînantes à la base, sans stipules; fleurs parfaites ou non, souvent munies d'un involucre caliciforme; calice libre, 3-5 phylle, à préfloraison imbriquée ou valvaire, souvent pétaloïde et caduque; pétales égaux et alternes, ou doubles, ou triples, onguiculés, imbriqués, variables; étamines indéfinies, hypogynes, libres, à anthères adnées, souvent extrorses; carpelles uniloculaires, libres ou soudés 1-∞-ovulés; ovules anatropes; achènes, follicules, rarement baies; embryon petit dans la base d'un albumen épais, à radicule tournée vers le hile.

On a divisé les Renonculacées en plusieurs sous-familles :

1° *Clématidées.* Calice coloré à préfloraison valvaire ou imbriquée ; corolle nulle ou petite et plane ; achènes 1-3-spermes à style plumeux ; ovule inverse ; feuilles opposées.

Genre *Clematis.* Calice à 4-5 sépales, coloré pétaloïde ; corolle nulle ; plantes vivaces à tiges ligneuses sarmenteuses ; fleurs en panicules.

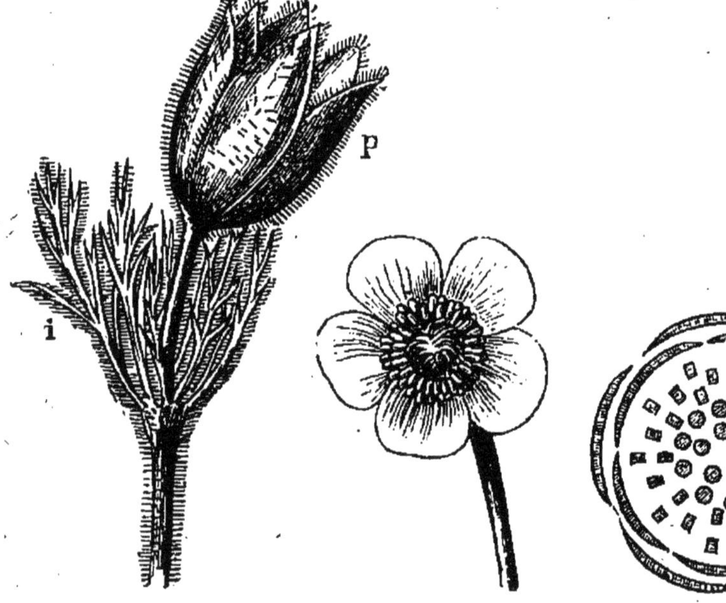

Fig. 339. Anemone pulsatilla. Fig. 340. — Fleur de Ranunculus acris. Fig. 341. — Ranunculus acris (Diagramme).

Espèces. *Clematis vitalba*, L., Viorne ; *Cl. erecta*, L. ; *Cl. flammula*, L. (Inusitées.)

2° *Anémonées*. Calice coloré à préfloraison imbriquée; corolle nulle ou à pétales plans; achènes monospermes à styles plumeux; ovule inverse; herbes dressées à feuilles alternes; fleurs souvent involucrées.

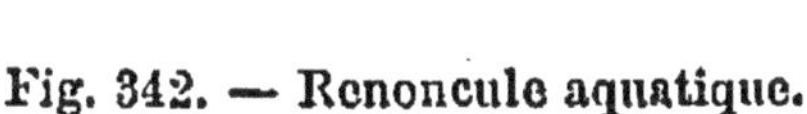

Fig. 342. — Renoncule aquatique.

Genre *Anémone* (fig. 339); fleurs munies d'un involucre foliacé; sépales 5-15, beaucoup plus longs que les étamines; plantes vivaces, souvent velues, à tige herbacée 1-2-flore; feuilles radicales palmatiséquées, pinnatiséquées ou 3-lobées; fleurs terminales.

Espèce : *Anemone pulsatilla* L. (Inusitée.)

Genre *Thalictrum ;* fleurs sans involucre ; sépa-

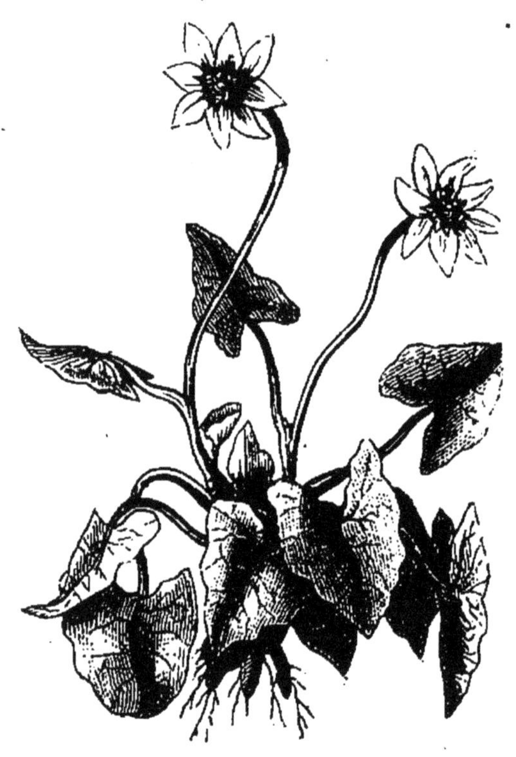

Fig. 343. — Renoncule ficaire.

les 4, plus courts que les étamines ; corolle nulle ; carpelle non plumeux ; plantes vivaces, glabres, à tige souvent fistuleuse, feuilles alternes pinnatiséquées à pétiole élargi à la base et avec des stipules adnées ; fleurs souvent polygames par avortement, en panicule terminale.

Espèce : *Thalictrum flavum*, L. (Inusitée.)

Genre *Adonis* ; corolle plus longue que le calice, sans fossette nectarifère ; carpelles non plumeux sur un réceptacle cylindrique ; plantes annuelles, ∞ -flores ; feuilles multiséquées ; fleurs solitaires à l'extrémité des rameaux.

Espèce : *Adonis autumnalis*, L. (Goutte-de-sang).

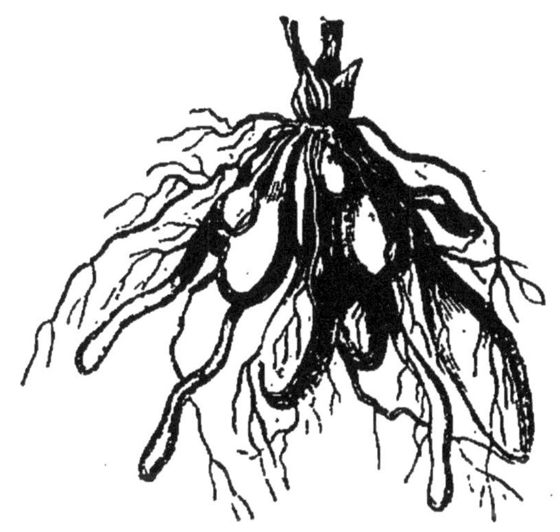

Fig. 341. — Racine de Ficaire.

3° *Ranunculées* ; calice à préfloraison imbriquée, pétales 5 garnis d'un onglet ; achènes secs, ébarbés ; ovule dressé ; feuilles alternes.

Genre *Ranunculus* (fig. 340, 342) ; calice à 5 sépales ; fleurs jaunes ou blanches, pétales munis d'une fossette nectarifère ; graine dressée ; plantes herbacées, vivaces le plus souvent, à tiges ∞-flores ; feuilles entières ou plus ou moins décomposées ; fleurs terminales ou latérales.

Espèce : *Ranunculus acris*, L. ; *Ran. bulbosus*, etc. (Inusitées.)

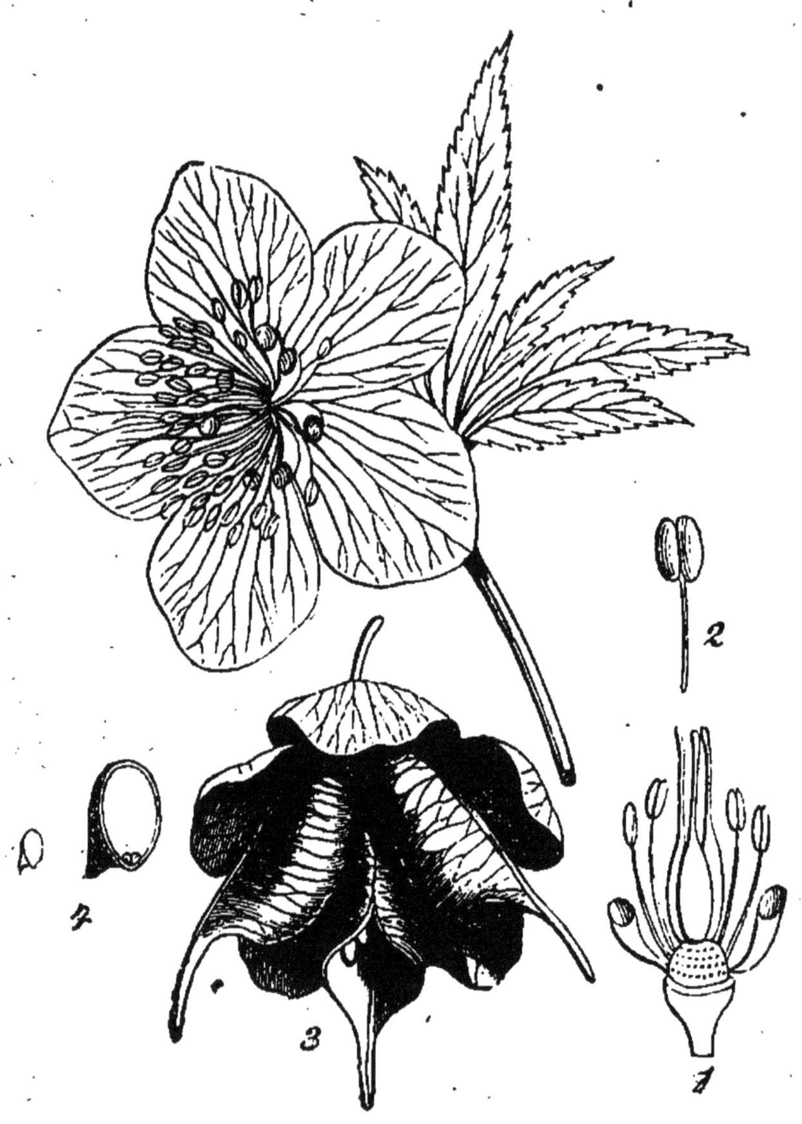

Fig. 345 à 347. — Helleborus viridis.

Genre *Ficaria* (fig. 343, 344) ; calice à 3 sépales ; pétales munis d'une fossette nectarifère ; graine dressée ; fleurs jaunes ; herbe à feuilles pétiolées, cordées ou réniformes ; fleurs solitaires à l'extrémité de pédoncules axillaires.

Espèce : *Ficaria ranunculoides,* Mœnch. (Inusitée.)

4° *Helléborées ;* calice corollin, imbriqué ; corolle nulle ou à pétales irréguliers ; capsules folliculaires ; feuilles alternes.

Genre *Helleborus* (fig. 345 à 347) ; sépales 5, souvent pétaloïdes, persistants ; pétales petits et tubuleux ; capsules libres 3-5 à graines 2-sériées ; feuilles palmatiséquées à segments lancéolés ; plantes vivaces ; fleurs presque régulières, sans involucre, en corymbes ou subsolitaires.

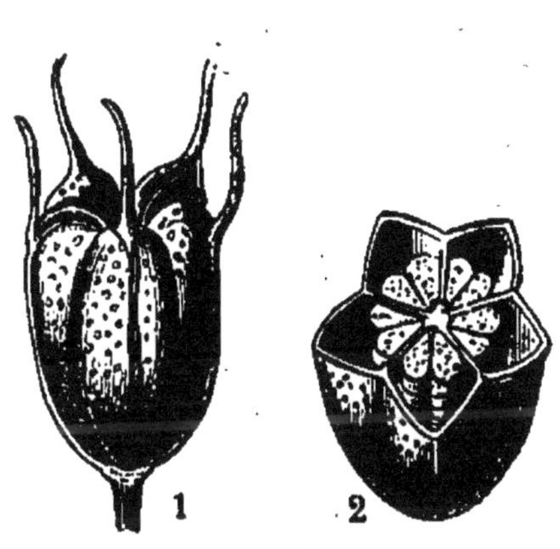

Fig. 348, 349. — Fruit de Nigelle.

Espèces : *Helleborus fœtidus*, L. ; *Helleborus niger*, L. ; *Helleborus viridis*, L.

Genre *Nigella* (fig. 348, 349) ; sépales caducs ; pétales à limbe 2-fide non tubuleux ; feuilles 2-3 pinnatiséquées à segments linéaires et très-étroits ; follicules 5-10, soudés dans leur moitié inférieure, plantes annuelles à feuilles très-découpées linéaires ;

fleurs solitaires terminales, avec un involucre persistant; graines ayant une odeur aromatique.

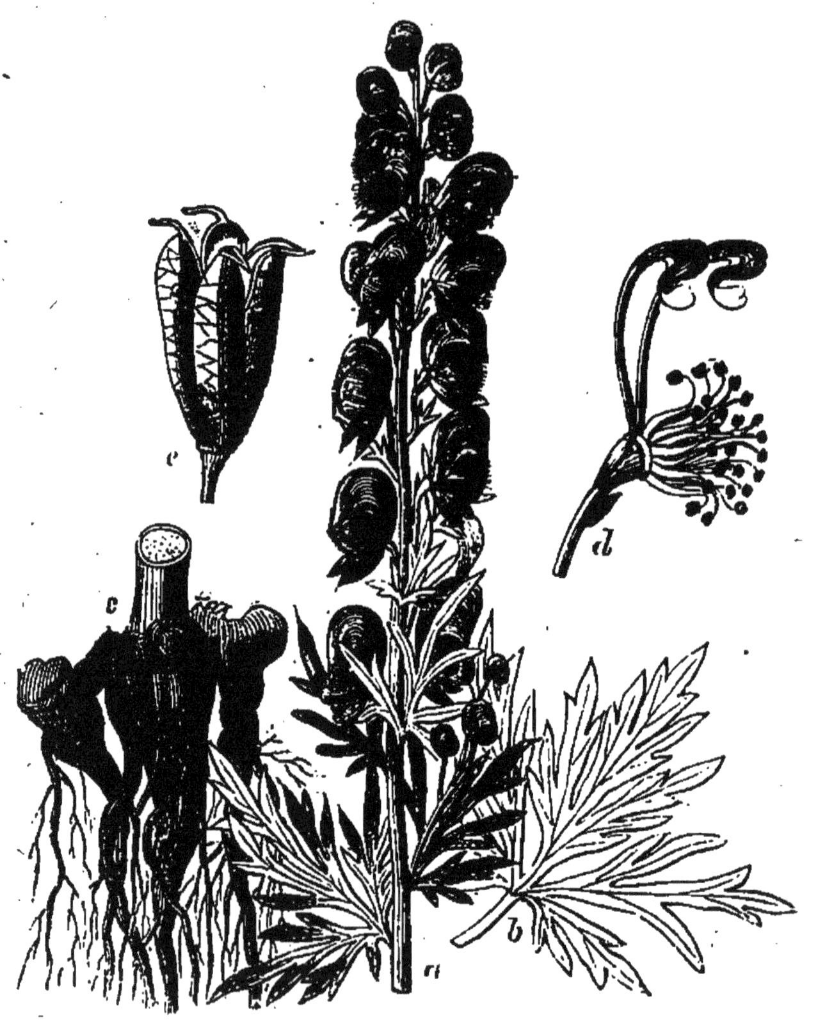

Fig. 350 à 353. — Aconitum Napellus.

Espèce : *Nigella arvensis*, L. (Inusitée.)

Genre *Aconitum* (fig. 350 à 359); calice pétaloïde, à 5 sépales inégaux, dont le supérieur en casque. Pétales 2, longuement onguiculés, en capuchon, éperonnés et cachés sous le casque. Capsules libres 3-5, polyspermes; plantes vivaces à feuilles palmatiséquées; fleurs très-irrégulières en grappes terminales.

Espèce: *Aconitum Napellus*, L.; *Aconitum Storkeanum*, Reich.

Genre *Delphinium* (fig. 360 à 364); calice non en casque, 5 sépales dont le supérieur prolongé en un éperon creux; pétales 4, soudés, prolongés en un éperon que reçoit l'éperon calicinal; capsules libres 1-3, rarement 5; plantes annuelles à feuilles palmatiséquées très-découpées; fleurs très-irrégulières, en grappes disposées en panicules.

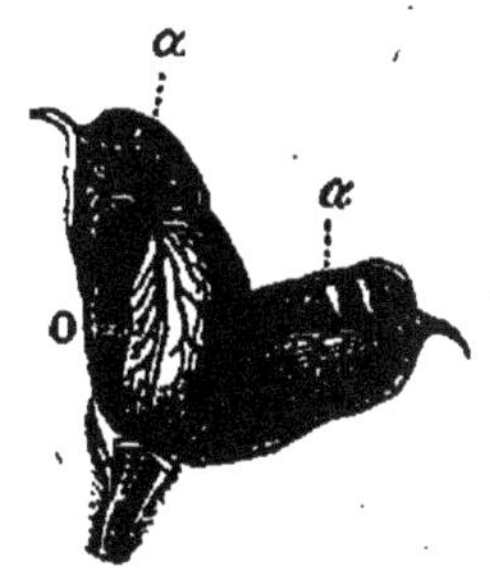

Fig. 354. Aconitum Napellus.

Espèces: *Delphinium Consolida*, L.; *Delphinium Ajacis*, L.; *Delphinium Staphysagria*, L., Staphysaigre.

On a séparé, sous le nom de *Pœoniacées*, des Renonculacées à carpelles polyspermes, secs et indéhiscents ou bacciformes; corolle à 4-5 pétales planes; feuilles alternes ou toutes radicales.

Genre *Pœonia*; carpelles 2-3, rarement 5, polyspermes, déhiscents, tomenteux; vivaces.

Espèce : *Pæonia officinalis*, L.

Genre *Actæa* ; carpelle solitaire bacciforme indéhiscent ; plantes vivaces à fleurs en grappes compactes.

Espèce : *Actæa racemosa*, L.

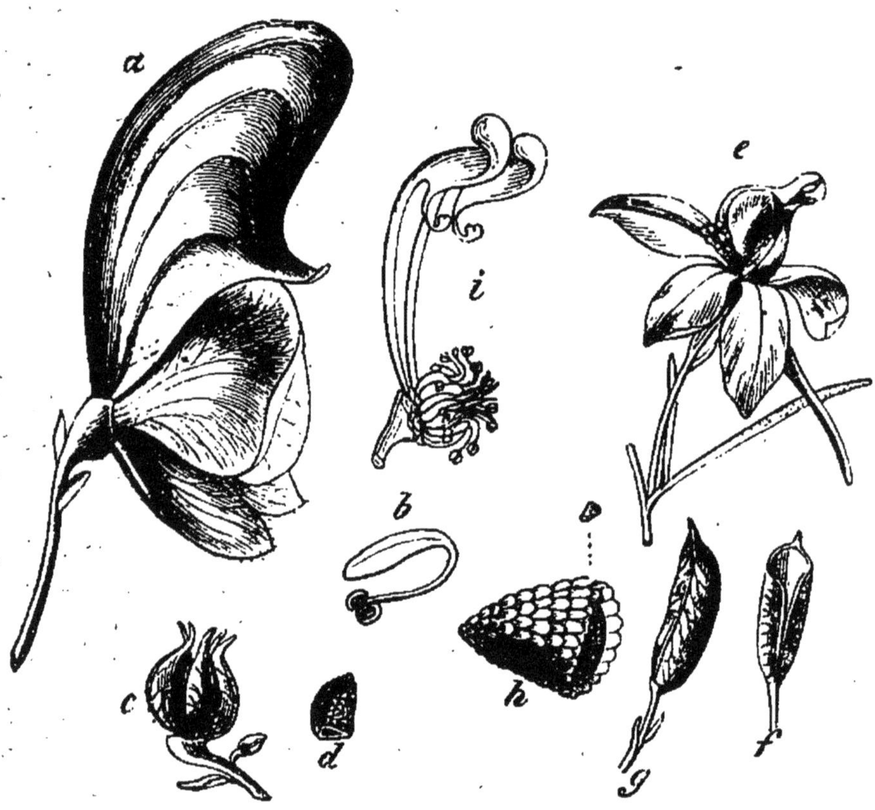

Fig. 355 à 364. — Aconit *a-d*, Delphinium *e-h*.

MAGNOLIACÉES.

Les Magnoliacées sont des arbres et des arbrisseaux à feuilles alternes, coriaces, entières ou lobées, à stipules latéraux entourant le bourgeon et laissant sur la tige une cicatrice. Fleurs terminales solitaires, souvent odorantes; calice le plus souvent à 3 folioles, jamais à 5; corolle, jamais à 5, de 3 à 27 pétales disposés sur plusieurs rangs; étamines hypogynes, nombreuses, en spirale; anthères continues avec le filet; gynophore allongé; ovaires nombreux, en spirale; ovules solitaires ou plu-

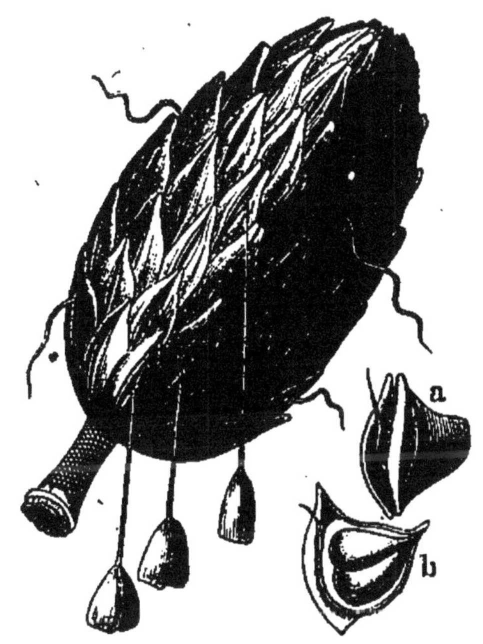

Fig. 365. — Fruit de Magnolia grandiflora.

sieurs; fruits secs, libres ou soudés; graines souvent pourvues d'un tégument charnu. Embryon droit dans la base d'un périsperme charnu.

On divise les Magnoliacées en deux sous-familles: 1° *Magnoliées;* carpelles nombreux disposés en spirale; feuilles non ponctuées par des glandules claires, à stipules caduques.

Genre *Magnolia* (fig. 365); carpelles 1-2-sper-

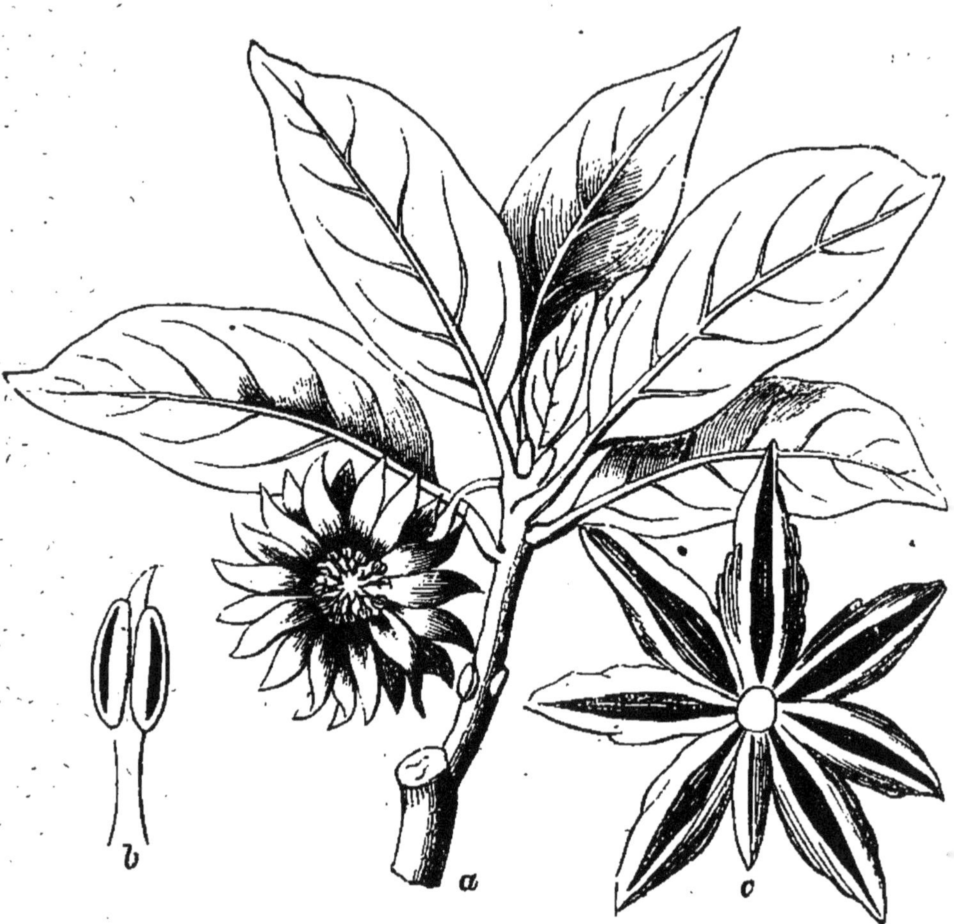

Fig. 366 à 368. — Illicium anisatum.

mes, déhiscents par l'angle interne et restant assez longtemps fixés à l'axe.

Espèce: *Magnolia Glauca*, L.

2° *Wintéracées*; carpelles disposés en verticille;

feuilles avec des ponctuations claires. Stipules caduques ou nulles.

Genre *Drimys ;* calice 2-3 fide ; corolle 2-3 pétales ou plus ; étamines nombreuses ; 4-8 baies polyspermes ; arbres on arbrisseaux toujours verts, glabres.

Espèce : *Drimys Winteri*, Forst.

Genre *Illicium* (fig. 366 à 369) ; calice 5-6 sépales écailleux ; pétales nombreux ∞-sériés ; étamines 20 à 30 courtes ; coques monospermes ; arbres à feuilles alternes.

Espèce : *Illicium anisatum*, L., Anis étoilé, Badiane.

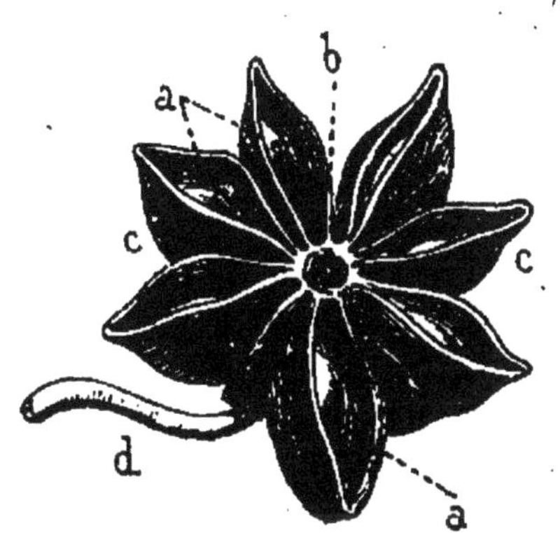

Fig. 369. — Anis étoilé.

MÉNISPERMACÉES.

Les Ménispermacées sont des arbrisseaux souvent sarmenteux, à feuilles peltinerviées, sans stipules ; inflorescences en grappe ; fleurs dioïques ; calice à 3 folioles ; pétales sur 1 ou 3 rangs ; étamines en nombre variable, libres ou soudées ; pistil formé de 3 feuilles carpellaires, avec 3 styles ; baie ; embryon courbe dans la même direction que le fruit.

Genre *Cocculus;* sépales et pétales 3; étamines 6 opposées aux pétales ; carpelles 3-6 ; drupes bacciformes aplaties et 1-spermes; arbrisseaux volubiles.

Espèce officinale : *Cocculus palmatus,* L.

Genre *Menispermum;* fleurs dioïques ; sépales 6-12 ; pétales 6-8 ; étamines 12-24 ; ovaires 2-4 ;

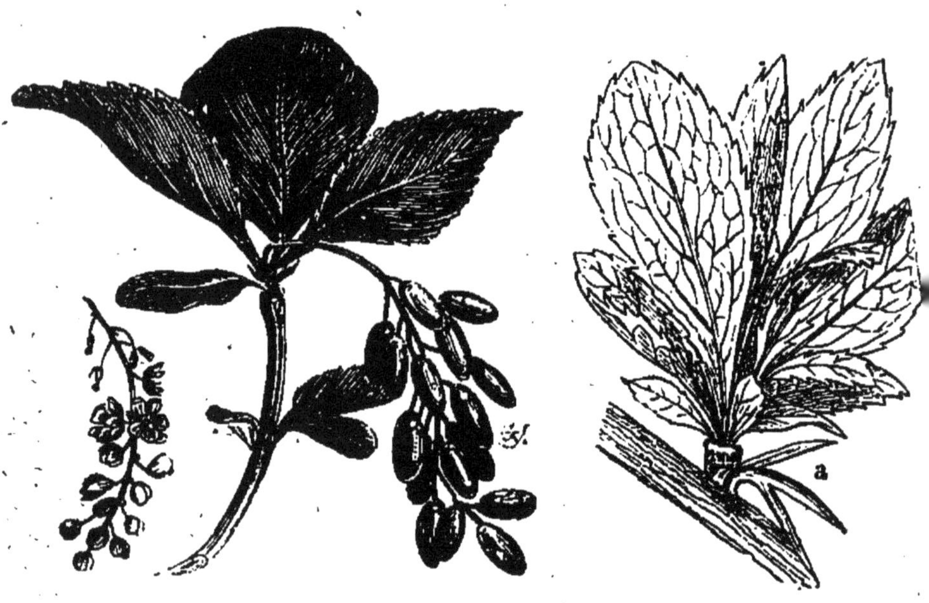

Fig. 370, 371. — Berberis (Épine-vinette).

baies 1-spermes un peu réniformes. Arbrisseaux grimpants.

Espèce : *Menispermum cocculus*, L.

BERBÉRIDÉES.

Les Berbéridées sont des arbrisseaux épineux ou des herbes vivaces, à feuilles alternes, simples ou composées, stipulées; calice 4-12-phylle, coloré, en séries alternes ; corolle à pétales en même nombre que les sépales, leur étant opposés et munis à la base de glandules; étamines en même nombre que les pétales, hypogynes, s'ouvrant en panneaux; pistil unique, 1-loculaire, libre, à ovules 2-12, anatropes, dressés ou ascendants; style très-court ou stigmate presque sessile; baie ou capsule 1-2-3-sperme, à embryon dans l'axe d'un périsperme charnu.

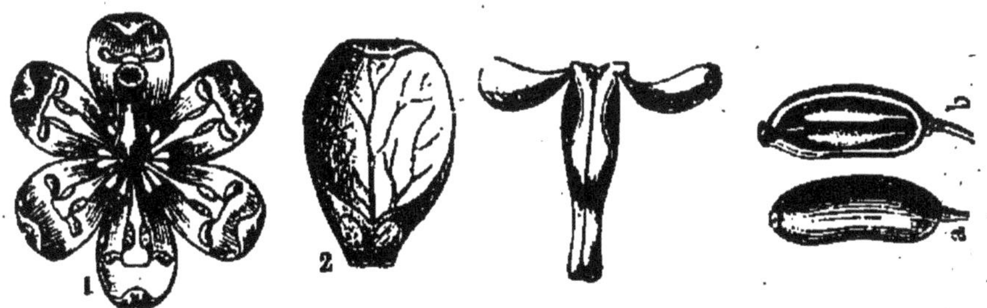

Fig. 372, 373. — Berberis. Fig. 374, 375. — Berberis vulgaris.

Genre *Berberis* (fig. 370 à 375); calice 6-phylle; pétales 6 avec 2 glandules à leur base; ovaire 2-ovulé; baie 1-2-sperme; arbrisseau épineux à feuilles alternes ou fasciculées, à stipules très-petites, caduques, fleurs en grappes simples ou en panicules.

Espèce : *Berberis vulgaris*, L. Epine vinette.

Genre *Podophyllum*; calice 3-phylle; corolle 6-9 pétales; étamines 12-18; baie 1-loculaire, indéhiscente, ∞-sperme. Herbes annuelles.

Espèce : *Podophyllum peltatum*.

PAPAVÉRACÉES.

Les Papavéracées sont des herbes annuelles ou vivaces, ou des arbrisseaux, à suc lactescent, jaune ou aqueux; feuilles alternes; fleurs à 2 pièces, rarement 3 aux verticilles; calice à 2 folioles valvées ou imbriquées, caduques; corolle à pétales 4, rarement 6-8, sur deux rangs, réguliers, à préfloraison chiffonnée; étamines indéfinies libres; ovaire 1-loculaire, à trophospermes intra-carpellaires, en même nombre que les stigmates avec lesquels ils alternent, à ovules anatropes et hémitropes; fruit le plus souvent capsulaire, 1-loculaire (fig. 376, 377) ou siliquiforme; graines très-petites avec un albumen abondant enfermant un embryon très-petit,

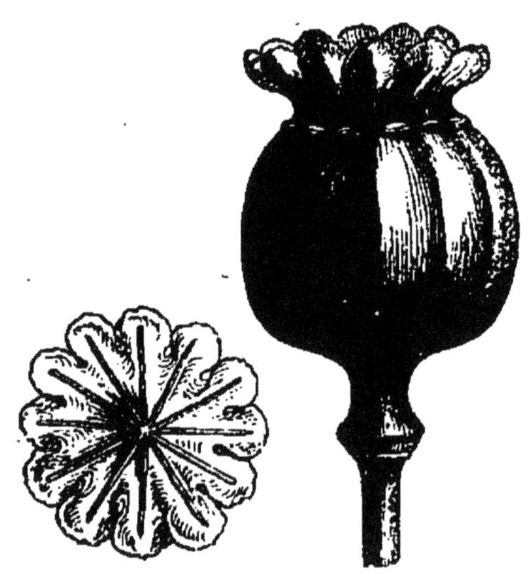

Fig. 376, 377. — Fruit de Papaver somniferum, nigrum.

Genre *Papaver* (fig. 378); stigmate sessile, radié; capsule 1-loculaire, ∞-sperme, à trophospermes pariétaux formant de véritables cloisons; capsule s'ouvrant souvent par des pores sous le stigmate; herbes annuelles à feuilles sinuées; fleurs

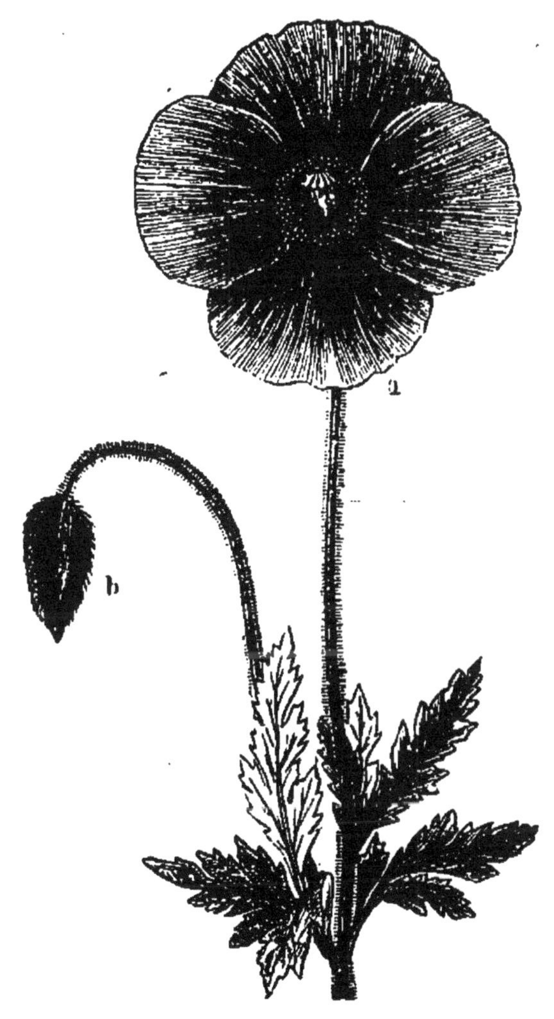

Fig. 378. — Papaver Rhœas.

souvent très-grandes, rouges, terminales sur des pédoncules souvent très-longs.

Espèces: *Papaver Rhœas* (fig. 379), L. Coquelicot; *Papaver somniferum*, L. Pavot à opium.

Genre *Glaucium* (fig. 380 à 387); stigmate épais et glanduleux; capsule siliquiforme, linéaire, longue, rude et tuberculeuse; plante glauque à feuilles pinnatifides ou pinnatipartites, fleurs jaunes terminales solitaires.

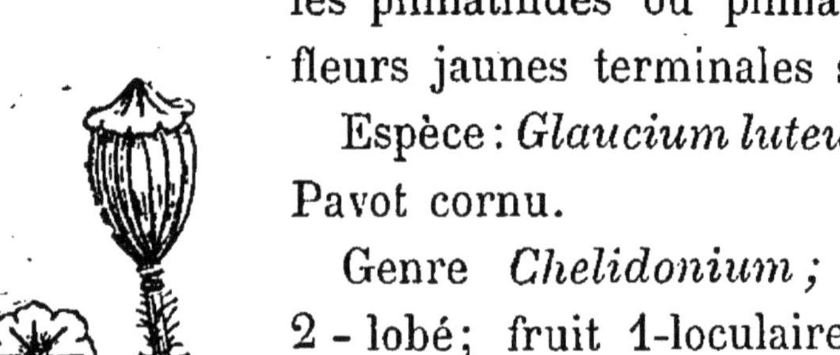

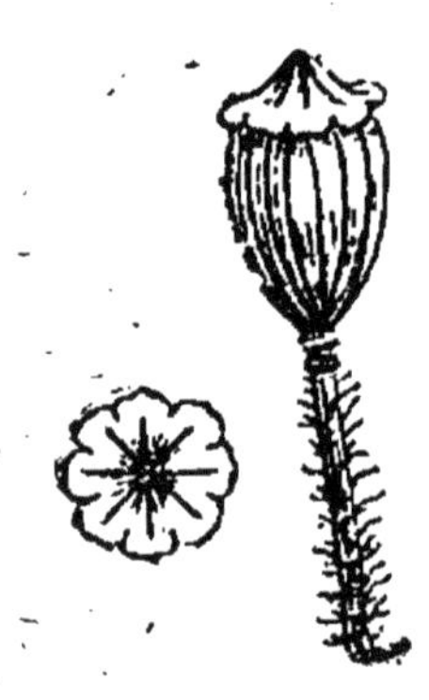

Fig. 379.
Papaver Rhœas.

Espèce: *Glaucium luteum*, Scop. Pavot cornu.

Genre *Chelidonium;* stigmate 2-lobé; fruit 1-loculaire, siliquiforme, 2-valve ∞-sperme, sur 2 trophospermes persistants; suc jaune; herbe vivace à feuilles pinnatiséquées à fleurs jaunes et ombelles pauciflores.

Espèce: *Chelidonium majus*, Linné. Grande Eclaire (fig. 380 à 387).

Genre *Sanguinaria;* stigmate persistant sur une capsule amincie en pointe aux deux extrémités; semences rouges, à caroncule blanche, sur 2 trophospermes épais. 8 pétales, blancs; suc rouge. Fleurs terminales sur des pédoncules allongés.

Espèce: *Sanguinaria Canadensis*, L.

Genre *Argemone*; stigmates persistants, sessiles,

∞-lobés; capsule hérissée d'épines, 3, 4, 6-valve, polysperme; suc jaune.

Espèce: *Argemone Mexicana*, L.

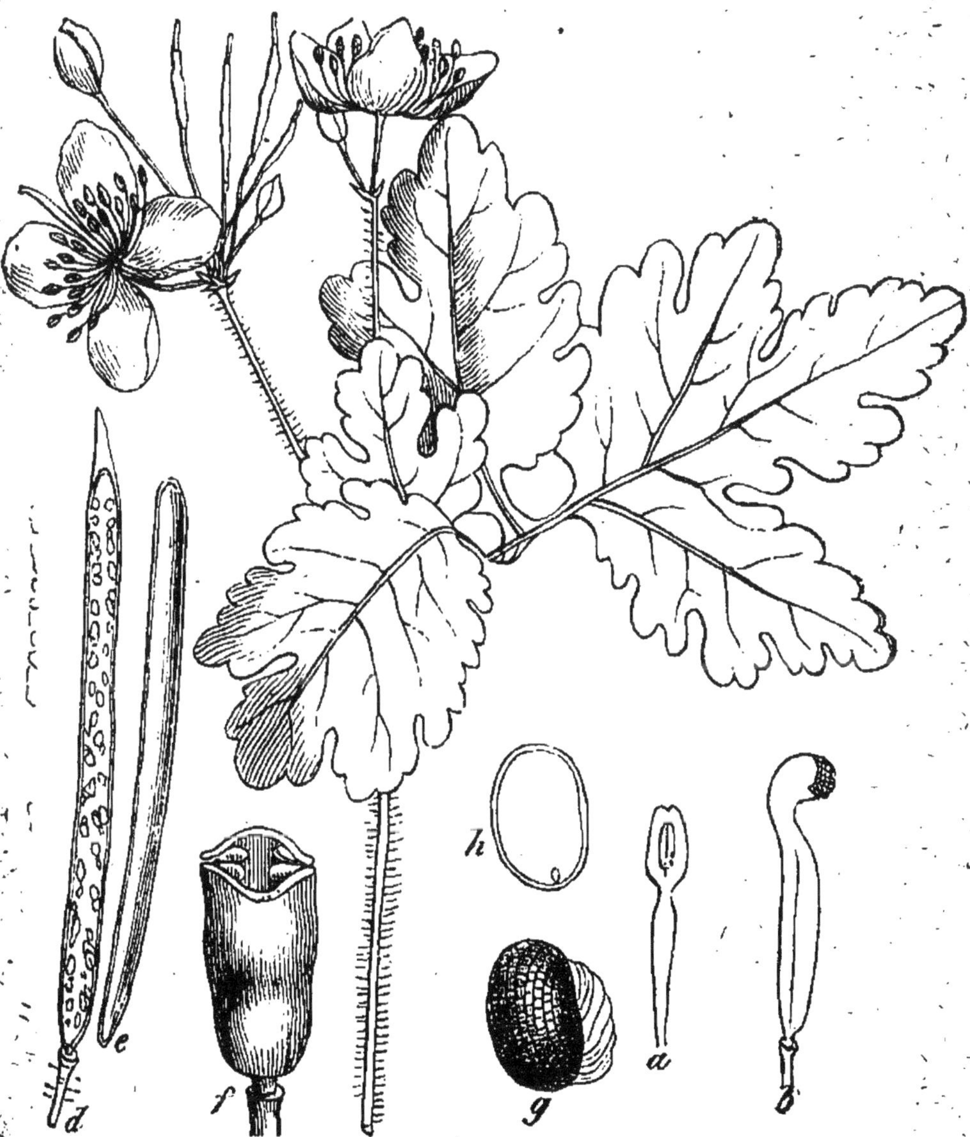

Fig. 380 à 387. -- Chélidoine.

FUMARIACÉES.

Les Fumariacées sont des herbes à suc aqueux, à feuilles alternes, multifides; fleurs blanches, jaunes ou rouges, irrégulières; calice à 2 sépales caduques; corolle irrégulière à 4 pétales, dont les 2 extérieurs plus grands, souvent gibbeux ou épe-

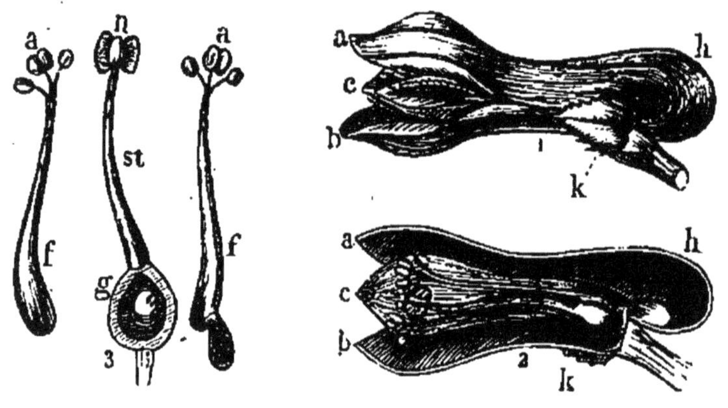

Fig. 388 à 392. — Fleurs, étamines et style de Fumaria.

ronnés, et les 2 intérieurs connés au sommet par une glande; étamines 4-6, diadelphes ou libres, offrant 4 loges anthérales à chaque faisceau; ovaire 1-loculaire, avec un ou plusieurs ovules hémitropes ou campulitropes; style filiforme; fruit siliquiforme, polysperme, 2-valve, ou monosperme et indéhiscent, quelquefois lomentacé; graines arillées sur des placentas latéraux, à embryon dans la base de l'albumen charnu, droit ou un peu arqué et à cotylédons plans.

Les Fumariacées ont été distraites de la famille des Papaveracées, dont elles se distinguent surtout par leurs fleurs irrégulières et par le nombre de leurs étamines.

Genre *Fumaria* (fig. 388 à 392). Étamines diadelphes; fruit nuciforme monosperme indéhiscent; plantes annuelles, à feuilles pinnatiséquées; fleurs purpurines ou blanches à sommet pourpre foncé.

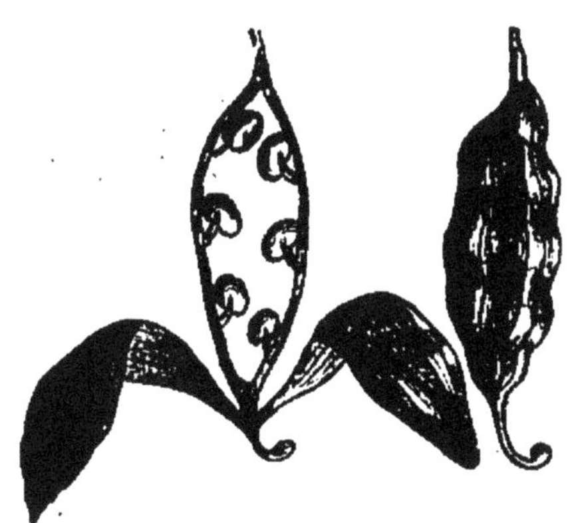

Fig. 393, 394.
Fruit de Corydalis.

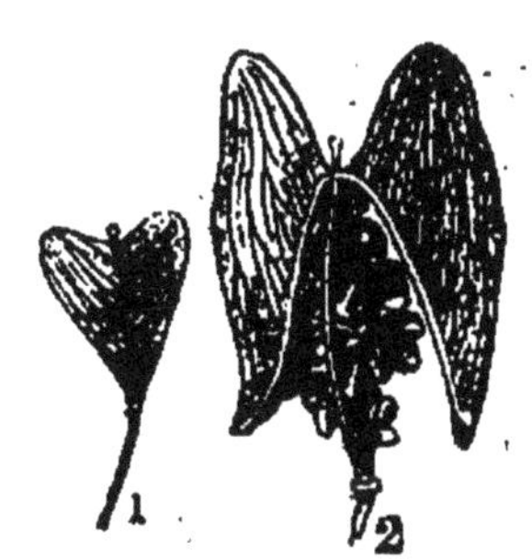

Fig. 395, 396.
Thlaspi bursa pastoris (silique).

Espèce: *Fumaria officinalis*, L. Fumeterre.

Genre *Corydalis* (fig. 393, 394); étamines diadelphes; fruit siliquiforme, polysperme, déhiscent, bivalve; feuilles pinnatiséquées; fleurs jaunes ou purpurines; rarement blanches (inusité).

Genre *Hypecoum*; étamines 4-libres, fruit lomentacé; 4 pétales inégaux.

Espèce : *Hypecoum procumbens*. (Inusité.)

CRUCIFÈRES.

Les Crucifères sont des herbes annuelles ou vivaces, quelquefois suffrutescentes, à suc aqueux, à feuilles alternes, simples ou lyrées, sans stipules; fleurs sans bractées, en corymbes primaires se terminant en grappes; calice 4-sépales, caduc; corolle

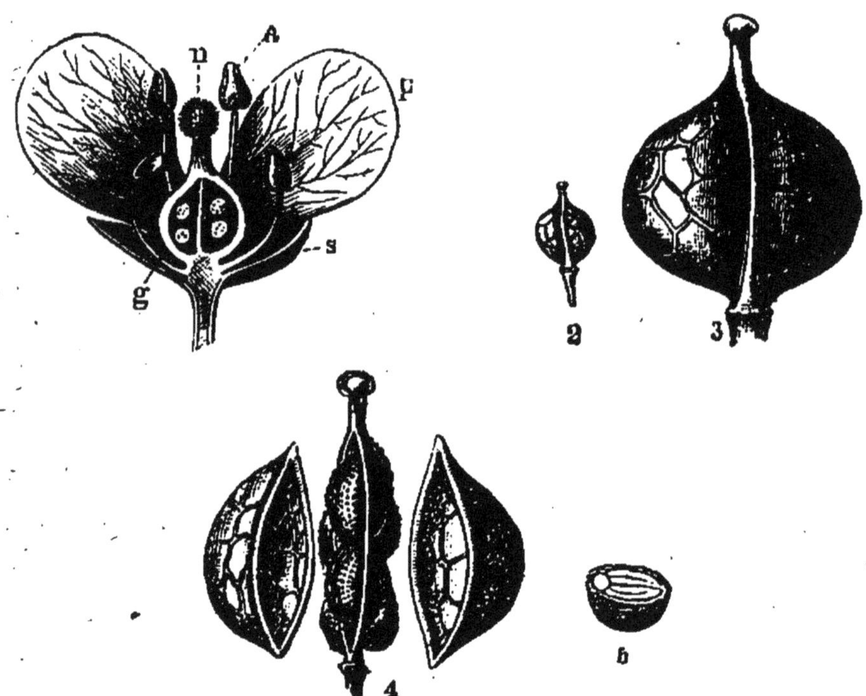

Fig. 397 à 400. — Cochlearia officinalis.

à préfloraison imbriquée, 4 pétales alternes avec les sépales, ou rarement 0; étamines 6, tétradynames, très-rarement par avortement 4-2; les 4 étamines internes et plus longues sont opposées par paire aux sporophorés et les 2 extérieures sont opposées chacune aux valves de l'ovaire; glandules 4-2 au fond de la fleur; ovaire 2-loculaire, libre, à ovules cam-

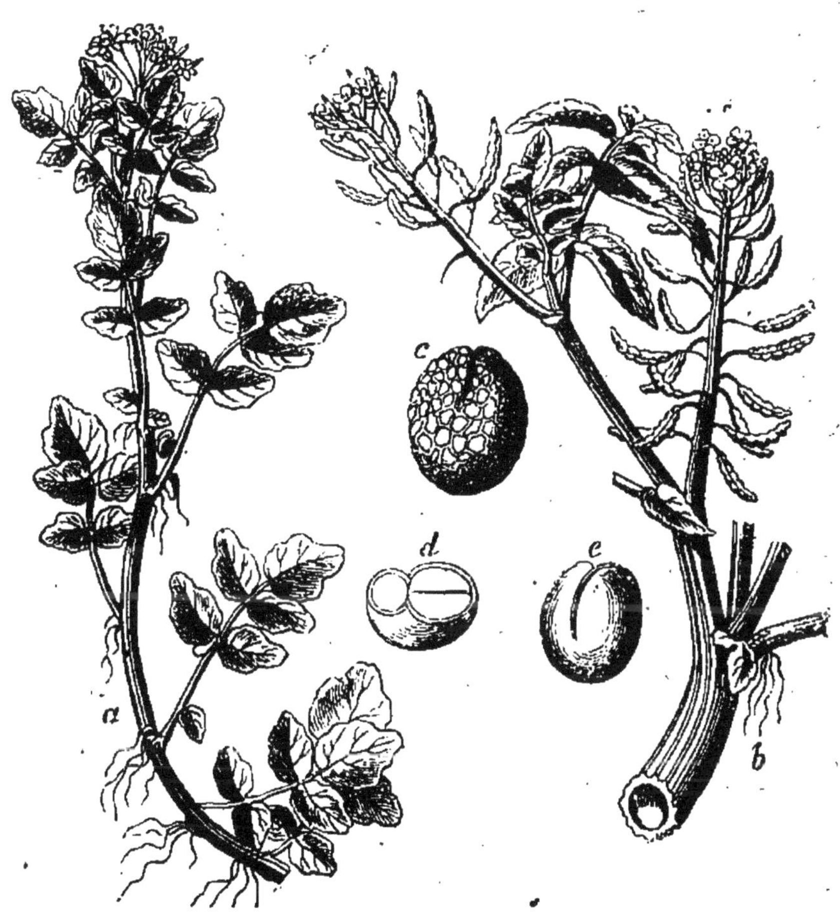

Fig. 401 à 405. — Nasturtium officinale.

pulitropes; style 1 ou 0; stigmate entier ou 2-lobé opposé aux trophospermes. Silique 2-loculaire (fig. 395, 396), 2-valve, 2 ou polysperme, à valves se séparant par la déhiscence d'une cloison médiane ou indéhiscentes, 1-loculaire, 1-sperme, souvent lomentacée; trophospermes 2-adnés au bord de la cloison; graines pendantes, sans albumen; embryon recourbé, plus rarement spiral.

On distingue les Crucifères en plusieurs groupes, d'après les rapports de la radicule et des cotylédons:

1° *Pleurorhizées:* Radicule accumbante et cotylédons plans (0 =); graines comprimées.

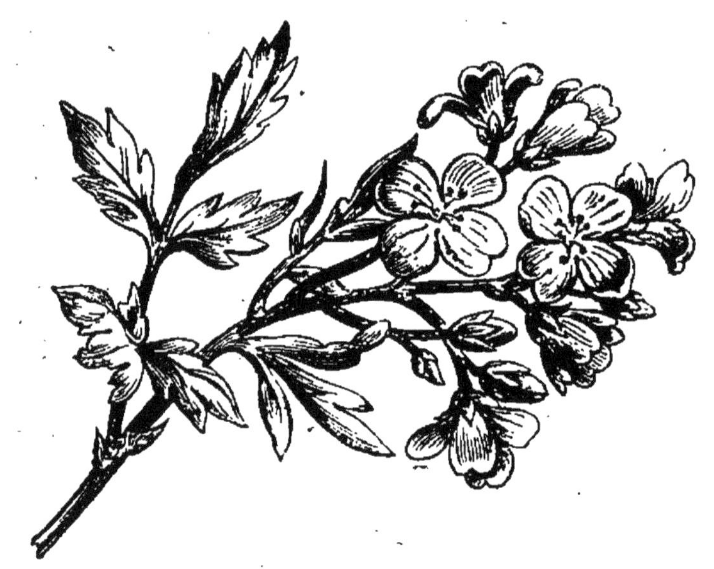

Fig. 406. — Giroflée.

Genre *Cochlearia* (fig. 397 à 400); silicule renflée, arrondie, à valves très-convexes; style persistant sur la cloison après la déhiscence; glandes 2 ou plusieurs sur le réceptacle près des étamines extérieures; fleurs blanches; feuilles entières, dentées ou incisées.

Espèces : *Cochlearia officinalis*, L. Cochlearia; *Cochlearia armoracia*, L. Raifort sauvage.

Genre *Nasturtium* (fig. 401 à 405); Silique cylindrique ou renflée à valves convexes; graines comprimées, irrégulièrement 2-4-sériées; feuilles pinnatiséquées ou pinnatifides. Fleurs blanches ou jaunes; herbes à tiges souvent radicantes.

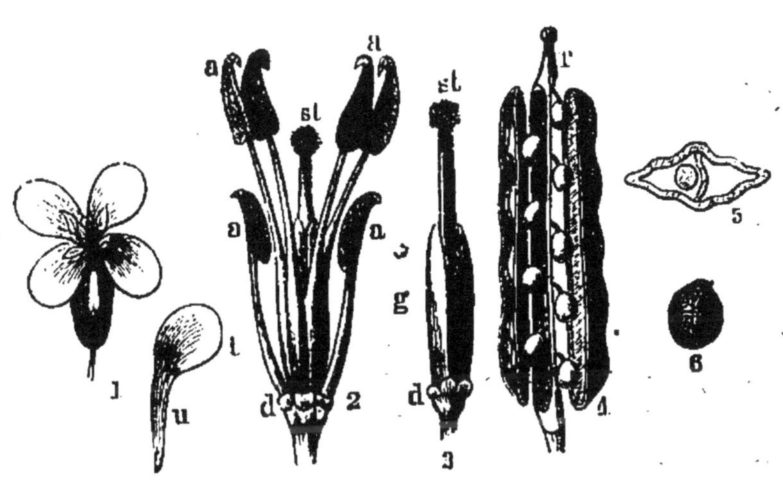

Fig. 407 à 413. — Brassica nigra.

Espèce : *Nasturtium officinale*, R. Br. Cresson de fontaine.

Genre *Cheiranthus* (fig. 406); silique à bec court ou nul, tétragone, à valve convexe ; stigmate 2-lobé à lobes courbés en dehors ; graines 1-sériées ; herbes pubescentes ou non, à feuilles atténuées en pétioles, entières.

Espèce : *Cheiranthus cheiri*, L. Giroflée de muraille. (Inusitée.)

2° *Notorhizées*; Radicule incumbante et cotylédons plans (O=); graines ovoïdes non bordées.

Genre *Sisymbrium;* Silique linéaire cylindrique, à stigmate entier ou émarginé; graines 1-sériées; herbes à poils simples ou rameux, à feuilles

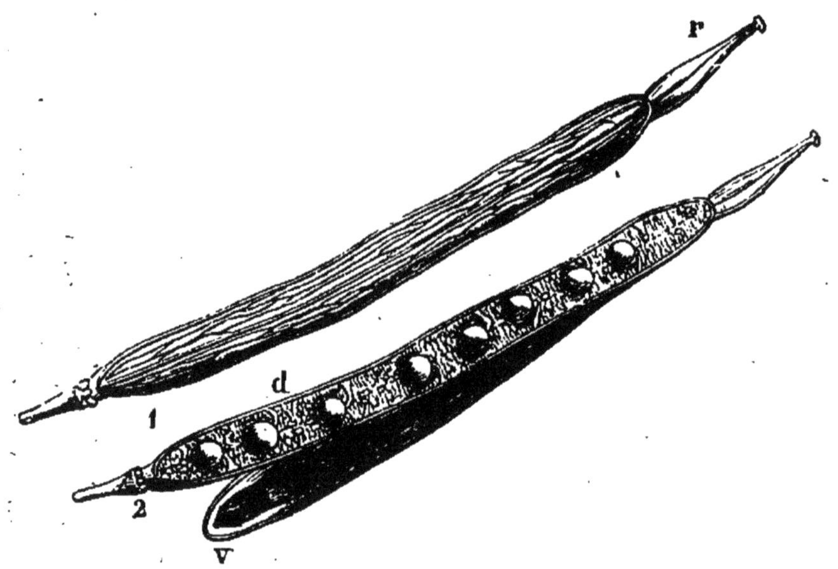

Fig. 414, 415. — Brassica oleracea.

entières ou découpées; fleurs jaunes ou blanches.

Espèce: *Sisymbrium officinale*, Scop. Herbe au chantre.

3° *Orthoplocées*; cotylédons pliés incumbants (O>); graines souvent globuleuses.

Genre *Brassica* (fig. 407 à 413); silique allongée, rostrée; valves munies d'une nervure dorsale droite proéminente; bec court; graines sphériques 1-sériées; herbes glauques, glabres ou hispides, à feuilles entières ou découpées, fleurs jaunes ou blanches.

Espèces : *Brassica Napus*, L. Navet; *Brassica campestris*, L. Chou-colza; *Brassica oleracea*, L. Chou (fig. 414, 415).

Genre *Sinapis* (416, 417); silique allongée, rostrée; 1-sperme; valves munies de 3-4-5 nervures droites; rostre plus allongé, herbes plus ou moins velues; à feuilles lyrées ou pinnatipartites; fleurs jaunes

Espèces : *Sinapis nigra*, Koch, Moutarde noire; *Sinapis alba*, L. Moutarde blanche.

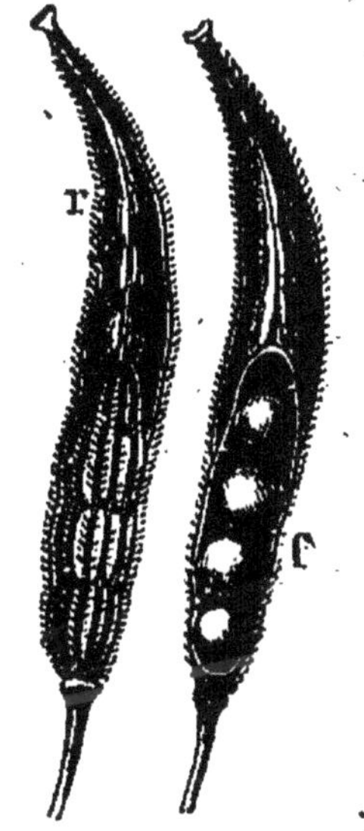

Fig. 416, 417. Silique (Moutarde blanche)

Genre *Raphanus*; silique indéhiscente; renflée, spongieuse ou moniliforme, partagée transversalement en plusieurs articles 1-spermes, ayant 6-8 nervures sur sa circonférence; bec long, conique; graines 1-sériées; herbes hispides, à feuilles inférieures lyrées ou pinnatipartites; fleurs jaunes, blanches ou violettes.

Espèce : *Raphanus sativus*, L. Radis.

4° *Spirolobées*; cotylédons linéaires, convolutés, incumbants O|| || (Inusitées.)

5° *Diplécolobées*; cotylédons linéaires, 2 fois pliés, incumbants O|| || || || (Inusités.)

VIOLARIACÉES.

Les Violariacées ou Violacées sont des herbes, sous arbrisseaux ou arbres, à feuilles alternes, rarement opposées, à stipules libres; fleurs parfaites, axillaires, régulières ou irrégulières, munies de

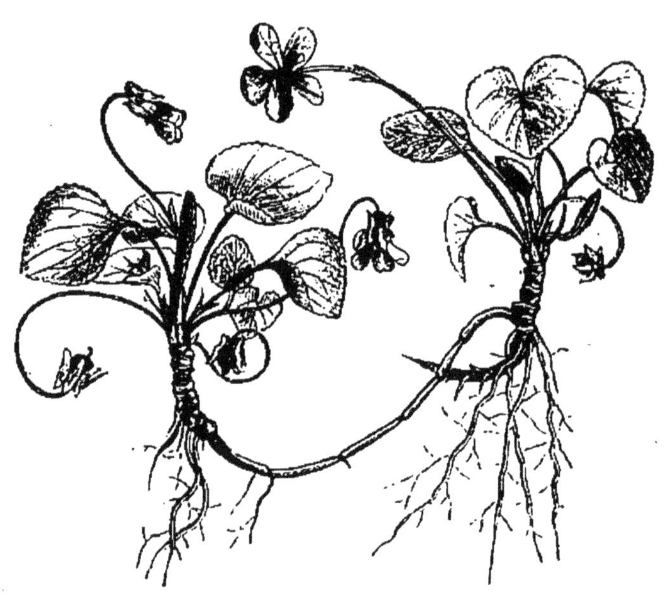

Fig. 418. — Viola odorata.

pédicelles bibractéolés; calice libre à 5 folioles souvent inégales, préfloraison quinconciale; corolle à 5 pétales alternes, 2 antérieurs devenant extérieurs par torsion du pédicelle, 2 médians, 1 souvent avec éperon du côté de l'axe; étamines 5 à anthères introrses, les 2 postérieures souvent appendiculées; ovaire libre, 1-loculaire, à 3 folioles;

ovules anatropes fixés sur 3 sporophores; style unique, épaissi au sommet; capsule 1-loculaire, 3-valve; graines garnies d'une fausse arille, à périsperme charnu; embryon droit aussi long que la graine, radicule touchant le hile.

Genre *Viola* (418 à 424); sépales prolongés à la base en éperon; corolle labiée, à pétale inférieur prolongé en éperon creux; anthères subsessiles,

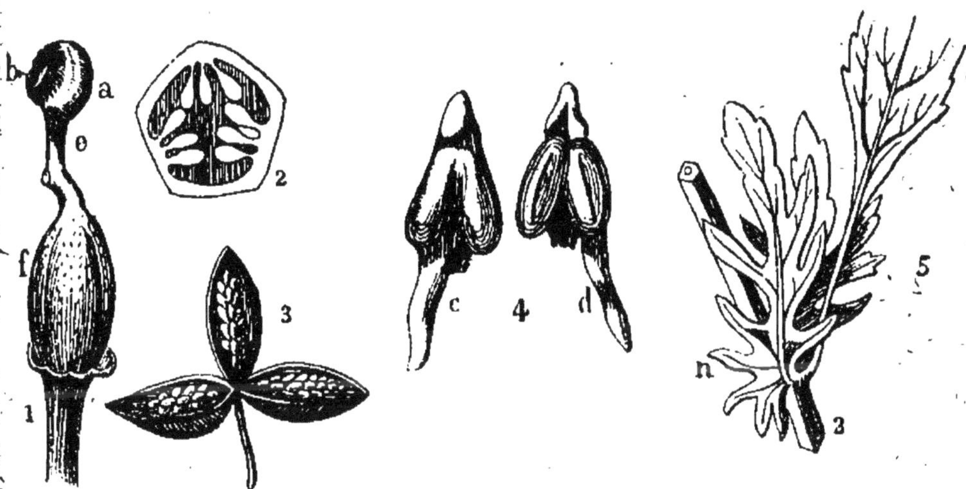

Fig. 419 à 424. — Pensée.

dont les 2 inférieures sont éperonnées à la base; style unciné (en pointe aiguë) au sommet. Plantes annuelles ou vivaces, acaules ou caulescentes; fleurs violettes, bleues ou blanches sur des pédoncules allongés et bractéés.

Espèces officinales: *Viola odorata*, L, Violette; *V. tricolor*, L. Pensée.

Genre *Ionidium;* calice à sépales non munis d'un éperon à la base; corolle non étalée ni éperonnée; anthères non rapprochées en cône; herbes ou sous arbrisseaux.

Espèce : *Ionidium Ipecacuanha*, Vent. Faux Ipecacuanha.

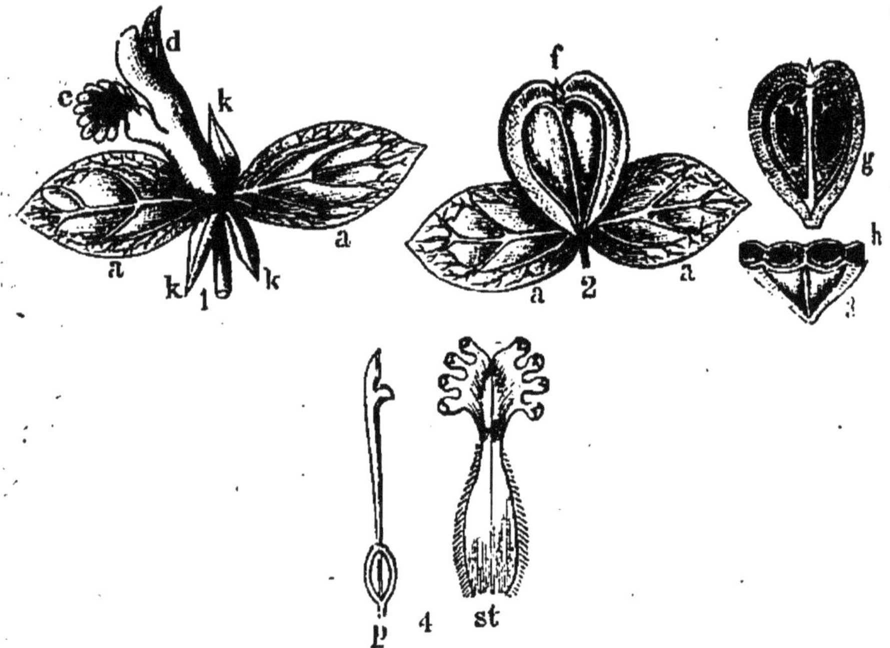

Fig 425 à 430. — Polygala vulgaris.

POLYGALÉES.

Les Polygalées sont des herbes ou des sous-arbrisseaux, jamais des arbres, à feuilles alternes, simples, sans stipules; inflorescence le plus souvent en grappe ou en tête; fleurs à 3 bractées; calice à 5 folioles, 3 externes et 2 internes plus grandes (*ailes*); corolle à 3 pétales, rarement 5, dont l'inférieur plus grand. Étamines épipétales 8, soudées par les filets en un androphore ouvert en haut; à anthères 1-loculaires, déhiscentes par un pore;

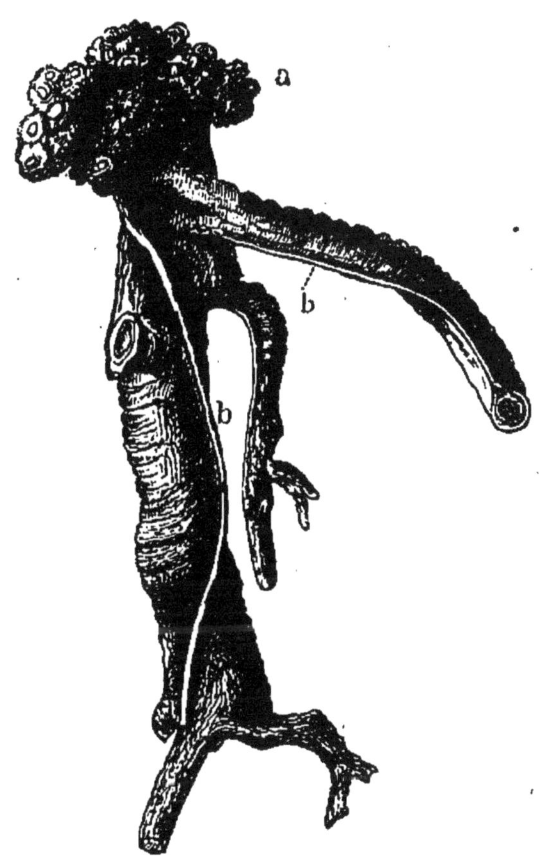

Fig. 431. — Racine de Polygala Seneka.

ovaire biloculaire, avec 1 ovule suspendu dans chaque loge; style très-diversement et très-bizarrement conformé, et portant le stigmate sur une partie de sa surface; capsule 1-2-loculaire, à déhiscence loculicide, rarement drupe ou samare; graine à albumen le plus souvent charnu, rarement 0, souvent caronculée; embryon droit dans l'axe du périsperme, avec radicule tournée vers l'ombilic.

Genre *Polygala* (fig. 425 à 430); calice persistant, avec les ailes colorées et plus grandes; corolle labiée, 2 lobes à la lèvre supérieure séparés par une fente longitudinale, lèvre inférieure 3-lobée à lobe moyen crété et à lobes latéraux souvent oblitérés et formant un capuchon pour les étamines. Ovaire à stigmate 2-labié; capsule comprimée; graine munie d'une caroncule 2-3-lobée; plantes vivaces, à fleurs en grappes dressées et souvent unilatérales.

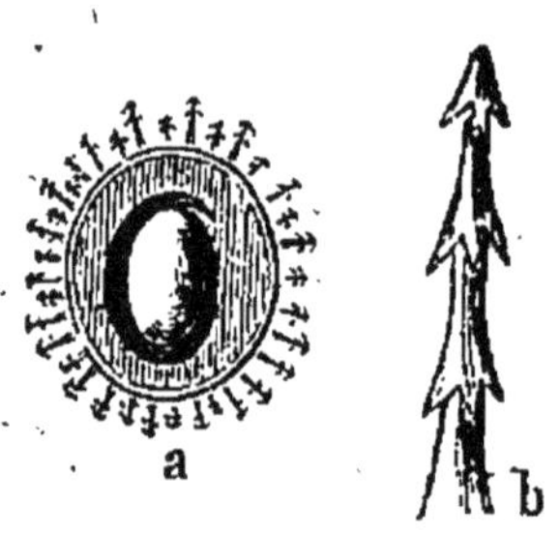

Fig. 432, 433.—Krameria triandra *a* fruit *b* poil.

Espèces : *Polygala vulgaris*, L.; *Polygala amara*, L.; *Polygala Seneka*, L. (fig. 431).

Genre *Krameria* (fig. 432, 433); drupe globuleuse, ligneuse-coriace, recouverte partout de poils glochidés (munis d'hameçons); calice 4-phylle; corolle 4-5 pétales irréguliers, dont les 3 supérieurs plus longs et onguiculés; étamines 3-4; arbustes à feuilles alternes, à fleurs axillaires.

Espèce : *Krameria triandra*, R. Pav. Ratanhia.

CARYOPHYLLÉES.

Les Caryophyllées sont des herbes ou des sous-arbrisseaux à tiges et à rameaux dichotomes, à nœuds articulés, à feuilles opposées, très-entières, presque toujours sessiles, rarement stipulées; fleurs parfaites; calice libre, 4-5-phylle, à préfloraison imbriquée, à sépales soudés par la base, persistants;

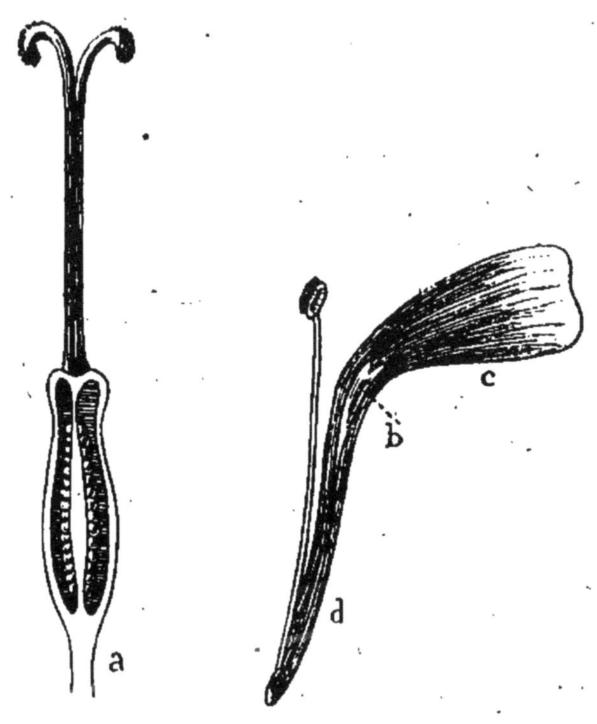

Fig. 434, 435. — Fleur Caryophillée (Saponaire).

corolle à préfloraison imbriquée ou tordue, 4-5 pétales simples ou bifides, ongulés ou non, à gorge squammeuse ou non, insérés sous l'ovaire; très-rarement corolle 0 (*Sagina*); étamines en nombre double des pétales, les intérieures adnées à la base des pétales, formant un ou deux verticilles réels; ovaire 2-5-phylle, à placentation axile, ∞-ovulé, à ovules campulitropes ou rarement demi-anatropes; style unique, 2-5-fide à stigmate interne; capsule 1-5 loges, déhiscente par le sommet en plusieurs dents en même nombre que les styles; rarement

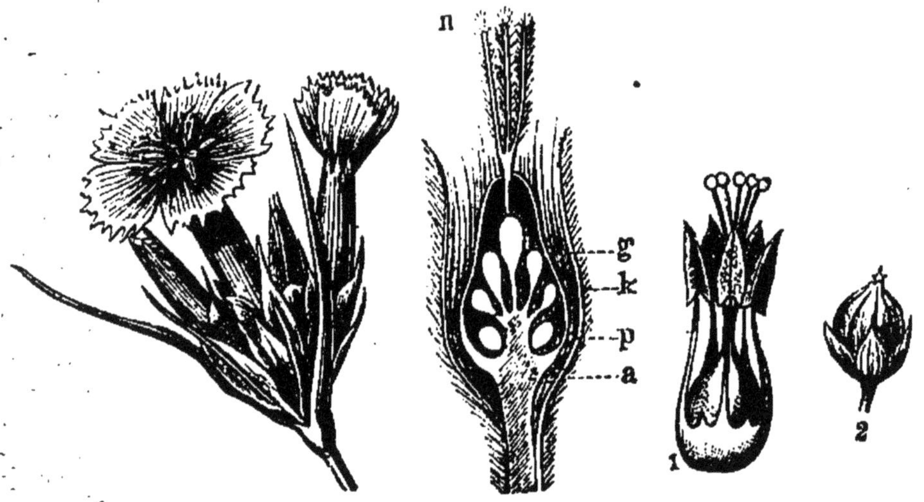

Fig. 436. Dianthus Carthusianorum. Fig. 437. Nielle des champs. Fig. 438, 439. Linum usitatissimum.

baie indéhiscente; graines réniformes sur un trophosperme central et souvent libre, à embryon entourant l'albumen (fig. 434, 435).

On divise les Caryophyllées en deux sous-ordres:

1° *Alsinées;* sépales distincts; pétales à peine onguiculés; ovaire sessile; styles distincts à la base. (Inusitées.)

2° *Silénées;* calice tubuleux; pétales le plus souvent onguiculés, insérés au sommet d'un gynophore; ovaire stipité.

Genre *Dianthus* (fig. 436); calice tubuleux-cylindrique entouré à sa base d'un calicule 2-6-bractéé; styles 2; graines comprimées ou lenticulaires peltées; embryon droit sur la face dorsale du périsperme; capsule s'ouvrant par 4 valves; plantes vivaces à tiges renflées aux articulations; feuilles linéaires connées à la base; fleurs terminales en cyme ou solitaires.

Espèce : *Dianthus Caryophyllus*, L.

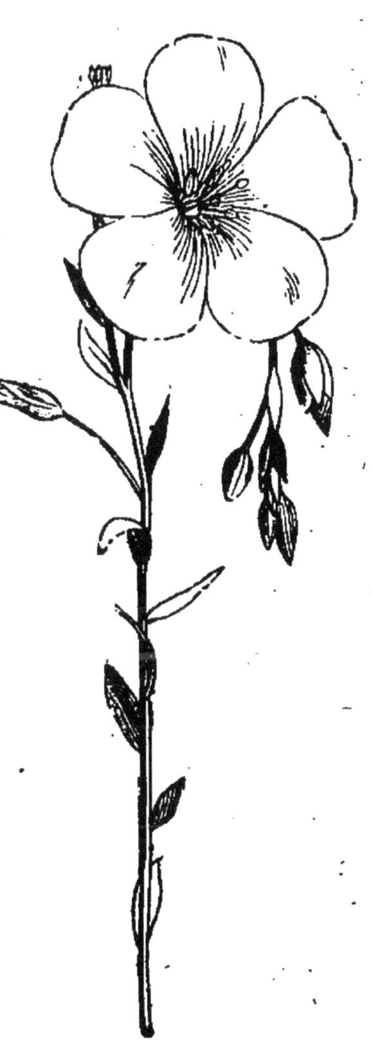

Fig. 440. — Lin.

Genre *Lychnis* (fig. 437); calice tubuleux plus ou moins renflé, sans calicule; styles 5. Capsule 1-loculaire, s'ouvrant au sommet par 5 valves entières, très-rarement 2-fides; herbes à tiges glabres, pubescentes ou visqueuses; feuilles linéaires; fleurs solitaires ou en cymes et en panicules.

Espèce : *Lychnis githago*, L. Nielle.

Genre *Saponaria;* calice tubuleux, cylindrique ou anguleux, 4-5-denté, sans calicule; styles 2; capsule s'ouvrant au sommet par 4 valves. Plantes vivaces à tige glabre; feuilles elliptiques; fleurs en cymes ou en fascicules disposés en panicules.

Espèce : *Saponaria officinalis*, L. Saponaire.

LINÉES.

Les Linées ont des herbes rarement suffrutescentes, à feuilles très-entières, sans stipules, alternes ou opposées; inflorescence terminale en panicule ou en corymbe; fleurs régulières; calice à 5 folioles, rarement 4, divisé jusqu'à la base, persistant; corolle à 5 pétales, rarement 4, égaux, à préfloraison tordue; étamines, double des pétales, connées en un anneau par la base, les intérieures opposées aux pétales stériles; ovaire à 5 loges, rarement 4, séparées en 2 logettes par une fausse cloison incomplète qui sépare 2 ovules anatropes; styles libres et distincts; capsule s'ouvrant en 5 ou 4 valves bifides; semences 2, à périsperme nul, ovales, comprimées, brillantes, à surface mucilagineuse quand elles sont mouillées; embryon droit à radicule aboutissant à l'ombilic (fig. 438, 439).

Genre *Linum* (fig. 440); fleurs pentamères; capsule sub-globuleuse à 5 et 3 loges bispermes, séparées chacune en deux loges 1-spermes par une cloison. Herbes annuelles ou vivaces, à feuilles éparses, linéaires; fleurs bleues, roses, blanches ou jaunes.

Espèces officinales : *Linum usitatissimum; L. Catharticum*, L.

MALVACÉES.

Les Malvacées sont des herbes, des arbrisseaux ou des arbres à poils étoilés, à feuilles éparses, simples, stipulées; fleurs parfaites; calice muni de bractées (calicule), à 5 folioles, préfloraison valvaire; corolle à pétales 5, égaux, à préfloraison tordue, soudés au tube staminal; étamines nombreuses, monadelphes, à anthères 1-loculaires, à déhiscence transversale; pollen hérissé de pointes; ovaire formé de 3-4 5 carpelles plus ou moins soudés; styles connés, stigmates simples; ovules amphitropes; coques septicides ou loculicides, rarement indéhiscentes; graines réniformes suspendues ou ascendantes à l'angle central des loges, à tégument crustacé, quelquefois laineux; albumen mucilagineux ou nul; embryon homotrope, courbe, à cotylédons plissés.

Les Malvacées ont été divisées en :

1° *Malopées;* calice garni d'un involucelle; plusieurs carpelles uniloculaires, monospermes, réunis en capitule.

Genre *Malope;* calice à involucelle 3-phylle, à folioles cordiformes, carpelle 1-sperme en tête; herbes à fleurs grandes.

Espèce : *Malope trifida.* (Inusité.)

2° *Malvées;* calice garni d'un involucelle; carpelles 5 ou plus, verticillés, libres ou soudés.

Fig. 441. — Mauve.

Genre *Malva* (figure 441); calice externe 3-phylle; styles en même nombre que les loges, soudés par la base; fruit formé de plusieurs coques disposées en cercle, monospermes et indéhiscentes; plantes vivaces à feuilles palmatilobées ou palmatiséquées; fleurs roses ou violacées, solitaires ou fasciculées à l'aisselle des feuilles.

Espèces officinales : *Malva sylvestris*. L.; *Malva rotundifolia*, L.

Genre *Althæa* (fig. 442 à 447); calice 5-fide avec un calicule 6-9 partite, à folioles soudées dans leur tiers inférieur; plantes annuelles et vivaces, tomenteuses, à feuilles palmatifides; fleurs purpurines ou roses, solitaires ou fasciculées à l'aisselle des feuilles.

Espèces officinales : *Althœa officinalis*, L.; Guimauve; *Althœa rosea*, L. Rose tremière.

Genre *Lavatera*; involucre de 3-6 divisions peu profondes; carpelles 1-spermes, en cercle autour d'un axe diversement conformé.

Espèce : *Lavatera arborea*. (Inusitée).

3° *Hibiscées ;* calice muni d'un involucelle; carpelles 3-5-10, formant une capsule à déhiscence loculicide ou indéhiscente.

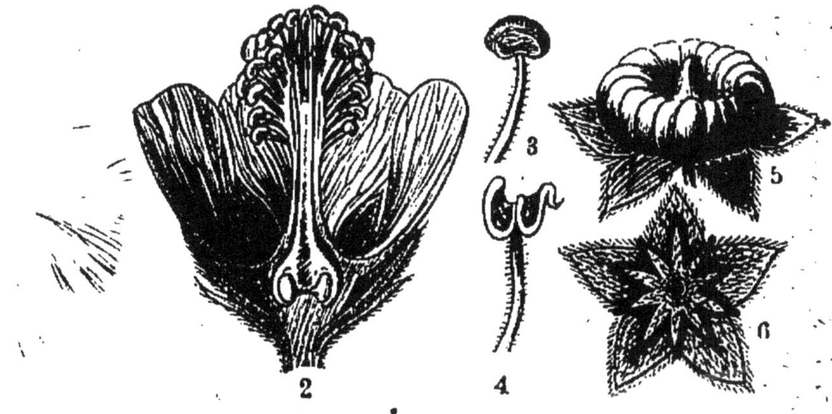

Fig. 442 à 447. — Guimauve.

Genre *Hibiscus ;* involucre polyphylle; pétales sans appendice et adhérents au tube staminifère; stigmates 5 en tête; capsule à 5 loges ∞-spermes; graines réniformes, quelquefois laineuses.

Espèce : *Hibiscus esculentus*, L. Gombo.

Genre *Abelmoschus ;* involucre sétacé; corolle hispide; folioles de l'involucre promptement caduques.

Espèce : *Abelmoschus communis*, Medik. Ambrette.

Genre *Gossypium ;* involucre à 3 divisions, cordiformes, racinées et dentées ; stigmates 3-5 ; carpelles 3-5, ∞-spermes ; graines cotonneuses ; herbes ou arbrisseaux.

Espèce : *Gossypium herbaceum*, L., Cotonnier.

4° *Sidées ;* calice sans involucelle ; carpelles verticillés en une capsule à déhiscence loculicide.

Genre *Sida ;* calice 5-fide, souvent anguleux ; style multifide au sommet ; carpelles 5-30 verticillés, 1-loculaires, mono ou polyspermes ; herbes ou arbrisseaux.

Espèce : *Sida malvæfolia*. (Inusité.)

Genre *Abutilon ;* carpelles 3-4 spermes. (Inusité.)

BUTTNERIACÉES.

Les Buttnériacées, réunies aux Malvacées par un grand nombre de leurs caractères, en ont été séparées par quelques auteurs. Ce sont des arbres à feuilles entières, à stipules caduques ; fleurs hermaphrodites régulières ; calice herbacé ou pétaloïde, gamophylle, velu ; pétales 5, en capuchons surmontés d'une languette ; étamines ∞-stériles opposées aux pétales, 5-fertiles alternes, toutes ensemble réunies en cupule; ovaire 4-5 carpellé, à loges 2-∞-ovulées; capsule (*Cabosse*).

Genre *Theobroma* (fig. 448) calice caduc 5-phylle; fruit gros, sec, allongé, marqué de 10 sillons, ∞-sperme; graines à tégument charnu; arbres à feuilles alternes et entières; fleurs groupées par petits bouquets.

Espèce : *Theobroma Cacao*, L. Cacaotier.

TILIACÉES.

Les Tiliacées sont des arbres, des arbrisseaux ou très-rarement des herbes, à duvet simple, rameux ou étoilé, à feuilles alternes, entières ou palmées, veinées en dessous, à stipules caduques ou persistantes; fleurs axillaires ou terminales, munies de bractées ou d'un involucelle gamophylle valvé; calice 3-5-phylle, rarement 4, caduc; pétales en même nombre, garnis souvent à la base d'une petite écaille, imbriqués, caducs ou nuls; étamines indéfinies, libres ou quelquefois connées par la base, à filets filiformes, à anthères introrses, 2-loculaires, à déhiscence transversale ou longitudinale au sommet; glandules opposées aux pétales, manquant souvent; ovaire libre, 2-5-loculaire, souvent divisé transversalement par une cloison, à ovules anatropes; style 1 ou 0; capsule, carcérule, drupe ou baie; graine ailée ou non, à albumen charnu ou nul; embryon orthotrope, axile, à cotylédons foliacés.

Genre *Tilia* (fig. 449 à 459); pédoncule axillaire soudé à la nervure médiane d'une grande bractée membraneuse oblongue, et s'en séparant vers la moitié de sa longueur; étamines à déhiscence introrse, 2-loculaires; carcérule à 5 loges 1-spermes. Arbres à feuilles alternes pétiolées simples, à stipules très-caduques; fleurs en corymbe axillaire pauciflore.

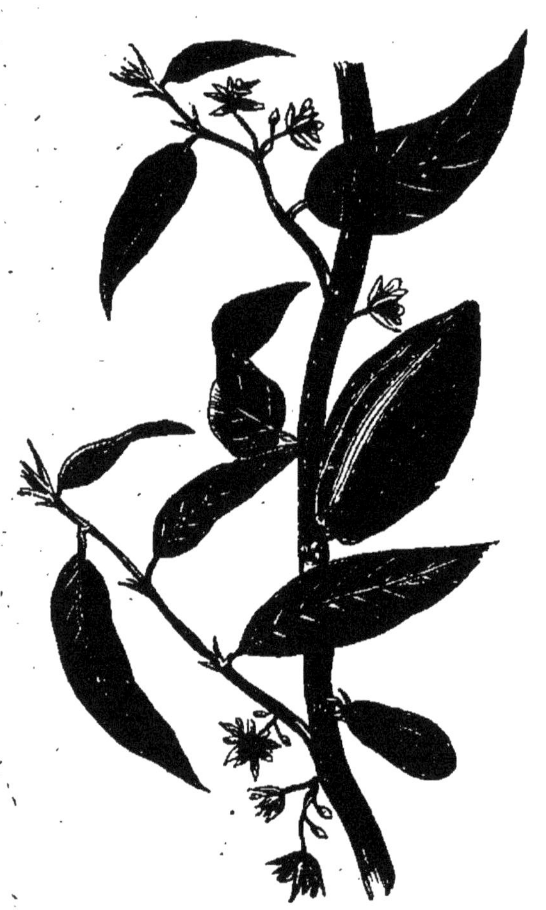

Fig. 448. — Théobroma cacao.

Espèce : *Tilia europœa*, L. Tilleul.

TERNSTRŒMIACÉES.

Les Ternstrœmiacées sont des arbres ou arbrisseaux, à feuilles alternes coriaces; fleurs régulières;

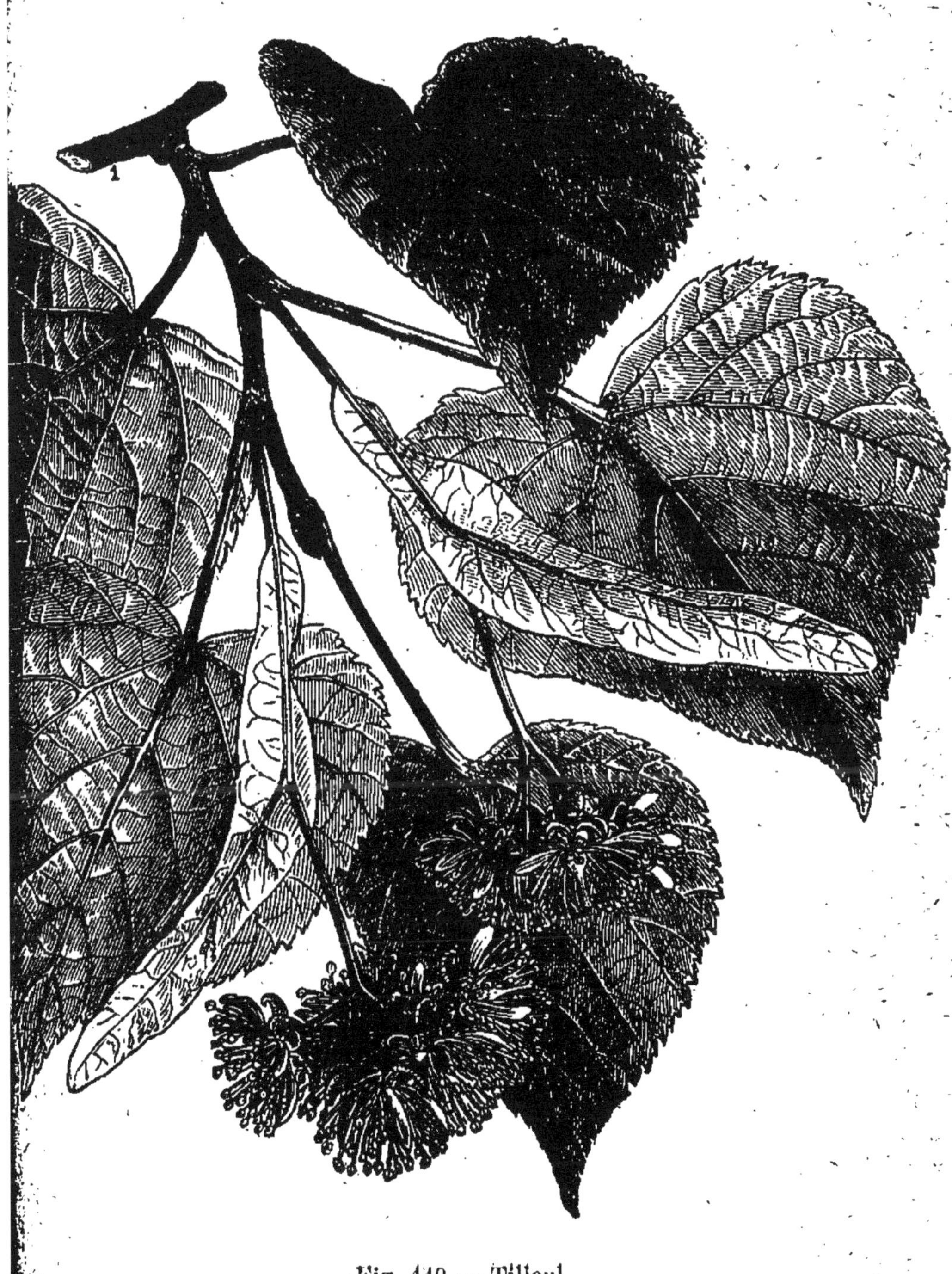

Fig. 449. — Tilleul.

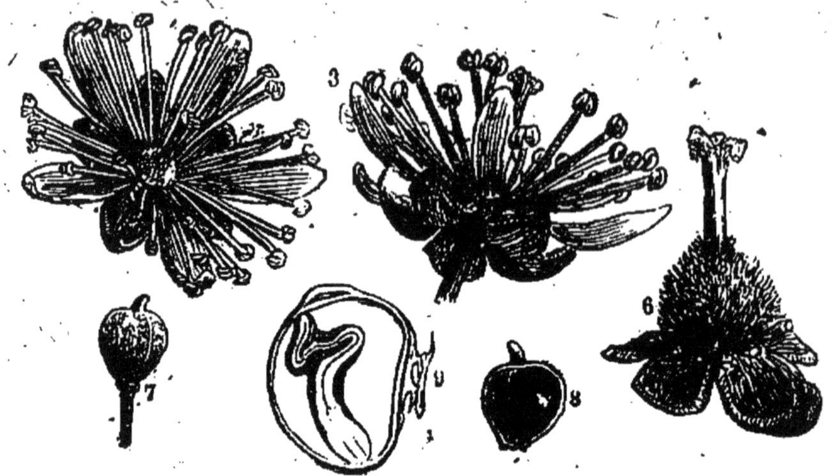

Fig. 450 à 455. — Tilleul, fleur et graine.

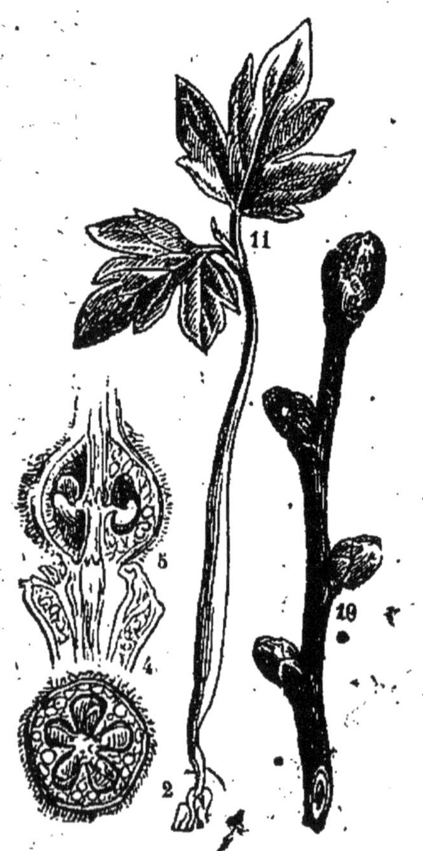

Fig. 456 à 459. — Tilleul, bourgeons.

calice 2-bractéolé, 2-5-∞-phylle, coriace; pétales en même nombre, rarement plus, imbriqués; étamines indéfinies; ovaire libre, 2-3-5-loculaire, à ovules pendants ou dressés; baie ou fruit déhiscent loculicide; périsperme charnu ou nul, cotylédons condupliqués; radicule courte.

Genre *Thea* (fig. 460); calice 5-phylle; corolle 5-pétales sessiles, ou plus; capsule 3-coques, 1-2 ovulées; arbrisseaux toujours verts à feuilles alternes; fleurs axillaires.

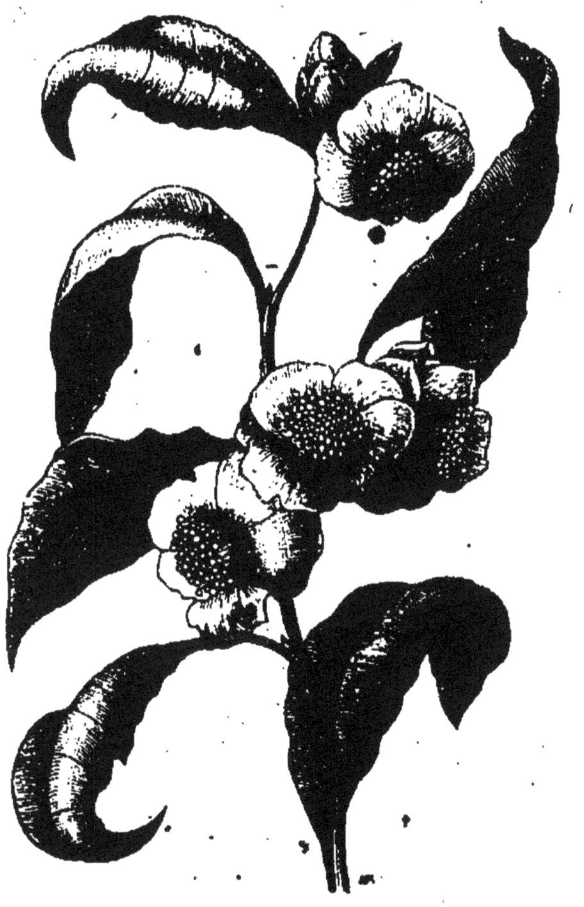

Fig. 460. — Thea sinensis.

Espèce : *Thea sinensis*, Sims.

Genre *Camellia ;* calice recouvert de quelques écailles imbriquées; étamines 1 ou ∞- adelphes à la base ; capsule 3-5-valve; arbrisseaux toujours verts, à feuilles alternes; fleurs axillaires.

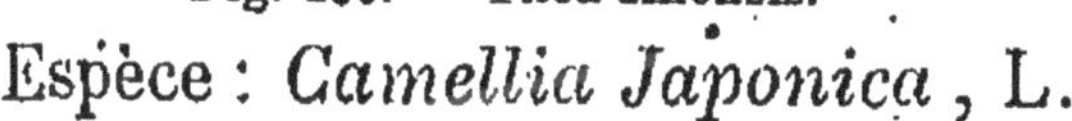

Espèce : *Camellia Japonica*, L.

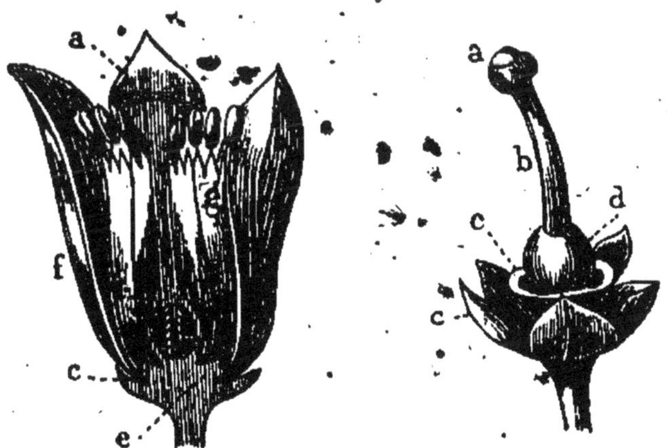

Fig. 461, 462. — Citronnier.

HESPÉRIDÉES.

Les Hespéridées ou Aurantiacées sont des arbres ou arbrisseaux (point d'herbes), à feuilles alternes, sans stipules, coriaces, composées ou unifoliolées, le plus souvent glabres, penninerviées, marquées de points transparents; rameaux souvent transformés en épines; calice court à folioles soudées, presque toujours 5, marcescent; corolle à pétales en nombre égal à celui des sépales, élargis à la base; étamines nombreuses, quelquefois libres, le plus souvent soudées par leurs filets aplatis; ovaire pluriloculaire à ovules attachés à l'angle interne; style 1, capité; baie sèche ou succulente, 1-multiloculaire, à loges monospermes ou quelquefois polyspermes; graines centrales, sans albumen; embryon droit à radicule touchant l'ombilic.

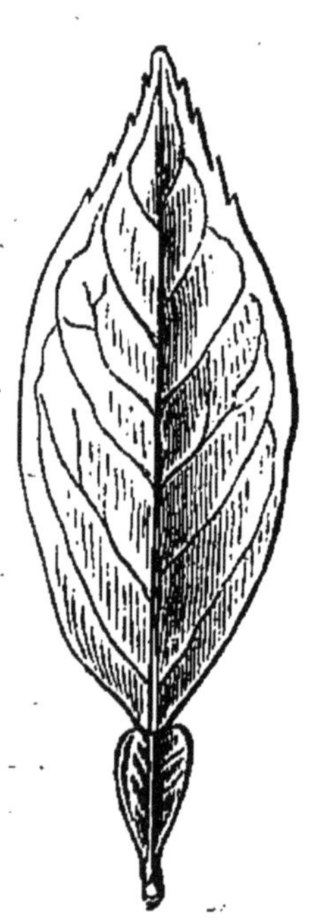

Fig. 463.
Feuille (Oranger).

Genre *Citrus* (fig. 461 à 463); calice 5-denté; pétales le plus souvent 5; étamines polyadelphes; baie multiloculaire, à loges remplies d'une pulpe succulente, mono- ou polysperme; épines axillaires.

Espèces usitées : Le *Citrus medica* (fig. 464), qui donne le citron, se distingue du *Citrus Aurantium*, qui donne l'orange, par des pétioles peu ou point ailés et ses fruits oblongs et offrant un mamelon.

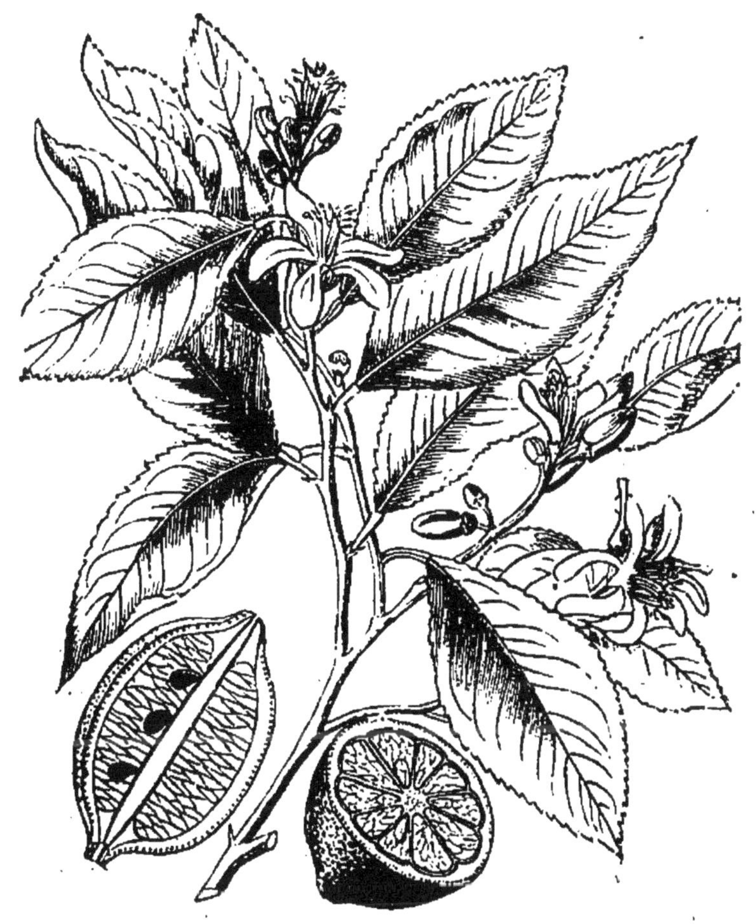

Fig. 464. – Citronnier.

HYPÉRICINÉES.

Les Hypéricinées sont des arbres, arbrisseaux ou

herbes à suc résineux; à feuilles opposées ou verticillées, simples, sans stipules; fleurs parfaites régulières, en cymes dichotomes; calice libre, 5-mère, 2 folioles valvées recouvrant les intérieures; corolle à préfloraison contournée, à pétales alternes, à onglet nu et muni d'une écaille; étamines nombreuses disposées souvent en 3 à 5 phalanges, à anthères introrses; ovaire 3-5-phylle, 1 ou 3-5-loculaire, à ovules anatropes, rarement amphitropes; styles 3-5 avec autant de stigmates; capsule déhiscente aux sutures; graine à tégument crustacé ou celluleux, quelquefois ailé; embryon exalbuminé, à radicule tournée vers le hile.

Genre *Hypericum;* fruit capsulaire déhiscent; fleurs sans glandes pétaloïdes entre les faisceaux d'étamines; capsules 3 valves; feuilles souvent ponctuées de glandes transparentes; plantes souvent sousfrutescentes par la base, à fleurs jaunes disposées en panicules ou en corymbes, ou en cymes irrégulières.

Espèce: *Hypericum perforatum*, L. Millepertuis.

GUTTIFÈRES.

Les Guttifères sont des arbres ou arbrisseaux, rarement des herbes, à suc le plus souvent résineux, à feuilles alternes et stipulées; calice libre, soudé avec l'ovaire, à préfloraison imbriquée; corolle à pétales alternes en nombre égal à celui des sépales et convolutés; étamines indéfinies, souvent polyadelphes; carpophylles nombreux; fruit capsulaire ou charnu; embryon droit, souvent exalbuminé, à cotylédons foliacés ou charnus.

Genre *Garcinia;* calice 4 sépales; corolle 4 pétales; étamines 8-12 et plus; ovaire 4-8 loges 1-ovulées, baie dure et coriace en dehors, pulpeuse en dedans, avec plusieurs loges séparées par des cloisons minces et membraneuses; 1 graine dans chaque loge; arbres à feuilles opposées et entières.

Espèce : *Garcinia Morella*, Desr. Gomme Gutte.

Genre *Canella;* calice 5-phylle; corolle 5 pétales; 10 étamines monadelphes, en tube; baie 1-2-3-sperme; arbres à feuilles simples.

Espèce : *Canella alba*, Murr. Cannelle blanche.

ÉRYTHROXYLÉES.

Les Érythroxylées sont le plus souvent des sous-arbrisseaux, jamais des arbres, à feuilles alternes entières, à stipules 2, intra-axillaires; fleurs hermaphrodites, régulières, blanchâtres ou verdâtres, solitaires, géminées ou fasciculées à l'aisselle des feuilles; calice à 5 folioles soudées à la base, persistant; corolle à 5 pétales hypogynes, munie d'une double duplicature; étamines 10, réunies en coupe à leur base, à anthères 2-loculaires; styles 3, libres; stigmates 3; ovaire 1-5-loculaire; baie; embryon droit à radicule touchant l'ombilic.

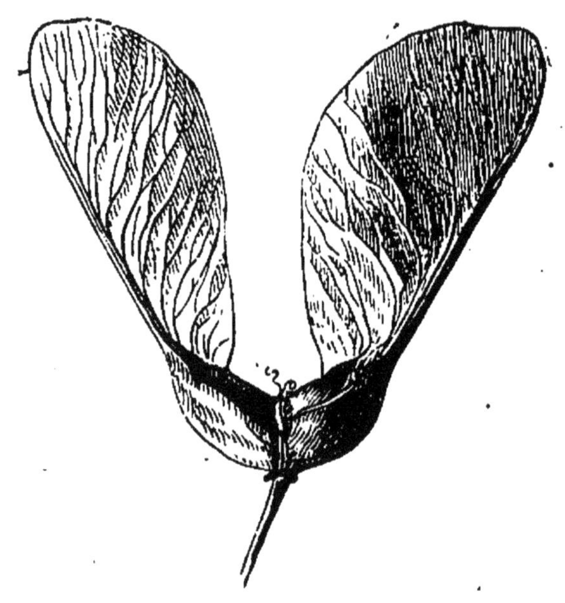

Fig. 465. — Fruit d'Érable.

Genre *Erythroxylon*. Espèce *Erythroxylon Coca*, Lamk. Coca.

ACÉRINÉES.

Les Acérinées sont des arbres à feuilles opposées, pétiolées, palmati-lobées ou partites, sans stipules; fleurs en corymbes dressés ou en panicules racémiformes pendantes; sépales 5; pétales 5, à préfloraison imbriquée, ou 0; étamines sur un disque hypogyne en nombre double des pétales; ovaire didyme, comprimé, à style simple et 2 stigmates subulés; samare double; graines sans périsperme, à embryon et à cotylédons enroulés.

Genre *Acer* (fig. 465); fleurs polygames; calice à 5 sépales colorés; pétales 5; étamines 8, plus longues dans les fleurs mâles; arbres à feuilles palmatilobées; fleurs se développant en même temps que les feuilles.

Espèces : *Acer campestre*, L. Érable; *Acer saccharinum*, L. Érable à sucre.

HIPPOCASTANÉES.

Les Hippocastanées sont des arbres ou arbrisseaux à feuilles opposées, digitées, à folioles dentées en scie, sans stipules fleurs; polygames en panicules ou en grappes; calice 5-4-partite, plus ou moins inégal; corolle à 5-4 pétales inégaux, insérés sous un disque hypogyne, à lame étalée; étamines 6-7-8 inégales; ovaire 3-loculaire, à 2 ovules dans chaque loge. campulitropes, dont l'inférieur est dressé et le supérieur pendant; style 1, à stigmate simple, aigu; capsule coriace, épineuse, 1-3, loculaire, à déhiscence loculicide, à valves septifères au milieu; graine 1-3, grande, recouverte d'un tégument coriace, brillant, à hile basilaire large, sans albumen; embryon recourbé, à cotylédons planes, très-grands, charnus, à radicule tournée vers le hile.

Genre *Æsculus;* calice campanulé, 5-lobé; pétales étalés, 4-5; étamines 7, déclinées; capsule échinée; arbres à feuilles opposées, pétiolées, composées, digitées; fleurs en panicules.

Espèce : *Æsculus Hippocastanum,* L. Marronnier d'Inde.

AMPÉLIDÉES.

Les Ampélidèes ou Vitifères sont des plantes frutescentes à tiges presque toujours sarmenteuses, munies de vrilles opposées aux feuilles; feuilles alternes non stipulées, découpées ou composées, penninerviées; inflorescence opposée aux feuilles, en panicule, corymbe ou ombelle; calice court, 4-5-phylle; pétales en nombre égal aux folioles du calice, très-élargis à leur base; étamines opposées aux pétales; un disque entre les étamines et l'ovaire; ovaire 2-loculaire, avec 2 ovules dressés dans chaque loge; baie à périsperme dur, contenant dans sa base un embryon droit, à radicule tournée vers l'ombilic.

Genre *Vitis;* calice 5-denté, très-petit; corolle à 5 pétales caducs, soudés par le sommet et caducs par la base; étamines 5, oppositipétales à filet subulé, à anthères 2-lobées introrses; baie 2-loculaire,

1-4-sperme; arbrisseaux sarmenteux à feuilles alternes, palmatinerviées; fleurs en panicules très-multiflores ou en cymes corymbiformes.

Espèce : *Vitis vinifera*, L. Vigne.

GÉRANIACÉES.

Les Géraniacées sont des herbes, rarement des sous-arbrisseaux, à feuilles opposées, stipulées, plus ou moins décomposées, les supérieures souvent alternes; fleurs régulières et irrégulières. Calice 5-phylle, persistant; corolle 5 pétales; étamines monadelphes à la base, à filet aplati, en nombre double, ou rarement triple de celui des pétales; ovaire 5-partite, à loges bien distinctes, à columelle se prolongeant en colonne allongée au-delà des loges; styles distincts agglutinés à la columelle et libres au sommet; ovules 2 dans l'angle interne des loges; fruit à 5 coques se détachant avec élasticité de bas en haut; semence 1 dans chaque loge par avortement; périsperme nul; cotylédons le plus souvent pliés sur eux-mêmes; radicules et cotylédons regardant l'ombilic.

Genre *Geranium;* étamines 10 toutes fertiles; prolongements des coques se détachant à la maturité, de la base au sommet et s'enroulant en dehors. Herbes velues ou pubescentes, à feuilles palmatinerviées ; fleurs sur des pédoncules 2-1-flore dont les pédicelles se rétractent après la floraison.

Espèce : *Geranium Robertianum*, L. (Inusité.)

Genre *Erodium;* 10 étamines, 5 dépourvues d'anthères, 5 fertiles ; prolongements des coques se détachant de l'axe du sommet à la base et se tordant en tire-bouchon; herbes pubescentes à feuilles généralement très-incisées ; fleurs sur des pédoncules ∞-flores dont les pédicelles se redressent ou se rétractent en ombelles. (Inusité.)

RUTACÉES.

Les Rutacées sont des herbes, des arbrisseaux ou des arbres à feuilles alternes, simples ou composées, sans stipules, très souvent nuancées de points transparents ; fleurs hermaphrodites ou unisexuelles, régulières ou irrégulières, en grappes ou en cymes, presque toujours jaunes. Calice le plus souvent à 4-5 folioles, libres, persistantes ; corolle, à 4-5 pétales libres ou soudés en une seule pièce, insérée à la base d'un gynophore très-court ; étamines hypogynes en nombre double ou triple de celui des pétales, insérées sur un gynophore ou entourées d'un disque ; ovaire, à 3-5 loges libres ou soudées par la base, entouré d'un disque libre ou adhérent, 2-∞-ovulé, avec un style unique. Capsule indéhiscente ou déhiscence septicide ou loculicide, oligespermes par avortement; graines réniformes arquées, pendantes; embryon droit dans l'axe d'un albumen charnu à radicule supère.

Les Rutacées forment un vaste groupe qui a été subdivisé en :

1° *Zanthoxylées ;* Les Zanthoxylées sont des arbres ou des arbrisseaux, souvent épineux, à feuilles alternes ou opposées, le plus souvent composées, à pétioles ailés, marquées de points transparents, sans stipules; fleurs unisexuelles petites, toujours régulières; fleurs mâles à calice 4-5-foliolé, corolle 4-5-pétales toujours libres, étamines en nombre égal ou double des pétales; fleurs femelles ayant souvent des rudiments d'étamines, à carpelles en nombre égal aux pétales ou moindre, libres ou diversement soudés, placés sur un gynophore; ovules 2, rarement 4, suspendus; fruits secs ou un peu charnus, à péricarpe se détachant souvent dans son épaisseur; embryon droit ou presque droit dans l'axe d'un périsperme charnu.

Genres *Zanthoxylon, Toddalia.* (Inusités.)

2° *Zygophyllées.* Les Zygophyllées sont des arbres, arbrisseaux ou herbes à feuilles opposées, non ponctuées par des glaudes, stipulées; fleurs hermaphrodites; calice à 4-5 sépales libres; corolle 4-5 pétales; étamines en nombre double de celui des pétales ; ovaire à 2-3 loges, quelquefois porté sur un gynophore entouré d'un disque ; ovules dans l'angle interne des loges ; endocarpe intimement soudé au sarcocarpe ; embryon droit dans l'axe d'un périsperme charnu.

Genre *Guajacum ;* çalice 5-phylle ; corolle 5 pétales ; étamines 10 ; ovaire pédicellé, 5-loculaire ; capsule un peu charnue extérieurement, 2-3 loges

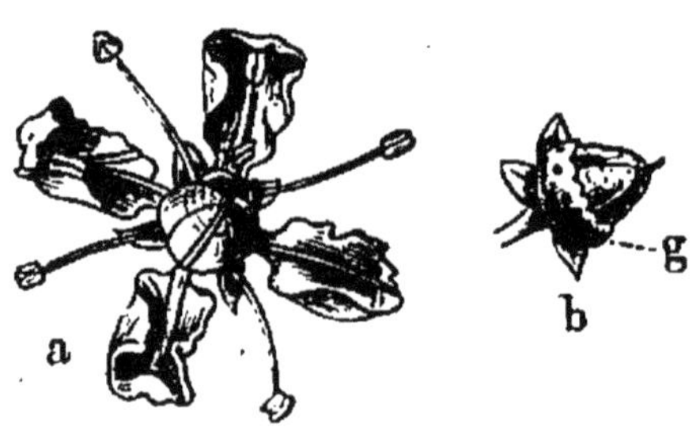

Fig. 466, 467. — Ruta graveolens.

anguleuses saillantes. Arbres à feuilles opposées, paripennées ; fleurs axillaires et pédonculées.

Espèces : *Guajacum officinale*, L. *G. sanctum*, L.

3º *Rutées*. Herbes, ou tiges un peu suffrutescentes, à feuilles alternes presque toujours découpées, jamais composées, marquées de points glanduleux transparents, sans stipules ; calice à 4-5 folioles libres ; corolle à 4-5 pétales ; étamines hypogynes en nombre double ou triple ; ovaire 3-5 loculaire, entouré d'un disque libre ou adhérent ;

ovules 2 ou davantage dans l'angle interne de chaque loge; capsule déhiscente, à déhiscence septicide ou loculicide ; embryon droit dans l'axe d'un périsperme charnu ; endocarpe non séparable.

Genre *Ruta* (fig. 466, 967); calice étalé, persistant, 4-sessile ; corolle 4-5 pétales concaves, onguiculés, étamines 8-10 ; ovaire à 4-5 loges rugueuses ; capsule à 4-5 loges polyspermes ; plantes herbacées ou sous-frutescentes, à feuilles alternes et dennées.

Espèce : *Ruta graveolens*, L.

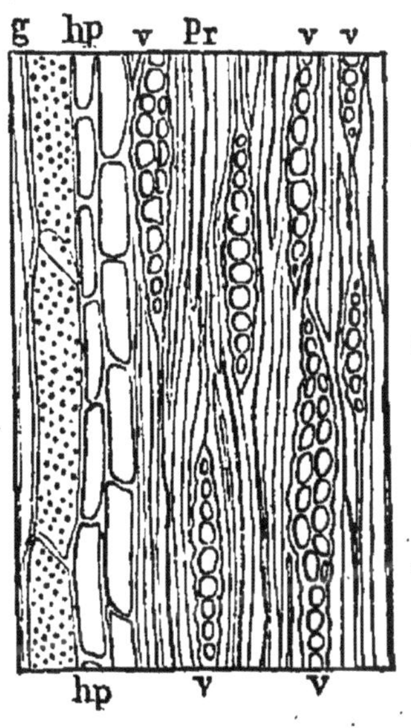

Fig. 468. — Bois de Quassia.

Genre *Dictamnus ;* calice en 5 lanières lancéolées ; pétales 5 inégaux ; étamines 10, déclinées ; fruit à 5 loges et 5 côtes saillantes, 2-3 spermes.

Espèce : *Dictamnus albus*, L. (Fraxinelle).

4° *Simaroubées ;* fleurs hermaphrodites ou unisexuées ; loges de l'ovaire 1-ovulées ; embryon à cotylédons épais ; sans endosperme.

Genre *Quassia* ; fleurs hermaphrodites ; calice court persistant, 5-fide ; corolle 5 pétales dressés plus longs que les sépales ; étamines 10 avec une écaille velue à leur base ; arbrisseaux à feuilles imparipennées, à folioles opposées.

Espèce : *Quassia amara*. L. Quassie amère. — (fig. 468.)

Genre *Simarouba*; fleurs unisexuées; calice concave, 5-lobé; 5 pétales dressés; étamines 5-10; arbres à feuilles imparipennées, à folioles quelquefois alternes.

Espèce : *Simarouba guianensis*, Rich.

5° *Diosmées;* arbres, arbrisseaux, très-rarement herbes, à feuilles alternes ou opposées, simples ou composées, marquées de points transparents, sans stipules; fleurs hermaphrodites régulières ou irrégulières; calice à 4-5 folioles soudées à la base; corolle à 4-5 pétales libres ou soudés en corolle gamopétale; étamines en nombre égal, rarement double de celui des pétales; carpelles en nombre égal aux pétales, rarement double, libres ou diversement soudés, sessiles ou placés sur un gynophore, souvent entourés d'un disque: ovules 2-4, rarement 1; fruits secs dont l'endocarpe se sépare toujours avec élasticité; embryon variable avec ou sans périsperme.

Genre *Diosma;* calice 5-fide; pétales 5, hypogynes, étamines 10 dont 5 stériles : carpelles 5, 4, 2, comprimés, déhiscents, 1-2-spermes; arbrisseaux à fleurs axillaires ou terminales.

Espèces : *Diosma crenatum*, Dc.; *D. crenulatum*, Dc. Buchu.

Genre *Galipea;* calice campanulé, 5-phylle; corolle 5 pétales soudés à la base; étamines 5, dont 3 avortées; ovaire 5 loges 1-ovulées; capsules 5, monospermes, 2 valves.

Espèce : *Galipea officinalis*, Hanc. Angusture vraie (fig. 469).

Plantes excitantes, dont quelques-unes jouissent de propriétés fébrifuges.

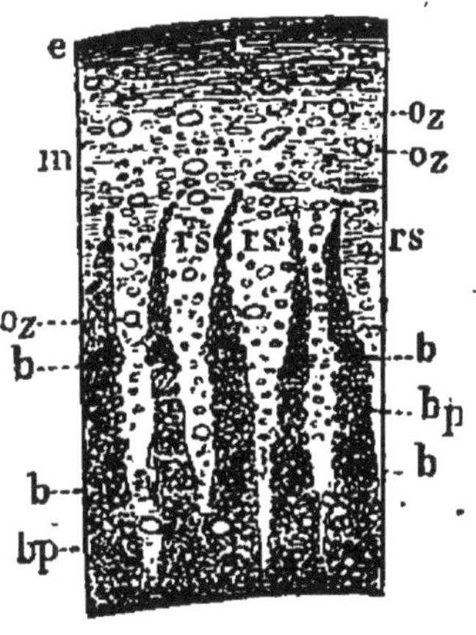

Fig. 469.
Écorce d'angusture.

CORIARIÉES.

Les Coriariées sont des arbrisseaux à feuilles opposées, simples, 3-nerves, entières; fleurs monoïques et dioïques; calice 10 lobes, dont 5 extérieurs plus grands, les autres calleux; pétales 0; étamines 10; ovaire 5-loculaire à stigmates 5-sessiles, allongés, aigus; carpelles 5 indéhiscents 1-spermes; graines pendantes sans albumen; embryon droit; radicule supère, cotylédons charnus.

Un seul genre : *Coriaria*.

Espèce : *Coriaria myrtifolia*, L. Redoul.

Propriétés : Action délétère sur les animaux; sert à teindre en noir.

DEUXIÈME SOUS-CLASSE.

CALICIFLORES.

Calice gamosépale, soudé au torus; pétales et étamines naissant en apparence sur le calice.

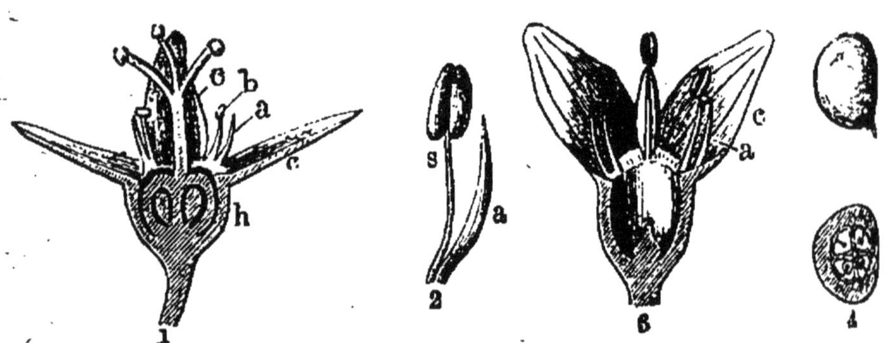

Fig. 470 à 474. — Rhamnus catharticus.

RHAMNÉES.

Les Rhamnées sont des arbres ou sous-arbrisseaux, très-rarement des herbes, à feuilles simples, alternes ou opposées, stipulées; fleurs parfaites, axillaires, petites; calice gamophylle, 4-5-fide soudé, persistant, à préfloraison valvaire; pétales 4-5, alternes, périgynes, convolutés, plus petits que les sépales, quelquefois nuls; étamines opposées aux pétales et en même nombre. Ovaire libre ou soudé, à carpelles 2-3-4, à ovules 2, dans chaque loge, dressés de la base, anatropes; style à 2-3-4 stigmates; Baie ou fruit ligneux ailé, ou capsule 3-coque; graine à albumen charnu ou libre; embryon grand, droit, à radicule infini et à cotylédons foliacés.

Genre *Rhamnus* (fig. 470 à 474); calice urcéolé ou campanulé; styles 2-3-4 plus ou moins connés; fruit globuleux charnu à 1-2-4 noyaux parcheminés, pouvant s'ouvrir par une fente; graine oblongue, avec un sillon externe profond.

Espèce: *Rhamnus catharticus*; L. Nerprun; *rhamnus Frangula ;* L. Bourdaine.

Genre *Zizyphus;* styles 2; fruit charnu, à épiderme mince, coriace, lisse, à noyau osseux 2-loculaire.

Espèce: *Zizyphus vulgaris;* L. Jujubier.

Propriétés : Les baies de plusieurs espèces sont purgatives; la pulpe de quelques autres est mucilagineuse et pectorale. Le plus grand nombre des fruits renferme une matière colorante jaune ou verte, et abondante.

TÉRÉBINTHACÉES.

Les Térébinthacées sont des arbres ou arbustes à suc gommeux ou gommo-résineux, à feuilles alternes, simples ou composées, sans stipules; fleurs hermaphrodites ou unisexuées par avortement; calice libre 3-5-phylle, souvent persistant et accrescent;

pétales 3-5 ou 0, insérés sur un disque périgyne; étamines en même nombre et en nombre double des pétales ; ovaire libre 1-loculaire, ou 5-6-loculaire dont une seule fertile ; ovule 1 ascendant ou pendant, anatrope et amphitrope; fruit indéhiscent, 1-sperme, souvent drupacé ; embryon exalbuminé à radicule courbe.

Les térébinthacées ont été divisées en :

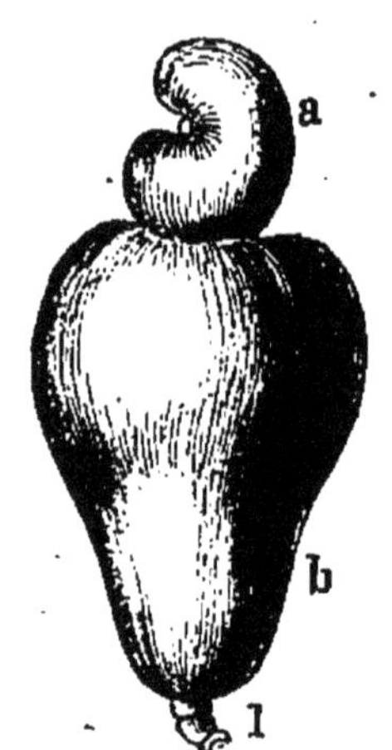

Fig. 475.
Anacardium.

1° *Anacardiacées;* ovaire 1-loculaire.

Genre *Anacardium* (fig. 475), fleurs hermaphrodites, 5-mères; styles 3 fruit en forme de cœur, sur un pédoncule charnu. Arbre à fleurs petites en grappes terminales.

Espèce : *Anacardium longifolium*, Lamk.

Genre *Rhus* (fig. 476); fleurs dioïques ou polygames, 5-mères ; 3 styles courts, ou 3 stigmates sessiles ; drupe monosperme.

Espèces : *Rhus Coriaria*. L. Sumac ; *Rhus toxicodendron*, L.

Genre *Pistacia;* fleurs dioïques, apétales ; calice 3-5 sépales ; Etamines 5 ; ovaire monosperme ; 3 stigmates ; drupe sèche.

Espèces : *Pistacia vera* (fig. 477), L. Pistachier ;

Pistacia Lentiscus. L. Lentisque ; *Pistacia Terebenthius*, L. Térébinthe.

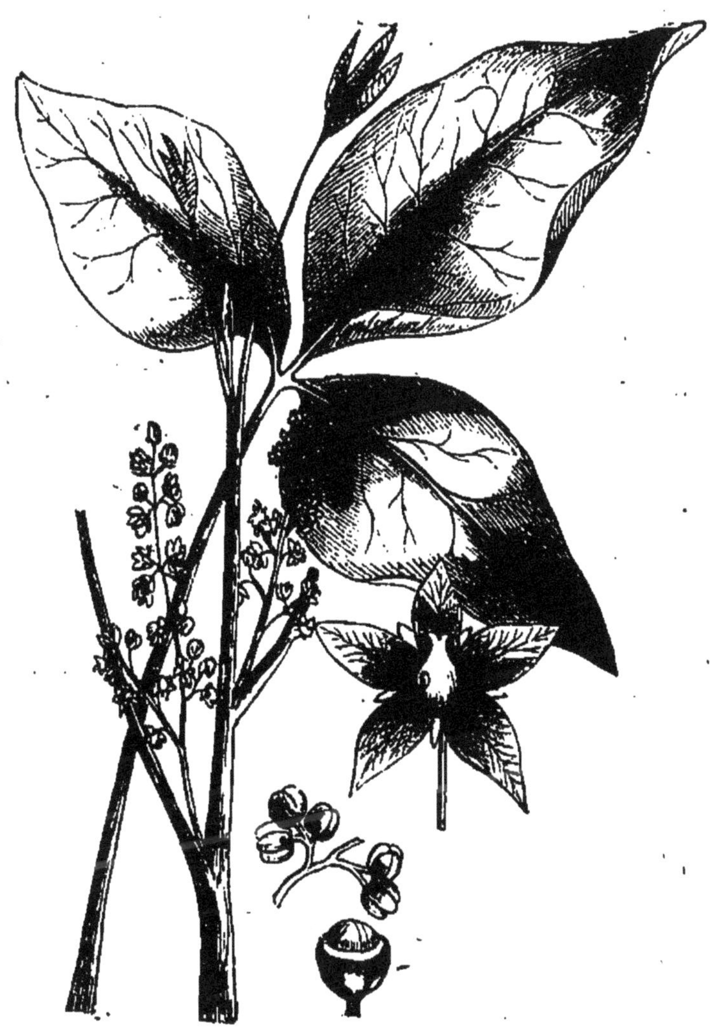

Fig. 476. — Rhus radicans.

2° *Spondiées ;* ovaire 2-5-loculaire.

Genre *Spondias*. — Espèce : *Spondias dulcis*.

3° *Burséracées ;* ovaires à loges 2-ovulées.

Genre *Boswellia ;* calice libre 5-denté ; corolle 5-phylle ; étamines 10 sur disque charnu crénelé ;

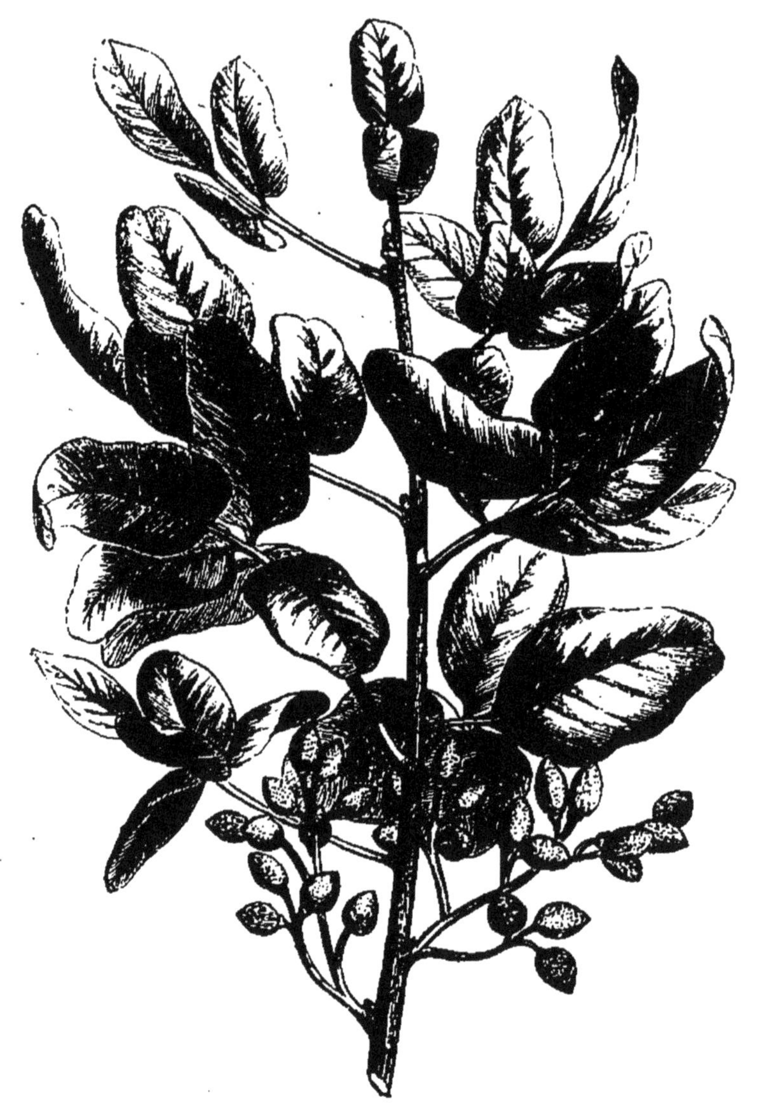

Fig. 477. — Pistachier.

capsule 3-loculaire, 1-sperme. Arbres à feuilles paripennées ; fleurs en épis axillaires,

Espèce : *Boswellia floribunda,* Royl., Encens.

Genre *Balsamodendron ;* calice campanulé ou tubuleux, persistant ; corolle 4 pétales ; étamines 8

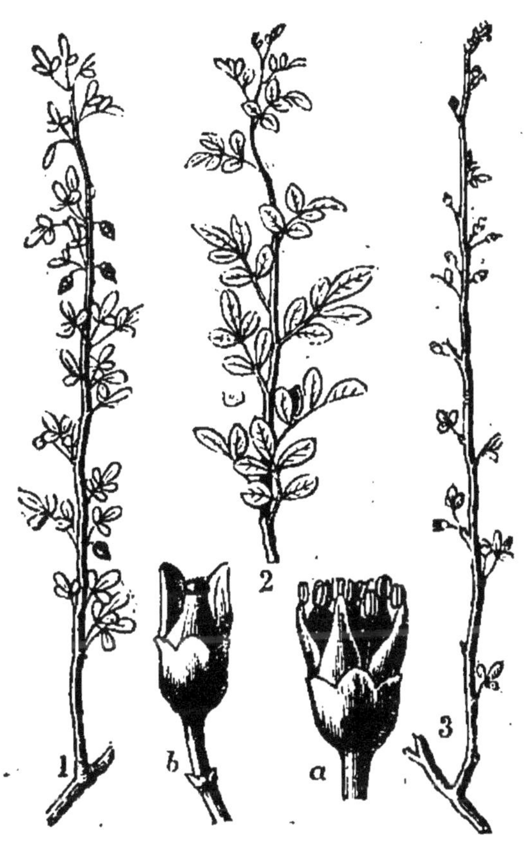

Fig. 478 à 482. — Balsamodendron gileadense.

sur un disque, plus courtes que la corolle. Drupes à noyau double : arbres à feuilles alternes 3-foliolées ; fleurs terminales ou axillaires, solitaires ou fasciculées.

Espèces : *Ehrenbergianum*, *Balsamodendron*, Berg; *B. Gileadense* (fig. 477 à 482).

Genre *Icica;* calice petit, 4-5-denté, persistant; corolle 4-5-phylle ; étamines 8-10, plus courtes que les pétales ; drupe sèche, à 1-5 noyaux ; arbres à feuilles alternes imparipennées.

Espèce : *Icica icicariba*, L.

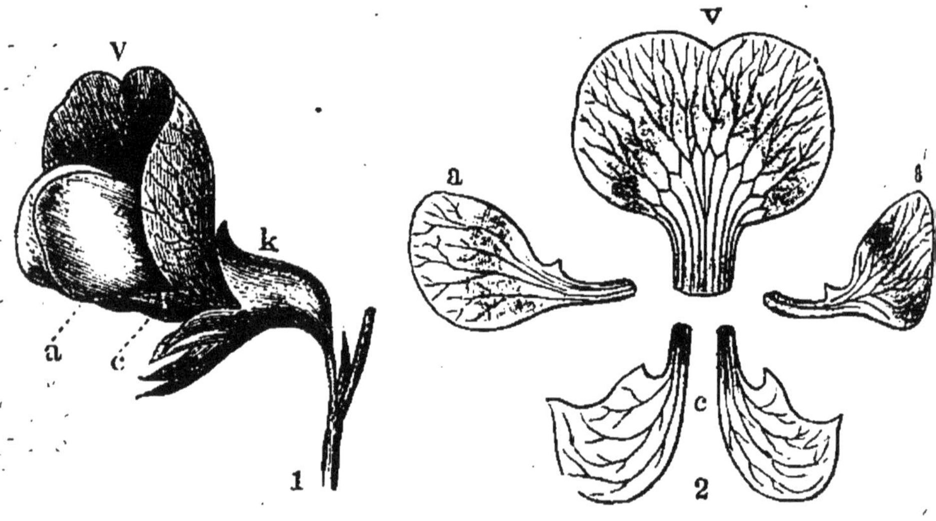

Fig. 483 à 486. — Fleur papilionacée.

LÉGUMINEUSES.

Les Légumineuses sont des herbes, des arbrisseaux et des arbres, à feuilles alternes, le plus souvent composées, quelquefois simples par avortement, stipulées ; fleurs régulières ou irrégulières ; calice libre, à sépales plus ou moins soudés, imbriqués ou valvaires ; corolle insérée au réceptacle ou au calice, à pétales inégaux et imbriqués, ou égaux et valvaires; étamines 10, ou nombreuses, souvent diadelphes, quelquefois monadelphes ou libres; ovaire simple sessile ou stipité, quelquefois pluri-loculaire par fausses cloisons; ovules ∞, campylotropes ou anatropes; fruit en gousse, quelquefois lomentacé; graines apérispermées, avec embryon droit ou courbe, à radicule commissurale.

On a divisé les Légumineuses en :

1° *Papilionacées :* calice imbriqué (fig. 483, 486); corolle à 5 pétales imbriqués (*papilionacée*); anthères déhiscentes dans leur longueur ou par un pore; légume, quelquefois 2-loculaire par introflexion des carpophylles; embryon courbe.

On les a subdivisées en :

a) *Sophorées ;* cotylédons foliacés; étamines libres; légume non lomentacé, 2-valve.

Genre *Myrospermum;* calice campanulé, à peine 5-denté; corolle 5 pétales irréguliers; étamines 10 distinctes; gousse allongée, très-comprimée, membraneuse, épaisse et renflée au sommet, 1-2-sperme. Arbres résineux à feuilles pinnées; fleurs en grappes simples ou rameuses et axillaires.

Espèce : *Myrospermum peruiferum ;* Dc. *Myr. toluiferum*, A. Rich.

b) *Lotées ;* cotylédons foliacés; étamines monadelphes; légumes 2 valves; feuilles en général 3-foliolées.

Genre *Ononis ;* calice herbacé, campanulé, à 5 divisions linéaires ; carène prolongée en bec ; légume renflé, court, oligosperme ; plantes sous-frutescentes, épineuses ou non ; feuilles 1-3-foliolées, à stipules plus ou moins soudées ; fleurs axillaires en grappes feuillées terminales.

Espèce : *Ononis spinosa*, L. Bugrane ou Arrête-bœuf.

Genre *Genista ;* calice herbacé, 2-labié ; stigmate oblique sur la face interne du style ; légume polysperme ; feuilles 2-foliolées. Sous-arbrisseaux à fleurs terminales ou axillaires, disposées en grappes nues ou feuillées.

Espèce : *Genista tinctoria*, L.

Genre *Anthyllis ;* calice 2-labié, fructifère vésiculaire à dents connivantes ; légume 1-2 sperme, renfermé dans le tube du calice ; plantes vivaces à feuilles imparipennées ; fleurs en glomérules, munies à leur base de bractées palmées.

Espèce : *Anthyllis vulneraria*, L. Vulnéraire.

Genre *Trigonella ;* calice campanulé ; carène obtuse ; légume arqué, linéaire, comprimé, polysperme ; feuilles pennées, 3-foliolées ; fleurs en capitules presque sessiles.

Espèce : *Trigonella Fœnum-græcum*, L. Fenugrec.

Genre *Melilotus;* calice campanulé et corolle caduque; légume droit, 1-4-sperme, indéhiscent; fleurs en grappes spiciformes effilées; herbes bisannuelles à feuilles pennées 3-foliolées.

Espèces: *Melilotus officinalis*, L. *Mel. arvennis*, L.

Genre *Indigofera;* calice lâche, 5-fide, à lobes aigus, étendard arrondi, carène éperonnée; légume polysperme, cylindrique ou 4-gône; sous-arbrisseaux à feuilles simples ou composées.

Espèce : *Indigofera Anil*, L. Indigotier.

Genre *Glycyrrhiza ;* calice tubuleux, 2-labié ; carène formée de 2 pétales distincts ; gousse comprimée, oblongue, 3-6-sperme ; arbustes à feuilles imparipennées ; fleurs en épis ou en grappes.

Espèce : *Glycyrrhiza glabra*, L. Réglisse.

Genre *Astragalus ;* calice campanulé ou tubuleux, 5-denté ; carène obtuse ; légume polysperme allongé, arqué, divisé en 2 loges longitudinales par l'inflexion de la nervure dorsale, plantes vivaces, à feuilles pennées ; fleurs en grappes axillaires.

Espèce : *Astragalus verus*, Adraganthe.

c) Hédysarées ; cotylédons foliacés ; étamines 1-2-adelphes ; légume lomentacé ; feuilles pennées avec impaire. (Inusitées.)

d) Viciées (fig. 487 à 493); cotylédons charnus, alternes ; étamines 2-adelphes ; légume 2-valve ; feuilles en général cirrhées. Beaucoup sont alimentaires.

Genre *Cicer*; calice presque campanulé, 5-denté; carène formée de 2 pétales distincts; étami-

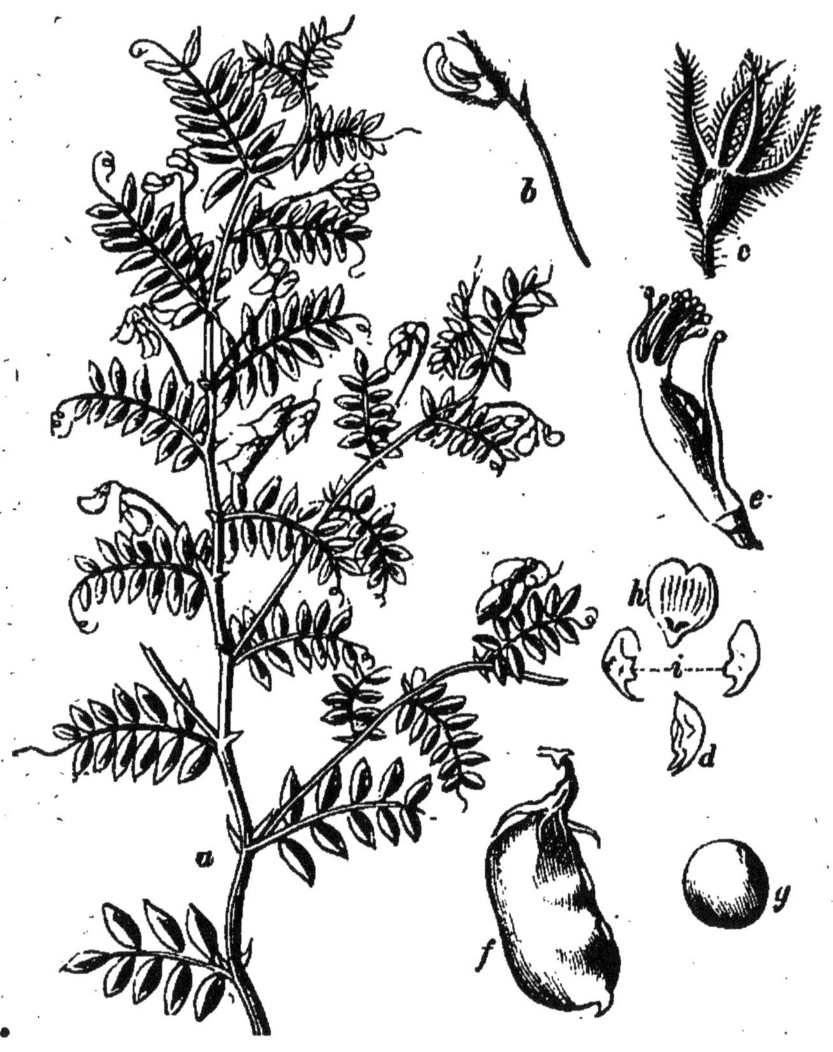

Fig. 487 à 493. — Vicia.

nes 2-adelphes; gousse presque cylindrique, 2-sperme. Plantes annuelles à feuilles imparipennées.

Espèce : *Cicer arietinum*, L. Pois chiche.

Genre *Pisum*; calice campanulé, 5-fide; style

comprimé, canaliculé inférieurement; étamines 2-adelphes; légume oblong, polysperme; feuilles 2-3-pennées, à rachis terminé en vrille rameuse; fleurs en grappes pauciflores ou subsolitaires.

Espèce : *Pisum sativum*, L.

Genre *Faba;* calice tubuleux-campanulé, 5-fide; étamines 1-adelphe; style filiforme, légèrement

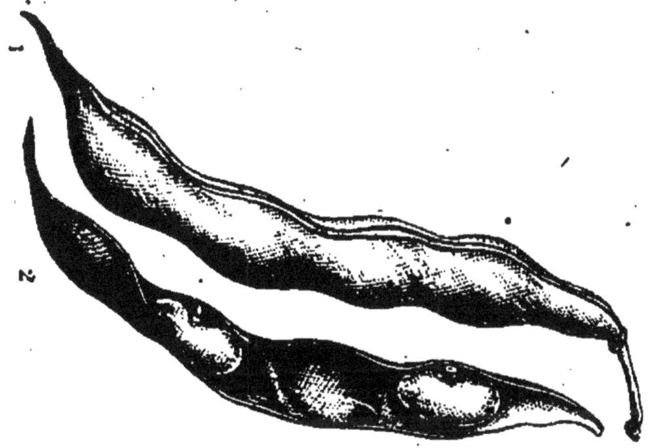

Fig. 494, 495. — Phaseolus.

aplani; légume à valves un peu charnues, avec des épaississements celluleux transverses; graines oblongues tronquées; feuilles pennées, à rachis terminé en arète; fleurs en grappes courtes pauciflores.

Espèce : *Faba vulgaris*, Mœnch.

Genre *Ervum;* calice à 5 divisions aussi longues que la corolle; étamines 2-adelphes; style presque glabre; feuilles multifoliolées, pennées; grappes 2-3-flores, sur des pédoncules communs beaucoup plus longs qu'une des fleurs.

Espèce : *Ervum Lens*, L. Lentille.

e) *Phaséolées*; cotylédons charnus opposés; étamines 10 monadelphes; légume 2-valve, souvent

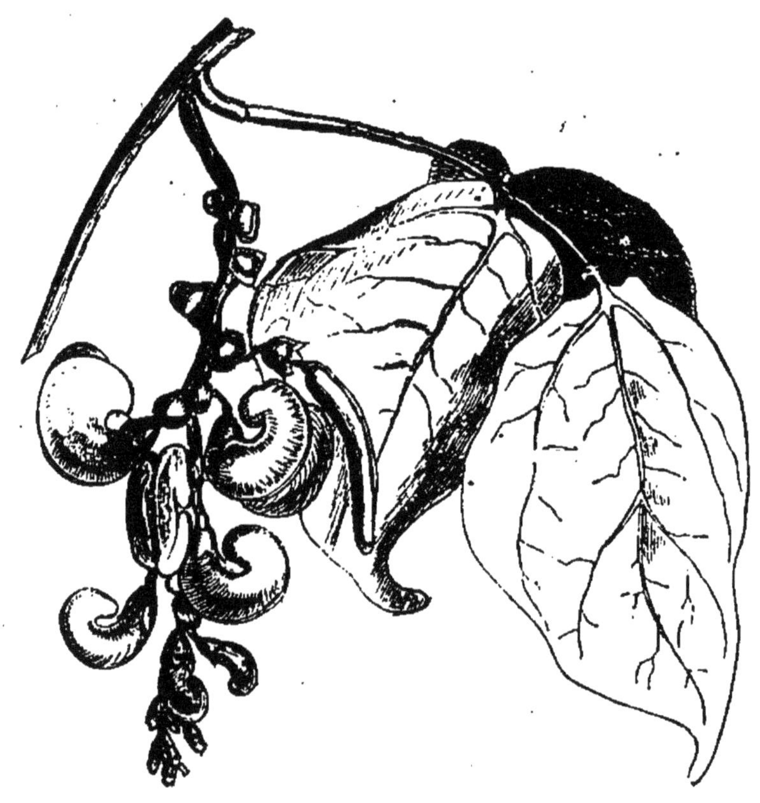

Fig. 496. — Physostigma venenosum.

interrompu mais non lomentacé; feuilles 3-foliolées ou cirrhées.

Genre *Phaseolus* (fig. 494 et 495); calice 2-bracté, 2-labié, à lèvre supérieure 2-dentée et lèvre inférieure 3-dentée; carène aussi longue que l'étendard; étamines diadelphes; ovaire enveloppé dans une gaîne basilaire, terminé par un stigmate barbu;

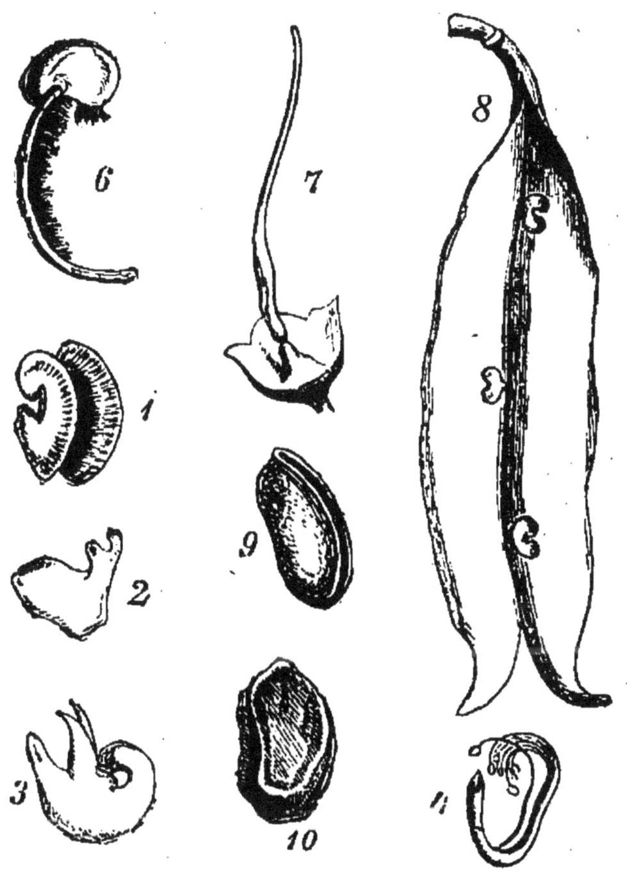

Fig. 497 à 505. — Physostigma venenosum.

graines oblongues, à hile oblong, petit et aplati, feuilles pennées, 3-foliolées; grappes pauciflores ou pluriflores, au sommet de pédoncules opposés aux feuilles.

Espèce : *Phaseolus vulgaris*, L. Haricot.

Genre *Physostigma* (fig. 496 à 505); carène et étamines qui y sont incluses très-courbées; stigmate obtus recouvert par le capuchon; hile dans un sillon profond qui enveloppe la moitié de la graine.

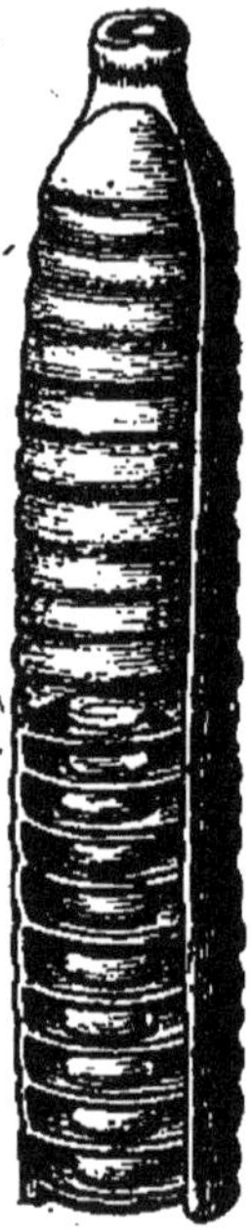

Espèce : *Physostigma venenosum*, Bel., Fève de Calabar.

Fig. 506. Casse.

Genre *Butea;* corolle à étendard très-long et presque lancéolé; gousse comprimée membraneuse, 1-sperme. Arbrisseaux à feuilles 3-foliolées; fleurs en grappes.

Espèce : *Butea frondosa*; Roxb.

f) Dalbergiées. Cotylédons charnus; étamines 10, mono ou diadelphes; légume 1-2-sperme, indéhiscent; feuilles imparipennées.

Genre *Pterocarpus;* corolle à étendard retréci à la base; légume suborbiculaire comprimé, coriace, indéhiscent, entouré d'une aile membraneuse coriace, divisé en 2 à 3 loges 1-spermes. Fleurs en grappes.

Espèce : *Pterocarpus draco*, L.

2° *Cæsalpiniées*. Enveloppes imbriquées; corolle subpapilionacée ou régulière, rarement 0; étamines 10 ou moins; embryon droit.

Genre *Dipterix;* corolle à étendard orbiculaire,

étalé; légume drupacé, épais, ovoïde, indéhiscent, 1-sperme. Fleurs en panicule terminale.

Espèce : *Dipterix odorata*. Fève tonka.

Genre *Arachis;* calice tubuleux, 2-labié; corolle renversée; étamines diadelphes (9-1); gousse ovale coriace bosselée, 1-4 sperme. Herbe à feuilles pennées sans impaire.

Espèce : *Arachis hypogœa*, L. Arachide.

Genre *Hematoxylon;* calice 5-fide, réfléchi; pétales 5, égaux, réguliers; étamines 10, dressées, distinctes; gousse très-comprimée, presque plane, ailée sur une de ses sutures, 1-3-sperme. Arbres épineux, à feuilles paripennées; fleurs en grappes axillaires.

Espèce : *Hematoxylon campechianum*, L. Bois de campêche.

Genre *Cœsalpinia;* calice 5 fide; 5 pétales inégaux, dont le supérieur plus court; 10 étamines velues à la base; légume comprimé 2-valve; graines aplaties; arbres et arbrisseaux à feuilles 2-pennées sans impaire.

Espèce : *Cœsalpinia sappan*, L.

Genre *Copaifera;* calice 4-fide, imbriqué; pas de corolle; étamines 10 libres et distinctes; fruit comprimé, 2-valve, 1-2-sperme. Arbres à feuilles paripennées; fleurs en grappes rameuses.

Espèce : *Copaifera officinalis*, Jacq. Copahu.

Genre *Ceratonia;* fleurs polygames ou dioïques; calice 3-fide; sans corolle; 5 étamines; légume linéaire, long, indéhiscent, polysperme, cloisonné, à valves épaisses et pulpeuses en dedans. Arbres à feuilles pennées.

Espèce : *Ceratonia siliqua*, L. Caroube.

Genre *Tamarindus;* gousse épaisse, allongée, pulpeuse intérieurement, sans cloisons transversales, plurisperme; calice turbiné à la base, 4-lobé, caduc; 3 pétales ondulés; 3 étamines 1-adelphes par la base; grands arbres à feuilles paripennées; fleurs en grappes.

Espèces : *Tamarindus indica;* L. Tamarinier.

Genre *Cathartocarpus* (fig. 506); fruit cylindrique, indéhiscent, à cloisons transversales, à loges remplies de pulpe. Arbre à feuilles alternes composées.

Espèce : *Cathartocarpus fistula*, L. Casse, Caneficier.

Genre *Cassia;* calice coloré, 5-fide, en disque; corolle 5 pétales presque régulière, étamines déclinées, libres, inégales; gousse variable, presque toujours indéhiscente, partagée en plusieurs loges par des cloisons transversales. Herbes ou sous-arbrisseaux à feuilles pennées ou décomposées; fleurs en épis ou en grappes.

Espèce : *Cassia medicinalis*, Séné (fig. 507).

3° *Swartziées;* corolle à 5-3-0 pétales imbriqués; calice valvaire; étamines 9-10 et indéfinies hypogynes (ou périgynes apétales); légume 2-valve; embryon courbe.

4° *Mimosées;* corolle régulière valvaire; étamines indéfinies hypogynes; légume 2-valve ou lomentacé; ovules 2-sériés, anatropes; embryon droit;

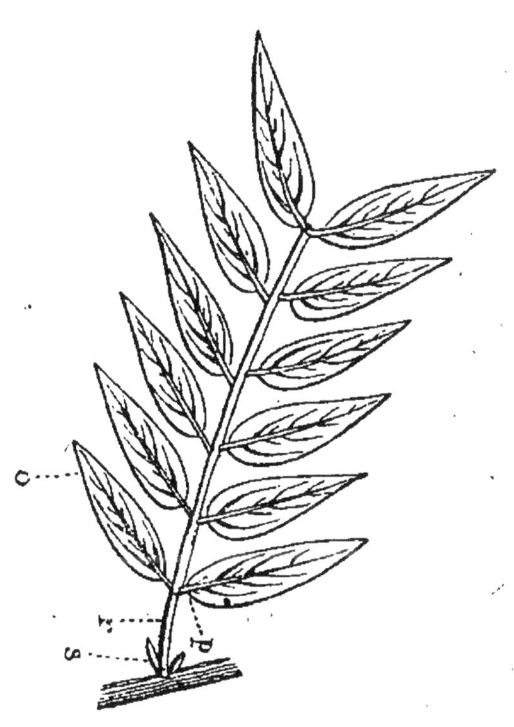

Fig. 507. — Séné (Cassia angustifolia).

arbres ou arbrisseaux souvent épineux; stipules libres, souvent spinescentes.

Genre *Acacia;* fleurs polygames; mâles à calice petit, 5-denté ou 5-lobé; étamines très-nombreuses, monadelphes; fleurs hermaphrodites, avec un pistil;

gousse plus ou moins comprimée, 2-valve, souvent étranglée de distance en distance. Arbres ou arbrisseaux, souvent épineux, à feuilles décomposées, fleurs à capitules globuleux, pédonculés, réunis à l'aisselle des feuilles.

Espèce : *Acacia vera*, Willd. Gommier.

Genre *Mimosa;* fleurs polygames; corolle non infundibuliforme, étamines 4-15; légume aplati, articulé, à articles 1-spermes, à sutures persistantes; feuilles composées.

Espèce : *Mimosa pudica*, L. Sensitive.

Genre *Albizzia;* Espèces : *Albizzia anthelmintica*, Musenna.

ROSACÉES.

Les Rosacées sont des herbes, des arbrisseaux ou des arbres à feuilles alternes, simples ou composées, stipulées; fleurs parfaites, régulières; calice 4-5-fide à préfloraison imbriquée ou valvaire, à partie inférieure persistante et entourant les carpelles; corolle 4-5 pétales, ordinairement égaux, alternes, insérés au sommet du tube calicinal, à préfloraison quinconciale; étamines indéfinies, libres, insérées sous les pétales et sur le calice; carpelles nombreux, solitaires par avortement, libres ou soudés entre eux et avec le tube du calice; styles latéraux ou terminaux, un pour chaque carpelle; ovules 1-2 ou plus, sans albumen; fruit très-variable; achènes libres, monospermes, pendants ou dressés (Dryadées); achènes dispermes, pendants ou dressés (Spiréacées); achènes fixés sur la surface interne du calice (Rosées); achènes adhérents au tube calicinal (Sanguisorbées); drupe à 2 ovules dressés (Chrysobalanées); drupe à 2 ovules pendants (Amygdalées); pomme à plusieurs loges et à ovules ascendants (pomacées); graines sans albumen, à cotylédons charnus et à radicule droite.

Les Rosacées ont été divisées en plusieurs sous-familles :

1° *Amygdalées;* calice tombant: carpelles à 1-2 ovules pendants; drupe; stipules caduques; pistil solitaire supère.

Genre *Amygdalus;* drupe globuleuse ou oblongue comprimée, non charnue, à pubescence veloutée; noyau oblong marqué de fissures étroites; fleurs blanches, subsessiles, solitaires ou géminées.

Espèce : *Amygdalus communis,* L. Amandier.

Genre *Persica;* drupe succulente, à noyau ovoïde, lisse ou sillonné d'anfractuosités profondes; fleurs d'un rose vif, naissant avant les feuilles, solitaires ou géminées.

Espèce : *Persica vulgaris*, Mill. Pêcher.

Genre *Prunus;* drupe globuleuse ou oblongue, couverte d'une efflorescence glauque, ou quelquefois pubescente veloutée; noyau oblong, lisse, à peine rugueux; feuilles pétiolées, roulées longitudinalement avant leur complet développement; fleurs blanches, solitaires ou géminées.

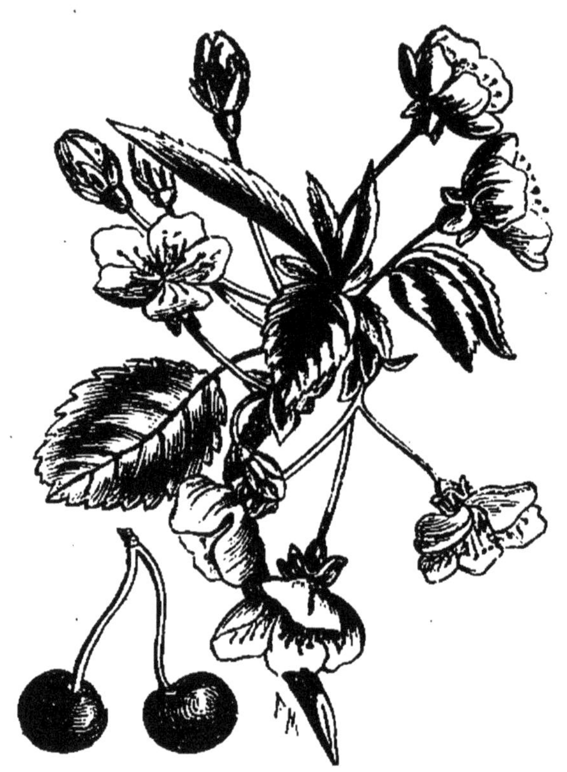

Fig. 508. — Cerisier.

Espèces : *Prunus domestica*, L. Prunier; *Pr. Armeniaca*, L. Abricotier.

Genre *Cerasus* (fig. 508); drupe globuleuse ou oblongue-globuleuse, glabre, sans efflorescence glauque; noyau globuleux, très-lisse; feuilles pétiolées pliées longitudinalement avant leur complet développement; fleurs blanches en corymbes simples ou en grappes, ou en fascicules ombelliformes.

Espèces : *Cerasus vulgaris*, Mill.; *Cerasus lauro-Cerasus*, Lin. Laurier-cerise.

2° *Chrysobalanées;* calice tombant; 2 ovules dressés; fleurs obliques; pétioles sans glandes. (Inusitées.)

3° *Dryadées;* calice à 4-5 parties, nu ou bractéolé; pétales 4-5; carpelles 5-10 ou nombreux, en tête sur un réceptacle convexe; 1 ovule ascendant ou pendant; style latéral; achènes ou drupéoles.

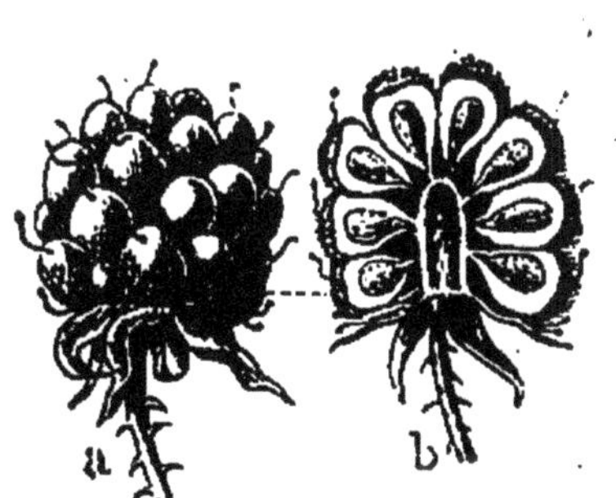

Fig. 509, 510. — Rubus.

Genre *Brayera*. — Périanthe formé de 3 verticilles 4-5-mères (1 calicule, 1 calice, 1 corolle); étamines 20, stériles dans la fleur femelle, à filet court, anthère 2-loculaire; ovaires 2-mono-loculaires, 1-ovulés; style terminal, spatulé, glanduleux au sommet; ovaire rudimentaire dans la fleur mâle.

Espèce : *Brayera anthelmintica*, Kunth. Cousso, en Abyssinie.

Genre *Rubus* (fig. 509, 510); calice 5-fide, sans calicule; carpelles drupacés, succulents, groupés en un fruit bacciforme sur un réceptacle conique, charnu, persistant, tiges sarmenteuses munies d'aiguillons; fleurs blanches ou rosées en panicules axillaires ou terminales.

Espèce : *Rubus Idæus*, L. Framboisier.

Genre *Fragaria* (fig. 511); calice 5-fide; carpelles secs sur un réceptacle très-développé, charnu, succulent, caduc à la maturité; fleurs blanches en cymes irrégulières pauciflores.

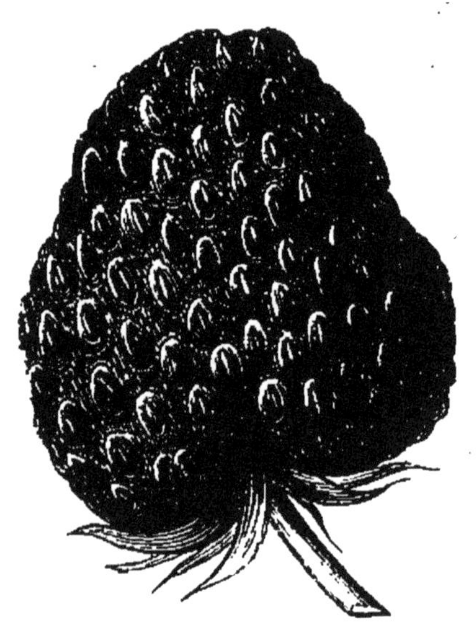

Fig. 511. — Fraise.

Espèce : *Fragaria vesca*, L. Fraisier.

Genre *Potentilla*; calice 5-fide, rarement 4-fide, avec calicule 5-4-fide; carpelles secs sur un réceptacle convexe, sec, persistant, pubescent ou hérissé;

fleurs généralement jaunes en cymes irrégulières, terminales, pauciflores.

Espèce : *Potentilla Tormentilla,* Sibth. Tormentille.

Genre *Geum* (fig. 512) ; calice 5-fide, avec un calicule 5-fide; styles terminaux s'accroissant longuement après la floraison, genouillés dans leur partie supérieure; carpelles secs, poilus, sur un réceptacle cylindrique sec, hérissé, persistant; fleurs jaunes ou jaune-rougeâtre, solitaires, terminales.

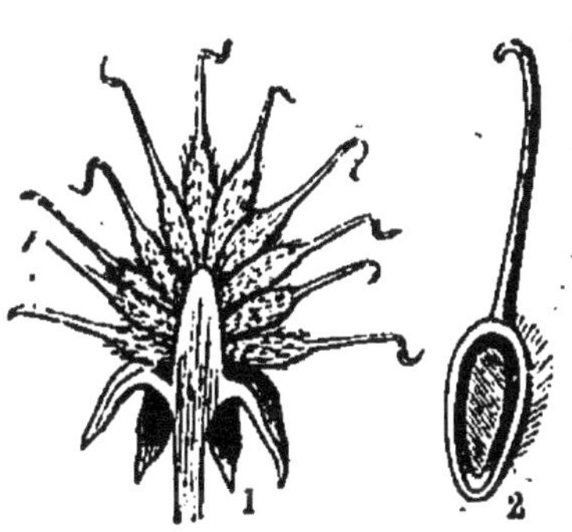

Fig. 512. — Geum.

Espèce : *Geum urbanum,* L. Benoite.

4° *Sanguisorbées ;* fleurs hermaphrodites, monoïques ou polygames ; calice persistant, fructifère, pétales ordinairement 0; étamines 2-30; carpelles 1-4, à ovule 1, pendant ou ascendant; achènes dans le tube du calice. Style latéral.

Genre *Poterium ;* étamines 20-30; fleurs en épis terminaux subglobuleux, avec les fleurs femelles vers le sommet, et les hermaphrodites et mâles vers la partie inférieure.

Espèce : *Poterium Sanguisorba*, L. Pimprenelle.

5° *Spiréacées ;* calice 5-fide ; pétales 5; étamines

indéfinies; carpelles 5, libres, 1-loculaires; ovules 2-12 pendants; stigmates épais; follicules.

Genre *Spiræa;* calice 5-fide, sans calicule; styles terminaux, marcescents; feuilles entières plus ou moins découpées, stipules très-petites ou nulles; fleurs en corymbes ou en panicules spiciformes feuillées.

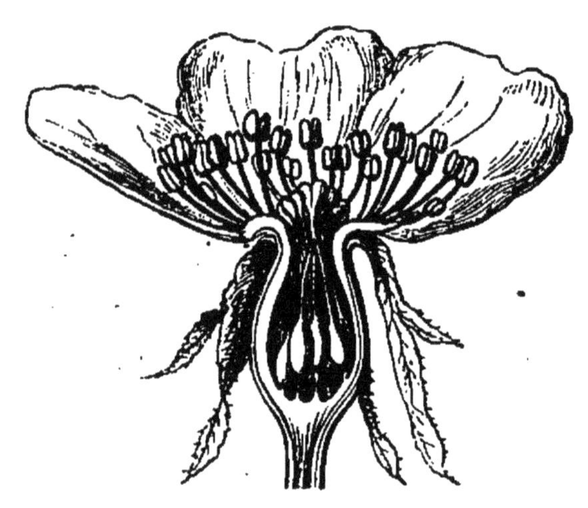

Fig. 513. — Rosa.

Espèces: *Spiræa Ulmaria*, L. Reine des prés; *Spiræa Filipendula*, L. Filipendule.

Genre *Quillaja.* — Espèce: *Quillaja Saponaria.* Bois de Panama.

6° *Rosées;* calice à tube ventru (réceptacle déprimé); pétales 5; carpelles plusieurs, uniovulés.

Genre *Rosa* (fig. 513, 514); calice sans calicule, à tube urcéolé, s'accroissant beaucoup après la préfloraison, devenant charnu à la maturité; carpelles nombreux, couverts de poils raides, insérés sur les parois du tube du calice; tiges munies d'aiguillons; feuilles pinnatiséquées; fleurs très-grandes, roses ou blanches, solitaires, axillaires ou terminales, ou en corymbes.

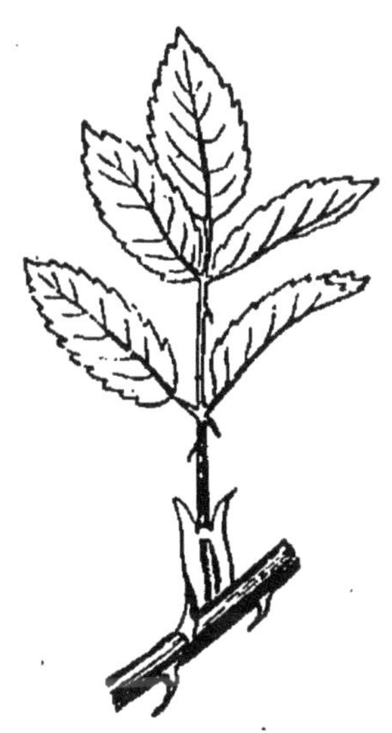

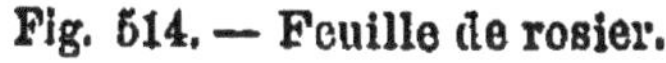

Fig. 514. — Feuille de rosier.

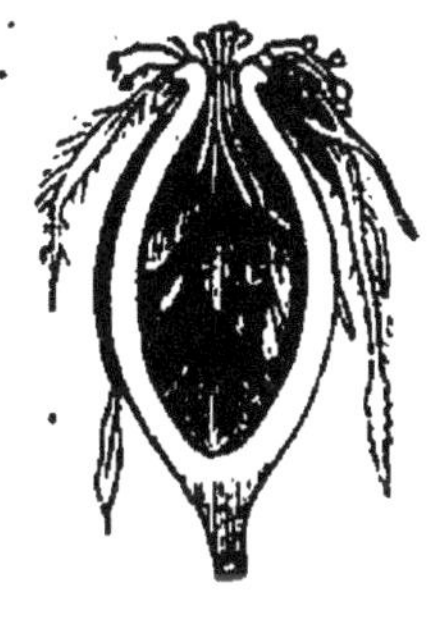

Fig. 515. — Fruit de Rosa canina.

Espèces : *Rosa gallica*, L.; *Rosa canina*, L. (fig. 515); *Rosa centifolia*, L.

7° *Pomacées;* calice à pédoncule renflé, à limbe 5-lobé; pétales 5; étamines indéfinies; carpelles 1-2-3-5, uniloculaires; ovules 2-∞ ascendants; fruit charnu à endocarpe membraneux ou osseux; stipules caduques.

Genre *Mespilus* (fig. 516 à 518); fruit globuleux

turbiné, couronné par les divisions très-développées du calice, à partie supérieure libre, formant une large surface disciforme, avec 5 saillies; 5 noyaux osseux, monospermes par avortement; fleurs blanches, subsessiles, solitaires; arbrisseau épineux.

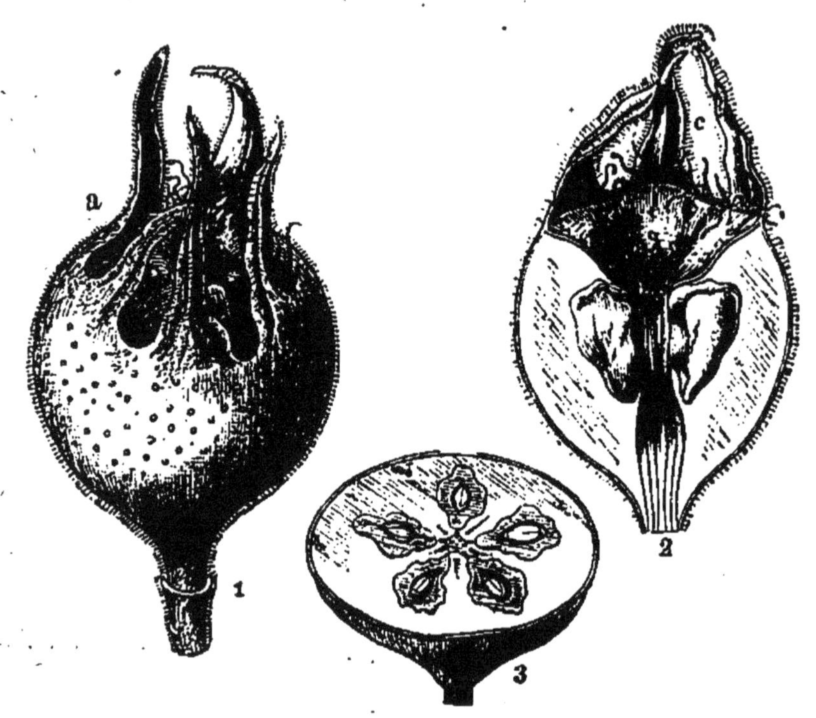

Fig. 516 à 518. — Néflier (Mespilus germanica.)

Espèce : *Mespilus germanica*, L. Néflier.

Genre *Cratægus;* fruit subglobuleux ou oblong subglobuleux, couronné par les lobes marcescents du calice, à partie supérieure libre, étroite et rétrécie en ombilic; 1 ou plus rarement 2-3 noyaux osseux, 1-spermes par avortement; fleurs blanches ou rosées, en corymbes rameux; arbrisseau épineux.

Espèce : *Cratægus oxyacantha*, L. Aubépine.

Genre *Pirus;* fruit piriforme, non ombiliqué à la base, ombiliqué au sommet et surmonté par le limbe

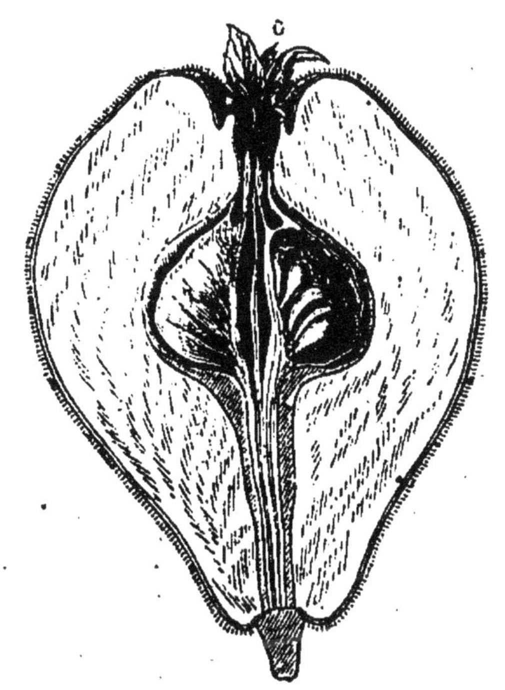

Fig. 519. — Fruit de Cydonia.

marcescent du calice, à endocarpe membraneux, jamais cartilagineux; 5 loges 2-spermes, ou rarement 1-spermes par avortement; fleurs blanches en fascicules ombelliformes, au centre des rosettes des feuilles terminales des rameaux.

Espèce : *Pirus communis*, L. Poirier.

Genre *Malus ;* fruit subglobuleux, profondément

ombiliqué à l'insertion du pédicelle, ombiliqué au sommet, surmonté par le limbe du calice persistant ou marcescent; endocarpe parcheminé, cartilagineux; loges 5, 2-spermes ou rarement 1-spermes par avortement; fleurs blanc rosé en fascicules ombelliformes, au centre des rosettes des feuilles terminales des rameaux.

Espèce : *Malus communis*, Lam. Pommier.

Genre *Cydonia;* fruit cotonneux piriforme, ombiliqué au sommet et surmonté par le limbe persistant du calice, à 5 loges contenant chacune 10-15 graines à testa entouré de mucilage; fleurs blanches ou rosées, solitaires; arbre non épineux.

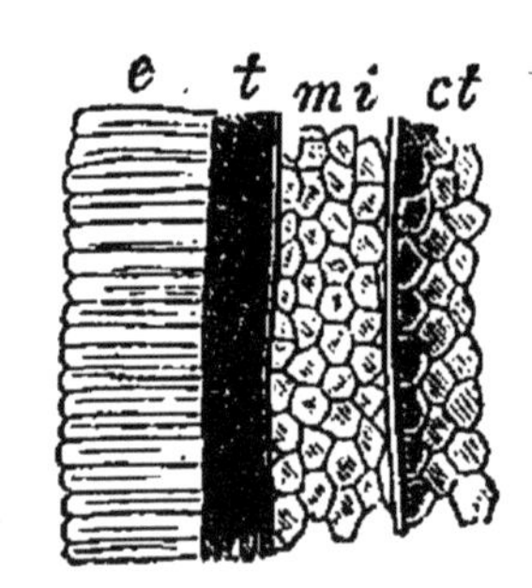

Fig. 520. — Semence de coing.

Espèce : *Cydonia vulgaris* (fig. 519, 520), Pers, Coignassier.

Genre *Sorbus;* fruit globuleux ou turbiné, non ombiliqué à la base, ombiliqué au sommet et surmonté par le limbe du calice persistant ou marcescent; endocarpe membraneux; loges 1-4, inégalement développées, 1-spermes par avortement; fleurs blanches assez petites, en corymbes rameux multiflores; non épineux.

Espèce : *Sorbus torminalis*, Crantz, Alisier.

GRANATÉES.

Les Granatées sont des arbres ou arbrisseaux à feuilles simples, opposées ou alternes, caduques; calice coriace 5-7-fide, à tube ovoïde resserré au sommet, à limbe valvaire ; pétales 5-7 ; étamines ∞, à filets libres ; styles soudés; carpelles latéraux re-

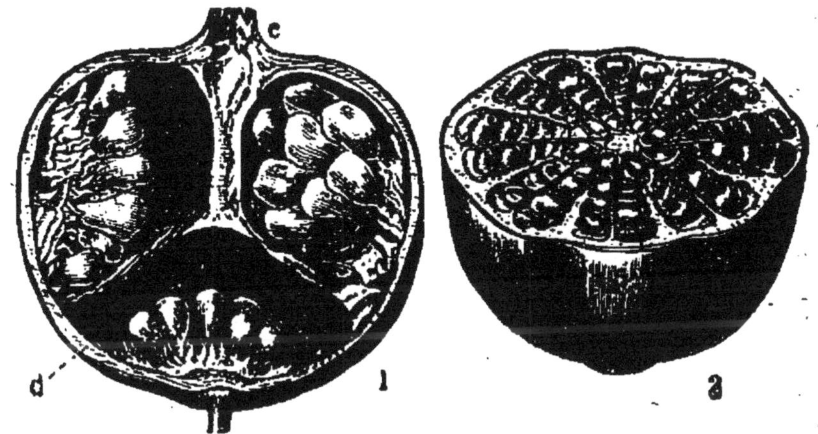

Fig. 521, 522. — Grenadier.

courbés par le développement, de sorte que le sommet des ovules regarde le centre de l'ovaire ; 2 étages de loges ∞-ovulées ; graines sans albumen, à cotylédons foliacés, roulés en spirale.

Genre *Punica* (fig. 521, 522); calice infundibuliforme, presque campanulé; pétales chiffonnés; fruit sec et coriace, couronné par le tube et les dents du calice, ∞-loculaire, à graines nombreuses, charnues; arbres à feuilles opposées; fleurs presque sessiles, solitaires à l'extrémité des rameaux.

Espèce : *Punica Granatum*, L. Grenadier.

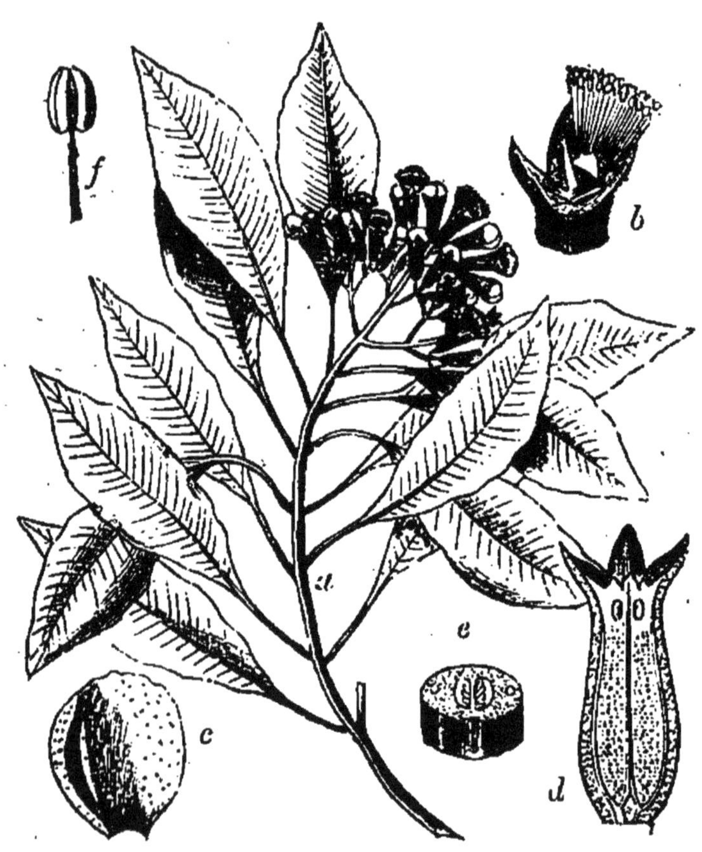

Fig. 523 à 528. — Caryophyllus aromaticus.

MYRTACÉES.

Les Myrtacées sont des arbres ou des arbrisseaux, très-rarement des herbes; feuilles le plus souvent opposées, entières, sans stipules, munies de glandes transparentes, à base atténuée en pétiole; inflorescence variable, généralement axillaire; fleurs rouges, blanches ou jaunes, jamais bleues; sépales 4-6, généralement 5, fermés avant l'anthèse et s'ouvrant ensuite par une fente operculaire ou irrégulièrement; pétales insérés sur le calice, en même nombre que les sépales, quelquefois 0, à préfloraison quinconciale; étamines nombreuses, insérées par faisceaux avec les pétales sur le calice; style 1; stigmate 1 simple; ovaire infère ou semi-infère soudé au calice, 1-∞-loculaire; ovules anatropes, réunis le plus souvent à l'angle interne; fruit variable, bacciforme ou capsulaire, 1-∞-loculaire, 1-∞-sperme; graines sans albumen; embryon droit ou courbe, à cotylédons rarement foliacés, convolutés ou soudés en une masse homogène avec la radicule.

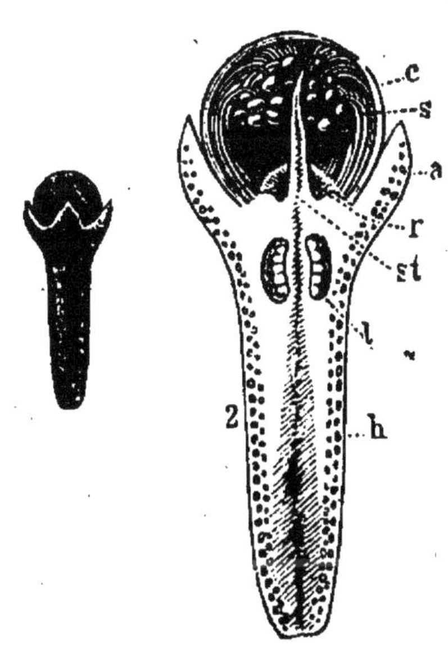

Fig. 529, 530.
Caryophyllus aromaticus.

Genre *Melaleuca;* calice à tube presque hémisphérique, à limbe 5-phylle, pétales 5; étamines en 5 faisceaux; capsule incluse et soudée au calice, à graines nombreuses, anguleuses.

Espèce : *Melaleuca Cajuputi*, Roxb. Cajeput.

Genre *Caryophyllus* (fig. 523 à 530); calice à tube cylindrique, limbe 4-phylle; pétales 4, formant une sorte de coiffe; étamines en 4 faisceaux; baie oligosperme à graines cylindriques.

Espèce : *Caryophyllus aromaticus*, L. Giroflier aromatique.

Genre *Eugenia ;* calice à tube arrondi, à limbe 4-phylle; pétales 4; étamines indéfinies, libres; baie 1-2-sperme.

Espèce : *Eugenia Pimenta*, DC. Piment.

Genre *Eucalyptus;* tube calycinal persistant, plus ou moins globuleux, avec limbe entier, operculé et ouvert horizontalement; pétales nuls; étamines nombreuses; capsule polysperme, 4-3-loculaire; grands arbres à feuilles coriaces.

Espèce : *Eucalyptus Globulus*, La Bill.

CUCURBITACÉES.

Les Cucurbitacées sont des herbes ou sous-arbrisseaux grimpants ou rampants, à feuilles alternes, palmées, poilues, sans stipules, offrant souvent des vrilles sur le côté; fleurs imparfaites, diclines; calice 5-partite, à lobes imbriqués; corolle 5-lobée, adnée à la base du calice; fleurs mâles à étamines 5, rarement 2-3, insérées au fond de la corolle, rarement libres, ou plus souvent connées en phalanges, à anthères extrorses, 1-2 loculaires, à loges linéaires contournées (fig. 631), et adnées à un connectif charnu. Fleurs femelles à ovaire infère 3-4-phylle, le plus souvent 6-loculaire, à parois souvent recourbées en dedans ; style 1 assez court à stigmate 2-lobé, épais ou fimbrié ; baie charnue, indéhiscente ou à déhiscence élastique par un opercule ;

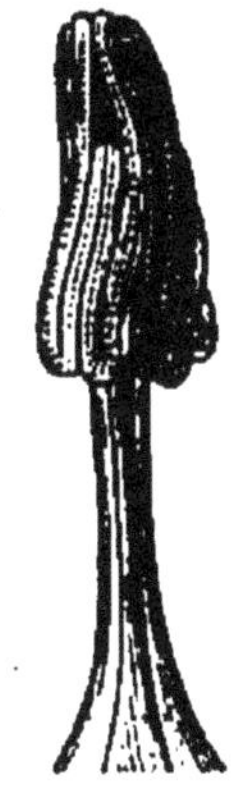

Fig. 531.
Étamine de Cucurbita Pepo.

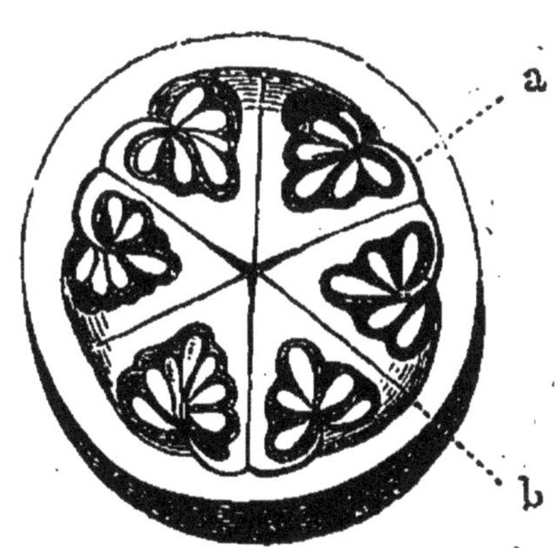

Fig. 532.
Cucumis Colocynthis.

graines pariétales horizontales, plus ou moins comprimées, sans albumen, à embryon droit.

Genre *Cucurbita;* plantes monoïques, à corolle campanulée infundibuliforme ; fleur mâle à étamines 4, diadelphes, 1 libre, à anthères 5-soudées, à loges adnées à un connectif mutique, à pistil rudimentaire en écusson ; fleur femelle à étamines avortées et réunies en anneau, à style 3-fide et à stigmates 2-lobés ; fruit à graines nombreuses, à bord épaissi ou gonflé.

Espèces : *Cucurbita Pepo*, L. Citrouille.

Genre *Cucumis ;* corolle infundibuliforme rotacée ; étamines 3-adelphes, à filets très-courts avec un pistil rudimentaire glanduliforme; graines marginées finement.

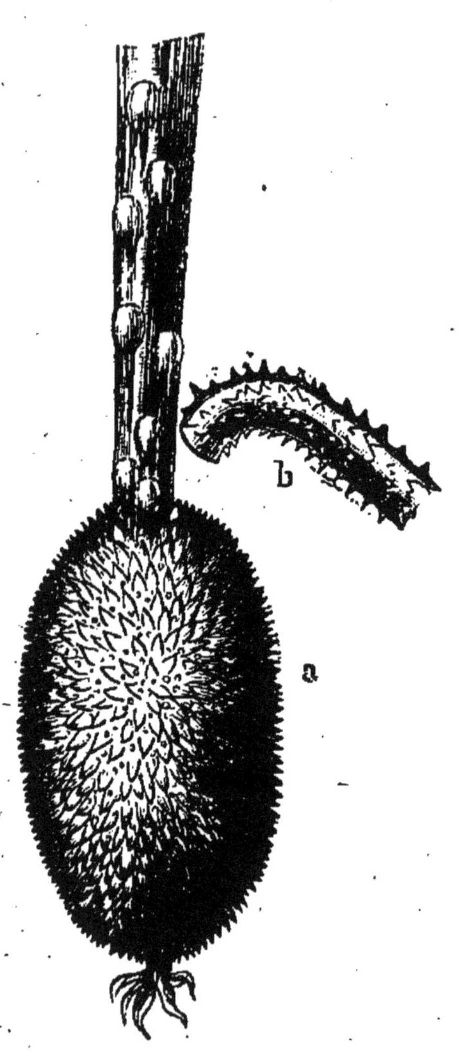

Fig. 533.
Fruit d'Ecbalium Elaterium.

Espèces : *Cucumis Colocynthis,* L. Coloquinte (fig. 532). *Cucurmis Melo,* L. Melon.

Genre *Citrullus;* corolle rotacée, filets courts, anthères adnées autour du bord d'un connectif 3-lobé; stigmates réniformes-cordés; style court; graines à bord épaissi obtus.

Espèce : *Citrullus vulgaris,* Schrad. Pastèque.

Genre *Ecbalium* (fig. 533); herbe sans vrille, rampante, à fleurs mâles en grappes, les femelles solitaires; connectif sigmoïde; fruit oblong muriqué à déhiscence par un pore, le fruit se séparant avec élasticité du pédoncule.

Espèce: *Ecbalium agreste*, Rich.

Genre *Bryonia* (fig. 534); corolle infundibuliforme campanulée; fruit bacciforme globuleux, indéhiscent, 3-6-sperme; graines sub-comprimées finement marginées.

Espèce: *Bryonia dioica*, L. Bryone.

CACTÉES.

Les Cactées (fig. 535) sont des plantes frutescentes succulentes ou lactescentes, à tige couverte d'excroissances mamillaires par l'avortement des rameaux, à feuilles rarement parfaites; fleurs solitaires à périgone supère; les sépales et pétales à peine distincts, indéfinis, souvent soudés en un long tube le plus souvent persistant; étamines nombreuses plurisériées, à anthères introrses, 2-loculaires; ovaire infère 1-loculaire, à 3-∞-trophospermes pariétaux bilamellés; ovules anatropes; style 1, à stigmates simples ou en spire, et soudés en un seul. Baie contenant plusieurs graines noires à téguments sub-osseux, nidulantes dans la pulpe. Embryon droit ou arqué, albumen nul ou très-petit, radicule tournée vers le hile.

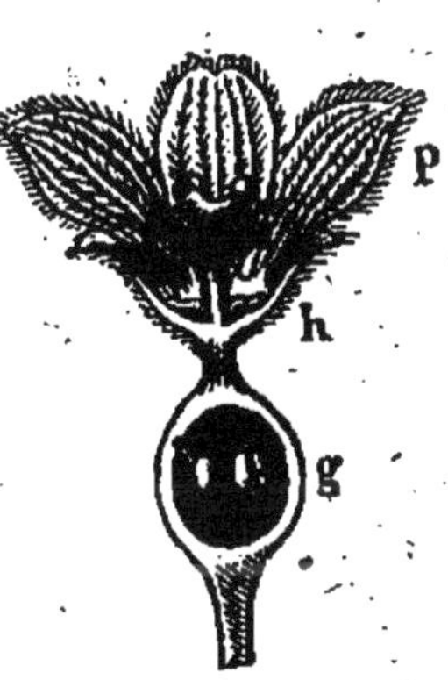

Fig. 534.
Bryonia dioica.

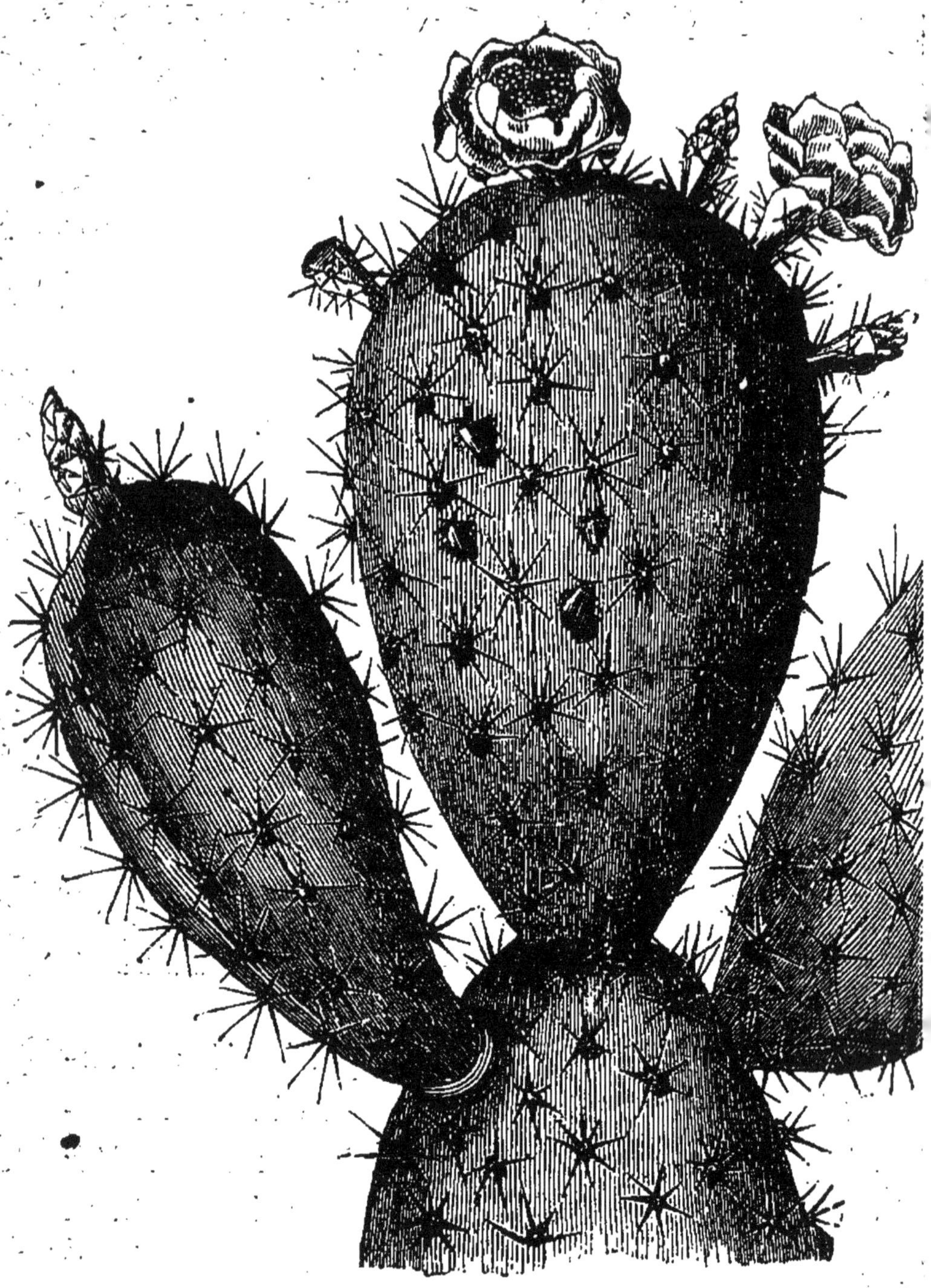

Fig. 535. — Opuntia coccinellifera.

Genre *Cactus;* tiges non aplaties. (Inusités.)

Genre *Opuntia;* tiges à articles aplatis implantés les uns sur les autres.

Espèces : *Opuntia cocinellifera*, Mill., Nopal; *Opuntia vulgaris*, Mill., Figue de Barbarie.

RIBÉSIACÉES.

Les Ribésiacées ou Grossulariées sont des arbrisseaux, quelquefois épineux, à feuilles éparses, sim

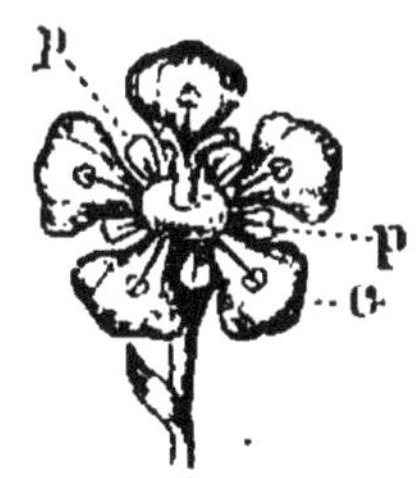

Fig. 536. — Fleur de Ribes rubrum.

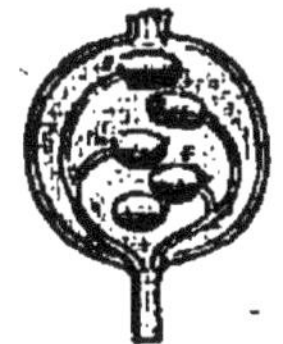

Fig. 537. — Ribes rubrum.

ples; fleurs parfaites, à calice supère, 5-fide, coloré; corolle à 5 pétales, insérés sur la gorge du calice, petits, souvent squamiformes; étamines 5, alternes avec les pétales; ovaire infère, multiovulé à 2 trophospermes pariétaux, rarement 3-4; style 2-fide, rarement 4-fide; baie couronnée par le calice persistant et marcescent; graines horizontales, anguleuses-obovées, munies d'un tégument gélatineux, pendu à un funicule filiforme; embryon très-petit dans l'axe d'un albumen copieux.

Genre *Ribes* (fig. 536, 537); arbrisseaux très-rameux, épineux ou non, à feuilles alternes ou fasciculées au sommet de rameaux latéraux très-courts; sans stipules; calice verdâtre ou rougeâtre, pétales jaunâtres.

Espèces : *Ribes rubrum*, L. Groseillier; *Ribes*

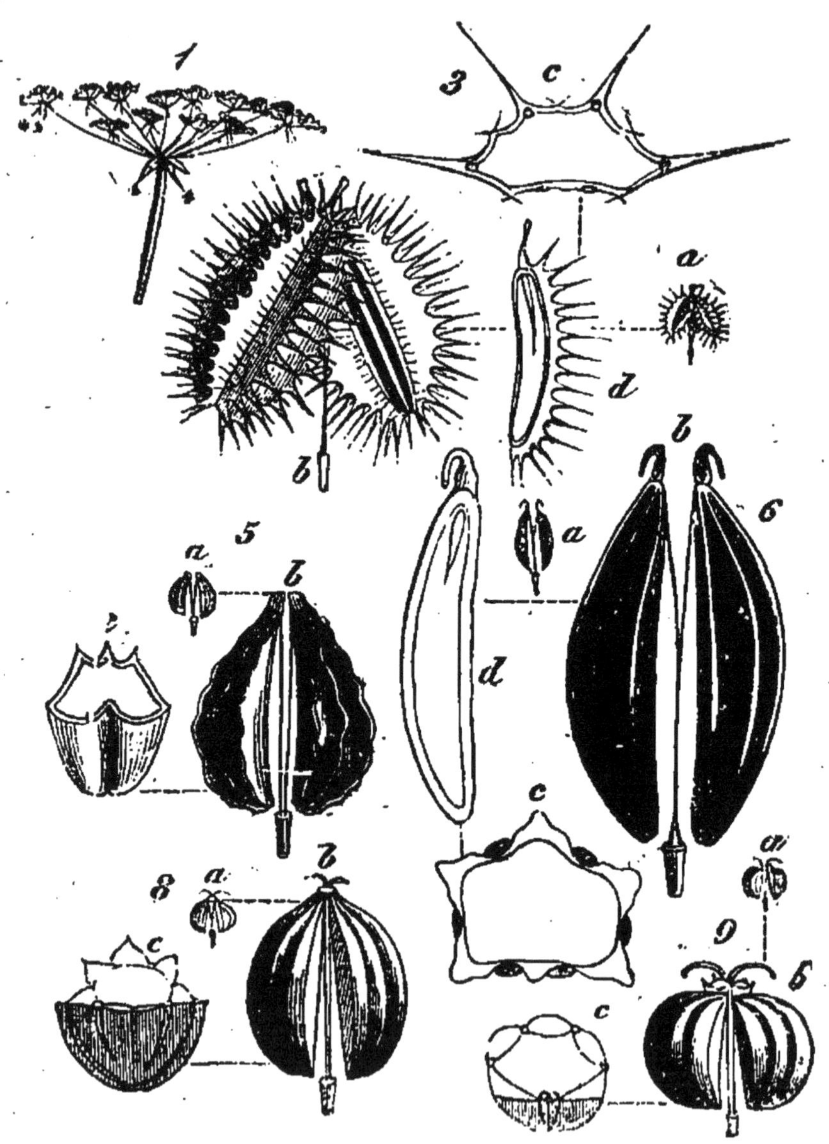

Fig. 538 à 556. — 1. Fruits d'Ombellifères; 2. Heracleum; 3. Daucus; 4. Petroselinum; 5. Conium; 6. Carum; 7. Chærophyllum; 8. Æthus; 9. Cicuta. (*Voir les fig. 2 et 7 de la page suivante.*)

nigrum, L. Cassis; *Ribes uva crispa*, L. Groseillier à maquereau.

OMBELLIFÈRES.

Les Ombellifères (fig. 538 à 556) sont des herbes annuelles ou suffrutescentes, à racine variable, à feuilles alternes, très - rarement opposées, engaînantes par la base, simples, lobées ou très-découpées; inflorescence en ombelles; calice à tube soudé à l'ovaire, à limbe 5-denté ou nul; pétales 5, épigynes, entiers, émarginés ou 2-lobés au sommet, insérés au som-

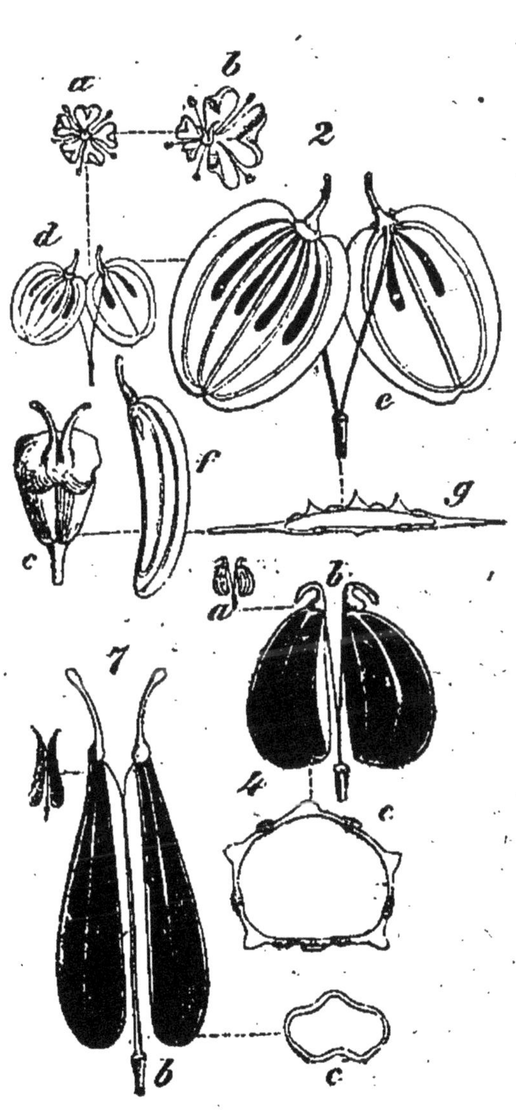

(Voir l'explication à la page précédente.)

met du tube calycinal; étamines 5, alternes avec les pétales, insérées sur le bord d'un disque épigyne, repliées dans le bouton; ovaire infère, 2-loculaire ou formé de carpelles géminés et couronnés par un disque épigyne (*Stylopode*); styles 2, divergents; diachène ou crémocarpe, formé de 2 carpelles (*Méricarpes*) pendants d'un axe central, soudés extérieurement par le calice et se séparant à maturité en deux parties; graine unique pendante; embryon petit, inclus dans le haut d'un albumen charnu, plane à l'extérieur (*Orthospermes*), courbé sur les côtés autour de l'axe (*Campylospermes*) ou courbé de la base vers le sommet (*Cœlospermes*).

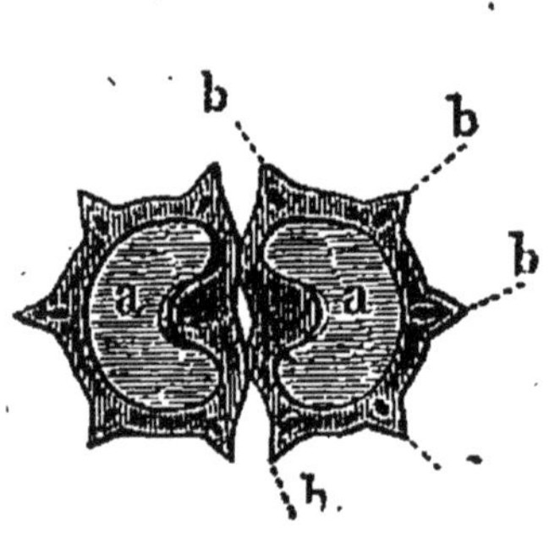

Fig. 557.
Fruit orthosperme (Fenouil)

Dans les Ombellifères le calice offre 10 *nervures primaires*, dont 5 *carinales* correspondent aux lobes, et 5 suturales aux sinus; plus 10 *nervures secondaires* alternes avec les primaires et correspondant aux nervures latérales des sépales; et enfin des *bandelettes*, *vittæ* (canaux remplis de sucs) entre les nervures ou sous elles.

On divise les Ombellifères en sous-tribus:

1° *Orthospermées* à albumen plan ou un peu convexe (fig. 557).

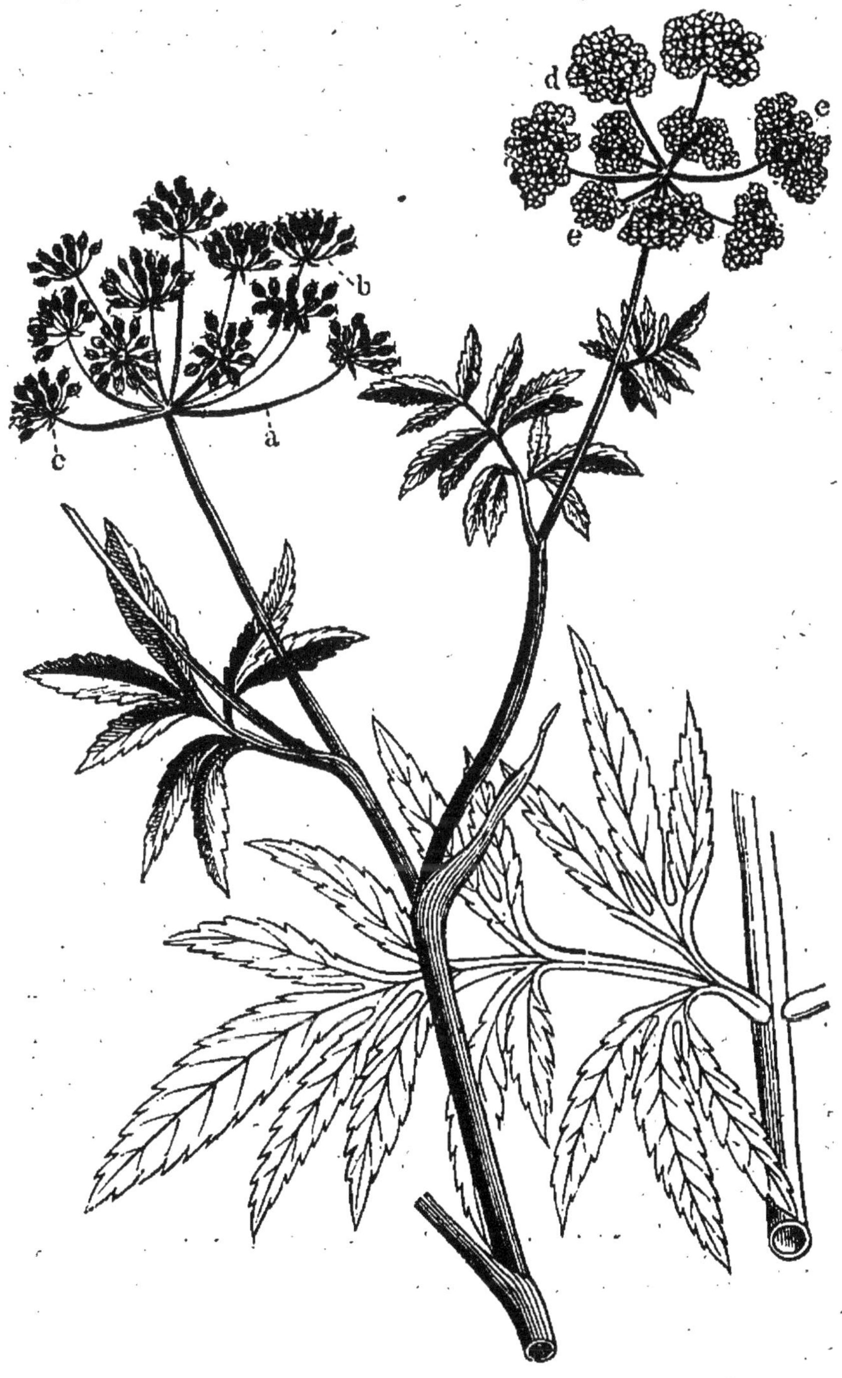

Fig. 558. — Cicuta virosa.

a) *Saniculées*, fruit non comprimé chargé d'épines ou d'écailles, à coupe horizontale suborbiculaire. (Inusitées.)

b) *Hydrocotylées*, fruit comprimé sans épines ou écailles à coupe horizontale linéaire, à côtes distinctes. (Inusitées.)

c) *Amminées*, fruit comprimé latéralement, à côtes seulement primaires; albumen aplati en avant ou arrondi.

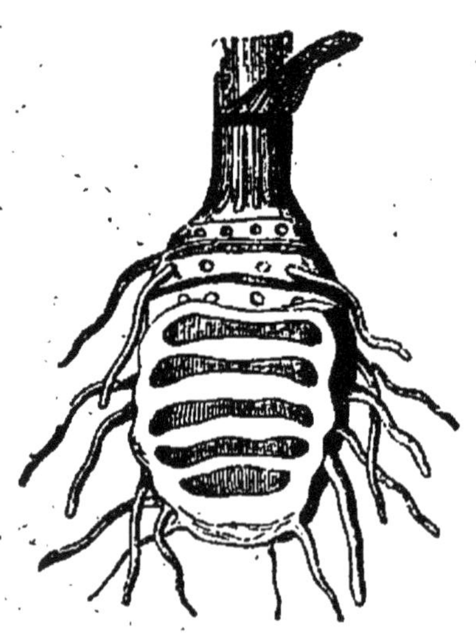

Fig. 559. — Ciguë vireuse.

Genre *Cicuta ;* ombellule involucellée ; calice 5-denté, persistant; pétales obcordés avec une laciniure infléchie; fruit subglobuleux à côtes ligneuses, les latérales un peu plus grandes; sillon avec une bandelette proéminente, albumen arrondi; columelle 2-partite.

Espèce : *Cicuta virosa*, L. Ciguë aquatique (fig. 558, 559).

Genre *Bupleurum;* feuilles réduites à la portion pétiolaire non engaînante, très-entières; fleurs jaunes. (Inusité.)

Genre *Petroselinum*, feuilles 3-pinnatiséquées; fleurs vert-jaunâtre ou blanches; carpelles oblongs à

5 côtes filiformes, vallécules 1-vittées; columelle 2-partite; pétales entiers ou émarginés par inflexion de leur pointe. Involucre et involucelle ∞-foliolés.

Espèce : *Petroselinum sativum*, Hoffm. Persil.

Genre *Apium;* carpelles subglobuleux à 5 côtes filiformes, vallécules 1-vittées; columelle indivise; involucre et involucelle nuls.

Espèce : *Apium graveolens*, L. Ache des marais.

Genre *Carum* (fig. 560, 561); pétales obcordés

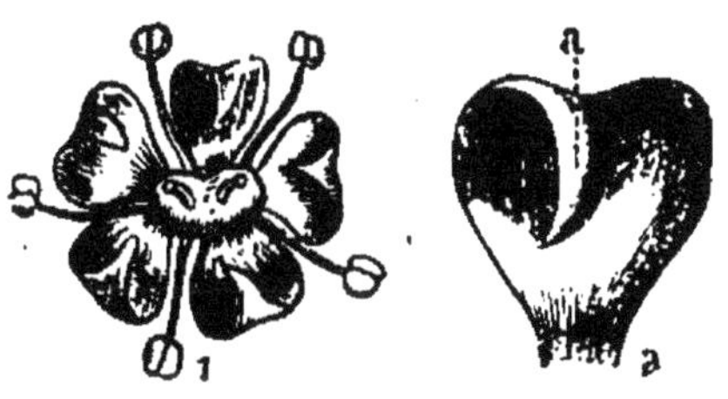

Fig. 560, 561. — Carum Carvi.

avec 1 laciniure infléchie; fruit oblong, à stylopode déprimé, styles défléchis; côtes filiformes, commissure aplatie étroite; sillons 1-vittés; columelle libre, fourchue au sommet.

Espèce : *Carum Carvi*, L.; *Carum Bulbocastanum*, Koch.

Genre *Pimpinella ;* sans involucelle; stylopode en forme de coussin; sillons ∞-vittés; columelle libre 2-partite.

Espèce : *Pimpinella Anisum*, L. Anis vert.

Genre *Fœniculum;* calice nul; pétales subarrondis, entiers, involutés, à laciniure un peu émarginée; fruit oblong, arrondi, à styles défléchis, à

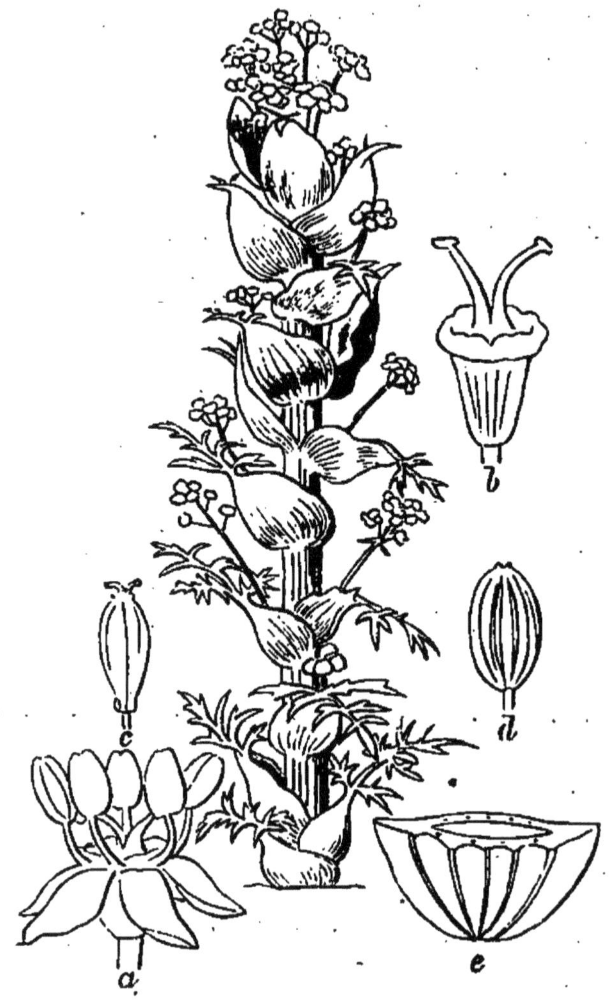

Fig. 562 à 567. — Narthex Asa-fœtida.

côtes un peu proéminentes, carénées-obtuses; sillons 1-vittés; columelle 2-partite.

Espèce: *Fœniculum dulce*, L. Fenouil.

Genre *Æthusa;* fruit ovoïde subglobuleux; carpelles hémisphériques, à 5 côtes saillantes épaisses, carénées, les marginales ailées ; vallécules 1-vittées. Involucelle 1-latéral à folioles rejetées en dehors.

Espèce : *Æthusa Cynapium*, L. Petite ciguë.

Genre *Œnanthe;* calice 5-denté; pétales obovés, émarginés, à laciniure infléchie; fruit cylindracé ou oblong, à styles longs dressés; côtes convexes, obtuses, les latérales un peu plus grandes; sillons 1-vittés. Columelle indistincte.

Espèce : *Œnanthe crocata*, L.

d) *Angélicées;* fruit entouré de 2 ailes membraneuses.

Genre *Angelica;* fruit comprimé latéralement; carpelles oblongs à 5 côtes, les 3 dorsales filiformes saillantes, les marginales largement ailées ; involucre 0, ou 1-2-foliolé; involucelle ∞ -foliolé.

Espèce : *Angelica Archangelica*, L.

Genre *Narthex* (fig. 562 à 567); fruit elliptique comprimé, marqué de trois côtes sur chaque moitié; fleurs jaunes; involucre et involucelle polyphylles.

Espèce : *Narthex Asa-fœtida.*

Genre : *Ferula ;* fruit aplati sur le dos, 5 arêtes dorsales filiformes, 2 latérales allongées en aile marginale ; plusieurs bandelettes; carpophore 2-fide. Fleurs jaunes avec involucres variables ; tige souvent remplie de moelle.

Espèce : *Ferula persica*, Wild. Sagapénum.

Genre *Dorema ;* fruit glabre ou presque glabre, brun, bordé d'une aile jaune peu saillante.

Espèce : *Dorema ammoniacum*, Don. Gomme ammoniaque.

e) Peucédanées ; fruit lenticulaire entouré d'un rebord aplani ou épais par le rapprochement des ailes marginales des deux carpelles.

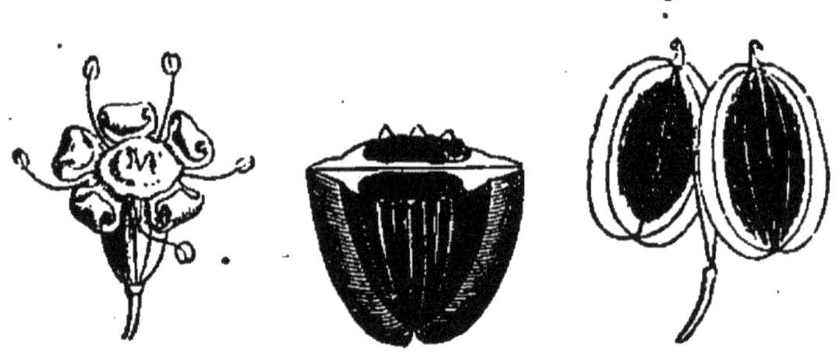

Fig. 568 à 570. — Fruit d'Aneth (Anethum).

Genre *Anethum* (fig. 568 à 570) ; carpelles oblongs à 5 côtes, les 3 dorsales filiformes, carénées, saillantes, les marginales dilatées en une aile ; vallécules 1-vittées, involucre et involucelle 0 ; feuilles 2-4 pinnatiséquées, à segments linéaires très-étroits.

Espèce : *Anethum graveolens*, L.

f) Daucinées ; fruit à ailes découpées en épines ou en soies presque épineuses.

Genre *Daucus* (fig. 571) ; carpelles oblongs à

5 côtes primaires filiformes sétacées, à 4 côtes secondaires en ailes découpées en longues soies presque épineuses 1-sériées. Columelle indivise ou 2-fide.

Espèce : *Daucus Carota*, L. Carotte.

g) *Thapsiées*; fruit à 8 ailes entières, dépourvu d'épines.

Genre *Thapsia*; pétales elliptiques entiers; fruit

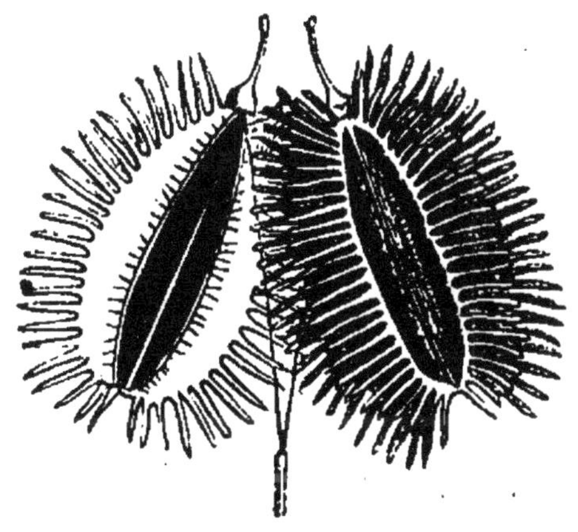

Fig. 571. — Carotte.

denté; méricarpes à 2 arêtes secondaires, latérales, membraneuses et ailées; bandelettes solitaires; carpophore 2-partite; fleurs jaunes à involucres oligophylles, quelquefois caducs.

Espèce : *Thapsia garganica*, L.

h) *Cuminées*; fruit comprimé latéralement; méricarpes à côtes non ailées, 2 côtes primaires latérales marginantes; 4 côtes secondaires plus proéminentes.

Genre *Cuminum ;* fruit droit, oblong, aminci aux deux bouts, fauve terne, à 9 côtes garnies d'aiguillons très-courts.

Espèce : *Cuminum Cyminum*, L.

Genre *Conium;* fruit subglobuleux; carpelles sans épines, non prolongés en bec, à 5 côtes primaires saillantes ondulées; côtes secondaires 0; bandelettes non distinctes; columelle 2-fide ou 3-partite. Involucelle à 3 folioles rejetées en dehors.

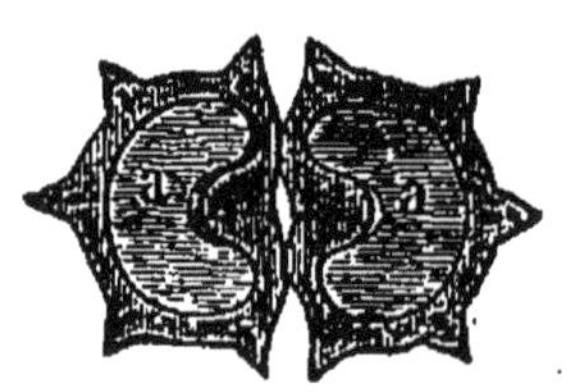

Fig. 572.
Conium maculatum.

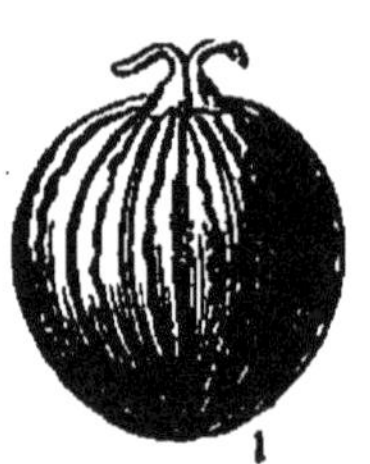

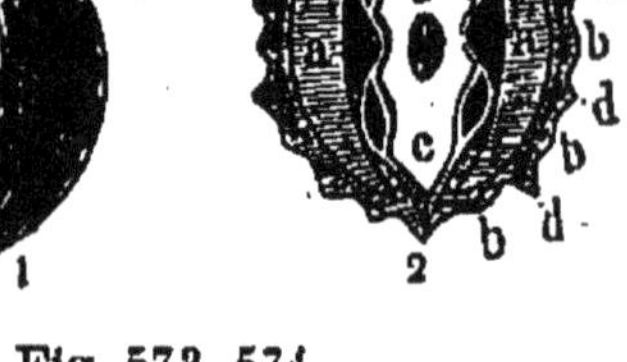

Fig. 573, 574.
Fruit cœlosperme (Coriandre).

Espèce: *Conium maculatum*, L. Grande ciguë.

2° *Campylospermées;* albumen avec un long sillon longitudinal au côté commissural, ce qui donne à la coupe un aspect réniforme (fig. 572).

Genre *Anthriscus;* carpelles lisses ou hérissés de pointes épineuses, rétrécis brusquement au sommet en un bec moins long que la graine; 5 côtes primaires apparentes seulement dans le haut du carpelle; côtes secondaires 0; bandelettes peu marquées et presque nulles.

Espèce: *Anthriscus Cerefolium*, Hoffm. Cerfeuil.

Genre *Chærophyllum;* carpelles lisses, oblongs, linéaires, non rétrécis en bec, à 5 côtes primaires obtuses prolongées jusqu'à la base du carpelle; côtes secondaires 0; vallécules 1-vittées. (Inusitées.)

3° *Cœlospermées;* albumen concave au bord commissural, ce qui donne une coupe transverse en faux ou en lune (fig. 573, 574).

Genre *Coriandrum;* fruit globuleux; carpelles hémisphériques à 5 côtes primaires déprimées, très-flexueuses, à 4 côtes secondaires filiformes plus saillantes, droites; bandelettes non distinctes; graine très-concave à la face interne.

Espèce: *Coriandrum sativum*, L.

ARALIACÉES.

Les Araliacées sont des arbres, arbrisseaux ou des herbes à tige souvent garnie de fibrilles radiculiformes, à feuilles non stipulées, à pétioles élargis par la base, simples, palmées ou pennées; fleurs en ombelles ou en capitules; calice soudé; pétales 5 ou plus, épigynes, souvent rejetés en coiffe, à préfloraison valvaire; étamines en nombre égal aux pétales ou double ou triple; ovaire infère, couronné d'un disque, 2-5-10-loculaire, à ovules solitaires; styles en même nombre que les loges; fruit charnu, bacciforme ou sec, à noyaux crustacés; embryon petit à cotylédons foliacés; albumen charnu.

Genre *Panax*; feuilles verticillées, composées; fleurs en ombelle simple avec un involucre polyphylle; calice à limbe 5-denté; 5 pétales; étamines

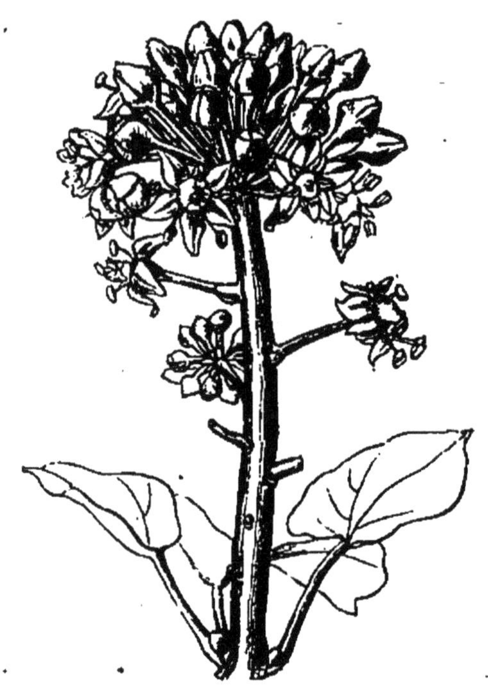

Fig. 575. — Lierre.

5; baie 2-loculaire, 2-sperme. Plantes herbacées à racine pivotante.

Espèce : *Panax Ginseng*, Meyer. Ginseng.

Genre *Hedera* (fig. 575); feuilles alternes, persistantes; fruit bacciforme à 5 loges monospermes, ou moins par avortement; feuilles caulinaires, lobées, anguleuses, celles des rameaux florifères entières.

Espèce: *Hedera Helix*, L. Lierre.

LORANTHACÉES.

Les Loranthacées sont des arbrisseaux, presque tous parasites des Dicotylédones, toujours verts, à rameaux dichotomes; feuilles opposées coriaces ou nulles; fleurs mâles nues, à anthères 4 ou 6, tournées en dedans, fixées à un connectif pétaloïde qui imite le périgone; fleurs femelles à périgone épigyne et inséré sur le bord du gynophore.

Genre *Viscum*; étamines 4, à anthères sessiles, soudées dans toute leur étendue; fruit bacciforme, monosperme, à sarcocarpe blanc et mucilagineux.

Espèce : *Viscum album*, L. Gui.

LONICÉRÉES.

Les Lonicérées ou Caprifoliacées sont des sous-arbrisseaux ou des arbrisseaux à feuilles opposées, sans stipules, simples ou pennées; cymes terminales à inflorescence centrifuge, ou fleurs axillaires; fleurs régulières ou irrégulières à calice soudé, à limbe supère 5-fide; corolle supère, 5-fide, à préfloraison imbriquée; étamines alternes 5, très-rarement 4 didynames; ovaire infère le plus souvent à 3 loges, contenant chacune 1 ovule anatrope, ou plusieurs ovules sur deux-rangs; stigmate capité ou lobé;

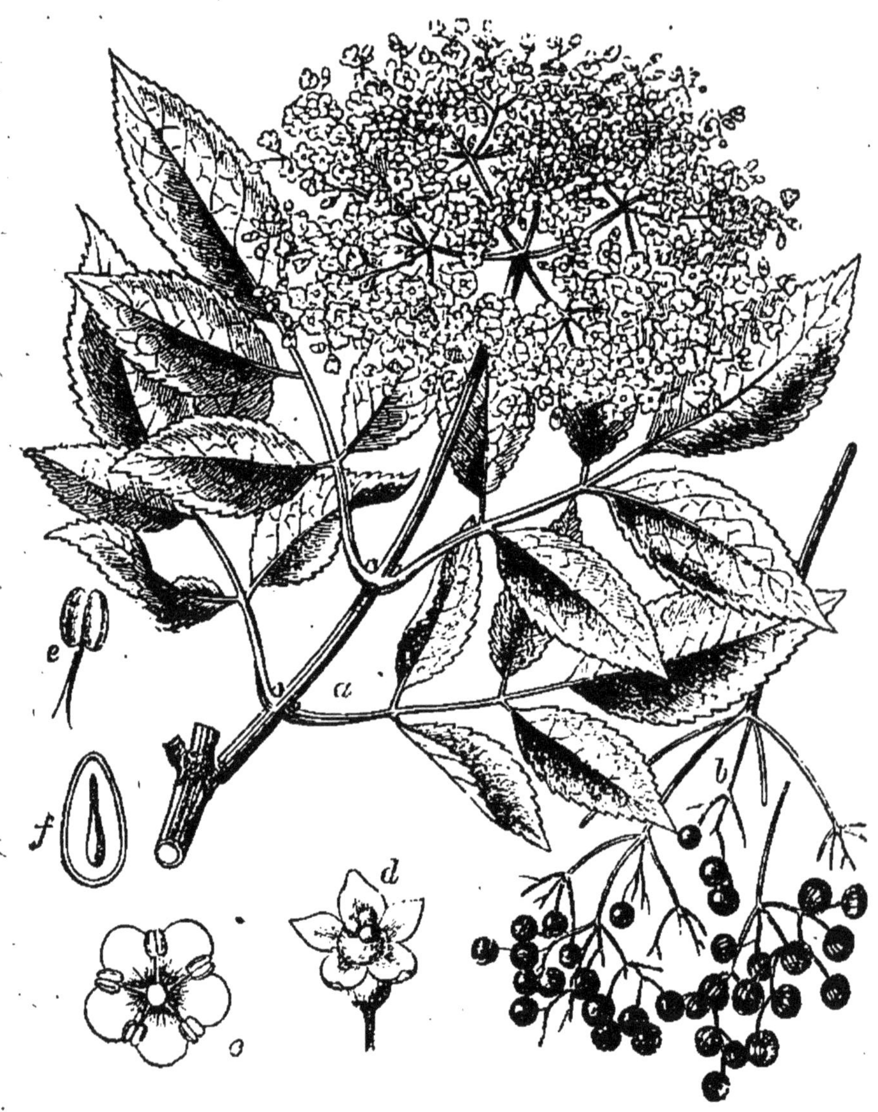

Fig. 576 à 581. — Sureau.

fruit bacciforme ou drupacé, rarement sec, souvent 1-loculaire par avortement, à loges mono- ou oligospermes; embryon orthotrope dans l'axe d'un albumen charnu.

Cette famille se partage en :

1° *Lonicérées;* corolle tubuleuse, à limbe régulier ou irrégulier; style filiforme; raphé des graines extrorse; ovaire à 3 à 5 loges pluri-ovulées.

Genre *Lonicera;* corolle tubuleuse infundibuliforme ou irrégulièrement campanulée; style filiforme.

Espèce : *Lonicera Caprifolium*, L. Chèvrefeuille.

2° *Sambucées;* corolle régulière; 3 stigmates sessiles; raphé des graines extrorse; ovaire à 3-5 loges uni-ovulées.

Genre *Sambucus* (fig. 576 à 581); corolle rotacée; stigmates 3-5-sessiles; fruit bacciforme, coloré, succulent, 3-5-sperme.

Espèce : *Sambucus nigra*, L. Sureau; *Sambucus bucus Ebulus*, L. Hyèble.

3° *Viburnées;* corolle régulière, rotacée; ovaire uniloculaire, uni-ovulé.

Genre *Viburnum;* corolle rotacée ou campanulée rotacée; stigmates 2, sessiles; fruit bacciforme, coloré, monosperme.

Espèce : *Viburnum Lantana*, L. Viorne.

RUBIACÉES.

Les Rubiacées sont des arbres, arbrisseaux ou

des herbes à tiges noueuses, à feuilles opposées et stipulées, ou verticillées et sans stipules ; fleurs parfaites, régulières, en cymes ou en têtes ; calice le plus souvent régulier, 4-5-fide, adhérent ; corolle supère, le plus souvent régulière, à limbe 4-5-fide, à préfloraison valvée ou contorto-imbriquée ; étamines insérées sur le tube de la corolle, en même nombre que les pétales et alternes avec eux, à anthères introrses ; ovaire infère, 2-loculaire, couronné par un disque charnu ; style 1 ; stigmates 2-3-∞-fides ; ovules pendants ou ascendants anatropes, ou insérés au milieu et anatropes ; capsule, baie ou drupe, avec graines ayant quelquefois les bords comprimés et membraneux ; embryon allongé ou très-court, droit ou courbé, dans l'axe d'un albumen charnu, subcorné ou nul, à cotylédons foliacés et à radicule tournée vers le hile.

On divise les Rubiacées en plusieurs sous-familles :

1° *Étoilées ;* périsperme corné ; fruit à 2 coques séparables et à graines presque nues ; feuilles verticillées.

Genre *Galium ;* calice à 4 dents très-courtes ou nulles ; corolle à 4 divisions ; fruit sec non couronné par le calice.

Espèce : *Galium verum*, L. Caillelait.

Genre *Asperula* (fig. 582) ; calice à 4 dents très-courtes ou nulles ; corolle infundibuliforme ou campanulée avec un tube plus ou moins long ; fruit sec, non couronné par le calice.

Espèce : *Asperula odorata*, L. Petit muguet.

Genre *Rubia ;* calice à dents très-courtes ou nulles ; corolle à 4-5 divisions ; fruit bacciforme, non couronné par le calice.

Espèce : *Rubia tinctorum*, L. Garance.

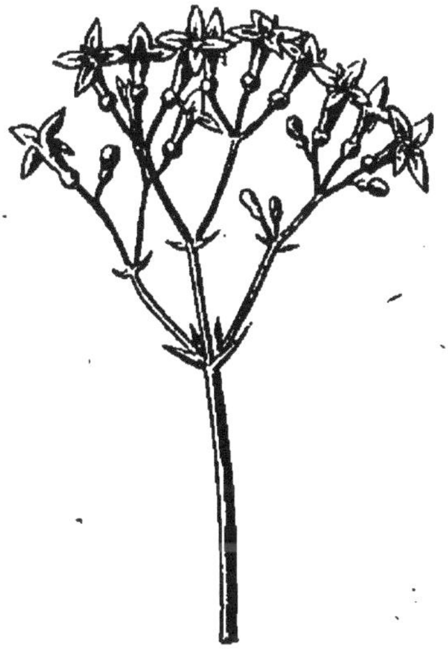

2° *Cofféacées ;* périsperme corné ; fruit à 2 coques monospermes ; feuilles opposées avec des stipules intermédiaires ; sémences convexes sur le dos, planes et avec un sillon en avant.

Fig. 582. — Asperula odorata.

Genre *Coffea* (fig. 583) ; calice 5-denté ; corolle tubuleuse, infundibuliforme, à tube court et à limbe plan ; étamines saillantes ; baie cérasiforme, ombiliquée, contenant 2 nucules à parois minces ; arbrisseau à feuilles opposées, à fleurs axillaires.

Espèce : *Coffea arabica*, L. Café.

Genre *Cephælis ;* fleurs réunies en capitule entouré d'un involucre polyphylle ; calice 5-denté ; corolle infundibuliforme, 5-lobée ; baie ovoïde peu charnue, avec 2 nucules qui se séparent à la maturité. Arbuste rampant, à feuilles au sommet de la tige, opposées, avec 2 stipules assez grandes.

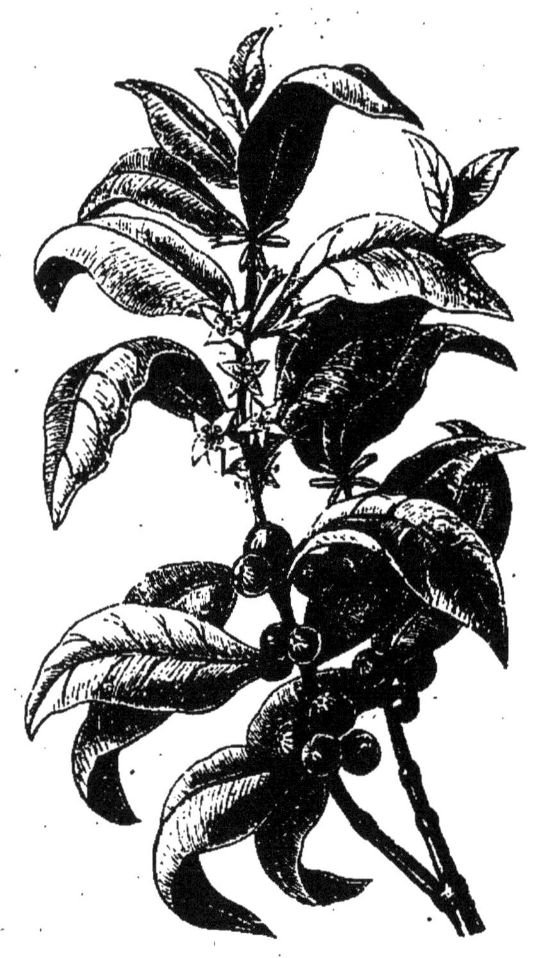

Fig. 583. — Coffea arabica.

Espèce : *Cephaelis Ipecacuanha*, Rich. Ipécacuanha annelé.

Genre *Psychotria*; fleurs en petites grappes axillaires et bifurquées; calice 5-denté; corolle tubu-

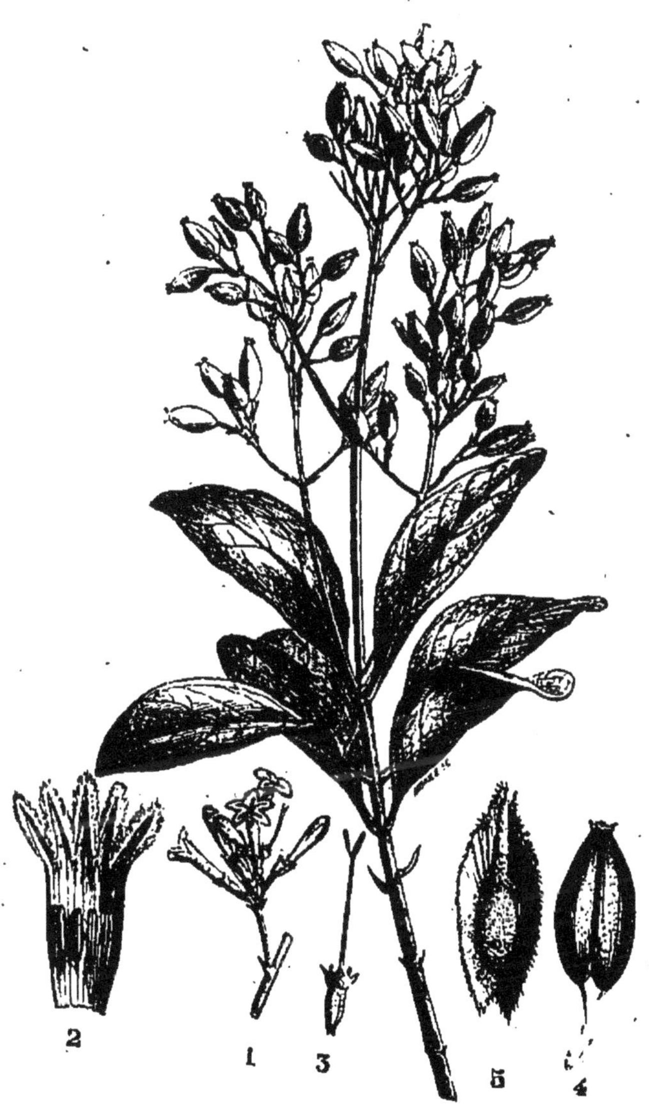

Fig. 584 à 589. — Cinchona Calisaya.

leuse, évasée, 5-lobée; étamines incluses; baie globuleuse couronnée par les 5 dents du calice, se séparant à la maturité en deux nucules; arbuste à feuilles opposées, brièvement pétiolées.

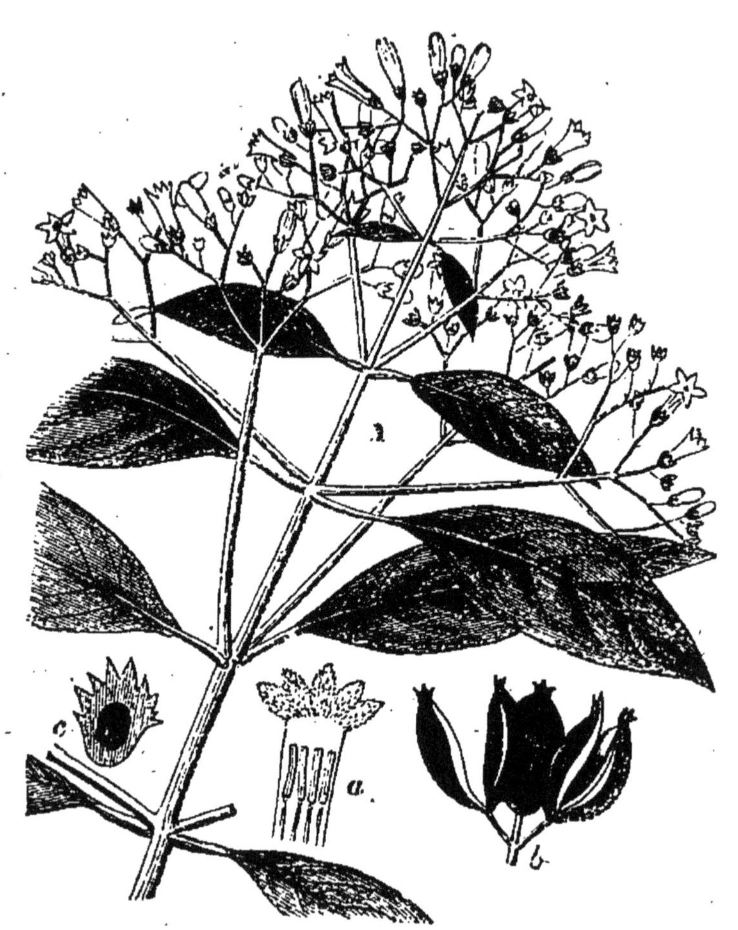

Fig. 590 à 593. — Cinchona officinalis.

Espèce : *Psychotria emetica, Mutis.* Ipécacuanha strié.

3° *Cinchonées;* périsperme charnu; fruit à deux loges polyspermes; feuilles opposées avec des stipules intermédiaires; semences ailées.

Genre *Cinchona* (fig. 584 à 589); calice adhérent, à limbe 5-denté; corolle gamopétale infundibuliforme, 5-fide; étamines 5, incluses; capsule ovoïde, allongée, couronnée par les dents du calice, 2-loculaire, 2-valve; graines membraneuses sur les bords; grands arbres à fleurs en panicules thyrsiformes.

Espèces : *Cinchona Calisaya*, Wedd. Quinquina jaune Calisaya ; *Cinchona succirubra*, How.; Quinquina rouge; *Cinchona officinalis*, L. quinquina gris (fig. 590 à 593).

Genre *Exostemma ;* étamines exsertes.

Espèces : *Exostemma caribæum*, L. ; *Exostemma floribundum*, Pers. ; Faux quinquinas.

VALÉRIANÉES.

Les Valérianées sont des herbes rarement ligneuses à la base, à racines épaisses quand elles sont vivaces; feuilles opposées, sans stipules, de forme variable sur un même individu; inflorescence en cymes; fleurs rarement dioïques; calice à tube adhérent, à limbe denté ou lobé, quelquefois terminé par un *pappus* d'abord roulé en dedans, puis épanoui; corolle gamopétale 5, rarement 3-4-lobée, à tube égal ou renflé à la base en éperon; étamines soudées à la corolle par la base des filets, 5, moins ou 1; stigmates soudés, ou 2-3 distincts; fruit indéhiscent, souvent endurci, couronné par le calice adhérent; 3 loges, dont 2 vides, d'où 1-loculaire,

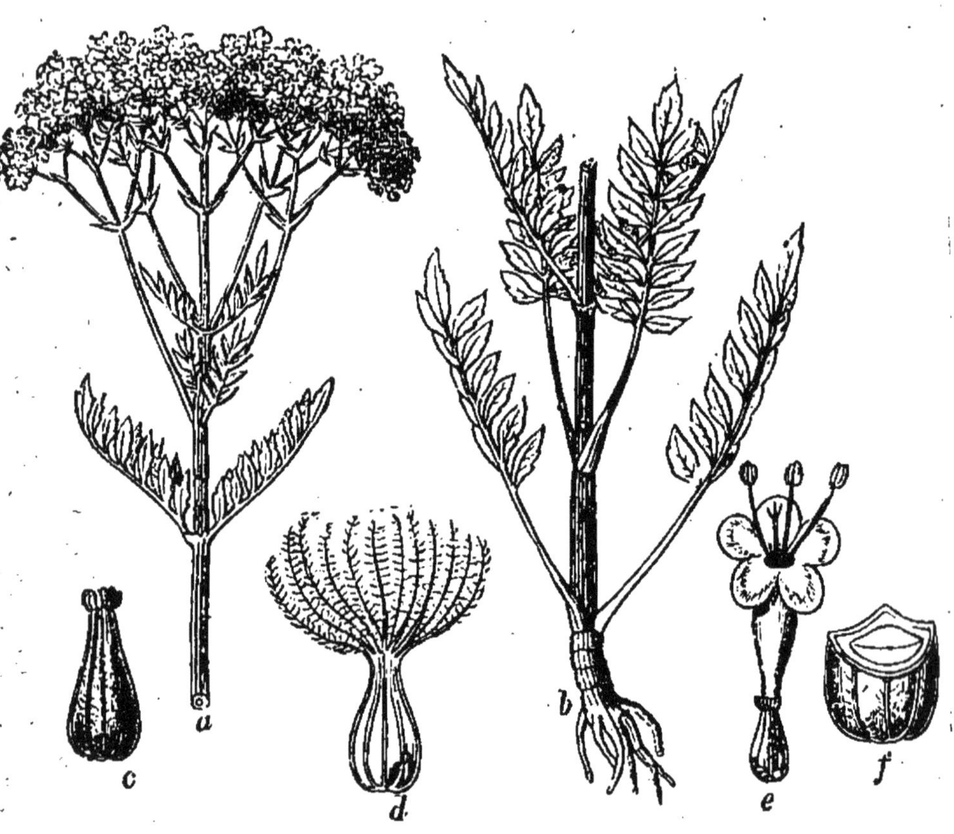

Fig. 594 à 599. — Valeriana officinalis.

graine pendante, solitaire, sans albumen, à embryon droit.

Genre *Valeriana* (fig. 594 à 599); calice à limbe roulé en dedans pendant la floraison, et se déroulant plus tard en aigrette; corolle tubuleuse, infundibuliforme, à 5 lobes, à tube un peu bossu à la base; étamines 3; fruit 1-3-sperme couronné par une aigrette de soies plumeuses.

Espèces : *Valeriana officinalis*, L.; *Valeriana Phu*, L.

Genre *Centranthus;* calice à limbe roulé en dedans pendant la floraison et se déroulant plus tard en aigrette; corolle tubuleuse, infundibuliforme, à

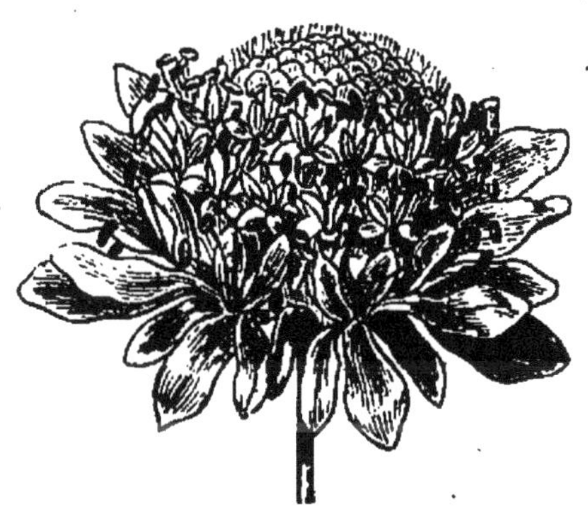

Fig. 600. — Scabiosa atropurpurea.

5 lobes, prolongée en éperon à la base; étamine 1; fruit monosperme, uniloculaire, couronné par une aigrette plumeuse.

Espèce : *Centranthus ruber*, DC. Valériane rouge.

Genre *Valerianella;* calice à limbe irrégulier, non enroulé pendant la floraison; corolle infundibuliforme, ni gibbeuse ni éperonnée à la base; étamines 3, rarement 2; fruit couronné par le limbe du calice accrescent ou presque nul, à 3 loges, dont une fertile monosperme.

Espèce : *Valerianella olitoria*, L. Mache, Doucette.

DIPSACÉES.

Les Dipsacées sont des herbes à feuilles opposées, variant beaucoup sur un même pied; inflorescence en têtes verticillées avec un involucre, chaque fleur munie d'un involucelle calyciforme ; calice soudé ou libre, à limbe s'épanouissant en 5 lanières; corolle gamopétale, souvent inégale; étamines 4-5, soudées à la corolle par la base des filets; ovaire 1-phylle, 1-loculaire; fruit indéhiscent 1-loculaire, 1-sperme, couronné par le limbe du calice; graine pendante, à albumen charnu et à embryon droit axile.

Genre *Scabiosa* (fig. 600); calice à limbe divisé au sommet en 5 arêtes ; involucelle sessile cylindrique, terminé par un limbe scarieux, campanulé ou rotacé ; tiges inermes.

Espèce : *Scabiosa succisa*, L. Mors du diable.

Genre *Dipsacus;* calice à limbe bordé de cils nombreux; involucelle sessile, 4-gone, à 8 côtes, terminé par 4 dents très-courtes; tige chargée d'aiguillons.

Espèce : *Dipsacus fullonum*, Willd. Chardon à foulon.

COMPOSÉES.

Les Composées ou Synanthérées sont des herbes annuelles ou des arbrisseaux à feuilles le plus souvent alternes, plus rarement opposées, sans stipules, simples ou composées; fleurs composées, c'est-à-dire réunies dans un involucre commun simple, calyculé ou imbriqué, sur un réceptacle plan ou creusé de facettes, souvent mélangées de ligules persistantes. Quelquefois toutes les fleurs sont hermaphrodites (Composées semiflosculeuses, presque toutes les Flosculeuses); d'autres fois chaque inflorescence présente un mélange de fleurs hermaphrodites et d'unisexuelles ou de stériles: les fleurs du disque étant hermaphrodites, celles de la circonférence sont femelles stériles (Armoise) ou neutres ou femelles, mais stériles (Hélianthe); les fleurs du disque peuvent être stériles et celles de la circonférence fécondes (*Calendula*). Inflorescence en corymbes, en épis, solitaires, terminales ou axillaires; calice infère, débordant la graine sous forme d'une membrane ou aigrette rayonnée; corolle épigyne, à limbe 5-denté dans les fleurs hermaphrodites, 3-denté dans les fleurs femelles, à préfloraison valvaire, tubuleuse, ou ligulée; si tous les fleurons sont tubuleux (fig. 601), la fleur composée est dite *flosculeuse;* si tous sont ligulés (fig. 602), elle est dite *semi-flosculeuse;* si tous les fleurons sont labiés, la fleur est *labiatiflore;* si les fleurons du centre sont tubuleux et ceux du centre ligulés, la fleur est *radiée.* Étamines 5, épipétales et alternipétales, à anthères introrses, soudées en un tube, toujours munies d'un appendice au sommet. Ovaire infère,

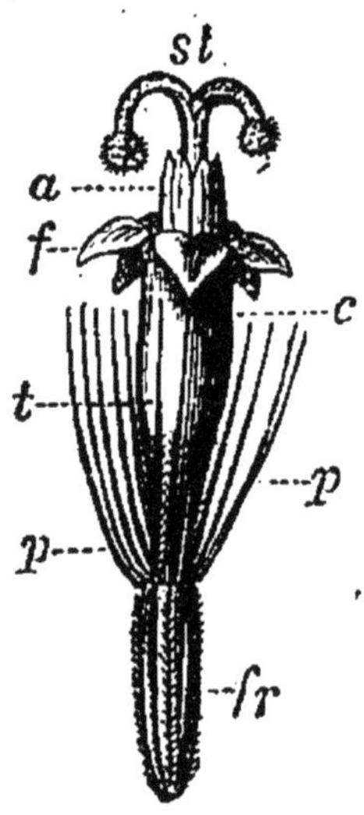

Fig. 601.
Fleuron tubuleux.

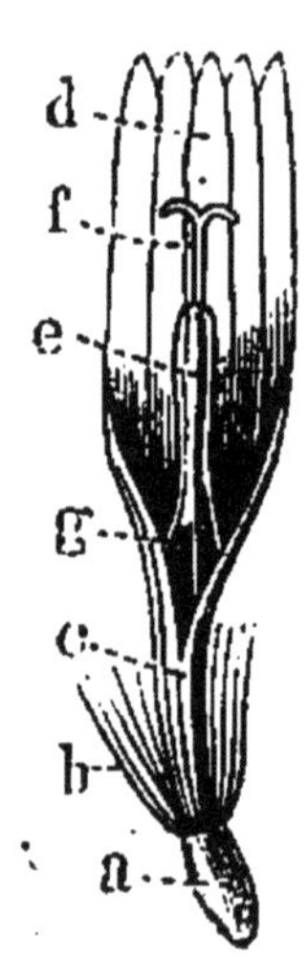

Fig. 602.
Ligule de Composée (Arnica montana).

1-loculaire, 1-sperme, couronné par un disque annulaire, à ovule dressé anatrope; 1 style, 2 stigmates. Achène articulé sur le réceptacle, à graine sans albumen; embryon droit à radicule infère.

Les Composées ont été partagées en divers groupes par les botanistes. Linné distinguait sa Syngénésie, constituée par cette famille, en *Flosculeuses*, *Semi-flosculeuses* et *Radiées*.

Jussieu en a formé trois groupes: les *Chicoracées*; les *Cinarocéphales* et les *Corymbifères*.

De Candolle et Endlicher divisent les Composées en *Liguliflores*, à fleurs toutes hermaphrodites et ligulées; *Labiatiflores* à fleurs hermaphrodites souvent labiées; *Tubuliflores*, dont toutes les fleurs sont tubuleuses.

1° *Corymbifères;* fleurs flosculeuses ou radiées; réceptacle commun, nu ou paléolé; semence nue ou avec aigrette; herbes ou sous-arbrisseaux à feuilles alternes, rarement opposées, fleurs du disque presque toujours jaunes, fleurs du rayon souvent de même couleur, quelquefois différente.

Genre *Inula;* involucre à folioles imbriquées; fleurons de la circonférence femelles ou stériles par avortement, ligulés, disposés sur un seul rang, tous jaunes ou jaunâtres; achènes presque cylindriques, surmontés d'une aigrette de soies capillaires, sans couronne extérieure.

Espèce : *Inula Helenium*, L. Aunée.

Genre *Tussilago;* involucre à folioles disposées sur 1-2 rangs; fleurons de la circonférence étroitement ligulés, disposés sur plusieurs rangs; achènes cylindriques, surmontés d'une aigrette de soies capillaires très-longues sur plusieurs rangs.

Espèce : *Tussilago Farfara*, L. Pas-d'âne.

Genre *Arnica* (fig. 603 à 608); involucre à folioles égales 2-sériées; fleurs de la circonférence femelles par avortement des étamines; achènes cylin-

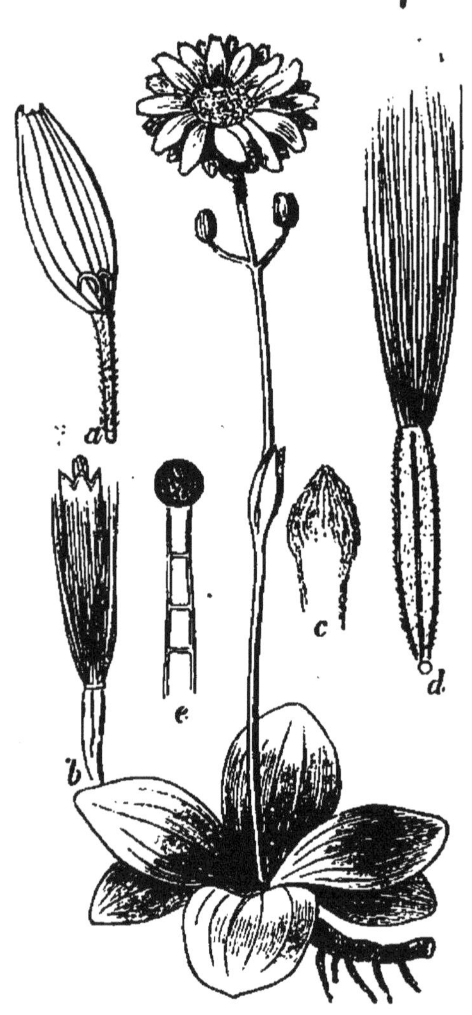

Fig. 603 à 608. — Arnica montana.

driques, striés, poilus, à aigrette de soies 1-sériées.

Espèce : *Arnica montana*, L.

Genre *Calendula;* involucre à folioles égales, sur 2 rangs; fleurons de la circonférence ligulés femelles fertiles; style des fleurs hermaphrodites un peu renflé en nœud supérieurement. Achènes très-irréguliers, à dos chargé de pointes épineuses falciformes, ou courbés en anneaux; fleurons jaunes.

Espèce : *Calendula officinalis*, L. Souci.

Genre *Matricaria* (609 à 615); involucre à folioles imbriquées; fleurons de la circonférence ligulés

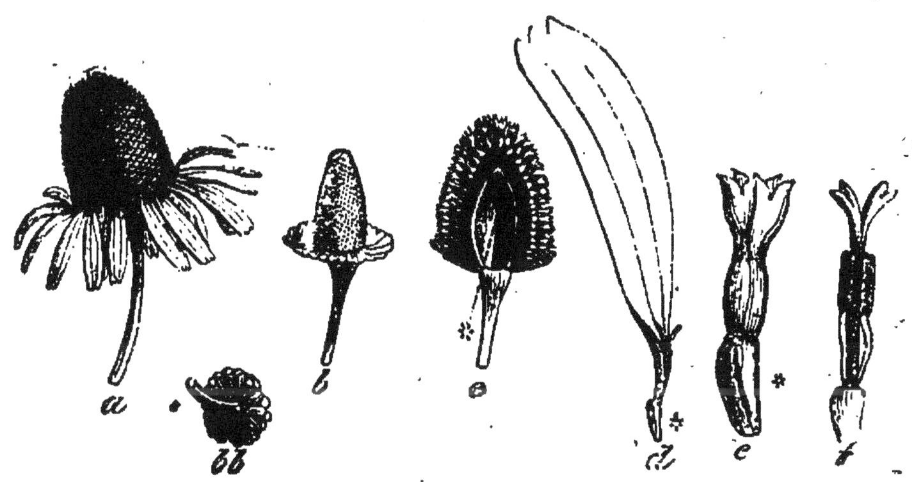

Fig. 609 à 615. — Matricaria.

femelles fertiles, rarement neutres, blancs; achènes, tous de même forme, subtétragones ou subcylindriques, sans ailes latérales, avec ou sans rebord ou couronne membraneuse.

Espèce : *Matricaria Chamomilla*, L.

Genre *Tanacetum;* involucre hémisphérique à folioles imbriquées; fleurons tous tubuleux; achènes anguleux, terminés par un disque presque aussi large que leur sommet et surmontés d'un rebord membraneux court; fleurons jaunes.

Espèce : *Tanacetum vulgare*, L. Tanaisie.

Genre *Artemisia* (fig. 616); involucre ovoïde ou

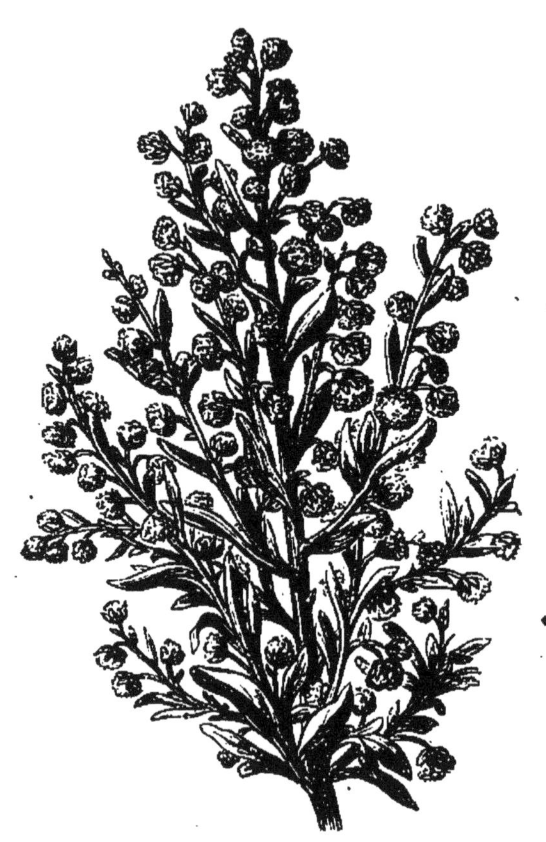

Fig. 616. — Absinthe.

subglobuleux à folioles imbriquées; fleurons tous tubuleux, ceux de la circonférence femelles; achènes cylindriques dépourvus d'angles et de côtes, terminés par un disque très-étroit sans rebord membraneux; fleurons jaunes.

Espèces : *Artemisia vulgaris*, L. Armoise; *Ar-*

temisia Absynthium, L. Absinthe ; *Artemisia Cina*, Semen-Contra.

Genre *Anacyclus;* involucre hémisphérique, imbriqué à folioles lancéolées ; fleurons de la circonférence non fertiles, ceux du disque tubulés et hermaphrodites ; achènes aplatis membraneux sur les bords avec une aigrette courte et irrégulière.

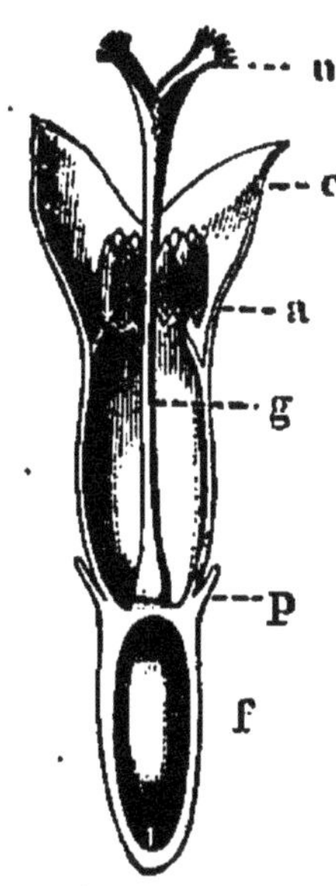

Fig. 617. — Anacyclus Pyrethrum.

Espèce : *Anacyclus Pyrethrum*, L. Pyrèthre (fig. 617).

Genre *Anthemis;* involucre à folioles imbriquées ; fleurons de la circonférence ligulés, à limbe oblong, femelles fertiles, rarement neutres ; achènes presque cylindriques avec des côtes, avec ou sans rebord membraneux ; fleurons du centre tubuleux à tube non prolongé sur l'achène.

Espèces : *Anthemis arvensis*, L. ; *nobilis*, L. Camomille (fig. 618 à 625).

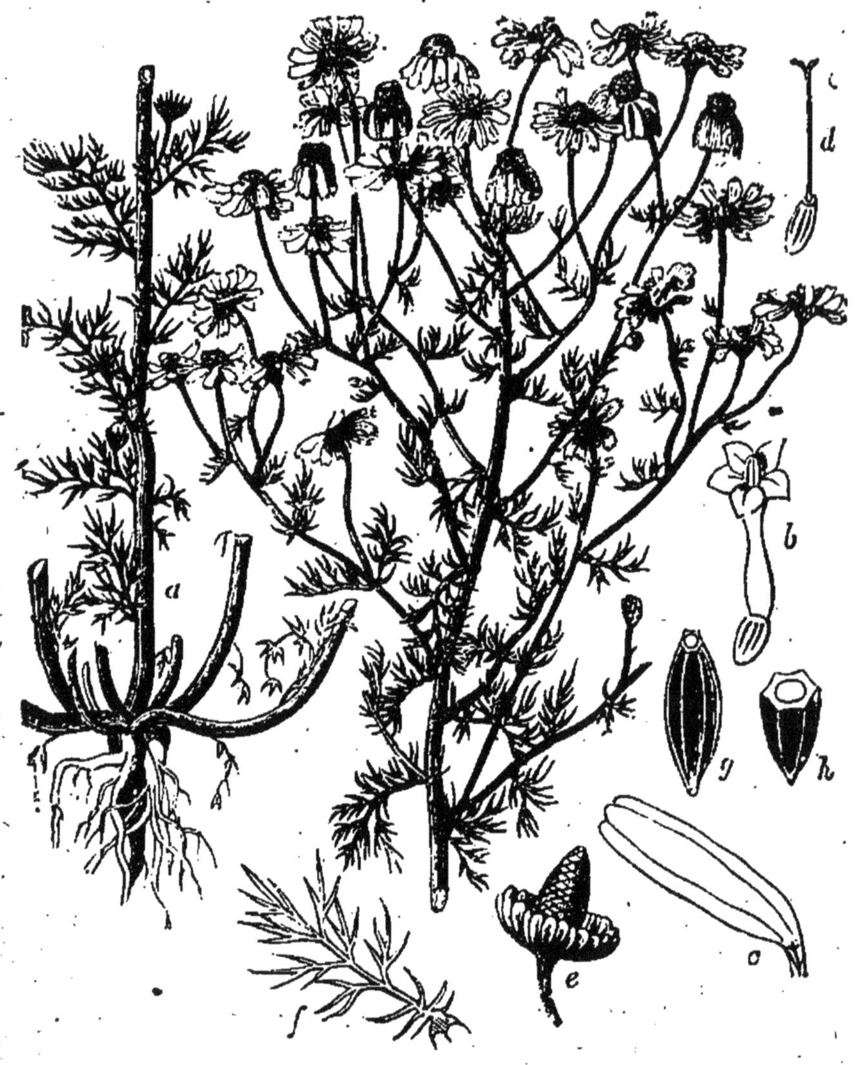

Fig. 618 à 625. — Camomille.

Genre *Helianthus* ; involucre à folioles imbriquées ; fleurons de la circonférence ligulés, femelles ;

ceux du centre tubuleux, hermaphrodites; achènes presque tétragones un peu comprimés, surmontés par 2-4 écailles caduques.

Espèces: *Helianthus annuus*, L. Soleil; *Helianthus tuberosus*, L. Topinambour.

2° *Cinarocéphales*; fleurs toutes flosculeuses,

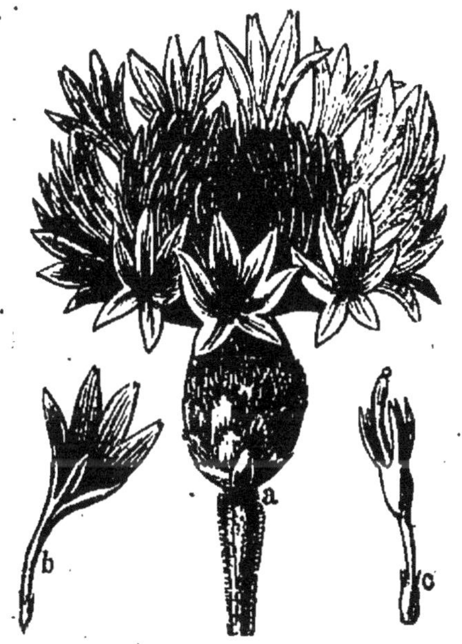

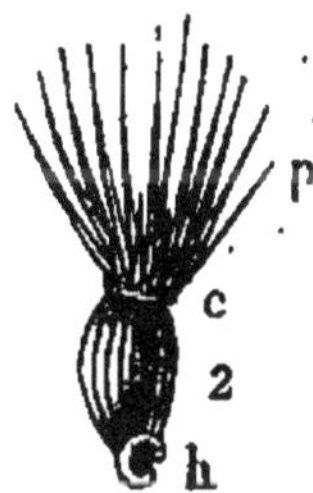

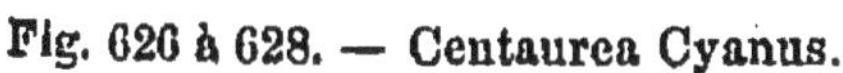

Fig. 626 à 628. — Centaurea Cyanus. Fig. 629. — Cnicus benedictus.

hermaphrodites (plus rarement neutres ou dioïques vers la circonférence). Calice commun imbriqué, à écailles épineuses ou non; réceptacle commun paléolé; styles épaissis au sommet; stigmates connivents, un peu poilus en dehors. Semences aigrettées; tige herbacée ou rarement frutescente, à feuilles alternes, épineuses ou non; fleurs de couleur variable, terminales ou rarement axillaires.

Genre *Centaurea* (fig. 626 à 628); involucre à folioles imbriquées, entourées d'une bordure denticulée ciliée, ou terminées par un appendice scarieux; fleurons de la circonférence stériles infundibuliformes, rayonnants; achènes glabres ou pubescents, avec ou sans aigrette formée de soies inégales scabres, les plus courtes en dedans.

Espèces : *Centaurea Cyanus*, L. Bleuet; *Centaurea Calcitrapa*, L. Chaussetrappe.

Genre *Cnicus* (fig. 629); involucre à folioles intérieures munies d'une pointe pinnato-épineuse; aigrette de soies doubles, dont l'extérieure est plus courte.

Espèce: *Cnicus benedictus*, L. Chardon bénit.

Genre *Lappa;* involucre à folioles imbriquées, dont les extérieures ont une pointe recourbée en crochet; fleurons égaux; achènes à insertion presque basilaire, avec aigrette de soies courtes ∞-sériées, caduques isolément.

Espèce: *Lappa communis*, L. Bardane.

Genre *Cinara;* involucre à folioles imbriquées, atténuées en épine, ou émarginées-mucronées; fleurons égaux; anthères terminées supérieurement par un appendice très-obtus; achènes lisses, comprimés, avec une aigrette latérale caduque de soies longues, plumeuses, ∞ - sériées et soudées en un anneau par leur base.

Espèces : *Cinara Scolymus*, L. Artichaut; *Cinara Carduncellus*; L. Chardon.

Genre *Silybum;* involucre à folioles imbriquées, dont les extérieures offrent au sommet un appendice à lobes épineux; étamines à filets pubescents, papilleux soudés en tube; achènes lisses, comprimés, avec une aigrette caduque de soies longues, très-seabres, ∞ -sériées et soudées en un anneau par la base.

Espèce : *Silybum marianum*, Gærtn. Chardon Marie.

Genre *Carthamus*; involucre renflé à sa base; écailles imbriquées, très serrées inférieurement, écartées et foliacées en haut; réceptacle soyeux; fruits sans aigrettes.

Espèce : *Carthamus tinctorius,* L. Faux safran.

Genre *Atractylis;* involucre à feuilles rapprochées, dentées et épineuses; réceptacle plan et fimbrillifère ; fruits couverts de poils rugueux entourant la base de l'aigrette.

Espèce : *Atractylis gummifera*, L.

3° *Labiatiflores*. Les Composées de ce groupe touchent aux Chicoracées par certains genres, qui ont les fleurons marginaux en languette; d'autres genres se rapprochent des Cinarocéphales par les

2 lèvres des fleurons à peu près égales; quelques genres enfin sont voisins des Corymbifères par le grand développement de la lèvre externe des fleurons marginaux.

Les Labiatiflores ne nous fournissent aucune plante utilisée par la pharmacie, au moins dans nos pays.

4° *Chicoracées*. Tous les fleurons ligulés et hermaphrodites; style cylindrique; stigmate double, révoluté, linéaire; semence nue ou avec aigrette; réceptacle nu ou paléolé; plantes herbacées, lactescentes, à feuilles alternes; fleurs le plus souvent jaunes.

Genre *Scorzonera;* involucre à folioles imbriquées, nombreuses, inégales; achènes avec côtes longitudinales lisses ou tuberculeuses, atténuées vers le sommet, sans bec, avec une aigrette de rayons plumeux à bords entrecroisés.

Espèce: *Scorzonera hispanica*, L. Salsifis noir.

Genre *Tragopogon;* involucre à 8-12 folioles égales, 1-sériées, soudées à la base, réfléchies à la maturité; achènes avec côtes longitudinales scabres ou dentées, alternes, en bec au sommet, avec une aigrette de soies plumeuses et à barbes entrecroisées.

Espèce: *Tragopogon pratensis*, L. Salsifis des prés.

Genre *Cichorium* (fig. 630 à 633); involucre à

folioles nombreuses, inégales, 2-sériées; achènes tétragones, avec une aigrette très-courte, formée

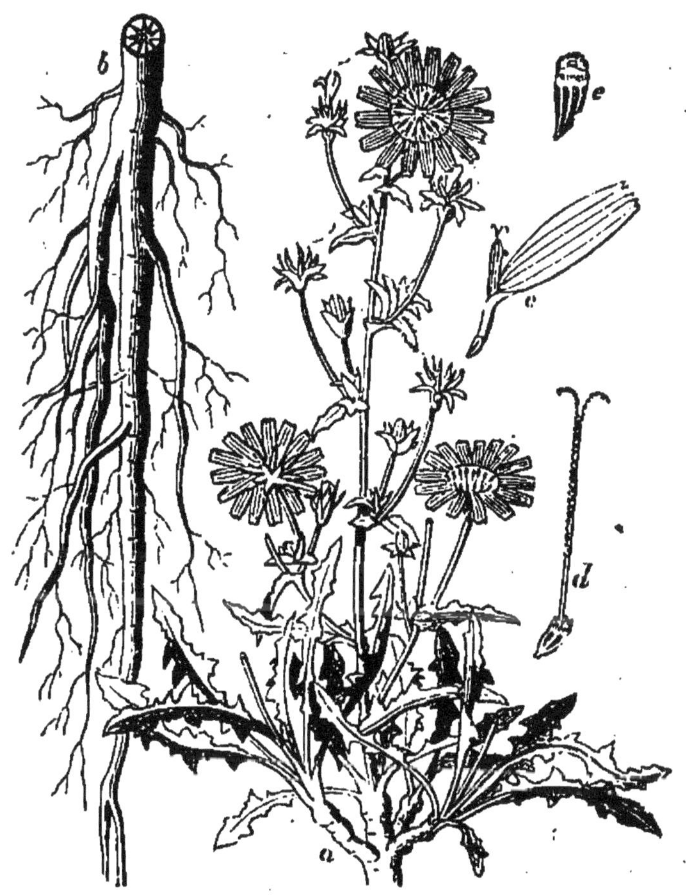

Fig. 630 à 633. — Chicorée.

de soies membraneuses paléiformes, obtuses, 2-sériées.

Espèce : *Cichorium Intybus*, L. Chicorée sauvage.

Genre *Lactuca* (fig. 633); involucre oblong cylindrique à folioles nombreuses ∞-sériées, inégales; achènes comprimés avec des côtes longitudinales brusquement atténuées en bec allongé, avec aigrette de soies 1-sériées, lisses ou un peu scabres.

Espèce : *Lactuca sativa*, L.

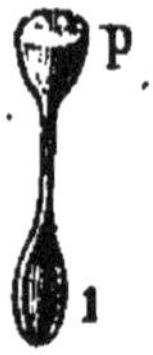

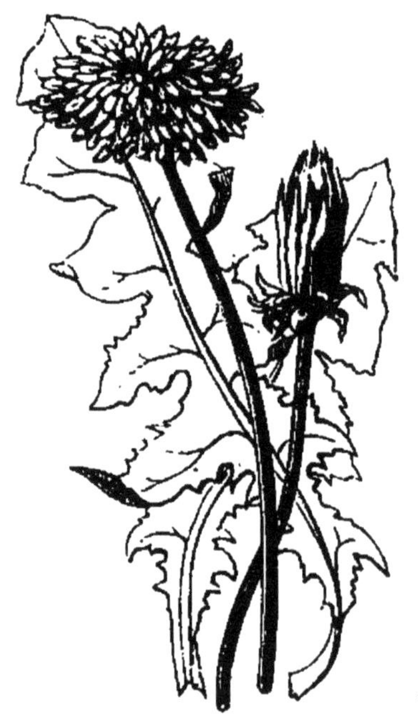

Fig. 634. Achène (Laitue vireuse).

Fig. 635. Taraxacum dens Leonis.

Genre *Taraxacum* (fig. 635); involucre à folioles nombreuses, inégales, imbriquées, ∞-sériées; achènes avec côtes longitudinales striées horizontalement et atténuées brusquement en bec filiforme; aigrette à soies ∞-sériées.

Espèce : *Taraxacum dens Leonis*, L. Pissenlit.

CAMPANULACÉES.

Les Campanulacées sont des herbes pour la plupart lactescentes, à feuilles alternes ou opposées, non stipulées; calice soudé à l'ovaire, à lobes 5, souvent infléchis au bord, à préfloraison valvaire; corolle gamopétale supère, insérée sur un anneau, persistante, à préfloraison valvaire; étamines alternes insérées avec la corolle; ovaire 2-8 carpelles, à plusieurs ovules anatropes; style terminal; capsule polysperme; embryon dans l'axe d'un albumen charnu.

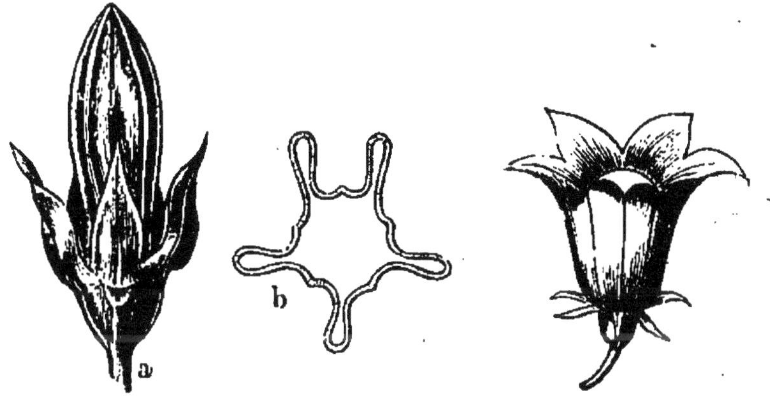

Fig. 636 à 638. — Campanula.

Genre-*Campanula* (fig. 636 à 638); corolle campanulée 5-lobée ou 5-fide; capsule turbinée à 3-5 loges s'ouvrant latéralement par 3-5 trous.

Espèce : *Campanula Rapunculus*, L. Raiponce.

LOBÉLIACÉES.

Les Lobéliacées sont des herbes à suc plus ou moins âcre, à feuilles éparses sans stipules; fleurs parfaites irrégulières, 5-mères; étamines souvent soudées en tube, à anthères introrses souvent barbues; ovaire 2-3 carpelles, à style simple, à stigmate entouré d'une couronne de cils; fruits indéhiscents ou loculicides, ou piroïdes (fig. 639).

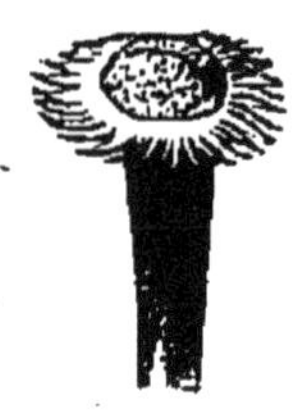

Fig. 639. — Lobelia.

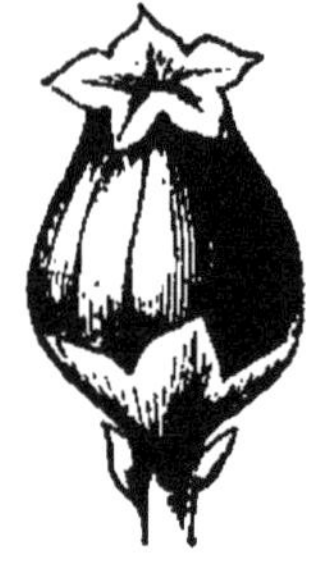

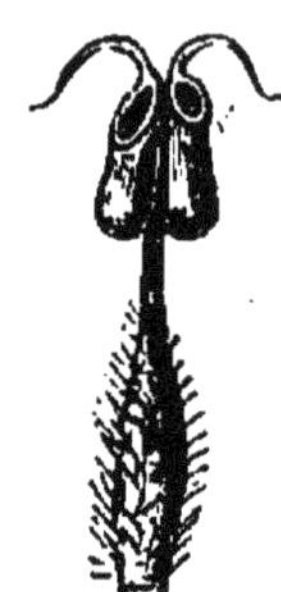

Fig. 640, 641. — Arctostaphylos.

Diverses espèces de *Lobelia* sont usitées en médecine: *Lobelia urens, Lobelia syphilitica* et *cardinalis*.

ÉRICACÉES.

Les Éricacées sont des arbrisseaux ou sous-arbrisseaux toujours verts, à feuilles simples, sans stipules, entières, à pointe acérée; fleurs parfaites, régulières; calice infère, 4-5-partite, persistant; corolle hypogyne, presque toujours régulière, à limbe 4-5-fide, rarement 5-pétale; étamines insérées sur la corolle ou à sa base, alternes avec ses divisions ou doubles; filets libres ou soudés; anthères biloculaires, nues ou munies d'un appendice dorsal, s'ouvrant par des pores ou une fente, très-souvent extrorses dans le bouton; grains polliniques sphériques et agglutinés par 4; ovaire libre, 4-5-loculaire, sur un disque hypogyne, à ovules anatropes fixés sur un sporophore central; baie, drupe ou capsule, à graines très-petites; embryon axile, droit, dicotylédoné, quelquefois sans cotylédon.

Les Éricacées se divisent en 2 sous-familles :

1° *Éricinées;* bourgeons et boutons sans écailles; corolle gamopétale; anthères réunies avant l'anthèse; fruit 4-loculaire à cloisons simples; graines à testa serré.

Genre *Erica;* anthères à 2 pores; capsule à déhiscence loculicide.

Genre *Calluna;* anthères à 2 fentes et 2 crêtes; capsule à déhiscence septifrage.

2° *Vacciniées;* bourgeons écailleux; corolle gamopétale; anthères à 2 pores; graines à testa serré; baie, drupe ou capsule loculicide.

Genre *Arctostaphylos* (fig. 640, 641); fleur pentamère; corolle urcéolée à limbe 5-fide; anthères soudées par le sommet, bicornes; drupe à 5 noyaux monospermes.

Espèce : *Arctostaphylos uva-ursi*, Spreng., Busserole.

Genre *Arbutus* (fig. 642 à 647); baie 5-loculaire, à loges 4-5-spermes ; corolle tubuleuse, souvent renflée, 5-dentée ; étamines 10 incluses, à anthères appendiculées.

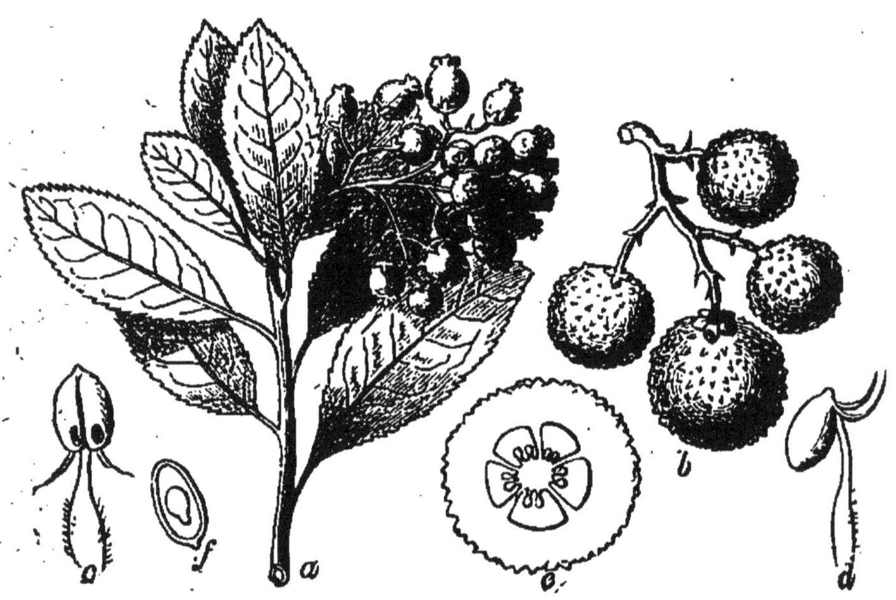

Fig. 642 à 647. — Arbutus Unedo.

Espèce : *Arbutus Unedo*, L. Arbousier.

Genre *Andromeda;* capsule 5-loculaire, loculicide, 5-valve ; calice très-petit, 5-fide ; corolle 5-fide à lobes réfléchis ; sous-arbrisseau à feuilles alternes.

Espèce : *Andromeda polifolia*, L.

Genre *Gaultheria;* capsule 5-loculicide, s'ouvrant par le sommet ; calice double, 2-phylle à l'extérieur et 5-fide à l'intérieur; corolle hypocratérimorphe; anthères 10 oblongues, bifurquées au sommet. Sous-arbrisseau.

Espèce : *Gaultheria procumbens*, L. Winter-Green.

3° *Rhodorées;* bourgeons à larges écailles; corolle gamo- ou dialypétale, caduque; anthères mutiques, avec 2 pores au sommet; capsule septicide; feuilles planes; graine à testa lâche, réticulé, beaucoup plus grand que l'amande.

Genre *Rhododendron;* étamines déclinées, sans appendice; capsule déhiscente du sommet; corolle infundibuliforme; arbrisseaux toujours verts; fleurs en bouquets terminaux à l'extrémité des rameaux.

Espèce: *Rhododendron ferrugineum*, L.

Genre *Azalea;* étamines 5, à déhiscence longitudinale; capsule 4-loculaire à bords infléchis; corolle campanulée, égale et 5-fide; feuilles persistantes.

Espèce : *Azalea procumbens*, L.

Genre *Ledum;* capsule déhiscente par la base, à sporophores pendants; calice très-petit, 5-denté; corolle 5-pétale; anthères 2-porées au sommet. Arbrisseau.

Espèce : *Ledum palustre*, L.

TROISIÈME SOUS-CLASSE

COROLLIFLORES.

Calice gamosépale non adhérent ; corolle gamopétale, libre ; étamines adhérentes avec la base de la corolle et comme insérées sur elle ; ovaire libre.

OLÉACÉES.

Les Oléacées sont des arbres ou arbrisseaux à feuilles opposées, sans stipules, simples ou imparipennées, à fleurs parfaites ou imparfaites, rarement nues ; calice 4-denté ou 0 ; corolle 4-lobée ou à pétales valvaires ou 0 ; étamines 2 ; ovaire 2-phylle, à ovules pendus 2 collatéraux, quelquefois 3-∞, à stigmate indivis ou 2-fide. Drupe ou capsule ailée, déhiscente ou indéhiscente ; embryon droit dans l'axe d'un albumen charnu, à radicule supère.

On les divise en :

1° *Oléinées*, à fruit drupacé ou bacciforme ; feuilles simples.

Genre *Olea* (fig. 648, 649) ; fleurs hermaphrodites ; corolle campanulée. Drupe 1-loculaire et 1-sperme par avortement, à noyau osseux.

Espèce : *Olea europœa*, L. Olivier.

Genre *Ligustrum;* fleurs hermaphrodites, à calice petit, urcéolé; baie globuleuse à 2 loges 2-1-spermes; corolle infundibuliforme.

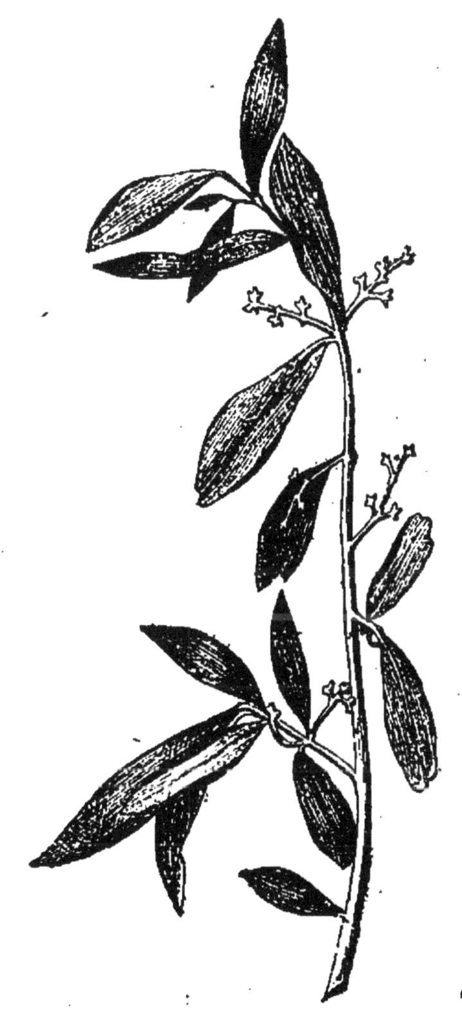

Fig. 648. — Olivier.

Espèce : *Ligustrum vulgare.*

2° *Fraxinées;* à capsule samaroïde ou septicide à loges 1-∞-spermes; feuilles imparipennées.

Genre *Fraxinus* (fig. 650 à 654); fleurs polyga-

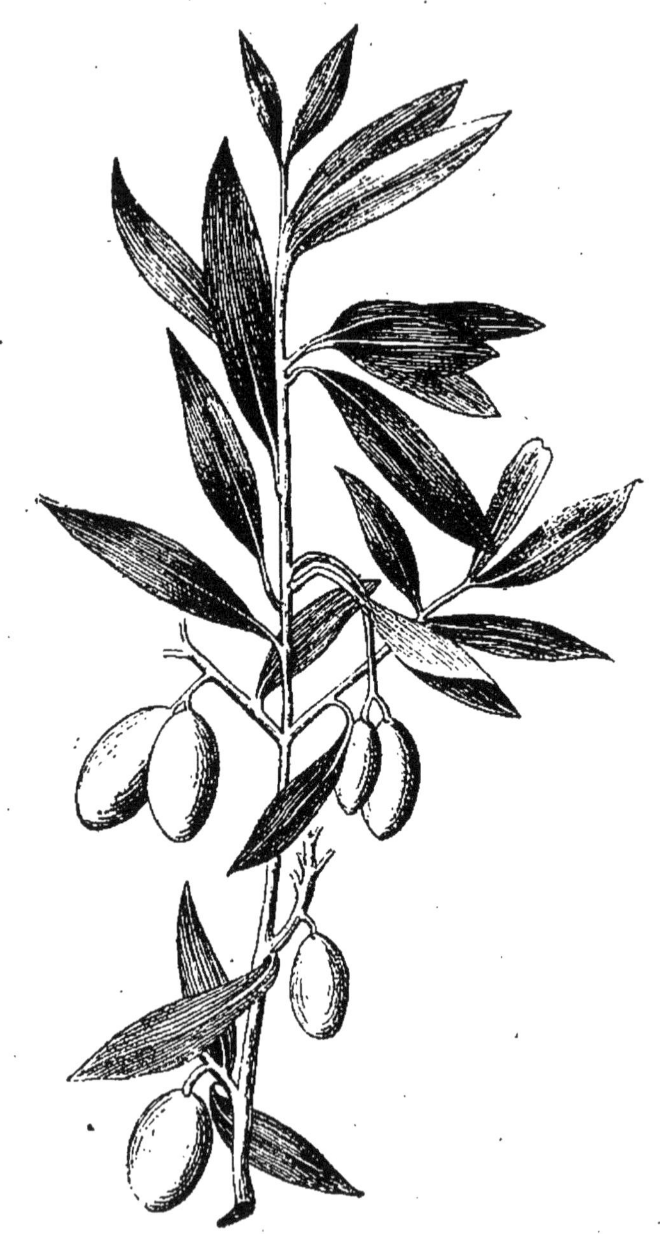

Fig. 649. — Olivier.

mes; fruit comprimé, presque foliacé, 1-loculaire, 1-sperme par avortement.

Espèces : *Fraxinus Ornus*, L.; *Fraxinus rotundifolia*, Lam. Manne.

JASMINÉES.

Les Jasminées sont des arbres ou des arbrisseaux souvent volubiles, à feuilles opposées, rarement simples, sans stipules, quelquefois à pétiole articulé;

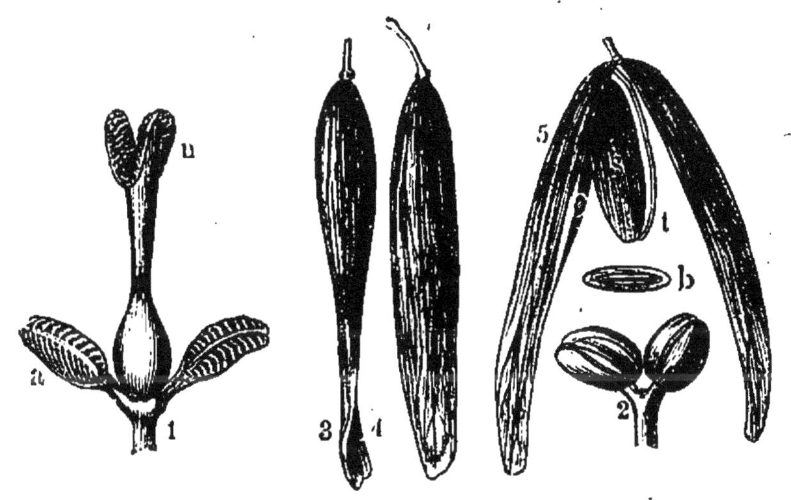

Fig. 650 à 654. — Fraxinus excelsior.

calice 5-8-fide persistant; corolle gamopétale hypogyne 5-8-fide, à préfloraison tordue; étamines 2, épipétales, renfermées dans le tube; ovaire 2-phylle, à ovules solitaires, anatropes, ascendant d'un funicule pendant; baie didyme, ou capsule 2-partite; graines sans périsperme ou à périsperme très-petit; embryon orthotrope.

Genre *Jasminum;* calice 5-8-fide; corolle infundibuliforme à limbe étalé; fruit bacciforme, 1-sperme, plus rarement 2-sperme.

Espèces: *Jasminum fruticans*, L.; *Jasminum officinale*, L.

LOGANIACÉES.

Les Loganiacées ou Strychnées sont des plantes ligneuses rarement herbacées, à feuilles opposées, entières, stipulées ou connées par leurs pé-

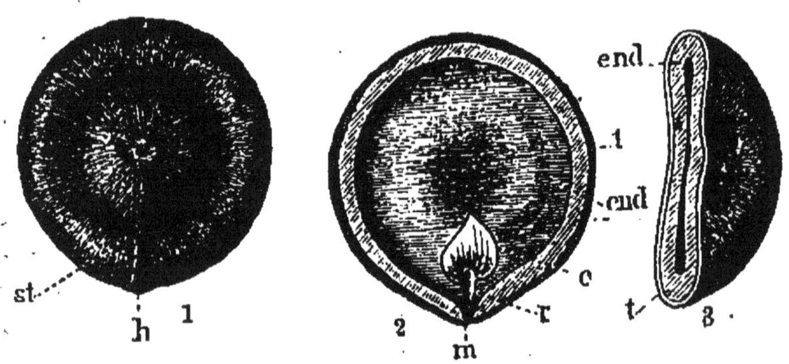

Fig. 655 à 657. — Noix vomique.

tioles dilatés; fleurs hermaphrodites régulières; calice gamosépale à préfloraison valvaire, ou polysépale, 4-5, à préfloraison imbriquée; corolle rotacée, campanulée ou infundibuliforme, 4-5-10-fide; étamines aussi ou plus nombreuses que les pétales; ovaire à 2-4 loges ∞ -ovulées; baie, drupe ou capsule déhiscente; graines parfois ailées; embryon droit dans l'axe ou à la base d'un albumen charnu ou cartilagineux.

Genre *Strychnos* (fig. 655 à 657); calice 4-5-fide; corolle tubuleuse, 4-5-lobée; étamines au sommet du tube, dont la gorge est souvent fermée par des poils; fruit globuleux, crustacé à l'extérieur, charnu à l'intérieur, avec plusieurs graines dans une pulpe aqueuse. Arbres assez élevés, non lactescents, à feuilles opposées, entières; fleurs petites en cymes axillaires ou terminales.

Espèces: *Strychnos nux-vomica*, L. Noix vomique; *Strychnos Ignatia*, Fève Saint-Ignace; *Strychnos toxifera*, Schomb. Curare.

Genre *Spigelia;* feuilles connées par la partie inférieure et dilatée du pétiole, opposées; fleurs terminales en épis.

Espèce: *Spigelia anthelmintica*, L. Brinvillière.

APOCYNÉES.

Les Apocynées sont des arbres ou arbrisseaux souvent volubiles, à suc le plus souvent laiteux; feuilles opposées ou verticillées, simples, sans stipules ou à stipules interpétiolaires; fleurs régulières, terminales ou interpétiolaires; calice libre, 3-mère, souvent cilié, à préfloresccence imbriquée; corolle caduque à gorge nue ou munie d'écailles, à divisions tordues ou valvaires; étamines à filets très-courts, à connectif souvent large ou sagitté; anthères introrses à déhiscence longitudinale; pollen granuleux; ovaire libre ou double, ou simple avec les trophospermes à la suture ventrale, ou 1-loculaire à trophospermes pariétaux; ovules amphitropes ou anatropes; style unique souvent épais ou dilaté en disque; stigmate 2-fide, rarement indivis; graines comprimées, à hile central ou basilaire, ailé ou chevelu par une arille; embryon droit foliacé, dans un albumen charnu ou cartilagineux, parfois nul.

Genre *Vinca;* plantes vivaces ou sous-frutescentes, à rhizômes rampants; feuilles opposées entières; corolle hypocratérimorphe.

Espèce : *Vinca major*, L. Pervenche.

Genre *Nerium;* feuilles verticillées par 3, lancéolées, à nervures secondaires parallèles; fleurs roses ou blanches, en corymbes terminaux; étamines à connectif prolongé en un long appendice barbu.

Espèce : *Nerium Oleander*, L. Laurier rose.

ASCLÉPIADÉES.

Les Asclépiadées sont des plantes ligneuses ou herbacées, lactescentes, à feuilles opposées, entières, sans stipules; fleurs hermaphrodites en cyme, en grappe ou plus souvent en ombelle ou en panicule; calice 5-partite, persistant; corolle hypogyne, régulière 5-fide, caduque, valvaire ou tordue avant l'anthèse. Étamines 4, insérées à la base de la corolle, alternes avec ses divisions, à filets étalés, munis en dehors d'appendices pétaloïdes (*parapétales*) ou soudées par leurs bords en un tube autour du style; anthères dilatées, tournées en dedans, à connectifs prolongés en dessus des loges en un appendice membraneux couvrant le stigmate et formant un stylostége avec les filets connés. Chaque logette renferme une seule masse pollinique. Styles 2, soutenant un stigmate unique pelté, pentagone, muni à chaque angle de corps glanduleux solitaires, formant à la base 2 caisses et alternes avec les anthères. Au moment de la fécondation, les 2 masses polliniques adhèrent à ces cinq corpuscules ; carpelles 2, à ovules pariétaux anatropes. Capsules 2, déhiscentes par la suture ventrale, à trophospermes pariétaux, quelquefois libres; graines pendantes, souvent chevelues par l'ombilic; embryon droit dans l'axe d'un albumen mince, à radicule supère.

Genre *Cynanchum*; calice 5-partite; corolle rotacée avec une couronne 5-6-lobée à la gorge; anthères membraneuses à leur sommet; pollen en masses solides, renflées et pendantes; follicules allongés, avec graines aigrettées; arbustes sarmenteux et grimpants; fleurs en petites ombelles à l'aisselle des feuilles supérieures.

Espèce : *Cynanchum Arghel*, Del. Arguel.

Genre *Vincetoxicum;* calice 5-partite; anthères terminées par un appendice membraneux presque obtus; masses polliniques renflées, atténuées supérieurement, fixées au-dessous de leur sommet; follicules renflés, lisses; fleurs en corymbes.

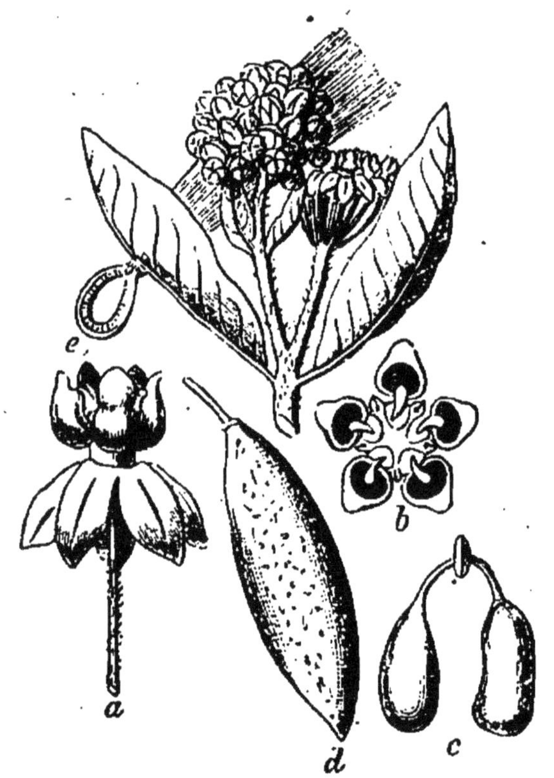

Fig. 658 à 662. — Asclepias Cornuti.

Espèce : *Vincetoxicum officinale,* Mœnch. Dompte-venin.

Genre *Asclepias* (fig. 658 à 662) ; calice 5-partite, à lobes étalés, puis rétractés; appendices des filets en cornet et émettant du fond de leur cavité un prolongement en forme de corne qui se courbe sur le stigmate; masses polliniques renflées, atténuées supérieurement et fixées à leur sommet; follicules renflées, rarement lisses; fleurs en ombelles simples, ∞-flores.

Espèce : *Asclepias Cornuti*, Dne. (Inusité.)

Genre *Gonolobus;* calice à 5 divisions; corolle 5-fide rotacée avec une couronne centrale annulaire; follicules renflées et plus ou moins sillonnées d'arêtes; arbrisseaux volubiles à feuilles opposées et pédoncules axillaires.

Espèce : *Gonolobus Condurango*. Triana.

Genre *Hemidesmus;* calice 5-fide; corolle 5-fide rotacée avec 5 écailles sous les divisions; follicules cylindracées, très-divariquées lisses, arbrisseaux volubiles à feuilles opposées.

Espèce : *Hemidesmus indicus*, R. Br. Salsepareille de l'Inde.

GENTIANÉES.

Les Gentianées sont des herbes annuelles ou vivaces, rarement frutescentes, à feuilles opposées entières, simples, sans stipules; souvent acaules à rhizome rampant annelé, à feuilles vaginantes par la base; inflorescences variables; calice 5-mère, gamosépale, persistant; corolle 5- (rarement 4-7partite), régulière, marcescente, à préfloraison tordue, quelquefois valvée; étamines insérées au tube de la corolle et alternes avec ses divisions; ovaire libre, 2-phylle, 1-2-loculaire par l'introflexion des valves, à ovules anatropes; styles 1 ou 2 plus ou moins

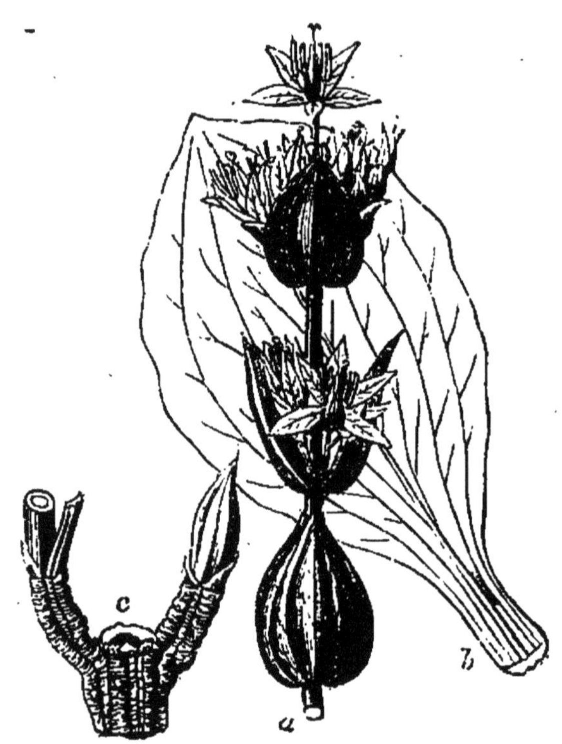

Fig. 663, 664. — Gentiana lutea.

connés; capsule 1-2-loculaire, septicide bivalve ou à trophosperme central, à graines petites, embryon axile, cylindrique, petit, à la base d'un albumen petit à radicule tournée vers le hile.

Les Gentianées se divisent en:

1° *Gentianées vraies;* caulescentes, à racine

plane ou fibreuse, préfloraison tordue, albumen remplissant la graine.

Genre *Gentiana* (fig. 663, 664); calice 5-fide quelquefois spathacé; corolle à limbe 5-fide, rotacée ou campanulée; étamines 5; 2 styles ou

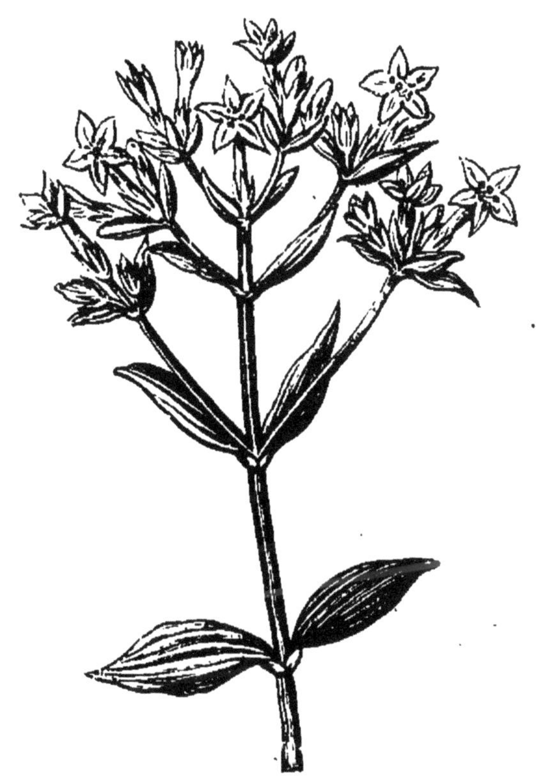

Fig. 665. — Erythræa Centaurium.

1 seul bipartite avec 2 stigmates; capsule 1-loculaire, 2-valve, à trophospermes fixés aux bords des valves.

Espèce: *Gentiana lutea*, L.

Genre *Erythræa* (fig. 665 à 667); corolle infundibuliforme, à anthère à spirale après la défloraison, style 1 ; capsules linéaires à bords rentrés en dedans.

Espèces : *Erythræa Centaurium*, Petite centaurée ; *Erythræa chilensis*, Pers. Canchalagua.

2° *Ményanthées ;* feuilles épaisses ; préfloraison valvaire ; albumen moins grand que la cavité séminale.

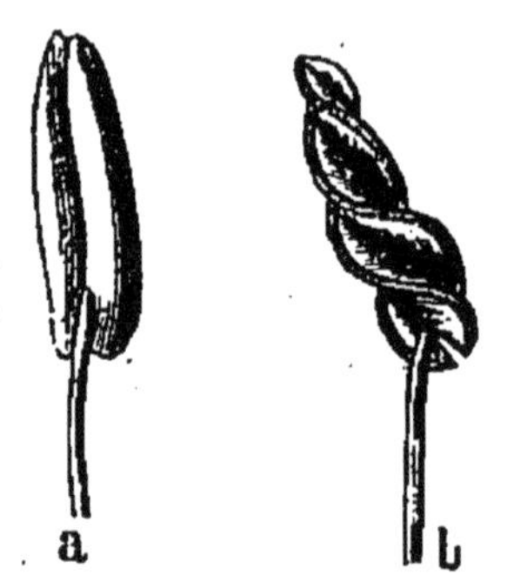

Fig. 666, 667.
Étamines d'Erythræa.

Genre *Menyanthes* (fig. 668 à 673) ; feuilles épaisses ; corolle infundibuliforme, offrant des poils à l'intérieur ; ovaire muni à la base d'un anneau cilié ; style 1, stigmate 2-lobé ; graines au milieu des valves.

Espèce : *Menyanthes trifoliata*, L.

CONVOLVULACÉES.

Les Convolvulacées sont des herbes, sous-arbrisseaux ou arbres, souvent volubiles ou grimpants, souvent lactescents, à feuilles alternes, ex-stipulées ou nulles ; fleurs bibractéolées ; calice 4-5-fide persistant ou accrescent ; corolle hypogyne, régulière, souvent plissée, à limbe 4-5-lobé, caduc ; étamines 5, insérées sur la corolle et alternes avec ses lobes, anthères 2 extrorses ou introrses. Ovaire libre, le plus souvent inséré sur un disque hypogyne, à 2-4 loges, 2-ovulaires ; style basilaire ou terminal, bifide; capsule à 1-4-loges, déhiscente par des valves ou par un opercule, plus rarement indéhiscente; semence fixée à la base de l'axe de la capsule, solitaires ou réunies, dressées; embryon courbé autour d'un albumen médiocre, à cotylédons pliés

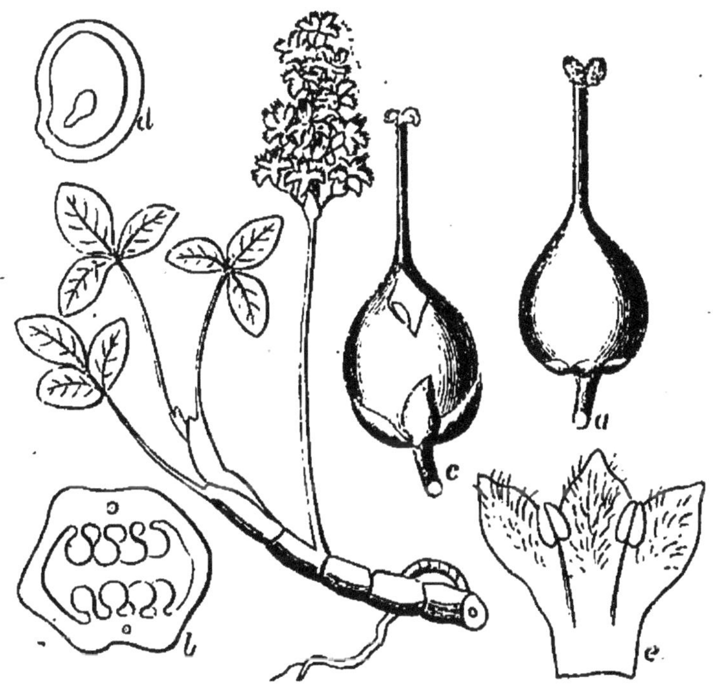

Fig. 668 à 673. — Menyanthes trifoliata.

chiffonnés, ou spirale sans cotylédons, à radicule infère touchant au hile.

Genre *Exogonium* (fig. 674 à 679); sépales 5; corolle tubuleuse; étamines exsertes; style 1, à stigmate capité et 2-lobé; ovaire 2-loculaire; loges 2-spermes.

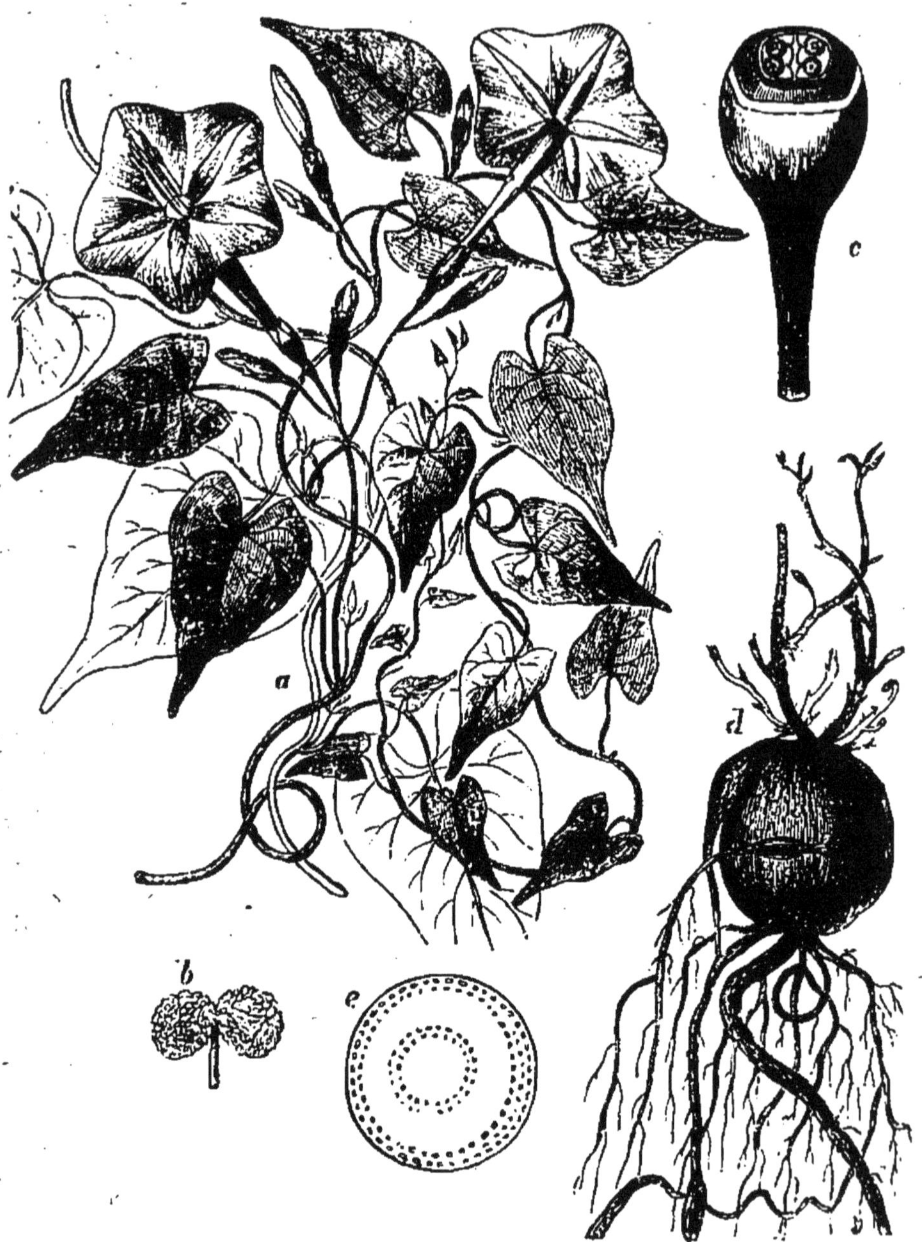

Fig. 674 à 679. — Exogonium Purga.

Espèce : *Exogonium Purga*, Benth. Jalap.

Genre *Convolvulus ;* fleur avec deux bractées un

peu distantes; calice 5-partite; corolle infundibuliforme, pyxidée ou hypocratérimorphe, 5-lobée, avec

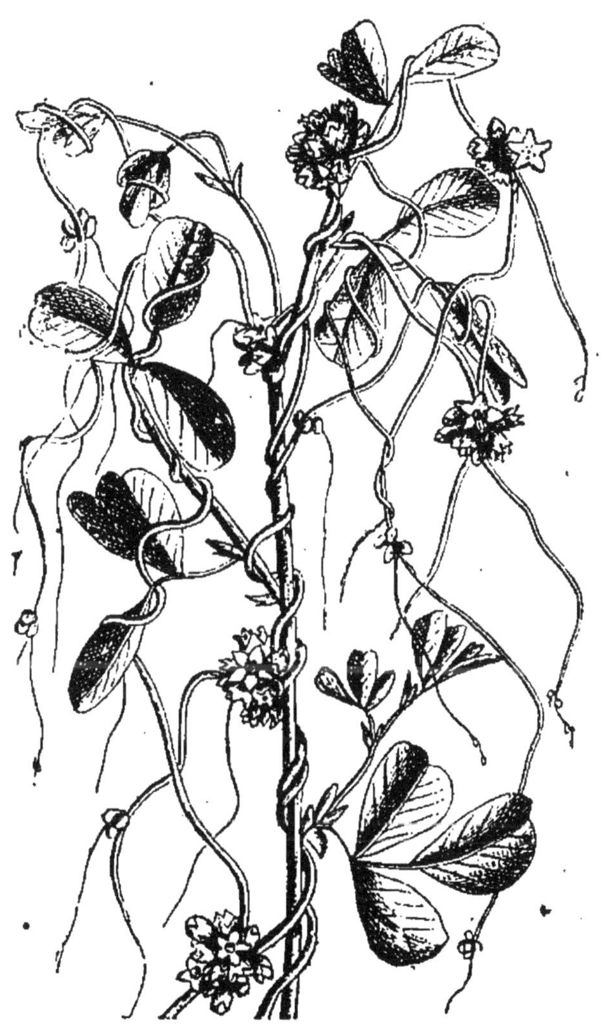

Fig. 680. — Cuscuta.

5 plis; étamines 5; style 1, et stigmates 2 linéaires-cylindriques et séparées; capsule 2-loculaire.

Espèces : *Convolvulus arvensis; Convolvulus Scammonia*, L.

Genre *Ipomœa;* étamines incluses; stigmates globuleux-capités.

Espèce : *Ipomœa orizabensis,* Led. Jalap léger.

Genre *Cuscuta* (fig. 680); tiges filiformes ou capillaires; fleurs en glomérules multiflores, subglobuleux, sessiles; corolle campanulée ou urcéolée; fruit à déhiscence circulaire; embryon filiforme,

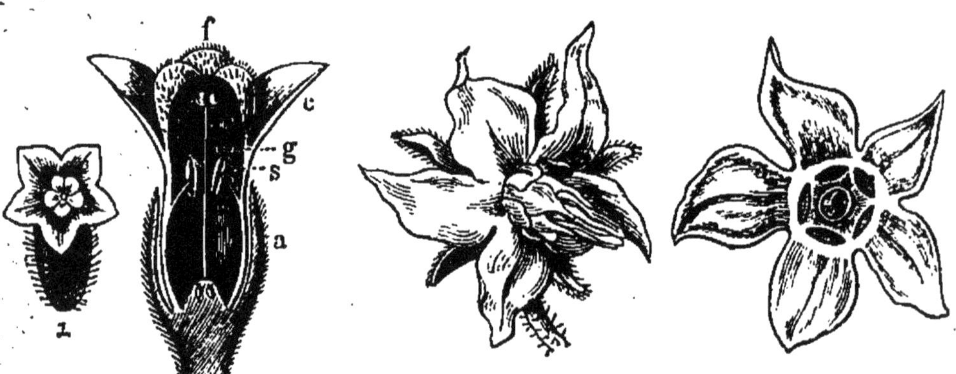

Fig. 681, 682. — Buglose. Fig. 683, 684. — Borrago officinalis.

sans cotylédons, enroulé en spirale autour d'un périsperme charnu succulent. Plantes parasites.

Espèce : *Cuscuta major,* L. (Inusitée.)

BORRAGINÉES.

Les Borraginées sont des arbres, arbrisseaux ou herbes, hérissés de poils raides, à feuilles alternes, simples, entières, sans stipules; fleurs hermaphrodites, régulières, solitaires, à l'aisselle des feuilles ou en panicules, corymbes ou cymes unipares scorpioïdes ; calice gamosépale 4-5-fide persistant ; corolle gamopétale, caduque, infundibuliforme, rotacée ou campanulée, 4-5-fide, préfloraison imbriquée ; gorge de la corolle nue ou munie de poils, d'écailles ou de fornices (fig. 681, 682) ; étamines 5, alternipétales, anthères 2-loculaires, introrses ; carpelles 2, à 2 loges 1-spermes, plus ou moins soudées ; ovule pendant, anatrope ; embryon droit ou un peu courbé, à périsperme nul ou médiocre.

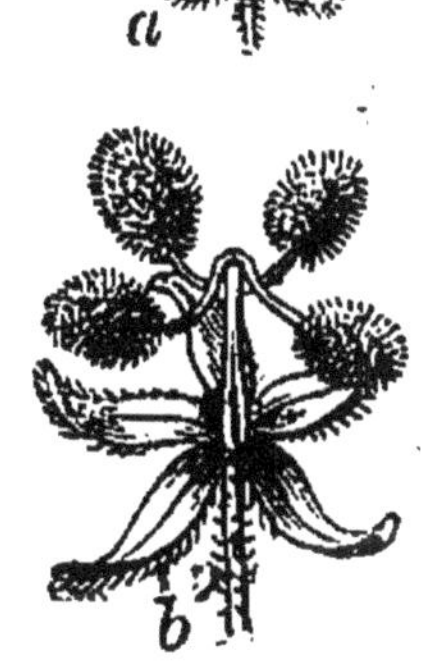

Fig. 685.
Cynoglossum officinale.
(Fruit.)

Genre *Borrago* (fig. 683, 684) ; corolle rotacée, à limbe 5-partite, à divisions ovales acuminées, à gorge munie de 5 écailles ; filets très-courts donnant naissance à un long appendice linéaire. Fleurs assez grandes, longuement pédicellées en corymbes lâches.

Espèce : *Borrago officinalis*, L. Bourrache.

Genre *Echium* ; corolle infundibuliforme campanulée à limbe subbilabié, à gorge nue ; plantes hérissées de poils raides piquants ; fleurs en grappes et en panicules feuillées.

Espèce : *Echium vulgare*, L. Vipérine.

Genre *Anchusa* (fig. 681, 682) ; corolle hypocratérimorphe ou infundibuliforme à tube droit, à di-

22

visions obtuses, gorge à 5 écailles obtuses; carpelles rugueux à rebord basilaire saillant; fleurs en grappes terminales, souvent en corymbes.

Espèces : *Anchusa officinalis*, L., et *italica*, L.

Genre *Symphytum;* corolle tubuleuse à limbe campanulé, urcéolé, à gorge munie de 5 écailles

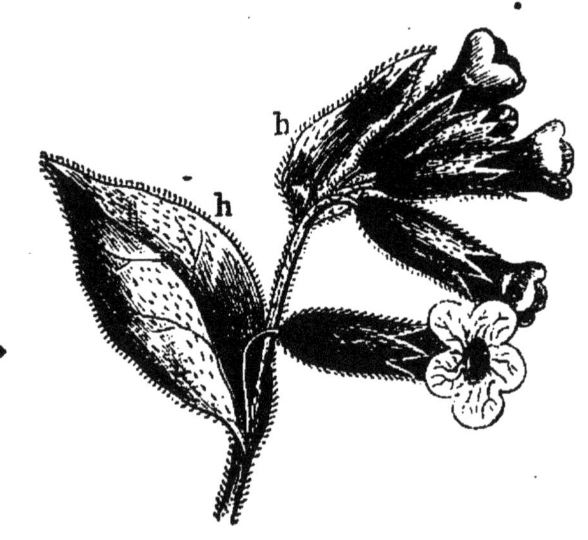

Fig. 686. — Pulmonaria officinalis.

lancéolées, tubulées, conniventes en cône; carpelles à rebord basilaire saillant. Fleurs assez grandes, penchées, disposées au sommet de la tige en grappes courtes terminales et latérales.

Espèce: *Symphytum officinale*, L. Grande consoude.

Genre *Cynoglossum* (fig. 685); corolle hypocratérimorphe à gorge fermée par 5 écailles convexes;

carpelles déprimés, couverts de tubercules épineux, soudés à la colonne centrale seulement dans la partie supérieure de leur face interne ; plantes mollement pubescentes; fleurs en grappes non feuillées, axillaires et terminales.

Espèce: *Cynoglossum officinale*, L.

Genre *Pulmonaria* (fig. 686); calice tubuleux campanulé; corolle tubuleuse infundibuliforme, à gorge sans appendices, mais avec 5 faisceaux de poils; fleurs en grappes courtes terminales.

Espèce: *Pulmonaria officinalis*, L.

Genre *Lithospermum*; calice 5-partite à divisions linéaires; corolle à limbe presque régulier, à gorge ouverte, munie d'écailles très-petites; carpelle à surface basilaire, puis plane. Fleurs en grappes feuillées.

Espèce: *Lithospermum officinale*, L. Gremil.

Genre *Heliotropium*; corolle hypocratérimorphe, à gorge nue ou barbue; colonne centrale très-grêle, se déchirant à la maturité en lanières adhérentes aux carpelles. Fleurs en grappes nues et terminales, solitaires ou rapprochées, 2-4, à l'extrémité de la tige et des rameaux.

Espèce: *Heliotropium peruvianum*, L.

LABIÉES.

Les Labiées sont des herbes ou sous-arbrisseaux

à rameaux souvent quadrangulaires, à feuilles opposées, simples, non stipulées, presque toujours un peu glanduleuses, insérées entre les angles de la tige. Les fleurs sont opposées ou verticillées ; le calice est gamosépale, à 5 dents égales ou formant 2 lèvres dont la supérieure est entière ou bifide et l'inférieure trifide : il est persistant ; la corolle irrégulière est unilabiée ou bilabiée, la lèvre supérieure bilobée,

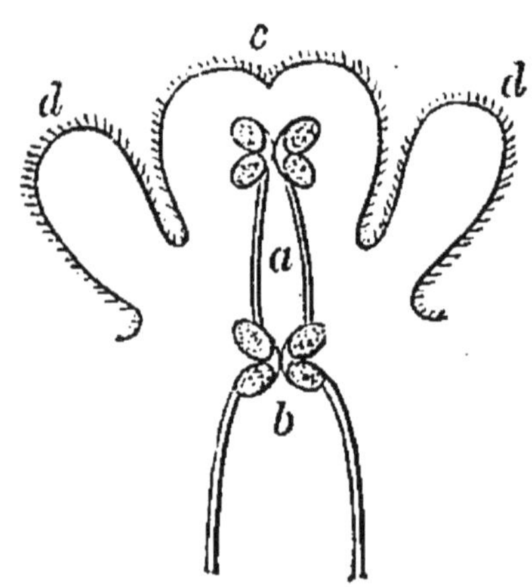

Fig. 687 (schématique). — Glechoma hederacea.

l'inférieure trilobée ; les étamines sont au nombre de 4, didynames, ou plus rarement au nombre de 2 (fig. 687) ; l'ovaire est libre, porté sur un disque glanduleux et offre 4 lobes obtus (probablement 2 carpelles soudés) ; il offre un style partant du centre des lobes (gynobasique) et terminé par un stigmate bifide. Le fruit est formé de 4 nucules soudées, cachées au fond du calice persistant, monospermes, à semences sans albumen, à embryon droit et à radicule infère.

Cette famille se divise en plusieurs tribus :

1° *Menthoïdées*; à corolle infundibuliforme, 4-5-fide, à lobes presque égaux, à étamines non rapprochées par paires, dressées.

Genre *Mentha;* calice 5-denté; corolle infundibuliforme, 4-fide, subégale, à lobe supérieur plus développé ; étamines 4, presque égales, non rapprochées par paires, et droites; fleurs en glomérules ∞-flores axillaires opposés, espacés, ou rapprochés en épis ou têtes terminales.

Espèces: *Mentha piperita; M. aquatica; M. viridis; M. Pulegium.*

2° *Ajugoïdées;* lèvre supérieure de la corolle nulle ou très-courte; étamines 4, didynames, les inférieures plus longues, rarement 2; nucules réticulés.

Genre *Ajuga;* corolle marcescente, à tube muni intérieurement d'un anneau de poils, à lèvre supérieure très-courte, bilobée; fleurs en glomérules axillaires disposés en épis terminaux ou solitaires axillaires.

Espèce: *Ajuga reptans*. L. Bugle.

Genre *Teucrium;* calice 5-denté ou labié ; corolle à lèvre supérieure fendue, courte, sans poils à la gorge, à lèvre inférieure 3-lobée ; étamines exsertes de la fente de la lèvre supérieure; plantes herbacées ou suffrutescentes; fleurs axillaires, solitaires, géminées ou ternées, rapprochées en têtes terminales ou munies de bractées et disposées en grappes spiciformes.

Espèces officinales : *Teucrium Marum*, L.; *T. Scordium*, L.

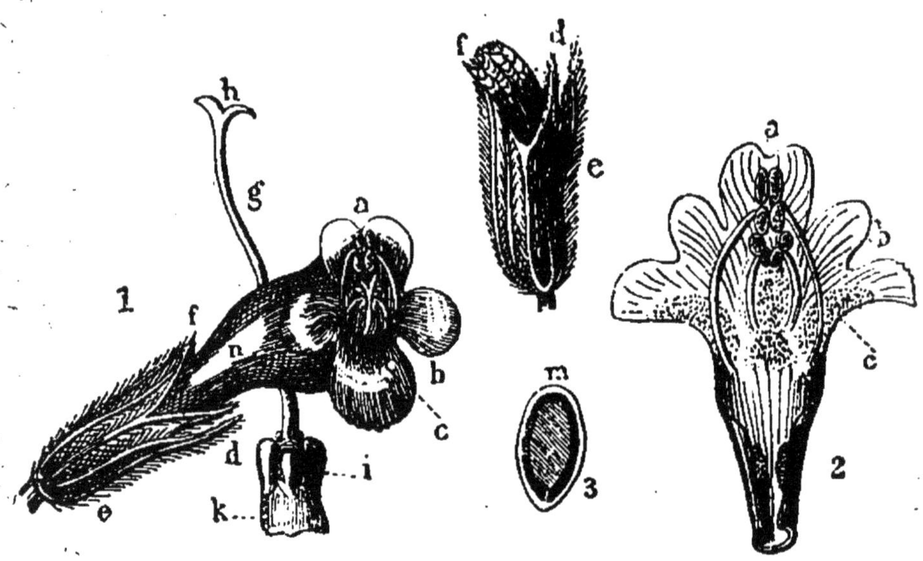

Fig. 688 à 691. — Mélisse.

3° *Melissinées;* à corolle bilabiée; étamines 4, non parallèles; les loges de l'anthère déhiscentes par une fente commune.

Genre *Melissa* (fig. 688 à 691); calice à lèvre supérieure 3-dentée plane, et à lèvre inférieure bifide; corolle à lèvre supérieure dressée émarginée et à lèvre inférieure 3-lobée; étamines non rapprochées par paires, connivéntes par leur courbe, fleurs blanches en glomérules axillaires opposés, pauciflores ou pluriflores.

Espèce officinale : *Melissa officinalis*, L. Mélisse.

Genre *Hyssopus ;* il se distingue des *Melissa* par son calice à 5 dents inégales et par ses étamines divergentes par le sommet; fleurs d'un beau bleu en glomérules rejetés d'un même côté de la tige, et rapprochés en épis terminaux.

Espèce officinale : *Hyssopus officinalis*, L. Hysope.

4° *Népétées ;* à corolle bilabiée, à lèvre supérieure voûtée et à lèvre inférieure étalée; étamines parallèles et rapprochées sous la lèvre supérieure, les supérieures plus longues.

Genre *Glechoma ;* calice 5-denté, tubuleux; corolle à lèvre supérieure droite, 2-lobée, et à lèvre inférieure 3-lobée, les 2 lèvres planes; anthères conniventes en croix pour chaque paire d'étamines; plantes à tiges couchées radicantes, à fleurs en glomérules pauciflores axillaires, opposés ou alternes.

Espèce officinale : *Glechoma hederacea*, L. Lierre terrestre.

Genre *Nepeta ;* corolle à lèvre inférieure étalée, 3-lobée, à lobe moyen concave en avant et crénelé; anthères non conniventes en croix, fleurs en glomé rules multiflores, rapprochés en épis terminaux, feuillés à la base.

Espèce officinale: *Nepeta Cataria*, L. Herbe aux chats.

5o *Ocimoïdées;* corolle subbilabiée, à lèvre inférieure déclinée; anthères déclinées, réniformes, 1-loculaires, déhiscentes par une fente transversale semi-circulaire.

Genre *Ocimum;* calice à division supérieure foliacée; filet des étamines supérieures offrant au-dessus de la base un appendice ou un faisceau de poils.

Espèce officinale : *Ocimum Basilicum*, L.

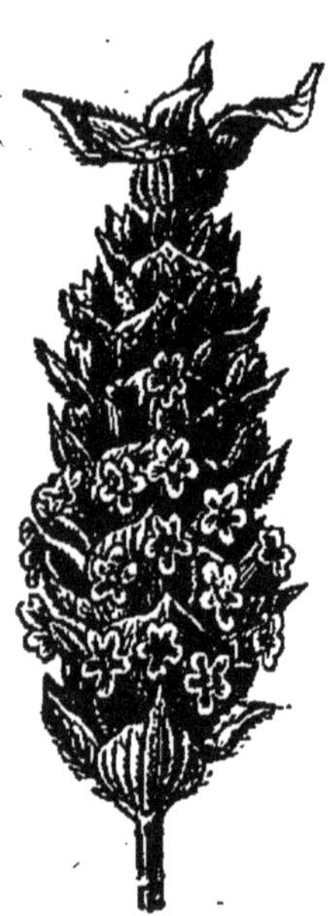

Fig. 692. — Lavandula Stœchas.

Genre *Lavandula* (fig. 692); calice 5-denté dont 1 dent plus grande, tubuleux, fermé après la floraison; corolle à lèvre supérieure 2-labiée, à lèvre inférieure 3-lobée et moins développée; étamines et style inclus dans le tube de la corolle; nucules glabres, lisses. Plantes vivaces ou suffrutescentes, à fleurs en glomérules pauciflores disposés en épis terminaux.

Genre *Pogostemon;* fournit le *Pogostemon Patchouly*, usité en parfumerie.

6o *Saturéinées;* corolle bilabiée; étamines 4, non parallèles, non rapprochées, droites ou conniventes, à loges des anthères séparées par le connectif.

Genre *Satureia ;* calice à 5 dents presque égales ; anthères à loges séparées par un connectif ovoïde ou presque triangulaire. Plantes vivaces ou suffrutescentes, à fleurs disposées 2-3 à l'extrémité des pédoncules axillaires.

Espèce : *Satureia hortensis*, L. Sarriette.

Genre *Origanum ;* épis 4-gones à bractées apprimées et imbriquées, dépassant les calices ; étamines divariquées, séparées par un connectif subtriangulaire ; fleurs en épillets compactes, rapprochés en corymbes terminaux.

Espèces officinales : *Origanum vulgare*, L. *Or. Majorana*, L. *Or. smyrnæum*, L.

Genre *Thymus ;* calice à lèvre supérieure 3-fide, et à lèvre inférieure 2-fide, offrant à la gorge un anneau de poils convergents ; étamines non rapprochées, aplaties au sommet ; corolle à lèvre supérieure droite émarginée ; lèvre inférieure 3-lobée ; feuilles petites, très-entières ; plantes vivaces ou sous-frutescentes, à fleurs disposées en glomérules pauci- ou pluriflores, rapprochés en têtes ou épis terminaux.

Espèces : *Thymus vulgaris*, L. ; *Thymus Serpyllum*, L. Serpolet.

Genre *Calamintha ;* calice 2-labié, fructifère, à gorge fermée par un anneau de poils ; anthères à lobes séparés par un connectif ovoïde ou presque triangulaire; plantes vivaces et annuelles; glomérules opposés, 2-15-flores, munis d'un petit nombre de bractées.

Espèce: *Calamintha officinalis*, L.

7° *Scutellariées;* calice 2-labié, déprimé et fermé à la maturité par le rapprochement des 2 lèvres; étamines inférieures plus longues que les supérieures.

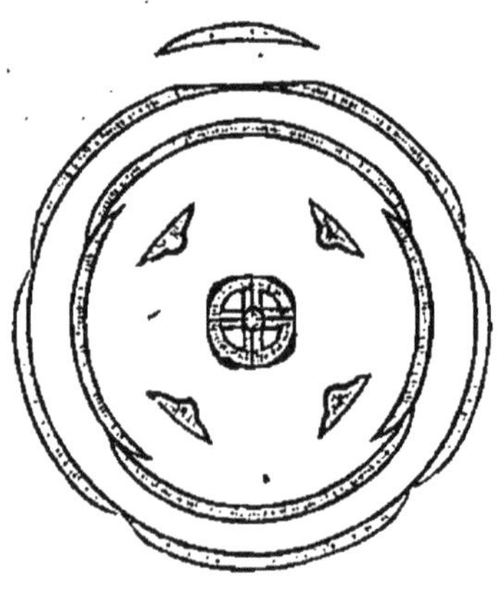

Fig. 693.
Labiées (Lamium album).

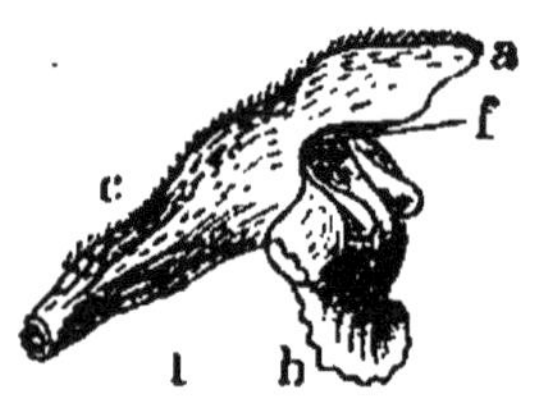

Fig. 694.
Fleur de Galeopsis.

Genre *Scutellaria;* calice fendu jusqu'à la base à la maturité, à lèvre supérieure offrant une bosse saillante; plantes vivaces à fleurs solitaires, à l'aisselle des feuilles ou bractées, rejetées d'un même côté et quelquefois disposées en épis terminaux. (Inusité.)

8° *Stachydées;* corolle bilabiée à lèvre supérieure entière ou bifide, en casque, à lèvre inférieure 3-fide; étamines didynames, les inférieures plus longues, parallèles et rapprochées sous la lèvre supérieure.

Genre *Lamium* (fig. 693); calice 5-denté, campanulé; corolle à tube muni intérieurement d'un anneau de poils; lèvre supérieure voûtée; inférieure 3-lobée à lobes latéraux dentiformes; étamines exsertes du tube corollin; nucules tronquées au

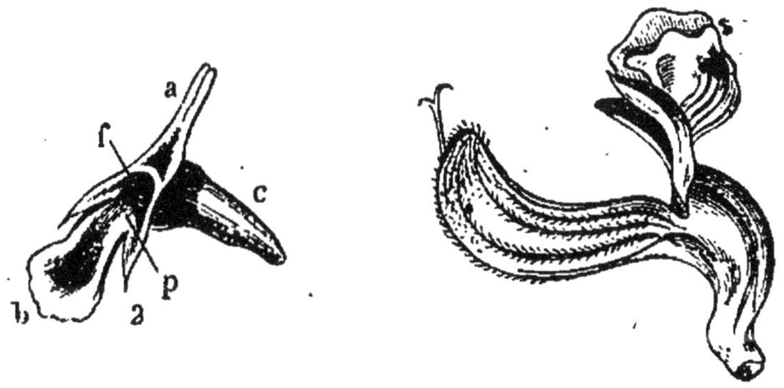

Fig. 695. — Corolle de Marrubium vulgare. Fig. 696.

sommet; glomérules pluriflores, axillaires, opposés.

Espèces: *Lamium album*, L.; *maculatum*, L.; *Lamium purpureum*, L.

Genre *Galeopsis* (fig. 694); il se distingue des *Lamium* par deux gibbosités placées à la base de la lèvre inférieure et entre les lobes latéraux; glomérules axillaires opposés, pauciflores ou pluriflores.

Espèces : *Galeopsis Tetrahit*, L.; *G. ochroleuca*, Lam.

Genre *Marrubium* (fig. 695); calice pyxidé à 5-10 dents; corolle à lèvre supérieure linéaire, dressée, 2-fide; étamines incluses; glomérules axillaires opposés, multiflores, très-compactes.

Espèce: *Marrubium vulgare*, L.

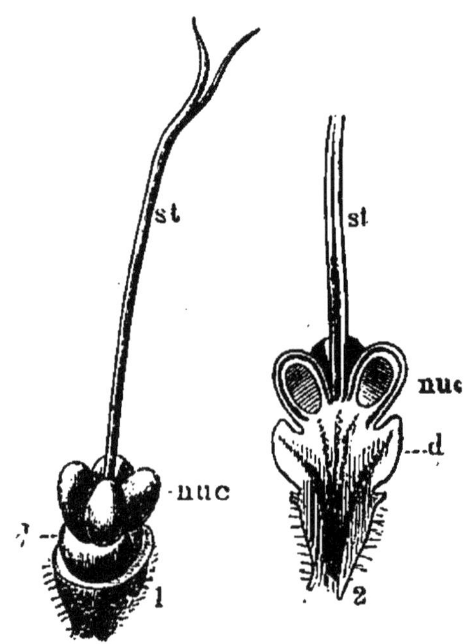

Fig. 697, 698. — Style de Sauge.

Genres: *Sideritis*, *Leonurus*, *Ballota*, *Stachys*, *Mellitis*, *Betonica*.

9° *Monardées*; corolle bilabiée, étamines 2, fertiles ascendantes; on les distingue en *Salviées* dans lesquels le connectif est long, et *Rosmarinées* dans lesquels il est court.

Genre *Salvia* (fig. 696 à 698); calice labié à lèvre

supérieure entière ou 4-dentée, et à lèvre inférieure 2-fide; corolle à lèvre supérieure voûtée presque entière, l'inférieure 5-partite; étamines 2, fertiles; loges de l'anthère, une fertile, l'autre infertile, séparées par un connectif allongé, filiforme, mobile; nucules oviformes, glabres; glomérules opposés, pauci- ou pluriflores, espacés ou rapprochés en épis terminaux.

Espèces: *Salvia officinalis*, L.; *S. Sclarea*, L.

Genre *Rosmarinus;* calice à lèvre supérieure presque entière, l'inférieure 2-fide; corolle à lèvre supérieure dressée, 2-fide, l'inférieure 3-lobée, à lobe médian concave et pendant; étamines 2, fertiles, exsertes, offrant une dent en crochet entre le milieu et la base; anthères 1-loculaires; sous-arbrisseau.

Espèce : *Rosmarinus officinalis*, L. Romarin.

VERBÉNACÉES.

Les Verbénacées sont des herbes, sous-arbrisseaux et arbrisseaux, à rameaux 5-gones, à feuilles opposées ou verticillées, à stipules nulles; corolle tubuleuse, régulière ou 2-labiée, à préfloraison imbriquée; étamines 2-4, à anthères divariquées; baie 4-loculaire ou drupe à 1-2-4 noyaux; embryon sans albumen à radicule infère.

Genre *Verbena;* calice tubuleux, 5-denté; corolle

tubuleuse 2-labiée; 4 étamines incluses; capsule indéhiscente, à 4 côtes, à 4 loges monospermes.

Espèce: *Verbena officinalis*, L. (Inusitée.)

Genre *Vitex*. — Espèce : *Vitex Agnus-castus*, L. Gattilier. (Inusitée.)

SOLANÉES.

Les Solanées sont généralement des herbes à feuilles éparses et alternes; les feuilles florales sont le plus souvent géminées et plus petites; inflorescence le plus souvent extra-axillaire; calice 5-fide persistant; corolle hypogyne, gamopétale, régulière, caduque, à préfloraison plicative ou imbriquée; étamines 5, épipétales et alternipétales, à déhiscence des anthères longitudinale ou par des pores; ovaire libre à style 1, stigmate simple, trophosperme épais central, adné à la cloison; ovules campylotropes; fruit capsulaire ou baie ∞-sperme; graines réniformes ou oviformes, avec un albumen; embryon inclus, droit ou arqué.

On a divisé les Solanées en *Curvembryées* à embryon arqué, et *Rectembryées* à embryon droit.

1° Les *Curvembryées* ou *Solanées* se divisent en:

a) *Nicotianées ;* capsule 2-loculaire à déhiscence septicide.

Genre *Nicotiana;* calice campanulé ou urcéolé, 5-fide, persistant; capsule étroitement embrassée par le calice, s'ouvrant par 2 valves longitudinales qui se fendent ensuite à leur sommet selon leur

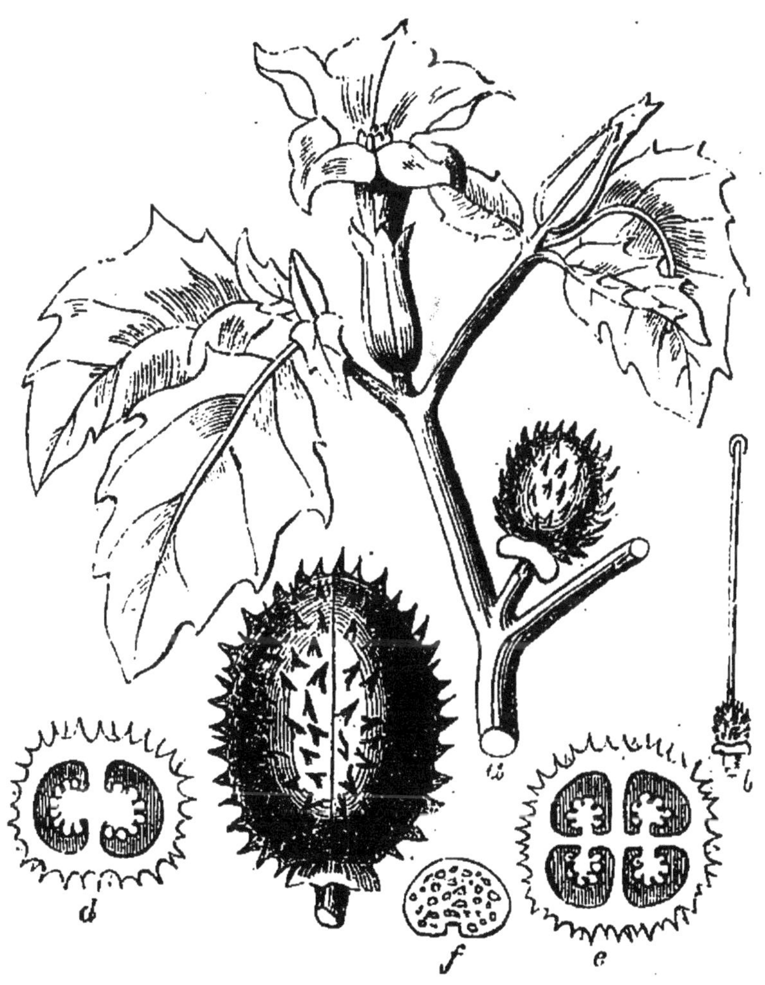

Fig. 699 à 704. — Datura Stramonium.

nervure moyenne; fleurs en panicules terminales.

Espèces: *Nicotiana Tabacum*, L., *Nic. rustica*, L.

Genre *Petunia*; calice à divisions subspatulées;

corolle grande infundibuliforme à limbe étalé, éta-

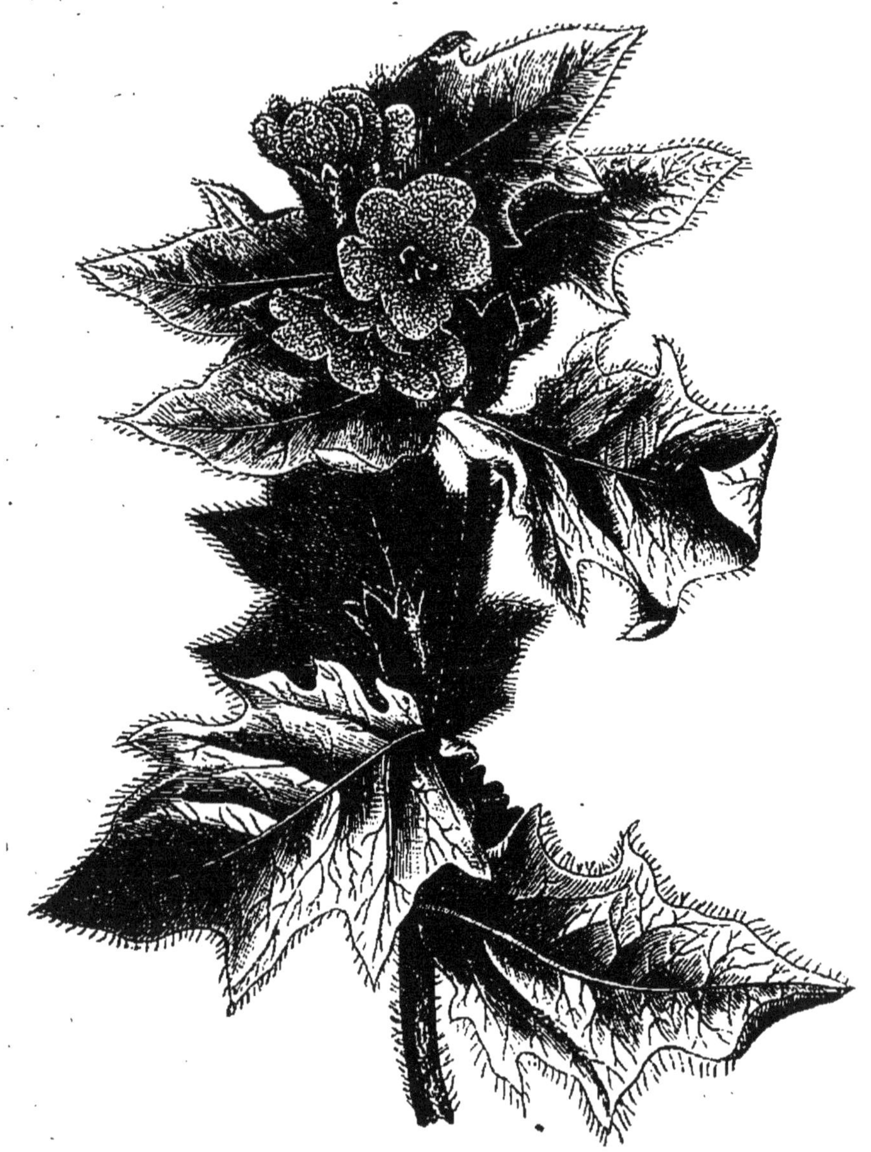

Fig. 705. — Hyoscyamus niger.

mines un peu inégales; tige velue glanduleuse; feuilles ovales entières. (Inusité.)

b) *Daturées;* baie ou capsule à 4 loges incomplètes.

Genre *Datura* (fig. 699 à 704); calice tubuleux, 5-fide, à base inférieure persistante, soudée avec la base de l'ovaire, à tube se détachant circulairement de la partie adhérente; capsule épaisse coriace, chargée d'épines, à 2 loges subdivisées chacune inférieurement en 2 loges secondaires par une fausse

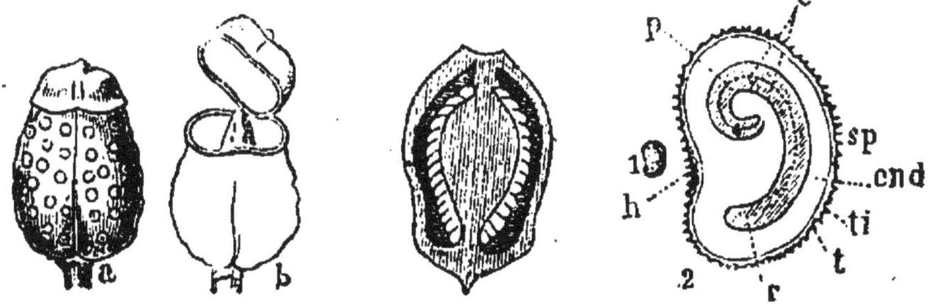

Fig. 706 à 708. — Fruit et graine (Hyoscyamus niger).

cloison, s'ouvrant en 4 valves; fleurs en cyme feuillée terminale.

Espèces: *Datura Stramonium*, L.; Pomme épineuse; *Dat. Tatula*, L.

c) *Hyoscyamées;* capsule 2-loculaire à déhiscence pyxidaire.

Genre *Hyoscyamus* (fig. 705 à 708); calice campanulé, 5-fide, s'accroissant après la floraison; capsule renfermée dans le tube du calice, 2-loculaire s'ouvrant circulairement au sommet par un opercule 2-loculaire; fleurs disposées sur 2 rangs en grappes scorpioïdes 1-latérales feuillées.

Espèces: *Hyoscyamus niger*, L.; *Hyosc. albus*, L.

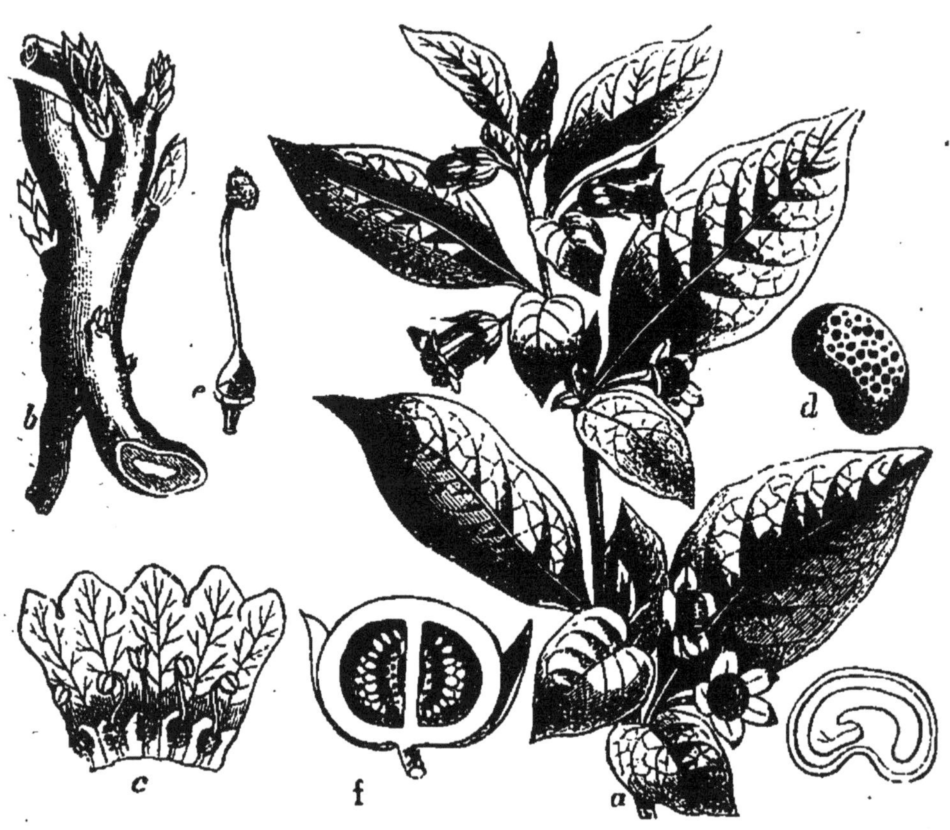

Fig. 709 à 715. — Atropa Belladona.

d) *Atropées;* baie à 2 ou plusieurs loges.

Genre *Physalis;* calice campanulé, 5-lobé, accrescent et devenant vésiculeux très-ample autour de la baie; fleurs blanchâtres portées sur des pédicelles solitaires au niveau des feuilles.

Espèce : *Physalis Alkekengi*, L. Coqueret.

Genre *Atropa* (fig. 709 à 715) ; calice 5-partite, un peu accrescent, étalé en étoile à la base de la baie ; corolle campanulée, à 5 lobes courts ; étamines 5 à filets poilus à la base, à anthères non conniventes, déhiscentes longitudinalement ; fleurs d'un pourpre obscur veiné de brun, solitaires ou géminées au niveau des feuilles.

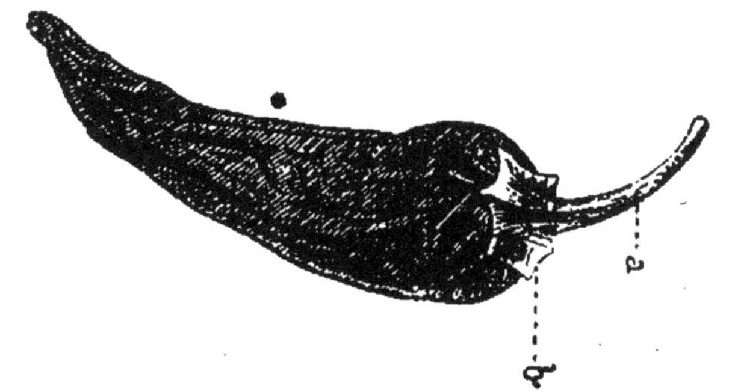

Fig. 716. — Fruit de Capsicum.

Espèce : *Atropa Belladona*, L. Belladone.

Genre *Lycium* ; calice court, urcéolé, 5-denté ou 2-labié par soudure des dents, non accrescent ; corolle infundibuliforme à tube étroit ; étamines 5, exsertes ; arbrisseau épineux.

Espèce : *Lycium barbarum*, L. Lyciet.

Genre *Solanum* ; calice 5-lobé ou partite, non accrescent ; corolle rotacée ; étamines 5, rarement 4-6, filets très-courts, anthères conniventes, s'ouvrant par 2 pores latéraux ; baie biloculaire ; fleurs en corymbes ou en cymes pauciflores ou pluriflores, sur des pédoncules extra-axillaires ou terminaux.

Espèces: *Solanum tuberosum*, L., Pomme de terre; *Sol. nigrum*, L., Morelle; *Sol. Dulcamara*, L., Douce-amère; *Sol. Melongena*, L., Aubergine.

Genre *Lycopersicum;* ce genre se distingue des

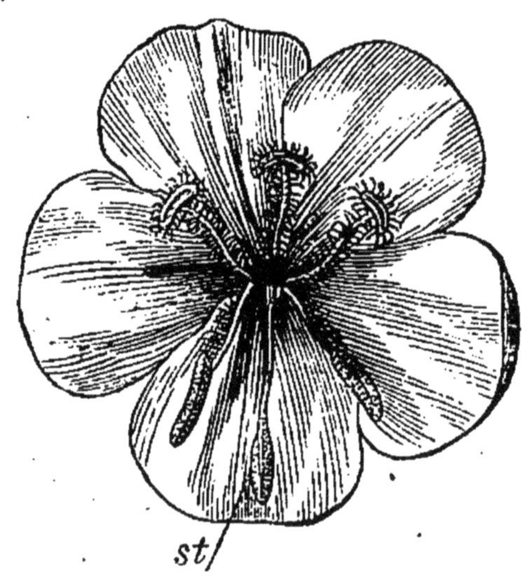

Fig. 717. — Fleur de Verbascum.

Solanum par ses anthères conniventes, soudées au sommet et à déhiscence longitudinale, et par sa baie succulente.

Espèce: *Lycopersicum esculentum*, Dun. Tomate.

Genre *Capsicum* (fig. 716); il offre des anthères conniventes à déhiscence longitudinale, et une baie sèche, assez volumineuse, rouge.

Espèce: *Capsicum annuum*, L. Poivre long.

Les Solanées *rectembryéés* ou *Cestrinées* ne renferment aucune plante utilisée en médecine.

SCROPHULARINÉES.

Les Scrophularinées ou Scrophulariacées sont des herbes, rarement des sous-arbrisseaux, à feuilles non stipulées, le plus souvent opposées, souvent irrégulières; calice gamosépale, persistant; corolle monopétale, hypogyne, le plus souvent irrégulière et labiée, caduque, à préfloraison imbriquée; étamines 4-didynames rarement égales, quelquefois 2-5, toujours épipétales; ovaire 2-loculaire, souvent entouré d'un disque hypogyne ou au-dessus, ∞-ovulé, à ovules anatropes, sur un trophosperme central adné à la cloison; style 1; capsule 2-loculaire, déhiscente, très-rarement baie; graines à embryon droit dans l'axe d'un albumen; radicule tournée vers le hile.

Les Scrophularinées ont été divisées en:

1° *Scrophulariées;* à capsule 2-valve, septicide.

Genre *Verbascum* (fig. 717); calice 5-partite, corolle à tube court, à limbe 5-partite presque plan, à division inférieure plus grande; étamines 5, à filets déclinés arqués, ordinairement poilus, les 2 inférieurs plus longs; anthères réniformes à 2 lobes confluents ou les 2 inférieures 1-lobées, linéaires; style indivis, renflé au sommet; fleurs généralement jaunes, feuilles alternes.

Espèce: *Verbascum Thapsus*, L. Bouillon blanc.

Genre *Scrophularia;* calice 5-fide ou partite;

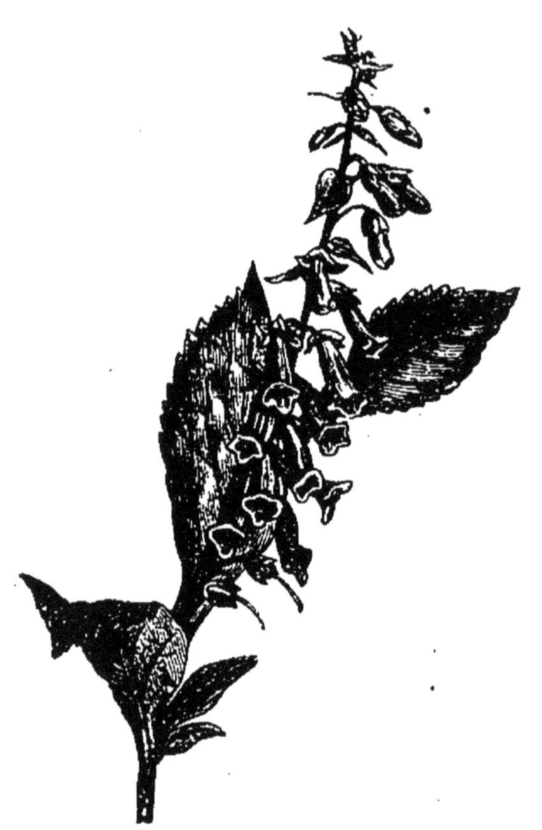

Fig. 718. — Pied de Digitale pourprée.

corolle à tube renflé subglobuleux, à limbe 2-labié; étamines cachées dans la partie supérieure de la corolle, 4 fertiles, ou 5, la cinquième avortée à la base de la lèvre supérieure; feuilles opposées; fleurs rouge brun ou jaunes, en cymes pluriflores rapprochées en panicule terminale.

Espèce: *Scrophularia aquatica*, L.

Genre *Digitalis* (fig. 718 à 720); calice 5-partite; corolle campanulée ou tubuleuse-ventrue, à limbe court oblique subbilabié; étamines 4 fertiles à lobes divergents, à déhiscence longitudinale; feuilles alter-

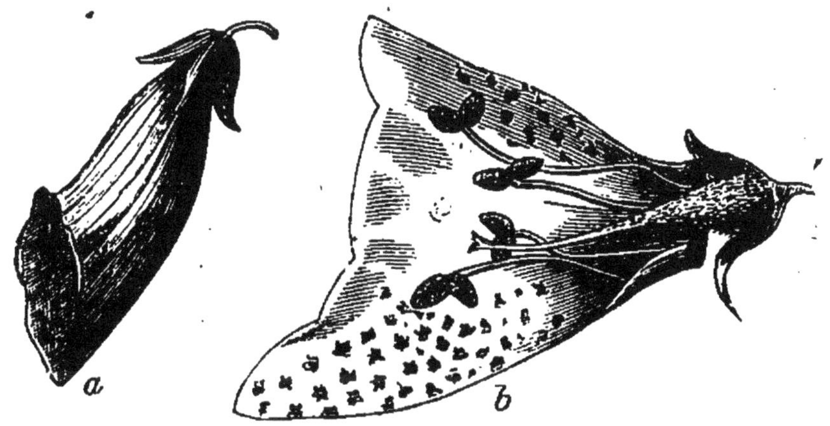

Fig. 719, 720. — Digitalis purpurea.

nes, crénelées ou denticulées; fleurs en grappes terminales, généralement unilatérales.

Espèce: *Digitalis purpurea*, L. Digitale.

Genre *Gratiola;* calice 5-partite, muni à la base de 2 bractées; corolle tubuleuse-subbilabiée; étamines 4, dont 2 stériles, anthères à loges parallèles, à déhiscence longitudinale; feuilles opposées denticulées; fleurs axillaires solitaires.

Espèce: *Gratiola officinalis*, L. Gratiole.

2° *Rhinanthacées;* à capsule 2-valve, loculicide; corolle tubuleuse, bilabiée.

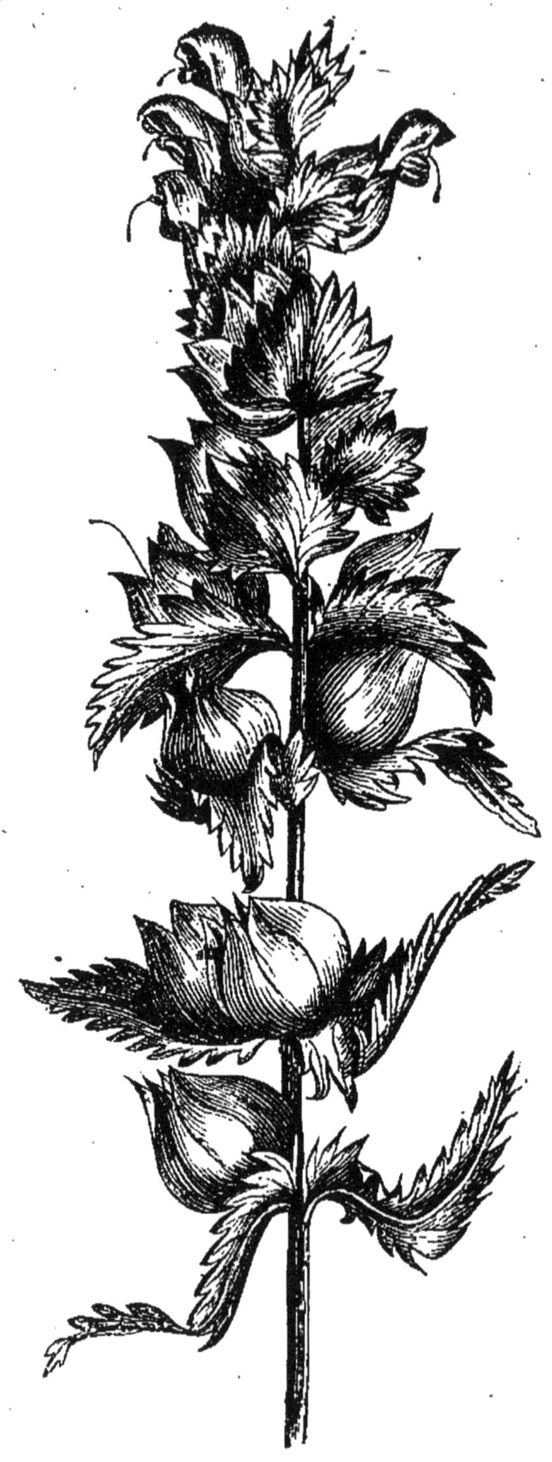

Fig. 721. — Rhinanthus.

Genre *Melampyrum;* calice tubuleux, 4-fide; corolle 2-labiée ou presque en gueule; étamines 4 sous le casque; anthères à lobe pointu au moins dans les inférieures; capsule 1-2-sperme, comprimée; graines ovoïdes oblongues subtrigones; feuilles opposées; fleurs opposées en épis terminaux feuillés.

Espèce: *Melampyrum arvense*, L. (Inusité.)

Genre *Rhinanthus* (fig. 721); calice renflé ventru, 4-denté; corolle 2-labiée, à lèvre supérieure en casque; étamines 4, cachées sous le casque; capsule polysperme presque plane; graines comprimées presque planes, avec une bordure mince blanchâtre; feuilles opposées; fleurs jaunes, opposées, en grappes terminales feuillées.

Espèce: *Rhinanthus glabra*, Lam. (Inusité.)

Genre *Euphrasia;* calice tubuleux, 4-fide; corolle 2-labiée, à lèvre supérieure en casque, tronquée ou émarginée; étamines 4, incluses ou exsertes; anthères à lobes terminés par une pointe, à déhiscence longitudinale; capsule ovoïde, oblongue; graines ovoïdes fusiformes, striées longitudinalement; fleurs en épis terminaux; feuilles unilatérales.

Espèce : *Euphrasia Odontites*, L. (Inusité.)

Genre *Veronica* (fig. 722); calice 4-partite, à divisions inégales; corolle rotacée, à limbe 4-partite, dont le lobe supérieur est plus grand; étamines 2, divergentes, longuement exsertes; capsule comprimée à graines planes en dedans, convexes en dehors; feuilles opposées ou les supérieures alternes; fleurs axillaires, solitaires ou en grappes dressées, quelquefois spiciformes.

Espèce : *Veronica officinalis*, L. (Inusitée.)

3° *Antirrhinées;* capsule déhiscente par des pores ou des dents; corolle personnée (en gueule).

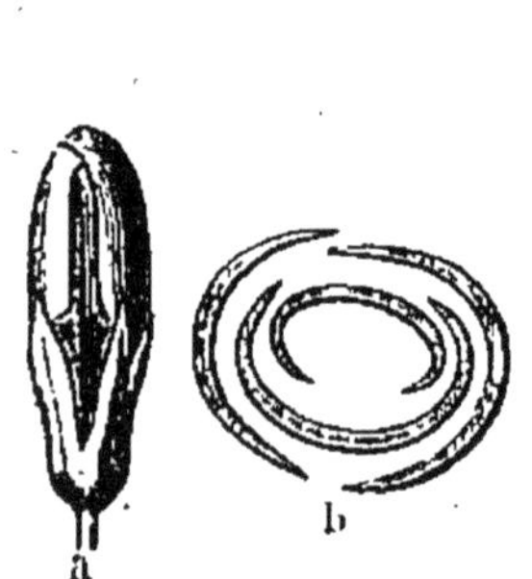

Fig. 722. —Veronica.

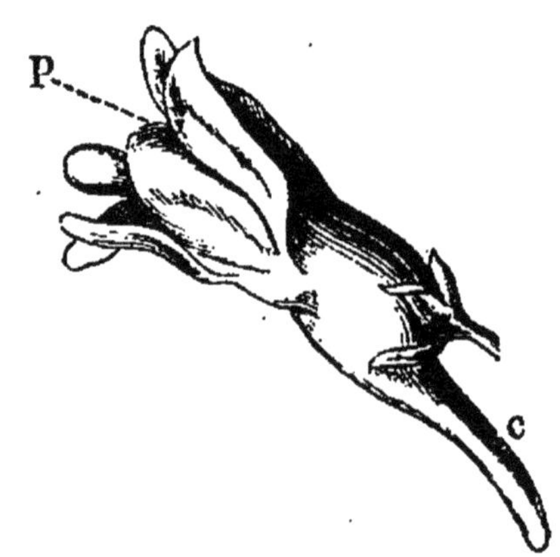

Fig. 723. — Fleur personnée (Linaire).

Genre *Antirrhinum;* calice 5-partite; corolle à tube large et bossu à la base en dehors, à limbe en gueule, à lèvre inférieure 3-lobée présentant un palais saillant poilu qui ferme la gorge; étamines 4 incluses; capsule déhiscente par 3 trous correspondant aux 3 tubercules du sommet; feuilles opposées ou les supérieures alternes; fleurs axillaires ou en grappes terminales.

Espèce: *Antirrhinum majus*, L. Muflier.

Genre *Linaria* (fig. 723); calice 5-partite; corolle à tube prolongé à la base en un éperon linéaire cylindrique, à limbe en gueule; lèvre inférieure 3-lobée, avec un palais saillant poilu qui ferme la gorge; étamines 4 incluses; capsule déhiscente par des dents; feuilles alternes; fleurs axillaires ou en grappes terminales.

Espèce: *Linaria vulgaris*, Mill. (Inusitée.)

QUATRIÈME SOUS-CLASSE.

MONOCHLAMYDÉES.

Périgone unique représentant le calice ou la corolle, ou les deux réunis.

CHÉNOPODÉES.

Les Chénopodées sont des herbes annuelles ou vivaces, non frutescentes, à feuilles alternes, souvent charnues, sans stipules; fleurs peu apparentes, agglomérées, hermaphrodites ou diclines par avortement; périgone 3-4-5-phylle infère et persistant; étamines opposées, jamais en plus grand nombre, insérées au réceptacle; anthères 2-loculaires; écailles alternant avec les étamines; ovaire libre 1-loculaire, comprimé ou déprimé; ovule 1, pendant souvent d'un funicule ascendant, amphitrope; style simple ou divisé; fruit bacciforme ou utriculaire, sans valves ou operculé; graine 1-2 à enveloppe noire crustacée; embryon dans un albumen copieux ou petit, à radicule regardant le hile.

Cette famille a été divisée en :

1° *Cyclolobées;* à embryon annulaire entourant l'albumen.

Genre *Salicornia;* fleurs hermaphrodites; tige articulée; périgone charnu, entier, ouvert par une fente; étamines 1-2; stigmates 2-3; nucule dans le périgone persistant.

Espèce : *Salicornia herbacea*, L., Passepierre.

2° *Spirolobées;* à embryon en spirale et albumen petit.

Genre *Salsola;* fleurs hermaphrodites avec 2 bractées; calice à 5 sépales avec un appendice scarieux, horizontal à l'extérieur; graine horizontale subglobuleuse, à testa membraneux très-mince, sans périsperme; feuilles cylindriques, charnues, succulentes.

Espèce : *Salsola Kali*, L. (Inusitée.)

Genre *Chenopodium* (fig. 724 à 726); fleurs hermaphrodites, sans bractées; sépales 5, herbacés; étamines 5 ou moins; fruit déprimé, enveloppé dans le calice à sépales connivents; graine horizontale déprimée lenticulaire, à testa crustacé; feuilles alternes; tiges souvent striées de vert ou de rouge;

fleurs en glomérules disposés en grappes ou en panicules spiciformes.

Espèce : *Chenopodium Vulvaria*, L. (Inusité.)

Genre *Beta;* fleurs hermaphrodites, sans bractées; calice 5-fide, adhérent à la base de l'ovaire, à tube s'épaississant et devenant anguleux; fruit enfermé dans le tube du calice devenu ligneux drupacé, à péricarpe induré; graine horizontale à testa membraneux; feuilles alternes. Fleurs solitaires ou en glomérules subglobuleux, axillaires ou disposés

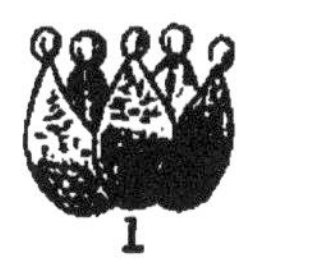
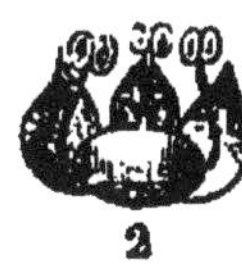
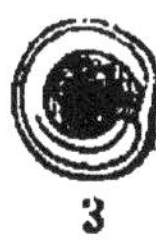

Fig. 724 à 726. — Chenopodium Botrys.

en épis terminaux; les calices fructifères de chaque glomérule se soudent entre eux.

Espèce : *Beta vulgaris*, L. Bette.

Genre *Atriplex;* fleurs polygames ou monoïques, sans bractées; fleur femelle, calice à 2 sépales libres, à fruit ovoïde, renfermé dans le calice dont les sépales se sont développés en forme de valves. Plantes souvent farineuses, à feuilles alternes; glomérules en grappes ou en panicules spiciformes.

Espèce : *Atriplex hortensis*, L. Arroche.

Genre *Spinacia*, fleurs dioïques en général, sans bractées; fleur femelle : calice à 4-5 sépales plus ou moins soudés, et dont les 2 intérieurs forment une enveloppe pour l'ovaire. Styles 4; fruit comprimé à péricarpe soudé avec le calice dans toute son étendue; graine verticale, à testa membraneux; feuilles alternes; fleurs en glomérules axillaires.

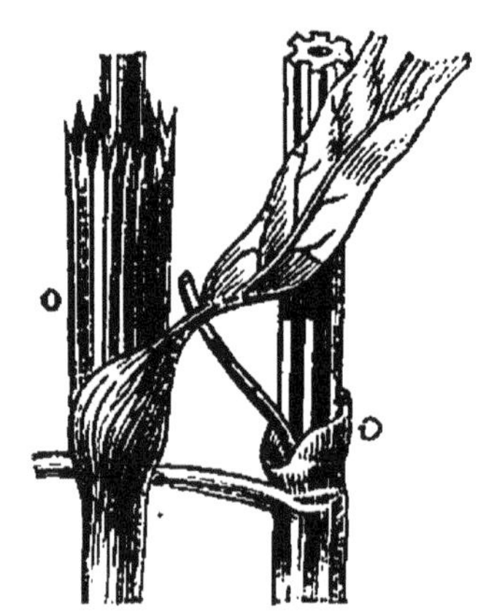

Fig. 727, 728. — Ochrea. (Polygonées.)

Espèce : *Spinacia oleracea*, L. Épinard d'hiver.

POLYGONÉES.

Les Polygonées sont presque toutes des herbes à tige noueuse articulée ou des arbrisseaux, à feuilles alternes, simples, munies d'une *ochrea* engaînante (fig. 727, 728); fleurs en grappes ou en épis hermaphrodites ou diclines par avortement; périgone infère à 3-4-5-6 phylles marcescents, à préfloraison imbriquée ; étamines opposées ou rarement alternes, périgynes, à anthères 2-loculaires ; ovaire supère, 1-loculaire, 1-ovulé, à ovule orthotrope dressé du fond de la loge ; styles 2-3, à stigmates plumeux ou capités ; fruit monosperme, non déhiscent, accrescent par les angles et couvert par le périgone accrescent ; graine à albumen farineux, à embryon antitrope, excentrique, droit ou arqué, à radicule supère.

Genre *Rumex;* calice à 6 sépales, dont 3 extérieurs un peu soudés à la base, 3 intérieurs plus grands, connivents et accrescents ; étamines 6 opposées par paires aux sépales extérieurs ; styles 3 ; stigmates multifides à divisions disposées en pinceaux ; fruit 3-gone, caché par les sépales intérieurs accrus en forme de valves et appliqués sur lui ; fleurs petites verdâtres ou rougeâtres, pédicellées en faux verticilles disposés en épis, à pédicelles articulés et réfléchis à la maturité.

Espèces : *Rumex Patientia*, L. Patience ; *Rumex Acetosa*, L. Oseille ; *Rumex Acetosella*, L. Petite oseille.

Genre *Fagopyrum;* calice coloré à 5 sépales, soudés par la base, presque égaux, marcescents ; étamines 8, opposées par paires aux sépales extérieurs ; glandes hypogynes, 8, alternes avec les étamines ; stigmates capités ; fruit 3-gone, enveloppé par le calice; périsperme farineux contenant l'embryon, cotylédons larges, foliacés, plissés-contournés, partageant le périsperme en deux.

Espèce : *Fagopyrum vulgare*, Nees. Sarrasin.

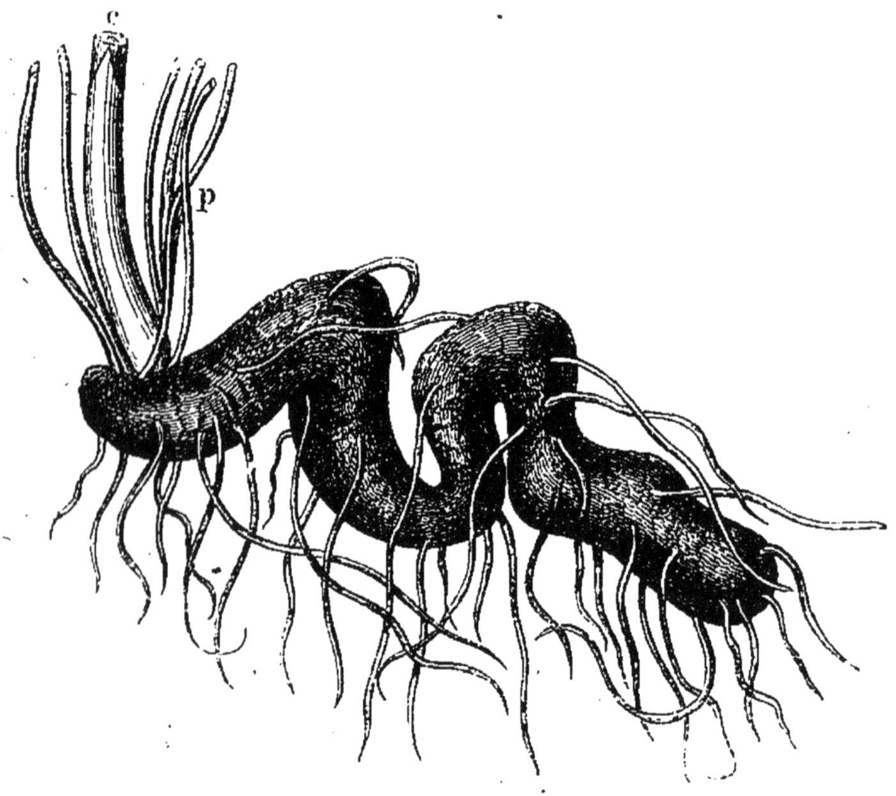

Fig. 729. — Bistorte.

Genre *Polygonum;* calice coloré à 5 ou rarement 3-4 sépales soudés par en bas, presque égaux, accrescents; étamines 5-8, rarement 4-9, opposées une à une aux sépales ou opposées par paires aux sépales intérieurs; stigmates capités; fruit 3-gone entouré par le calice persistant; embryon latéral par rapport au périsperme; cotylédons jamais plissés ni contournés; fleurs petites, de diverses couleurs, en épis ou en grappes, rarement en fascicules axillaires, ou solitaires axillaires.

Espèces : *Polygonum Bistorta*, L. Bistorte (fig. 729); *Pol. Hydropiper*, L. Poivre d'eau.

Genre *Rheum* (fig. 730, 731); Calice gamosépale, à 5 ou 6 divisions profondes, donnant attache à 9 étamines; ovaire 3-angulaire, avec 3 stigmates peltés, simples; achène 3-angulaire, membraneux; plantes vivaces, à souche épaissie; feuilles très-grandes; fleurs en panicule rameuse.

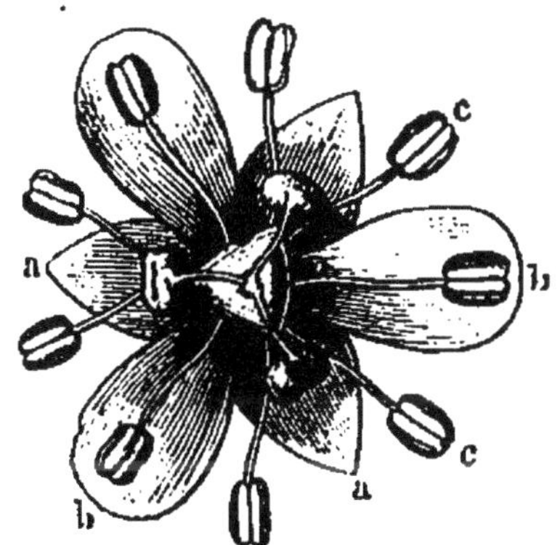

Fig. 730. — Rheum officinale.

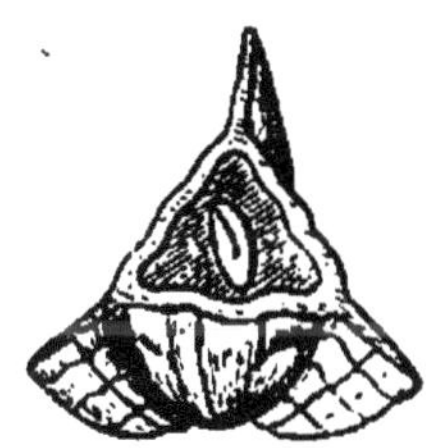
Fig. 731. — Rheum officinale.

Espèce : *Rheum officinale;* H. Baill. Rhubarbe.

LAURINÉES.

Les Laurinées sont des arbres ou arbrisseaux, rarement des herbes volubiles, aromatiques, à feuilles alternes, très-entières, persistantes, sans stipules; fleurs parfaites ou unisexuées; périgone 4-6-fide, à divisions imbriquées; étamines périgynes, 1, 2, 3, 4, 5, 6, en même nombre que les sépales, souvent quadrisériées, à filets souvent munis de glandules, à anthères déhiscentes par des valvules, les unes (externes) introrses, les autres (internes) extrorses (fig. 732); ovaire 3-phylle, uniloculaire; ovule 1, pendant du sommet de la loge, anatrope; fruit en baie ou drupacé, monosperme, à pédicelle renflé au sommet; embryon exalbuminé, orthotrope, à radicule supère.

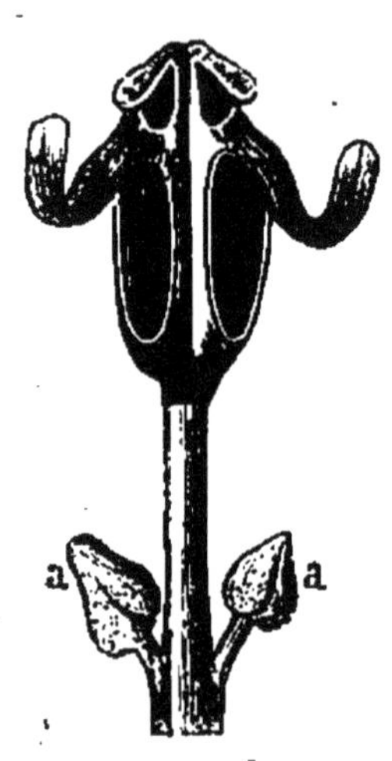

Fig. 732. — Étamine de Cinnamomum.

Genre *Cinnamomum* (fig. 733); périgone 6-fide, caduc par la partie supérieure, étamines 12, 4-sériées dont 9 extérieures fertiles; baie 1-sperme entourée à la base du reste du pérygone cupulé; arbres à feuilles opposées ou subopposées, entières.

Espèces: *Cinnamomum zeylanicum*, Nees. Cannelle de Ceylan; *C. Cassia*, Nees. Cannelle de Chine.

Genre *Camphora* (fig. 734); périgone 6-fide, caduc; étamines 9, dont 3 extérieures extrorses, avec 2 appendices à la base; 6 staminodes, dont 3 extérieurs semblables aux étamines, les 3 inférieurs stipités; baie 1-sperme avec une partie du périgone à la base; arbres à feuilles alternes, 3-nerviées, coriaces, entières.

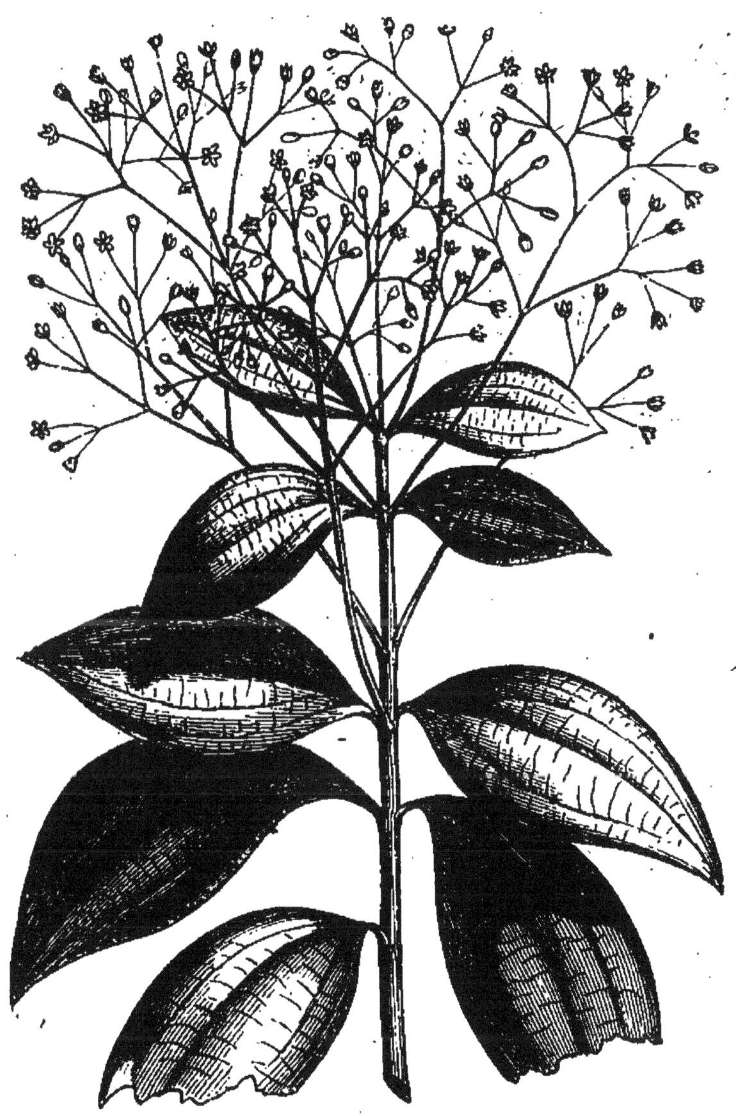

Fig. 733. — Cinnamomum.

Espèce: *Camphora officinalis*, L.; *Laurus Camphora*, L. Camphrier.

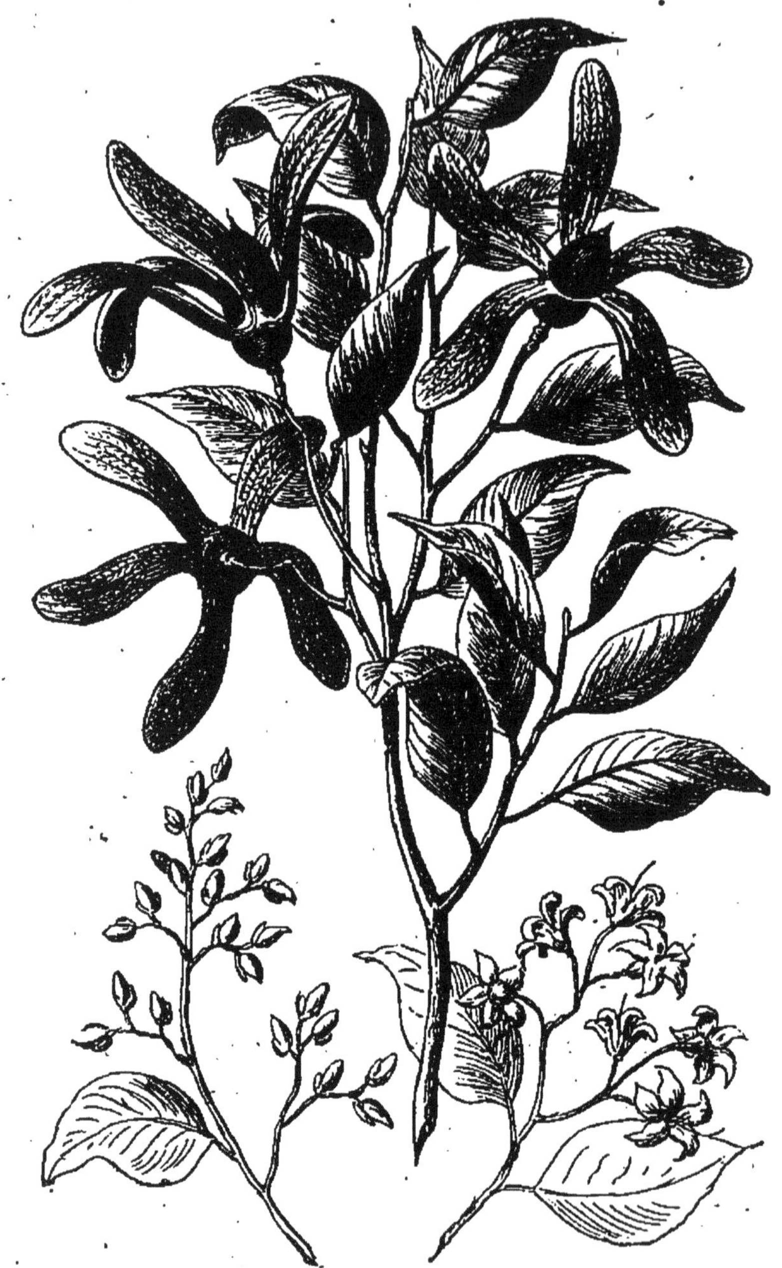

Fig. 734. — Branche de Camphrier.

Genre *Sassafras;* fleurs dioïques, nues; périgone 6-partite; étamines 9, 3-sériées, toutes fertiles dans les mâles, toutes stériles dans les femelles; baie monosperme, sur un pédicelle charnu et entouré des divisions persistantes du périgone; arbres à feuilles alternes, caduques.

Espèce: *Sassafras officinale*, Nees (fig. 735).

Genre *Laurus*; fleurs 1-sexuées ou hermaphrodites; calice à 4 et 6 divisions; étamines 6-12, à filets appendiculés à la base; drupe enveloppée à la base par le calice persistant.

Espèce: *Laurus nobilis*, L. Laurier noble, Laurier-sauce.

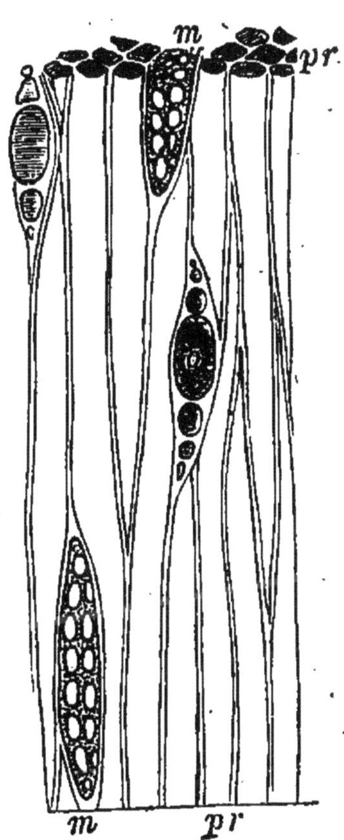

Fig. 735. Tissu fibreux (Sassafras).

Genre *Nectandra*; fleurs hermaphrodites; périgone à 6 divisions assez larges, étalées, caduques; étamines fertiles, 9; baie sur une cupule profonde, tronquée; arbres à feuilles alternes.

Espèce: *Nectandra Rodiœi*, Schomb.

MYRISTICACÉES.

Les Myristicacées sont des arbres ou des arbrisseaux à feuilles entières, alternes, penninerviées

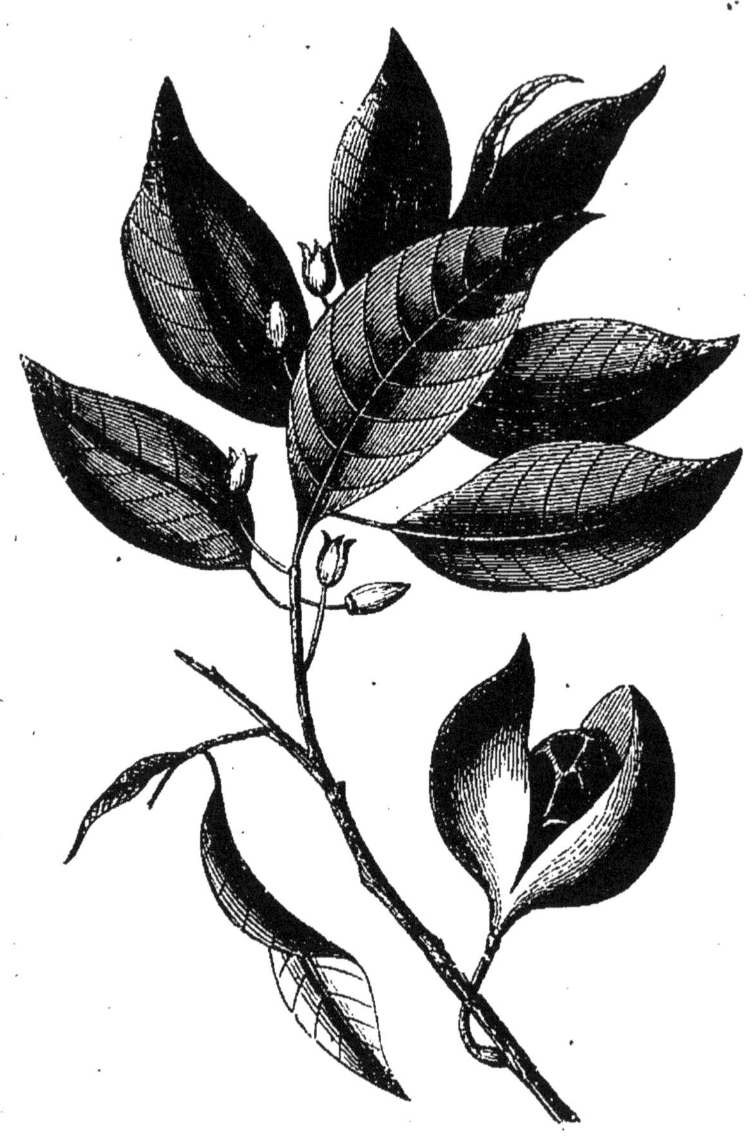

Fig. 736. — Myristica fragrans.

sans stipules, à fleurs très-petites, dioïques; péri-gone infère 3-fide; fleurs mâles 1-12; étamines connées en une colonne solide; déhiscence des anthères par une fente longitudinale; fleurs femelles à ovaire libre 1-loculaire, 1-sperme; ovule dressé, anatrope;

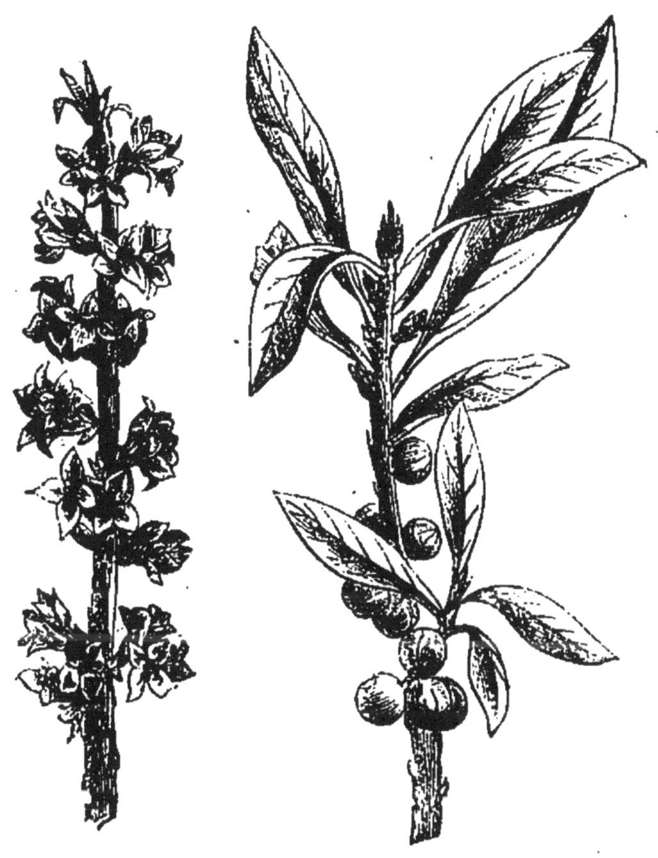

Fig. 737, 738. — Daphne Mezereum.

baie capsulaire 2-valve; graine allongée à arillode charnu; albumen charnu et sébacé; embryon très-petit dans l'axe du périsperme, à radicule tournée vers l'ombilic.

Genre *Myristica* (fig. 736); fleurs mâles 2-3-

staminées; fleurs femelles à ovaire libre à 2 styles; fruit drupacé à arillode charnu (*Macis*).

Espèce : *Myristica fragrans*, L. Muscadier.

THYMÉLÉES.

Les Thymélées ou Daphnacées sont pour la plupart des arbrisseaux à feuilles éparses, non stipulées, très-entières; périgone gamophylle, infère, coloré, à limbe 4-5-partite; à préfloraison imbriquée; étamines insérées au périgone, le plus souvent en nombre double, le second rang plus grand, opposé; anthères à déhiscence longitudinale; ovaire 1-loculaire à ovule solitaire, pendant, anatrope; style 1; stigmate 1; fruit monosperme sec ou baie, graine à albumen petit ou nul, embryon droit, radicule supère.

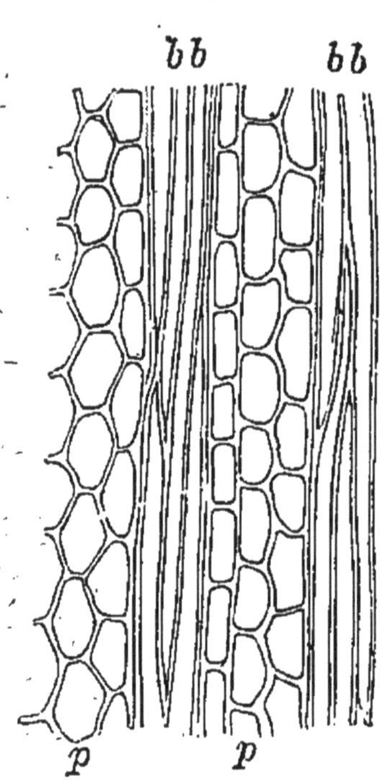

Fig. 739. — Écorce de Garou.

Genre *Daphne* (fig. 737, 738); calice marcescent, puis caduc, infundibuliforme, 4-fide; étamines 8, incluses; fruit monosperme, indéhiscent, à mésocarpe charnu pulpeux, à endocarpe crustacé fragile; sous-arbrisseau à écorce très-fibreuse, feuilles lancéolées; fleurs verdâtres ou roses, en grappes courtes ou en fascicules.

Espèces: *Daphne Gnidium*, L. Garou (fig 739); *Daphne Mezereum*, L. Bois gentil.

SANTALACÉES.

Les Santalacées sont des arbres, arbrisseaux ou herbes, à feuilles alternes ou opposées, entières sans stipules. Périgone 4-5-fide, valvaire; étamines à la base de chaque lobe; ovaire adhérent, 1-loculaire; ovules 2-4 pendant du haut d'un placenta central; fruit monosperme dur ou charnu, indéhiscent; albumen charnu; fleurs en épis ou en grappes.

Genre *Thesium;* périgone 4-5-fide; étamines 4-5 entourées d'un faisceau de poils; capsule 1-sperme indéhiscente et couronnée par le périgone persistant.

Espèce : *Thesium Linophyllum*, L. (Inusité.)

Genre *Osyris ;* périgone 3-fide, polygame par avortement; étamines 3, courtes; ovaire à stigmate 3-fide; baie globuleuse sèche, ombiliquée, avec un noyau 1-sperme; sous-arbrisseau.

Espèce : *Osyris alba*, L. (Inusité.)

Genre *Santalum;* périgone soudé à la base avec l'ovaire; étamines 4 à filets poilus en arrière; ovaire 1-loculaire à stigmate 3-lobé; baie monosperme, marginée au sommet; arbres à feuilles opposées.

Espèce : *Santalum album*, L.

ARISTOLOCHIÉES.

Les Aristolochiées sont des herbes ou des ar-

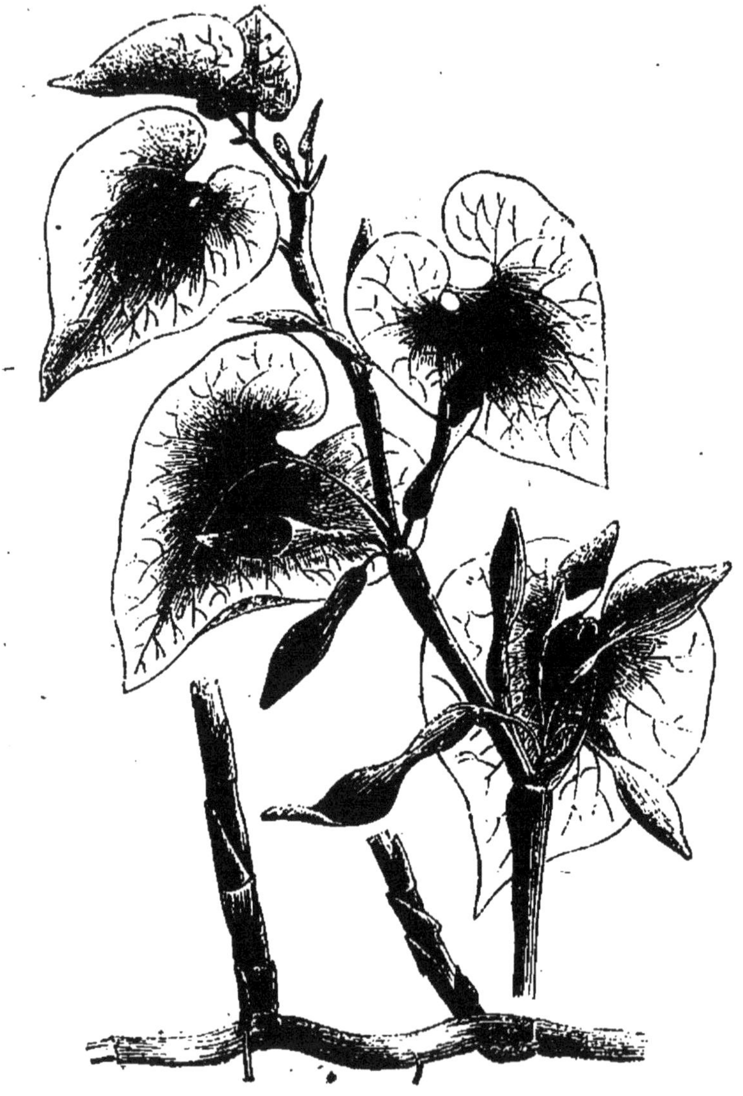

Fig. 740. — Aristolochia Clematitis.

bustes à feuilles alternes, non stipulées; fleurs irrégulières à périgone adhérent à l'ovaire; étamines

6-9-12, insérées sur un disque adhérent à l'ovaire, à anthères extrorses ; ovaire à 3-4-6 loges, à placentation axile, à ovules ascendants anatropes ; stigmates 6, rayonnants ; albumen copieux ; radicule tournée vers le hile.

Genre *Aristolochia* (fig. 740) ; calice à tube soudé inférieurement avec l'ovaire, puis se dilatant au-

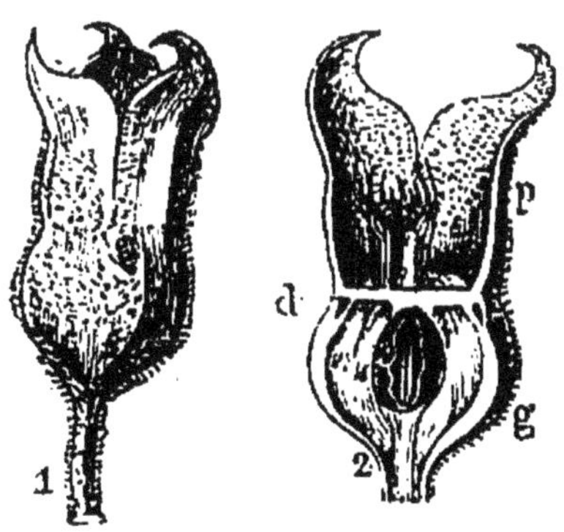

Fig. 741, 742. — Fleur d'Asarum.

dessus ; étamines 6, à anthères subsessiles, soudées au style par leur dos ; capsule coriace ombiliquée ; feuilles alternes ; fleurs en fascicules axillaires.

Espèce : *Aristolochia Clematitis*, L.

Genre *Asarum* (fig. 741, 742) ; calice campanulé urcéolé, à limbe 3-fide, à lobes égaux, persistants ; étamines 12, insérées sur le disque qui revêt le sommet de l'ovaire ; anthères libres surmontées par un prolongement subulé du connectif ; capsule surmontée du limbe persistant du calice ; plante à rhizome traçant, à feuilles opposées pétiolées réniformes; fleurs pourpre noir solitaires, brièvement pédicellées, terminales.

Espèce: *Asarum europœum*, L. Cabaret.

EUPHORBIACÉES.

Les Euphorbiacées sont des arbres, des arbrisseaux ou des herbes à suc aqueux ou laiteux, quel-

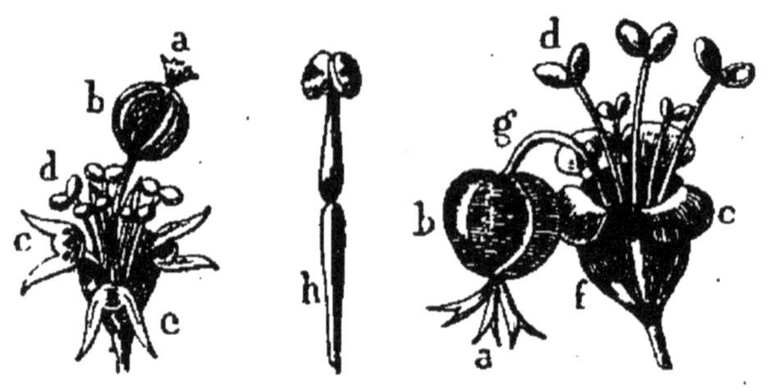

Fig. 743 à 746. — Fleurs d'Euphorbia.

quefois à tige charnue cactiforme, à feuilles alternes ou opposées et munies de stipules petites ou nulles; fleurs diclines, à bractées, à périgone hypogyne ou nul; étamines à anthères 2-loculaires, introrses ou extrorses, à filets libres ou soudés; ovaire libre, sessile ou rarement stipité, le plus souvent 3-loculaire, à ovules 1-2 pendants de l'angle interne; stigmates souvent partites; coques 3, généralement s'ouvrant en 2 valves avec élasticité et se séparant d'une colonne centrale persistante; graines pendantes, munies d'une caroncule (arillode). Embryon dans un albumen épais, oléagineux, axile, à cotylédons plans et foliacés, à radicule supère.

Les Euphorbiacées se divisent en :

1° *Euphorbiées;* fleurs mâles et femelles dans un même involucre caliciforme; fleurs mâles monandres.

Genre *Euphorbia* (fig. 743 à 746); fleurs monoïques, plusieurs mâles et une seule femelle enfermées dans un involucre caliciforme, gamophylle; fleurs mâles 10-20 ou plus, constituées chacune par une seule étamine; plantes annuelles ou vivaces, à suc laiteux âcre; feuilles entières éparses, biflorales opposées et verticillées; involucres caliciformes en cymes dichotomes pédonculées ou en ombelle terminale.

Espèces : *Euphorbia helioscopia*, L. Réveil-matin; *Euphorbia Lathyris*, L. Epurge.

2° *Acalyphées;* involucre unisexué, estivation valvaire.

Genre *Mercurialis;* étamines 8-12 ou plus dans la fleur mâle, à filets libres assez longs; fleurs femelles offrant 2-3 filets staminaux stériles; ovaire 2-3-style; capsule hispide ou tomenteuse à 2-3 coques monospermes, déhiscente et se séparant d'un axe persistant; herbes annuelles et vivaces à feuilles opposées; stipules très-petites; fleurs mâles en glomérules espacés et disposés en épis axillaires grêles

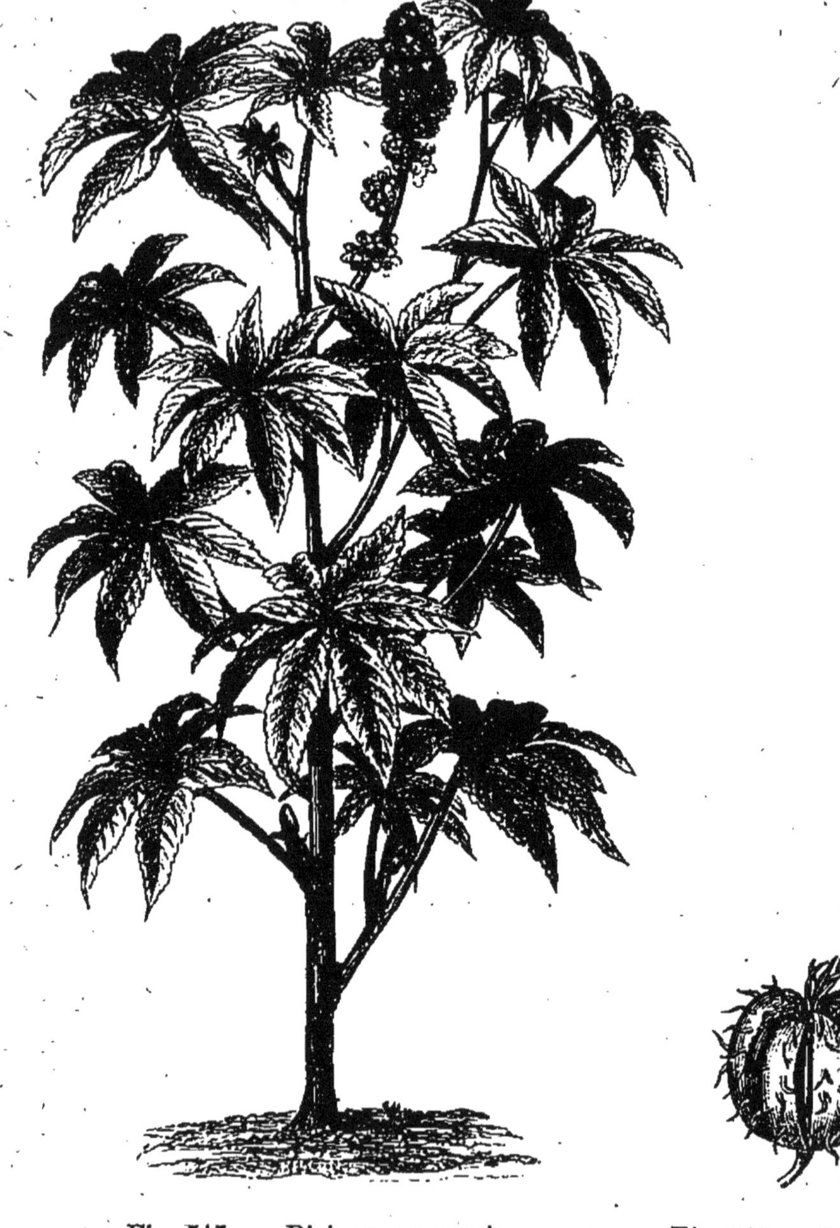

Fig. 747. — Ricinus communis. Fig. 748. — Ricin.

et pédiculés; fleurs femelles solitaires ou fasciculées.
Espèce : *Mercurialis annua*, L. Foirolle.

3° *Crotonées;* involucre unisexué, estivation quinconciale.

Genre *Croton;* calice à 5 sépales; étamines 12-20, et 5 glandes fixées au centre; ovaire à 3 loges avec 3 styles 2-fides; capsule, 3 coques avec 3 graines; plantes herbacées ou arborescentes.

Espèces: *Croton Cascarilla*, L. Cascarille; *Croton Tiglium*, L. Graine de Tilly.

Genre *Ricinus* (fig. 747, 748); fleurs monoïques; calice de 4-5 sépales soudés à la base; étamines très-nombreuses à filets soudés en fascicules très-rameux, anthères petites; stigmates 3, profondément 2-partites, à lobes plumeux et colorés; capsule 3-coque, épineuse, subglobuleuse, à coques 1-spermes; fleurs en panicules terminales, les mâles au-dessus des femelles.

Espèce: *Ricinus communis*, L. Ricin.

Genre *Aleurites;* fleurs monoïques; calice 2-3-partite, valvaire; étamines nombreuses connées en une masse conique, à anthères adnées, introrses; styles 2-bipartites; fruit charnu, 2-coque; fleurs en panicules, les mâles supérieures.

Espèce: *Aleurites triloba*, Forst. Bancoulier.

Genre *Crozophora;* fleurs monoïques; calice 5-partite, valvaire; étamines 5-8-10, connées par le bas, à anthères cuspidées; styles 3-bifides; ovaire couvert de squamules furfuracées; fruit capsulaire

3-coque; fleurs en grappes au sommet ou dans les divisions des rameaux, les mâles supérieures.

Espèce : *Crozophora tinctoria*, Juss. Tournesol.

Genre *Manihot;* fleurs monoïques; calice campanulé 5-partite, convoluté; étamines 10 libres, dont 5 plus courtes, alternes; stigmates 3, plurilobés; fruit capsulaire; fleurs dioïques en grappes paniculées axillaires ou terminales; racine souvent charnue.

Espèce : *Manihot utilissima*, Pohl. Manioc.

Genre *Siphonia ;* fleurs monoïques; calice 5-fide ou 5-partite, valvaire ; étamines connées à la base, 5-10; stigmates 3-sessiles; fruit capsulaire, grand, 3-coque, à coques souvent 1-spermes; fleurs axillaires ou terminales en grappes dont le sommet est occupé par une femelle, les autres mâles.

Espèce : *Siphonia elastica*, Persoon. Caoutchouc.

4° *Buxées.*

Genre *Buxus;* étamines 4; capsule coriace, 3-loculaire, à loges 2-spermes à déhiscence loculicide, 3-valve; arbrisseau à feuilles opposées persistantes; fleurs en glomérules axillaires, contenant 1 femelle pour plusieurs mâles, ou seulement des fleurs mâles, à bractées imbriquées.

Espèce : *Buxus sempervirens*, L. Buis.

URTICACÉES.

Les Urticacées sont des arbres, des arbrisseaux ou des herbes, à feuilles opposées ou alternes, stipulées; fleurs généralement diclines, à périgone infère, souvent 4-partite; étamines insérées à la partie inférieure du périgone, en même nombre que ses divisions et leur étant opposées, à filets infléchis d'abord, élastiques et à anthères 2-loculaires; fleurs femelles à 2-4-5 sépales, à styles 2-1, à ovaire 1-loculaire, 1-sperme; ovule droit, orthotrope; chaque fruit contient une graine à la maturité, souvent enveloppé du périgone accrescent; embryon jamais périphérique; radicule toujours supère.

Cette famille est divisée en :

1° *Morées;* arbres et arbrisseaux le plus souvent lactescents; fleurs dioïques, réunies en capitules, épis ou chatons; étamines courbées en dedans, se redressant par élasticité; caryopses dans un réceptacle ou dans le périgone accru et devenu charnu; ovule pendant; embryon courbé dans l'axe de l'albumen.

Genre *Dorstenia;* fleurs monoïques nombreuses dans un involucre charnu concave; style filiforme terminé par 2 stigmates subulés; capsule 2-valve; feuilles radicales et pétiolées; fleurs mélangées sans ordre.

Espèce : *Dorstenia brasiliensis*, Lamk.

Genre *Ficus* (fig. 749 à 752); fleurs monoïques,

nombreuses dans un réceptacle charnu, creux, presque complétement fermé; style filiforme, 2-fide au sommet; arbres à suc laiteux; feuilles alternes, à stipules développées. Réceptacles des fleurs axillaires, solitaires ou groupés.

Espèce : *Ficus Carica*, L. Figuier.

Genre *Morus* (fig. 753, 754); fleurs monoïques;

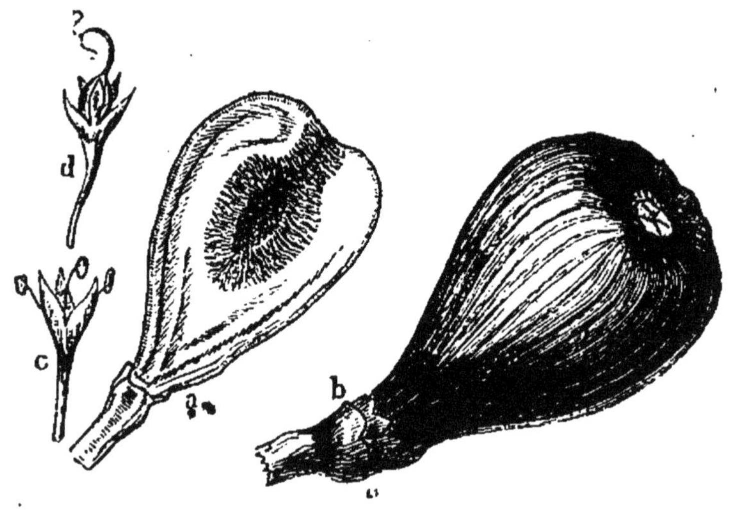

Fig. 749 à 752. — Ficus Carica.

fruit charnu par le calice devenu charnu qui recouvre l'achène; arbres à suc lactescent; feuilles alternes, pétiolées, indivises ou découpées; fleurs en épis axillaires pédonculés, allongés pour les mâles, ovoïdes ou subglobuleux, caducs pour les femelles.

2° *Urticées;* fleurs polygames ou diclines; étamines 4, courbées en dedans, se redressant par élasticité; stigmate en pinceau; ovule dressé, orthotrope; embryon droit dans l'axe de l'albumen.

Genre *Urtica;* calice de la fleur femelle à 4 sépales, libres, très-inégaux, les extérieurs très-petits ou nuls; plante hérissée de poils raides, piquants; herbes annuelles ou vivaces, à feuilles dentées, opposées ou alternes, à stipules libres; fleurs en glomérules axillaires ou en grappes simples ou rameuses.

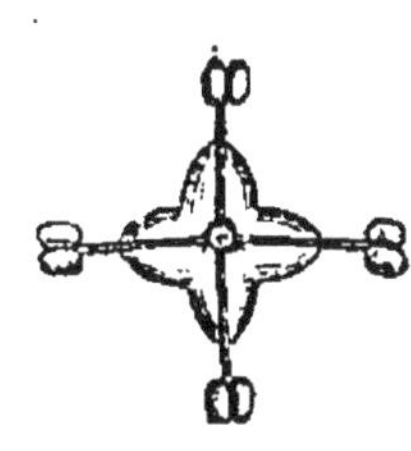

Fig. 753. — Fleur de Morus.

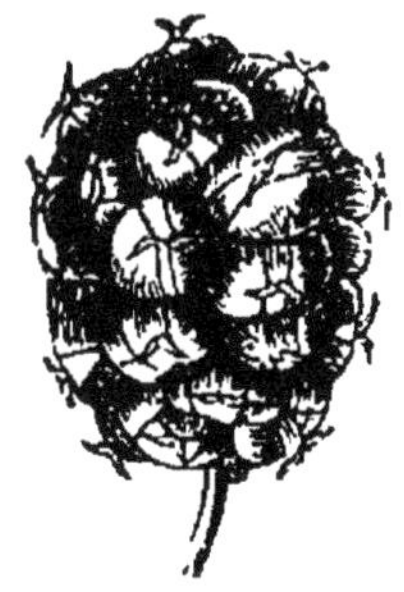

Fig. 754. — Fruit de Mûrier.

Espèce : *Urtica urens*, L.

Genre *Parietaria;* calice de la fleur femelle tubuleux renflé, 4-denté; feuilles entières ou sinuées; plante vivace pubescente à poils non piquants; fleurs en glomérules axillaires sessiles, contenant les fleurs mâles et femelles.

Espèce : *Parietaria officinalis,* L. Pariétaire.

3° *Cannabinées;* herbes annuelles ou vivaces; fleurs dioïques; les femelles plus ou moins entourées d'une bractée foliacée; périgone des mâles 5-phylle; étamines 5 courtes, droites; périgone des femelles membraneux très-mince, serré sur l'ovaire; stigmates 2, filiformes; graine pendante, à embryon courbe ou en spirale.

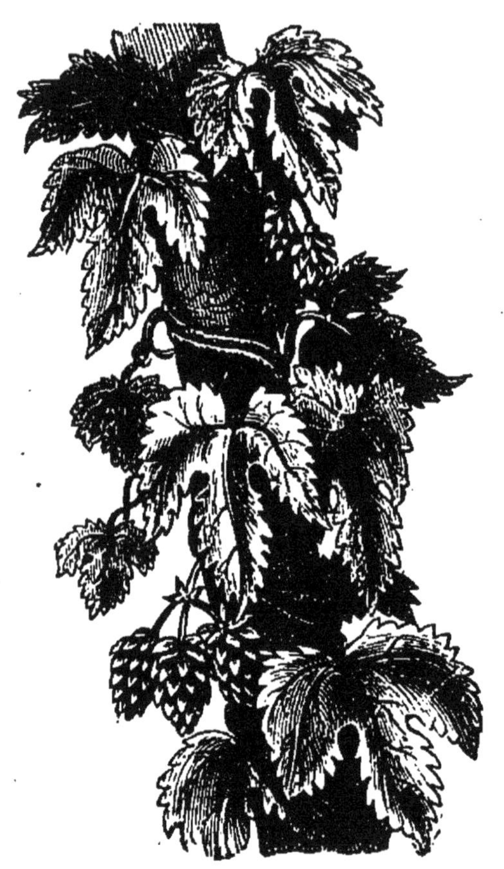

Fig. 755. — Humulus Lupulus.

Genre *Cannabis*; fleur femelle enveloppée dans une spathe gonflée à la base et fendue en avant; nucule lisse, couverte par la spathe agrandie, bivalve mais non déhiscent; embryon courbe; plantes annuelles, à feuilles inférieures opposées, les supérieures alternes; fleurs mâles en grappes axillaires et terminales; fleurs femelles en glomérules axillaires, feuillés, pauciflores.

Espèce officinale : *Cannabis sativa*, L. Chanvre.

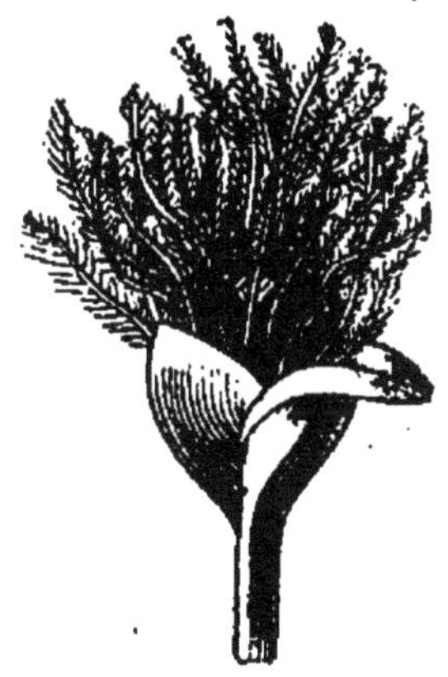

Fig. 756. — Houblon.

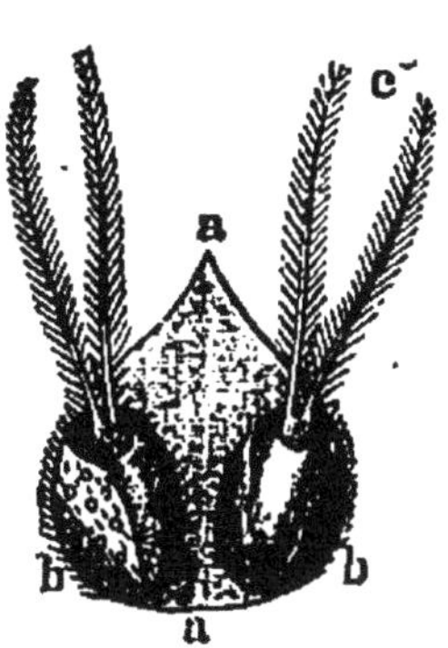

Fig 757. — Houblon.

Genre *Humulus* (fig. 755 à 757); fleurs dioïques; fleurs femelles amentacées, disposées par paires à l'aisselle de bractées membraneuses foliacées et imbriquées; chaque fleur enveloppée d'une bractée secondaire plus petite, embrassant l'ovaire par la base; fleurs mâles en panicules ou en grappes rameuses; fleurs femelles en épis compactes devenant des cônes par le développement des bractées, qui se couvrent de glandules jaunâtres constituant la *lupuline*, matière active du houblon; nucules lenticulaires; embryon en spirale; plante à tiges volubiles; feuilles opposées.

Espèce: *Humulus Lupulus*, L, Houblon.

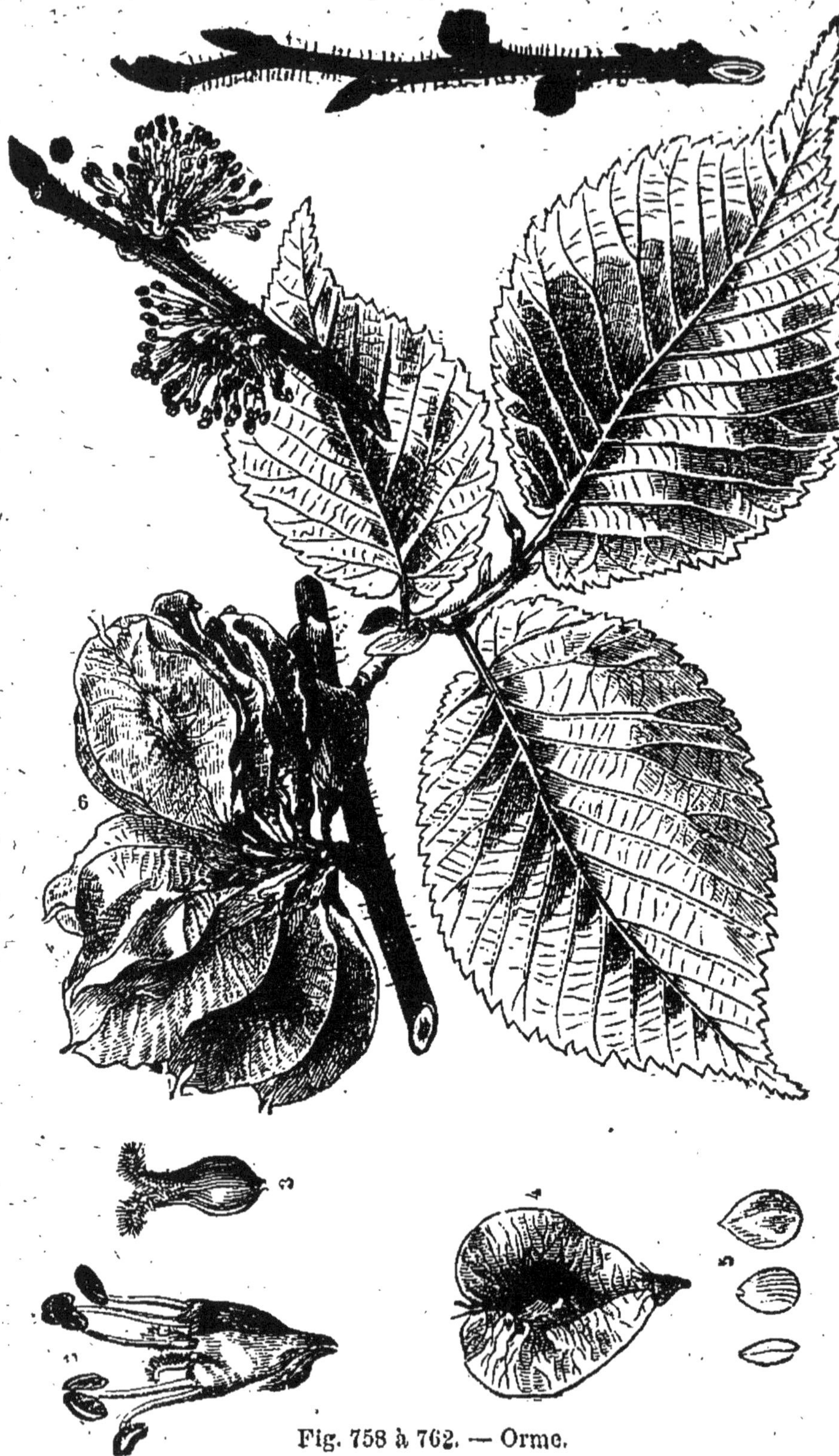

Fig. 758 à 762. — Orme.

4° *Artocarpées;* ovaire 1-2-loculaire; 1 semence pendante; embryon recourbé à cotylédons accombants; fruit charnu par le périgone persistant.

Genre *Artocarpus*. Espèce: *Artocarpus incisa*, L. Arbre à pain.

5° *Ulmacées;* arbres ou arbrisseaux à rameaux alternes, à feuilles alternes, simples, à stipules caduques; fleurs parfaites ou imparfaites; samare monosperme.

Genre *Ulmus* (fig. 758 à 762); feuilles pétiolées, dentées; fleurs rougeâtres paraissant avant les feuilles en fascicules latéraux sessiles; stipules libres, caduques. — Espèce : *Ulmus campestris*, L. Orme.

AMENTACÉES.

Les Amentacées sont des arbres ou arbrisseaux ; fleurs unisexuelles diclines; les mâles sans calice, munies d'involucres ou d'écailles, disposées en épis qui tombent après la floraison; fleurs femelles pourvues ou non de calice, disposées ou non en chatons.

Les Amentacées sont divisées en :

1° *Myricées;* les Myricées sont des sous-arbrisseaux à feuilles caduques, à chatons cylindriques ou ovoïdes, paraissant avant les feuilles; fleur mâle, 1 écaille avec 4 étamines à sa base; fleur femelle, 1 écaille munie à la base de 2 squamules adhérentes à la base de l'ovaire et accrescentes; calice nul; ovaire sessile, 1-loculaire, 1-ovulé dressé, styles 2.

Genre *Myrica*. Espèce: *Myrica Gale*, L. (Inusité.)

2° *Pipéracées;* les Pipéracées sont des plantes

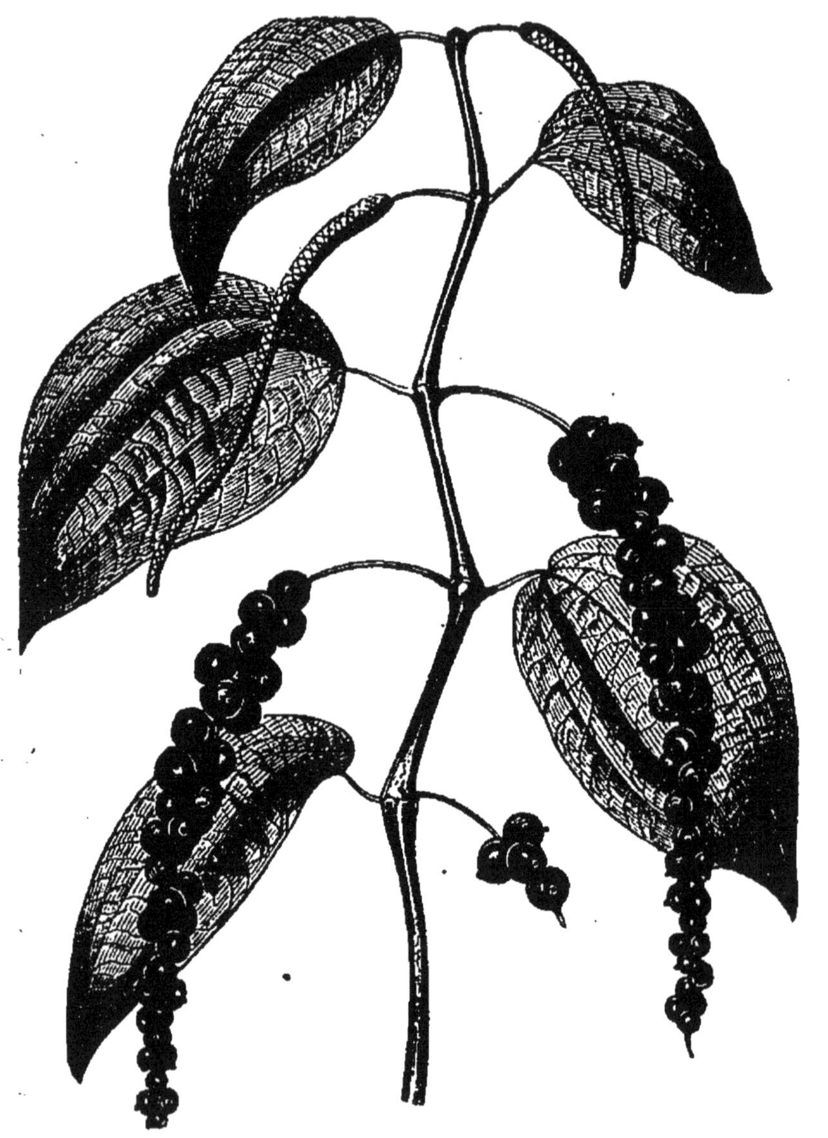

Fig. 763. — Piper nigrum.

herbacées ou des arbrisseaux sarmenteux; feuilles opposées, verticillées ou alternes par avortement;

stipules 0, 2 ou 1 par avortement; fleurs sessiles, quelquefois pédonculées, en épis terminaux ou axillaires; fleurs nues, hermaphrodites, avec une bractée extérieure; étamines 2 ou plus, sur un côté ou autour de l'ovaire, plus ou moins adhérentes; anthères 1-2-loculaires à connectif quelquefois charnu; ovaire supère, simple, un peu oblique; fruit supère, un peu charnu, indéhiscent, 1-loculaire, 1-sperme; embryon dans un corps charnu, extérieur à l'albumen et au sommet de la graine.

Genre *Piper* (fig. 763); fleurs hermaphrodites et femelles; baies sessiles, fleurs nues, en spadice cylindrique; étamines 3; ovaire 1-loculaire, 1-sperme; arbrisseaux sarmenteux à feuilles alternes, ovales, acuminées, brièvement pétiolées.

Espèce: *Piper nigrum*, L. Poivre.

Genre *Cubeba;* fleurs dioïques à l'aisselle d'une bractée; baies pseudopédicellées; feuilles pétiolées; arbrisseau sarmenteux, glabre.

Espèce: *Cubeba officinalis*. Miq. Poivre Cubèbe.

Genre *Artanthe;* fleurs hermaphrodites; baie 3-∞-gone.

Espèce: *Artanthe elongata*, Miq. Matico.

3° *Salicinées;* les Salicinées sont des arbres ou arbrisseaux à feuilles éparses, simples, stipulées, souvent à stipules caduques, à chatons précédant ou non les feuilles, à bractées 1-flores; fleurs dioïques, nues, ou munies de 1-2 glandes ou d'un disque urcéolé; les mâles à 2-∞ étamines; les femelles à ovaire 1-loculaire ∞-ovulé, à style très-court avec 2 stigmates; ovules fixés au fond de la loge, à 2 trophospermes pariétaux; capsule 1-loculaire, 2-valve, ∞-sperme; graines très-petites, sans albumen, munies de poils à la base; embryon droit à radicule infère et regardant le hile.

Genre *Salix* (fig. 764 à 766); écailles des cha-

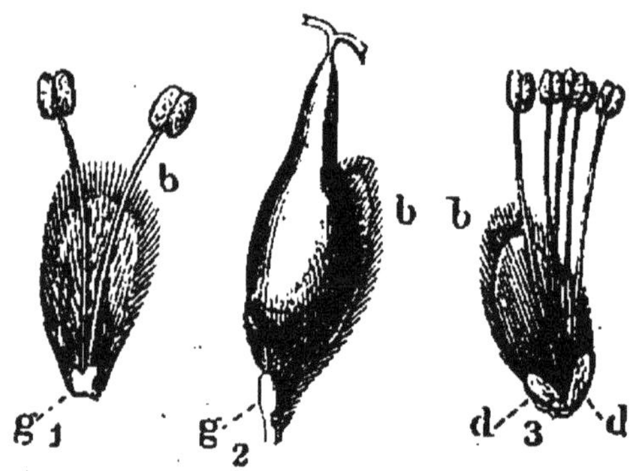

Fig. 764 à 766. — Salix fragilis.

tons entières, velues, ciliées; étamines 2-3, rarement 5; disque réduit à 1-2 glandes; arbres ou arbrisseaux à feuilles entières ou dentées; chatons précoces ou contemporains des feuilles.

Espèces: *Salix alba*, L. *Salix Caprea*, L.

Genre *Populus*; écailles des chatons incisées ou laciniées, velues ou glabres; étamines 8-12 ou plus; disque en forme de cupule; arbres à feuilles sinuées ou dentées; chatons sessiles ou pédonculés paraissant avant les feuilles.

Espèces : *Populus alba*, L. *Populus nigra*, L.

4° *Bétulacées;* les Bétulacées sont des arbres à feuilles simples, à stipules caduques; fleurs monoïques en chatons; fleurs mâles à périgone 1-phylle, bractéé et 2 étamines, ou 4-phylle et 4 étamines; fleurs femelles à bractées 2-3-flores, s'accroissant avec le fruit; ovaires 2-loculaires, avec 1 ovule dans chaque loge, anatrope et pendant d'un long funicule attaché au sommet de la loge; stigmates 2; graine recouverte de l'endocarpe; radicule supère.

Les Bétulacées diffèrent des Cupulifères par l'absence d'involucre et l'ovaire libre, et des Ulmacées par le périgone moins parfait et le diclinisme.

Genre *Alnus;* chatons femelles ovoïdes dressés, en grappes rameuses corymbiformes, à écailles ligneuses et persistantes; fleur mâle formée par un involucre régulier 3-4-lobé qui donne insertion à 3-4 étamines à filets courts libres et à anthères 2-lobées; arbres à feuilles simples; chatons femelles en grappes corymbiformes dressées.

Espèce : *Alnus glutinosa*, Gærtn. Aune.

Genre *Betula;* chatons femelles cylindriques, pendants, solitaires, à écailles membraneuses-scarieuses, caduques à la maturité; fleurs mâles formées par 1 bractée, donnant à sa base insertion à 4 étamines à filets soudés par paires, et à anthères 1-lobées; chatons femelles terminaux, solitaires, pendants.

Espèce : *Betula alba*, L. Bouleau.

5° *Balsamifluées ;* les Balsamifluées sont des arbres à écorce laissant exsuder un suc ; feuilles alternes, entières ou lobées; fleurs monoïques dans des chatons, 1-sexuées; fruits enfermés dans des écailles rapprochées, connées en strobile.

Genre *Liquidambar ;* monoïque; fleurs mâles en chaton conique, à étamines nombreuses ; fleurs femelles en chatons globuleux ; 2 capsules ∞-spermes entourées dans la base du périgone persistant libre.

Espèce : *Liquidambar styraciflua*, L.

6° *Juglandées;* les Juglandées sont des arbres dioïques ou monoïques à feuilles alternes pennées, sans stipules; fleurs mâles en épi amentacé, bractéées; étamines 3 ou plus, alternes avec les divisions bractéales, à filets très-courts, libres, à anthères 2-loculaires portées sur un connectif large, épaissi, éperonné ; fleurs femelles solitaires, 2-3, terminales ou involucrées; involucre avec 4 parties aliformes ; calice soudé à l'ovaire, 4-partite ; corolle caduque ou nulle, 4 pétales alternes avec les bords du calice ; ovaire infère, 1-loculaire à ovule orthotrope, à 2 stigmates papilleux ou un seul discoïde; drupe à noyau 2-4-valve ; embryon exalbuminé à cotylédon formant des circonvolutions.

Genre *Juglans ;* involucre fructifère et calice intimement soudés, renfermant complètement le fruit, qui est à 2 valves ligneuses ne se séparant que lors de la germination; arbres à suc astringent; feuilles composées pennées; chatons mâles latéraux ou terminaux; involucres femelles 1 ou 2-4 à l'extrémité des rameaux.

Espèce : *Juglans regia*, L. Noyer.

Les Juglandées diffèrent des Cupulifères par leurs feuilles pennées, et des Anacardiacées par la simplicité des fleurs mâles, l'ovaire infère et le fruit.

7° *Cupulifères;* les Cupulifères sont des arbres, ou plus rarement des arbrisseaux, à feuilles éparses simples, à stipules caduques; fleurs imparfaites; les mâles en chatons bractéés, nues ou apétales; étamines 5- ∞; fleurs femelles solitaires ou plusieurs entourées par un involucre commun, qui forme plus tard une cupule à périgone épigyne; ovaire à 3-∞ loges, chaque loge avec 1-2 ovules pendants; style presque nul; stigmates en même nombre que les loges; fruit 1-loculaire par avortement, 1-2-sperme, entouré et plus ou moins caché dans une cupule persistante; graine à tégument simple, sans albumen; embryon droit à radicule supère.

Genre *Quercus* (fig. 767, 768); involucre fructifère induré ligneux, entourant seulement la base du fruit; à 6-8 divisions ciliées; fleurs mâles en chatons filiformes; étamines insérées au fond de l'involucre; fleurs femelles en chatons axillaires ou terminaux.

Espèce : *Quercus Robur*, L.

Genre *Corylus* (fig. 769, 770) ; involucre fructifère foliacé, campanulé, irrégulièrement lacinié-denté au sommet; fleurs mâles en chatons cylindriques compactes ; étamines 6-8, insérées à diverses hauteurs sur une écaille bilobée, soudée en dehors

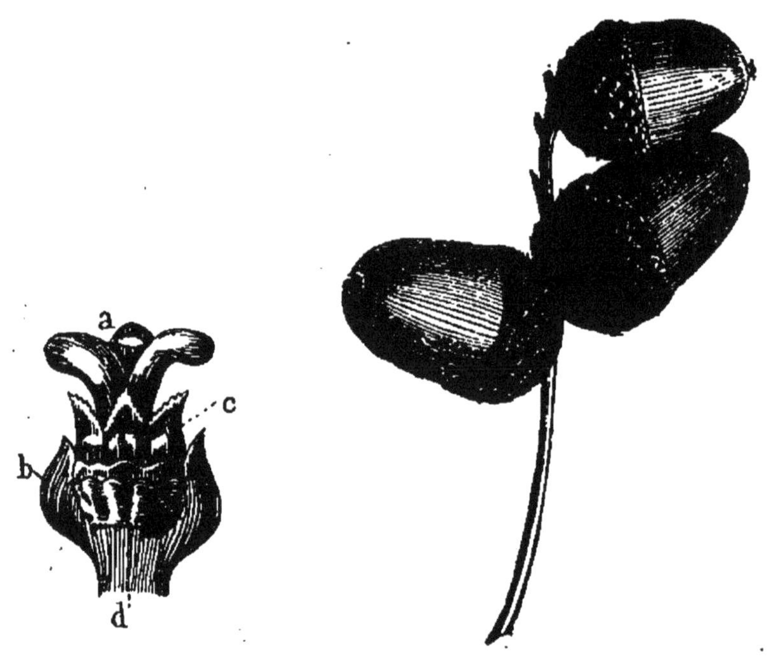

Fig. 767, 768. — Quercus.

avec l'écaille bractéale correspondante. Anthères 4-lobées, barbues au sommet; fleurs femelles renfermées dans un bourgeon écailleux.

Espèce : *Corylus Avellana*, L. Noisetier.

Genre *Fagus* ; involucre fructifère ligneux, chargé d'épines non vulnérantes, renfermant complétement 1-3 fruits, déhiscent en 4 valves; fleurs mâles en chatons globuleux; involucre gamophylle, campanulé à 5-6 divisions; étamines 8-12, au fond de l'involucre.

Espèce : *Fagus sylvatica*, L. Hètre.

Genre *Castanea;* involucre fructifère épais, coriace, chargé en dehors d'épines subulées vulnérantes disposées par fascicules et divergentes en étoiles, renfermant complétement 1-3 fruits, s'ouvrant en 4 valves; fleurs mâles en chatons filiformes interrompus, raides et dressés.

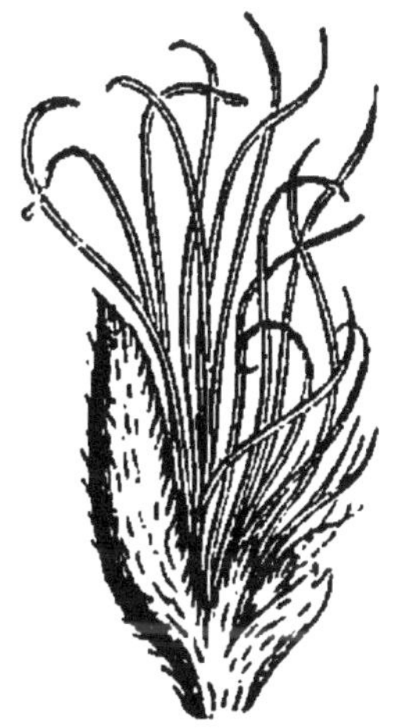

Fig. 769. — Corylus.

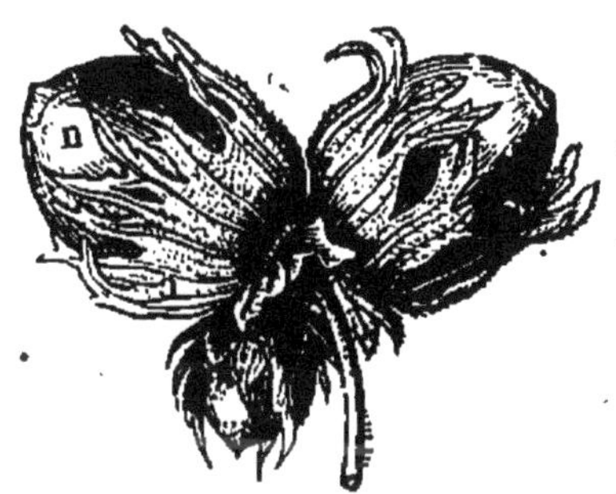

Fig. 770. — Corylus.

Espèce : *Castanea vulgaris*, Lamk. Châtaignier.

Genre *Carpinus* (fig. 771); involucre fructifère foliacé, 3-lobé, à lobe moyen beaucoup plus grand que les latéraux, embrassant le fruit qu'il cache en dehors; fleurs mâles en chatons cylindriques; étamines, 6-15 ou plus, insérées à la base de l'écaille bractéale; anthères 1-lobées, barbues au sommet; fleurs femelles en grappes.

Espèce : *Carpinus Betulus*, L. Charme.

CONIFÈRES.

Les Conifères sont des arbres ou arbrisseaux presque toujours à feuilles étroites, acérées, toujours vertes; fleurs diclines (monoïques ou dioïques), nues; fleurs mâles en chatons, sans bractées, mon-

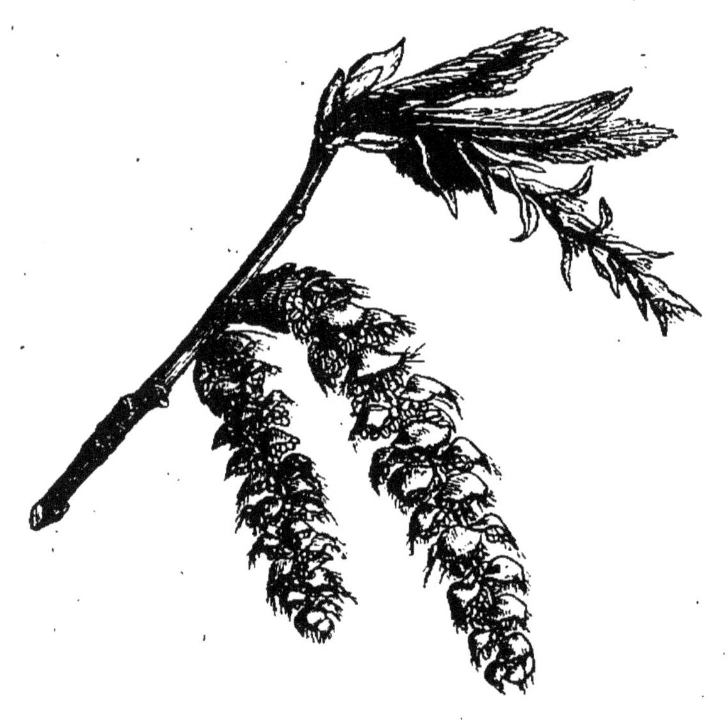

Fig. 771. — Carpinus Betulus.

trant des étamines nues, à anthères 2- ou pluriloculaires; fleurs femelles sous forme de bourgeons ébractéés, solitaires, 2-3 dans un involucre ou en chatons, et le plus souvent munies de bractées; stigmate punctiforme; inflorescences femelles souvent

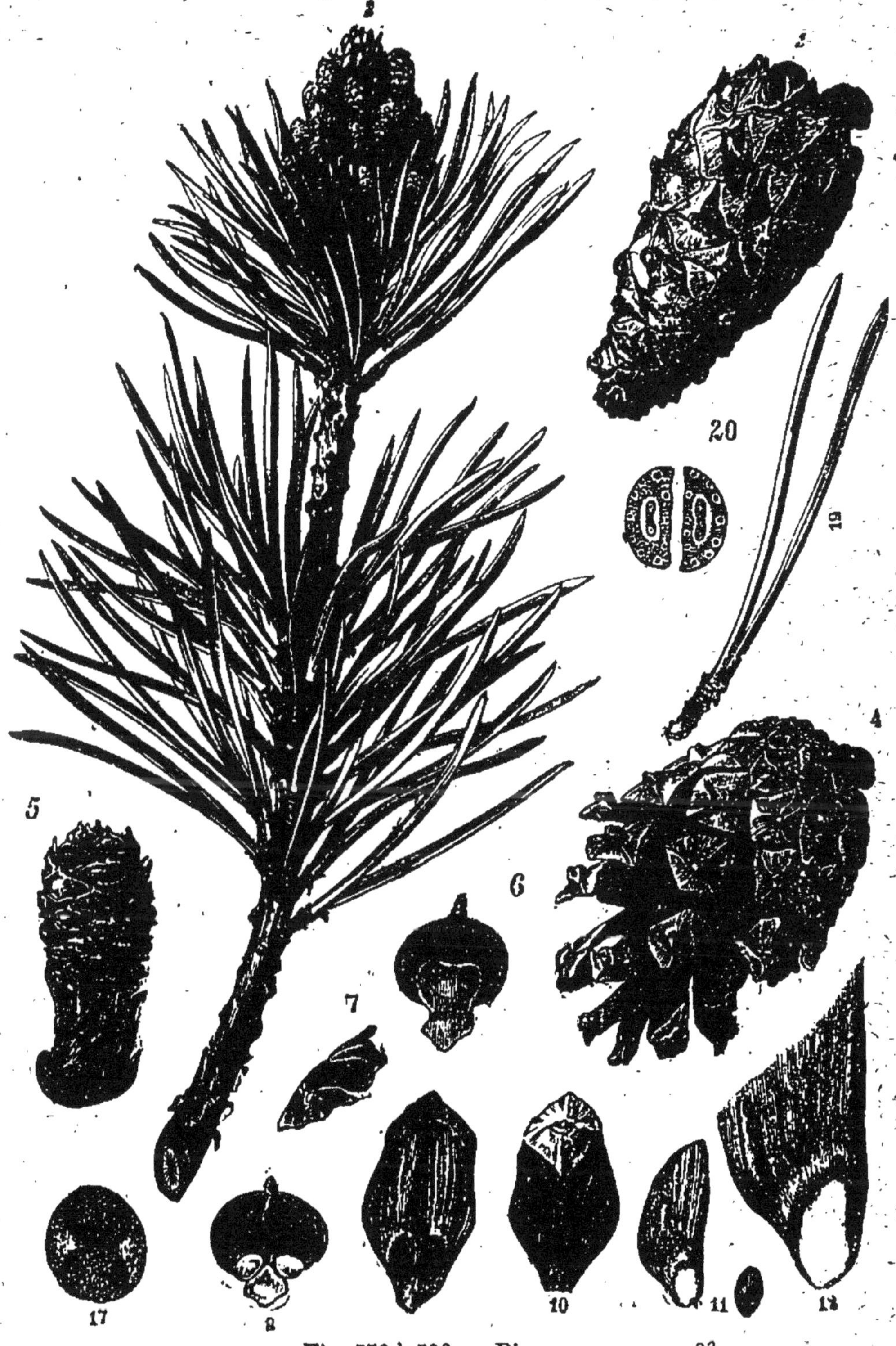

Fig. 772 à 786. — Pin.

autour d'un axe, squamiformes ou rarement disciformes, ovulifères à l'aisselle interne; fruit composé; cône à bractées serrées; graines nues, souvent ailées, albumineuses; embryon dans l'axe de l'al-

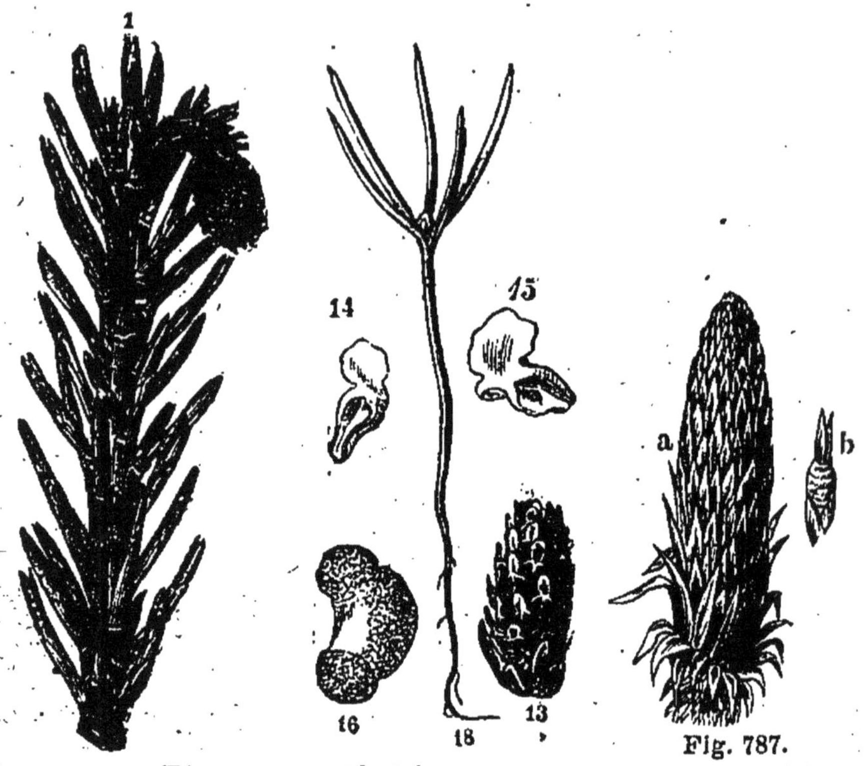

(Pin, suite des détails).

Fig. 787.
Bourgeon de Pin.

bumen, droit, à 2 cotylédons quelquefois découpés ou adnés au sommet de l'albumen.

On divise les Conifères en plusieurs sous-familles:

1° *Abiétinées;* arbres élevés ou rarement sous-arbrisseaux divariqués rameux, à feuilles persistantes, aciculaires, fasciculées et souvent enveloppées à la base d'une gaîne scarieuse; fleurs en chatons, monoïques ou dioïques; les mâles à anthères squamiformes; fleurs femelles à ovules inverses, anatropes, 1-5-3 sur des bractées écailleuses; embryon 2-cotylé dans l'axe de l'albumen.

Genre *Pinus* (fig. 772 à 786); chatons mâles imbriqués en épis à la base des jeunes pousses de l'année; cône ovoïde, à écailles ligneuses, persistantes, terminées par un épaississement rhomboïdal, portant chacun à la base 2 graines; feuilles fasciculaires ordinairement par 2-3.

Espèces : *Pinus sylvestris*, L. (fig. 787); *Pinus pinea*, L. Pignon; *Pinus Pinaster*, Lamb.

Genre *Picea;* cône à écailles ligneuses, minces, larges, obtuses, non épaissies au sommet, se détachant avec les graines de l'axe qui persiste; feuilles éparses, distiques, planes, linéaires, droites.

Espèce : *Picea vulgaris*, Link. Sapin.

Genre *Abies;* fleurs monoïques, cône à écailles ligneuses, minces atténuées, non épaissies au sommet, persistantes, s'écartant pour laisser échapper les graines; arbres à feuilles épaisses, aciculées, raides, persistantes, tétragones, courbées dans le bourgeon.

Espèces : *Abies excelsa*, DC. Epicéa; *Abies balsamea*, Mill. Baume du Canada.

Genre *Larix;* fleurs monoïques; cône à écailles ligneuses, minces, obtuses, non épaissies au sommet, persistantes; feuilles linéaires, se renouvelant chaque année, disposées d'abord en grand nombre par fascicules, puis plus tard éparses, solitaires.

Espèce : *Larix europœa*, DC. Mélèze.

Genre *Cedrus;* fleurs monoïques; chatons mâles terminaux, chatons femelles à petits cônes allongés

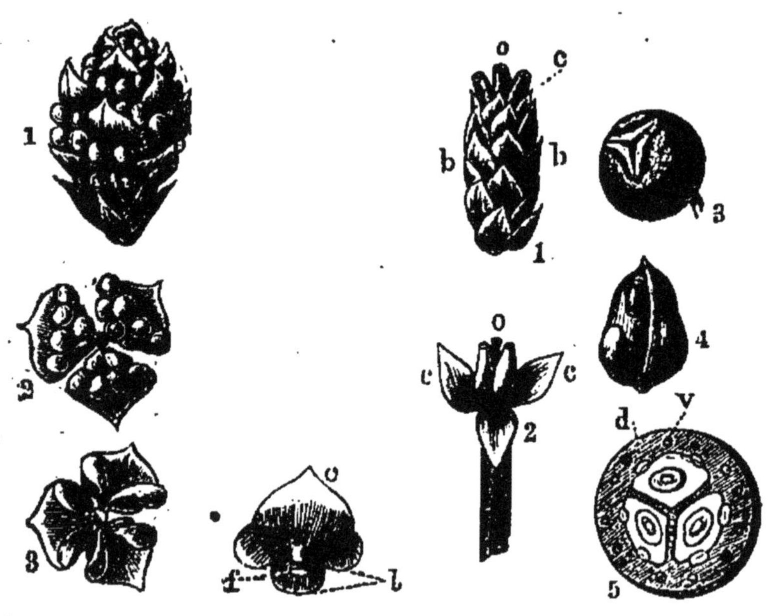

Fig. 788 à 796. — Juniperus communis (Genévrier commun).

en écailles très-imbriquées; cotylédons à 6 divisions; feuilles quadrangulaires, solitaires sur les rameaux de l'année, fasciculées sur les branches plus anciennes.

Espèce : *Cedrus Libani*, Barr. Cèdre du Liban.

Genre *Araucaria;* fleurs dioïques, les mâles en chatons ovales et hérissés de pointes en crochets, avec 10—12 anthères linéaires; fleurs femelles en chatons ovales, non hérissés; nucules munies au sommet d'une aile membraneuse; feuilles nombreuses imbriquées, lisses, coriaces et pointues au sommet.

Espèce : *Araucaria imbricata*, Pavon. (Inusité.)

2° *Cupressinées;* arbres et arbrisseaux à feuilles étroites linéaires, rigides, persistantes; fleurs diclines, les deux sexes en chatons; fleurs mâles à anthères demi-peltées, 2-11-loculaires, non bractéées; chatons femelles pluriflores, à feuilles carpellaires non bractéées, portant chacune plusieurs ovules dressés, orthotropes, offrant un micropyle dans la pointe; embryon aussi long que l'albumen, à radicule supère.

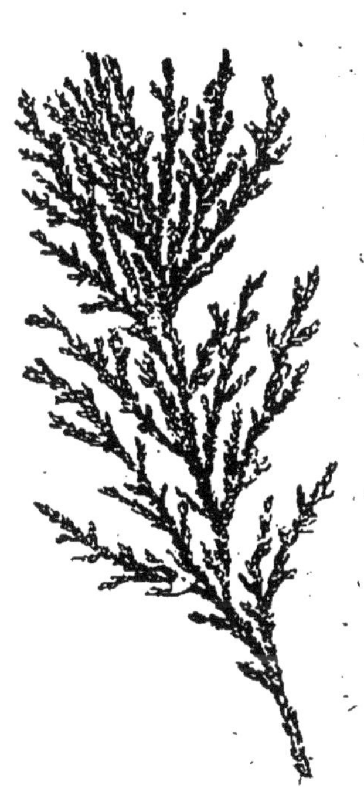

Fig. 797. — Sabine.

Genre *Juniperus* (fig. 788 à 796); chatons mâles à écailles peltées portant 3-6 lobes d'anthères, et imbriquées; chatons femelles à 3 écailles concaves, portant chacune 1 ovule à sa base; cône coloré, subbacciforme par les écailles soudées et devenues charnues; arbrisseaux à feuilles verticillées par 3, linéaires, subulées, piquantes.

Espèces : *Juniperus communis*, L. Genévrier; *Jun. Oxycedrus*, L. Cade.

Genre *Sabina* (fig. 797); feuilles obtuses et appliquées sur la tige; baies terminales.

Espèce : *Sabina vulgaris*, L. Sabine.

Genre *Thuya;* fleurs monoïques; les mâles en chatons imbriqués, 4 anthères sur une écaille; fleurs femelles en chatons imbriqués, 1 écaille, 2 ovaires et 2 styles; nucule plus ou moins ailée; feuilles courtes, épaisses.

Espèce: *Thuya occidentalis*, L.

Genre *Cupressus;* fleurs monoïques; les mâles sur un chaton imbriqué, chaque écaille portant 4 anthères 2-loculaires; fleurs femelles 7-8, sessiles à la base d'écailles peu nombreuses, dures, ligneuses et peltées; feuilles opposées; rameaux 4-angulaires ou aplatis.

Espèce : *Cupressus sempervirens*, L. Cyprès.

3° *Taxinées;* arbres ou arbrisseaux à feuilles aiguës, toujours vertes; fleurs dioïques, les mâles en chatons, à anthères 2-loculaires, en dessous d'un connectif pelté, déhiscentes par en bas; fleurs femelles subsolitaires; ovaire disciforme, 1-ovulé, à ovule dressé orthotrope; fruit drupiforme par une cupule charnue épaissie, entourant en partie ou complétement la graine.

Genre *Taxus* (fig. 798 à 805); chatons mâles

composés d'écailles peltées lobées, portant à leur face inférieure 3-8 lobes anthéraux disposés circulairement; cône formé de l'écaille cupuliforme, charnue, succulente; graine ovoïde-oblongue à test crustacé non ailé; feuilles éparses, linéaires.

Espèce: *Taxus baccata*, L. If. (Inusité.)

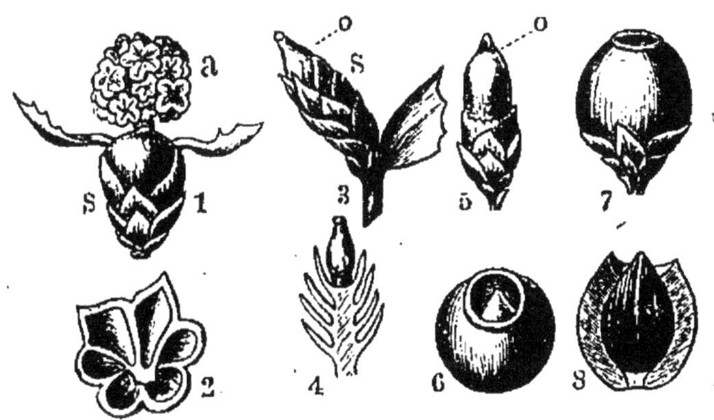

Fig. 798 à 805. — Taxus baccata.

4° *Gnétacées;* arbrisseaux; un périanthe à la base de chaque étamine; tiges articulées; fleurs nues; drupe charnu, osseux à l'intérieur, monosperme; embryon antitrope dans un albumen.

DEUXIÈME CLASSE.

MONOCOTYLÉDONES OU ENDOGÈNES.

Un seul cotylédon, ou plusieurs alternes; tige ligneuse plus dure à la périphérie qu'au centre, non ramifiée ou rarement ramifiée, aérienne ou souterraine; racines le plus souvent adventives; feuilles généralement alternes, engaînantes, persistantes, sans stipules, à nervures le plus souvent non anastomosées; fleurs sur le type ternaire.

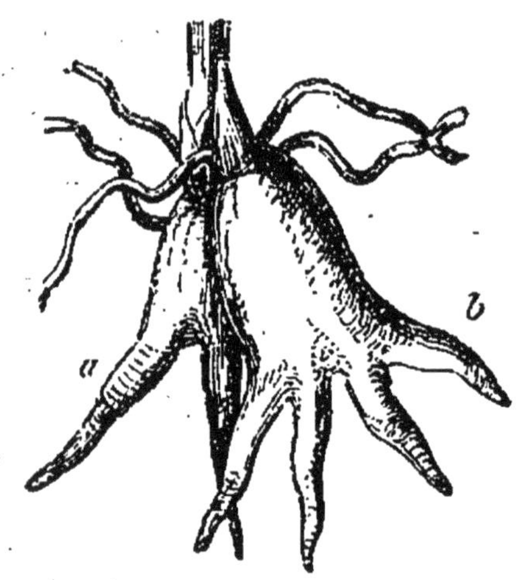

Fig. 806. — Racine d'Orchis.

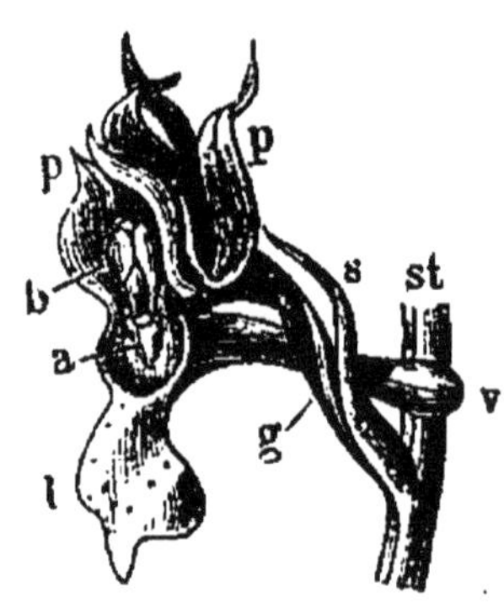

Fig. 807. — Fleur d'Orchis.

ORCHIDÉES.

Les Orchidées sont des plantes terrestres ou parasites, ayant un rhizome ou une racine fibreuse ou tubérifère (fig. 806); à feuilles simples, très-entières, engaînantes à la base; fleurs hermaphrodites, bractéées, souvent résupinées par torsion de l'ovaire et du pédoncule (fig. 807, 808); périgone supère 6-phylle, pétaloïde, irrégulier, à lobe inférieur plus grand ou en labelle (*tablier*), muni souvent à la base d'une bosse ou d'un éperon; étamines 3 soudées ensemble et avec le style en un *gynostème*,

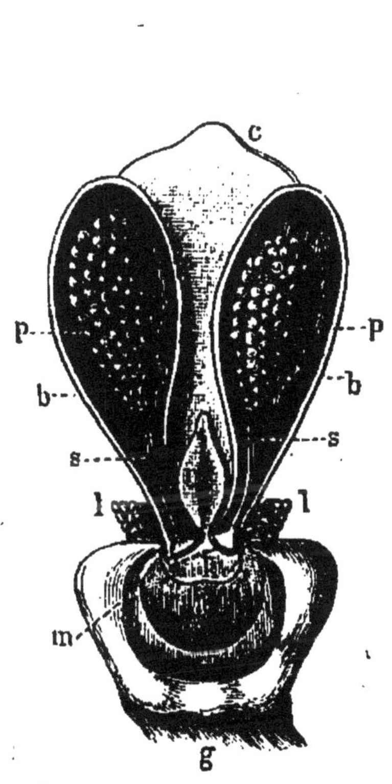

Fig. 808. — Gynostème (Orchis militaris).

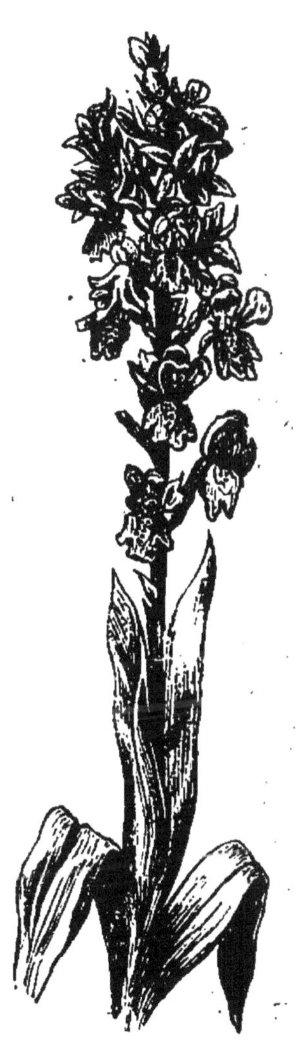

Fig. 809. — Orchis.

1 ou 2 le plus souvent stériles (*staminodes*); anthères terminales, 2-loculaires; pollen à grains soudés en deux masses sessiles ou stipitées, sou-

dées par la base ou au stigmate, ou à sa glande double (*rétinacles*), ou à une glande simple (*proscolla*). Pistil à stigmate logé dans la partie antérieure du gynostème, offrant une surface mucoso-vis-

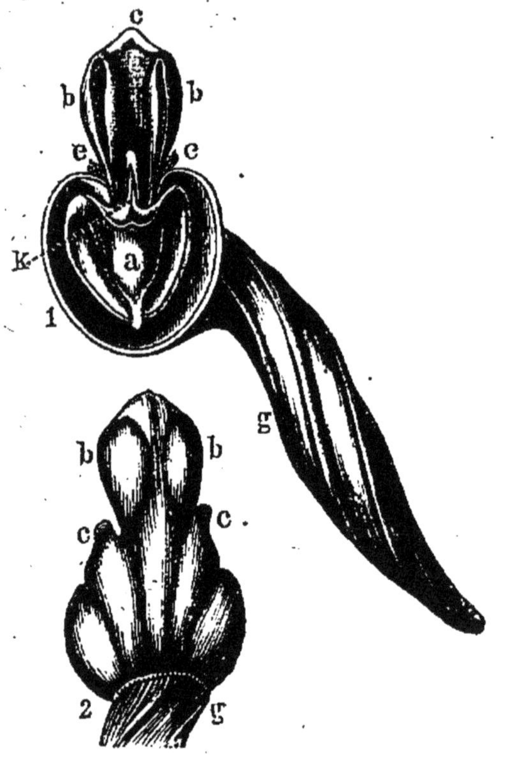

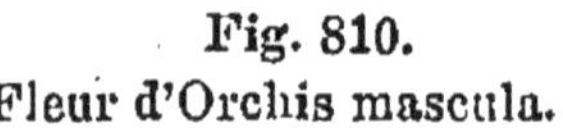
Fig. 810.
Fleur d'Orchis mascula.

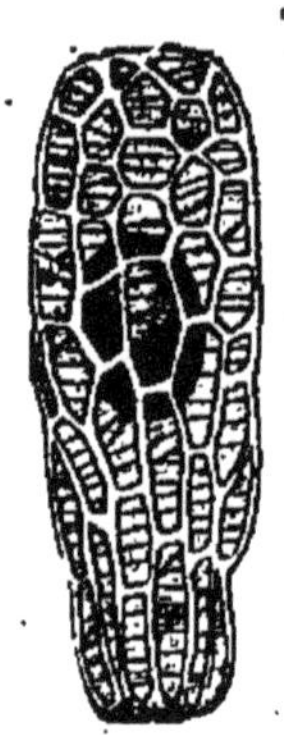
Fig. 811.
Graine d'Orchis militaris.

queuse (*gyninum*) souvent prolongé par en haut en un bec ou une lame, quelquefois retenant entre ses plis (*bursicula*) les rétinacles; ovaire 1-loculaire avec 3 trophospermes pariétaux laminaires; capsule souvent 3-valve, à valves séminifères au milieu; graines très-fines anguleuses sans albumen ni cotylédon, très-petites, entourées d'une enveloppe lâche réticulée.

On a divisé les Orchidées en quatre sous-familles:

1° *Ophrydées;* herbes terrestres; 2 tubérosités hypogées; anthères toutes adnées au gynostème; 2 masses polliniques céracées définies, granuleuses, stipitées avec caudicules et rétinacles.

Genre *Orchis* (fig. 809 à 811); fleurs en épis, bractéées, sessiles, à périgone à bouche ouverte, à labelle portant à la base un éperon, généralement plus court que l'ovaire; anthère 1, subterminale, avec un petit rostre interposé sur deux loges; masses polliniques stipitées, agglutinées par deux rétinacles enfermés dans une bourse biloculaire.

Espèces: *Orchis mascula,* L.; *O. Morio,* L.; *O. militaris,* L. Salep.

Genre *Ophrys* (inusité); fleurs en épis grêles; le labelle velouté, 3-lobé, dont le moyen plus large non prolongé en éperon; masses polliniques à rétinacles renfermés dans deux bursicules distinctes; ovaire non contourné.

Genre *Angræcum*. Espèce: *Angræcum fragrans*, Pet.-Th. Faham.

2° *Néottiées;* anthère terminale; pollen pulvérulent à grains lâchement adhérents, attachés par une glande au stigmate; terrestres.

Genres: *Epipactis, Neottia, Spiranthes*. (Inusit.)

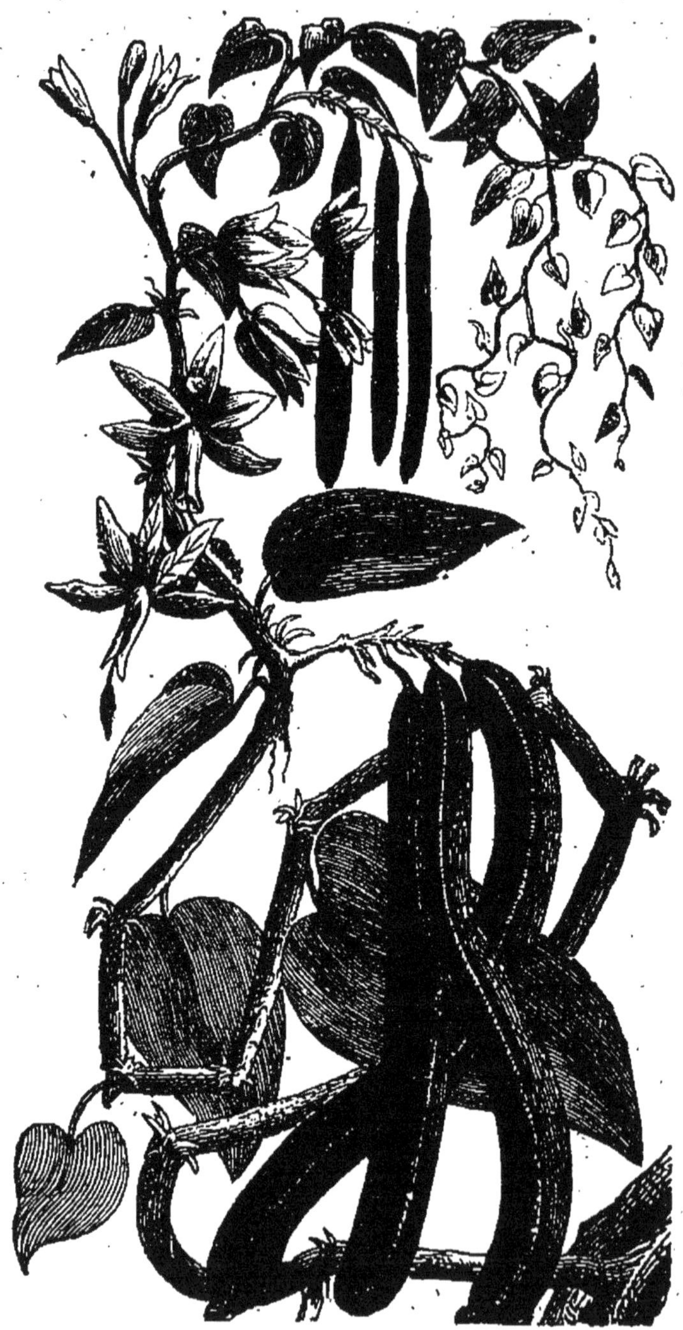

Fig. 812. — Vanille.

3° *Epidendrées ;* anthère terminale operculaire; pollen pulvéracé à caudicules repliées, sans rétinacles; épiphytes.

Genre *Vanilla* (fig. 812); périgone articulé, à labelle dépourvu d'éperon, à cinq laciniures étalées; gynostème allongé et marginé en haut; capsule longue, 2-valve, à graines très-nombreuses et très-petites logées dans une pulpe; parasites.

Espèces: *Vanilla aromatica*, Sw.; *V. planifolia*, Andr.; *V. Pompona*, Schomb. Vanille.

4° *Cypripédiées;* anthères 2, latérales, fertiles, l'intermédiaire stérile et pétaloïde.

Genre *Cypripedium*. (Inusité.)

ZINGIBÉRACÉES.

Les Zingibéracées, Amomées ou Scitaminées sont des herbes à rhizome rampant ou tubéreux, à tiges herbacées recouvertes par les gaînes des pétioles; feuilles alternes engaînantes, les jeunes roulées: les unes sont multinerves, les autres à nervures parallèles partant de la nervure médiane; fleurs munies d'une spathe, à 6 divisions égales, dont 3 extérieures, et 3 internes plus grandes; étamines 6, sur deux verticilles, dont une seule est fertile; ovaire infère triloculaire, à style simple, souvent filiforme et muni d'un stigmate simple ou découpé; ovules anatropes bisériés; capsule 3-loculaire, loculicide;

graines ovales à tégument cartilagineux ; albumen double; embryon orthotrope, à radicule touchant le hile.

Genre *Zingiber;* périanthe à division extérieure

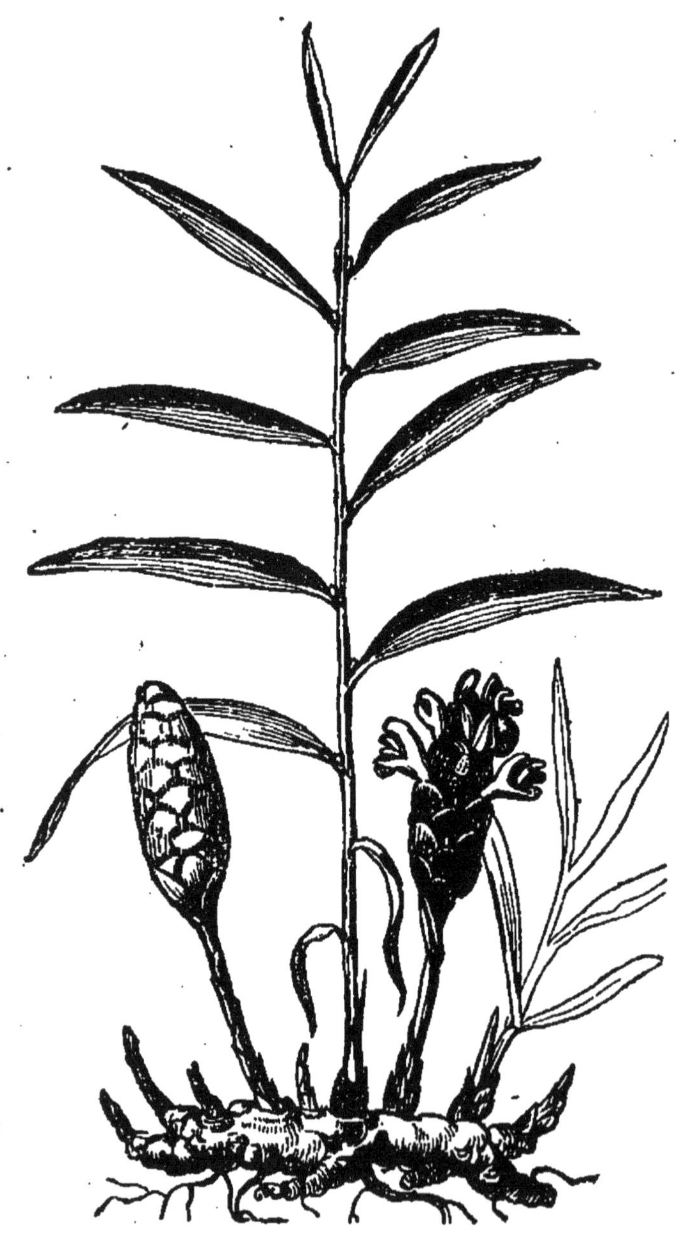

Fig. 813. — Zingiber officinale.

3-phylle, l'intérieure tubuleuse, 3-fide; anthère fendue en deux; style reçu dans le sillon de l'étamine; fleurs en épi serré, radical et imbriqué; souche charnue, rameuse (fig. 813).

Espèce : *Zingiber officinale*, Rosc. Gingembre, gris et blanc.

Genre *Curcuma*; périanthe double, l'extérieur à divisions courtes, l'intérieur campanulé, 3-fide; anthère double avec deux éperons; filet staminal pétaloïde, 3-lobé; fleurs en épis; souche tubéreuse charnue.

Espèces : *Curcuma longa*, L. Curcuma; *Curcuma Zeodaria*, Rosc. Zédoaire (fig. 814).

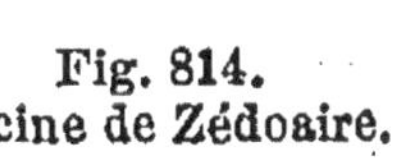

Fig. 814.
Racine de Zédoaire.

Genre *Elettaria*; périanthe double, l'intérieur en tube allongé et à divisions latérales plus étroites; filet pétaloïde, à anthères mutiques supérieures; fleurs en épis ou en grappes.

Espèce : *Elettaria Cardamomum*, Whit.

Genre *Amomum* (fig. 815 à 819); périanthe double, l'extérieur cylindrique inégal, l'intérieur 3-phylle; filet pétaloïde, trilobé au sommet, à anthères doubles; fleurs en épis ou en grappes.

Espèces : *Amomum Cardamomum*, L. Amome en grappe; *Amomum Afzelii*, Rosc. Maniguette.

Genre *Maranta*; périgone double, l'extérieur à 3

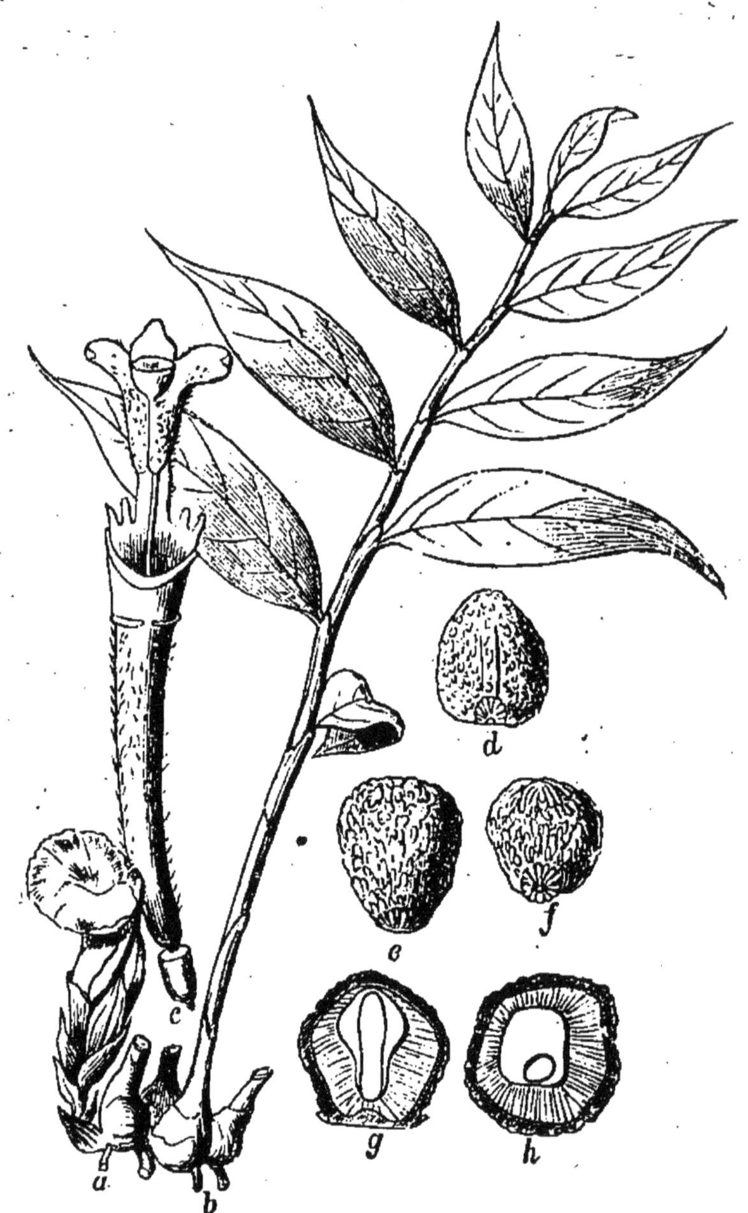

Fig. 815 à 819. — Amomum.

divisions courtes, vertes; l'intérieur tubuleux 6-fide comme bilabié, stigmate concave, 3-angulaire;

capsule 1-sperme ; racine tubéreuse ; feuilles alternes, pétiolées; fleurs géminées au sommet de la tige.

Espèce : *Maranta indica*, Rosc. Arrow-root.

IRIDÉES.

Les Iridées sont des plantes à rhizome bulbeux ou tubéreux ou à racine fibreuse, vivaces, à feuilles très-entières, ensiformes, équitantes et vaginantes; fleurs régulières ou irrégulières, à spathe, en épis ou en corymbes ; périgone supère, 6-partite, pétaloïde, quelquefois bilabié ; étamines 3, extrorses, opposées aux divisions externes ; ovaire 3-loculaire à ovules anatropes, 1-2 ou plusieurs en séries ; style 3-lobé ; stigmates 3, opposés ou alternes avec les étamines ; capsule à 3 valves septicides ; graines anatropes, horizontales, souvent planes, avec albumen, à tégument membraneux, souvent charnu ; embryon axile ou excentrique touchant souvent le hile.

Genre *Iris* (fig. 820, 821) ; périanthe régulier à tube 3-gone, libre seulement en haut ; limbe à 6 divisions, dont les extérieures sont réfléchies en dehors et souvent garnies en dedans d'une ligne de poils filiformes, les intérieures dressées ou conniventes plus petites ; étamines à filets filiformes ou subulés, appliquées contre la face interne des stigmates, qui sont dilatés et pétaloïdes; capsule 3-6-gone, à graines nombreuses, plates et bordées; rhizome; feuilles ensiformes; fleurs en grappes terminales, quelquefois subsolitaires, munies à la base de bractées persistantes spathiformes.

Espèce : *Iris florentina*, L. Racine d'Iris.

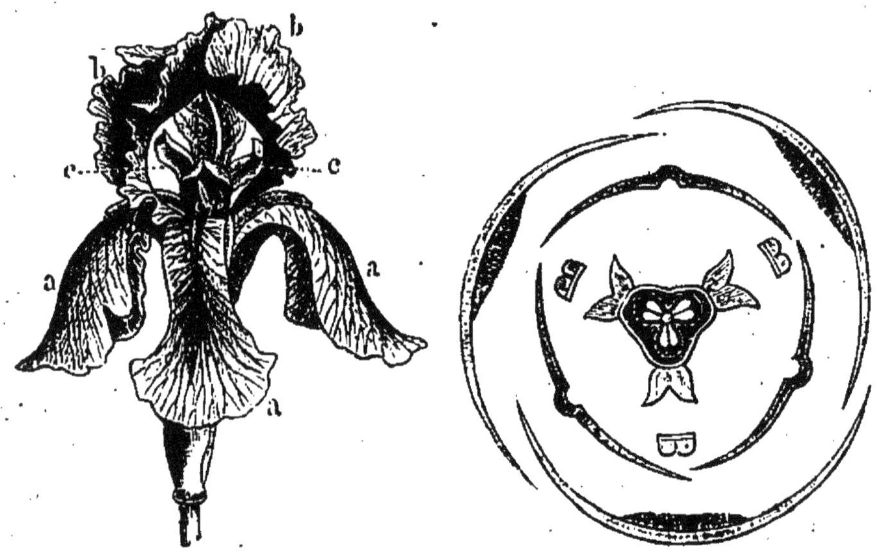

Fig. 820. — Fleur d'Iris. Fig. 821. — Iris (diagramme).

Genre *Crocus;* périanthe régulier infundibuliforme, à tube étroit, très-long, naissant directement du bulbe solide; limbe à 6 divisions 2-sériées; étamines insérées à la gorge du périanthe; ovaire soudé avec le tube du périanthe dans la partie souterraine; style très-long; stigmates 3, dilatés, cunéiformes, épais, plus ou moins enroulés en cornets au sommet et denticulés; feuilles linéaires.

Espèce : *Crocus sativus*, L. Safran.

Genre *Gladiolus* (inusité); fleurs en épi unilatéral; périanthe infundibuliforme subbilabié à tube court; stigmates dilatés et chargés de papilles sur les bords; bulbes solides, tige feuillée; feuilles ensiformes.

Espèce : *Gladiolus segetum*, L. Glaïeul.

LILIACÉES.

Les Liliacées sont des herbes bulbeuses, rarement annuelles, ou des arbres à feuilles terminales augmentant l'épaisseur du tronc; feuilles simples, très-entières, à base vaginante, très-rarement à lame dilatée; fleurs solitaires ou rameuses en épis, têtes, ombelles et panicules, à bractées ou spathes régulières ou rarement irrégulières; périgone 3-3; étamines 6 (3-3), rarement 3; ovaire à 3 loges, à style terminé par un stigmate 3-fide; ovules anatropes ou amphitropes sur deux rangs; capsule loculicide ou septicide, ou baie; graines à tégument membraneux ou crustacé, noir et fragile; embryon droit ou excentrique, quelquefois courbe, à radicule touchant le hile.

On partage cette famille en plusieurs tribus :

1° *Tulipacées;* folioles du périgone distinctes; fruit en capsule; ovules anatropes à tégument non noir; embryon petit.

Genre *Lilium* (fig. 822); pièces du périgone munies à la base d'un sillon longitudinal nectarifère; style filiforme droit ou un peu arqué; bulbe écailleux, feuilles éparses ou presque verticillées.

Espèces: *Lilium candidum*, L.; *Lilium Martagon*, L., etc. (Inusités.)

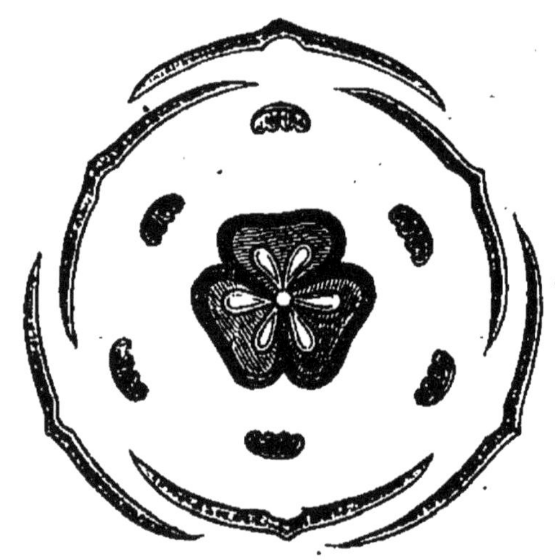

Fig. 822. — Diagramme de Lis.

Genres : *Fritillaria*, *Erythronium*. (Inusités.)

2° *Agapanthées;* périgone tubuleux 6-fide; capsule; graines variables à tégument membraneux; herbes vivaces à racine tubéreuse ou fibreuse.

Le *Phormium tenax*, Forst. Lin de la Nouvelle-Zélande, appartient à cette tribu.

3° *Aloïnées ;* périgone tubuleux; capsule ou baie; graines à tégument membraneux ou coriace et noir;

embryon orthotrope; plantes frutescentes ou herbes à racines fasciculées.

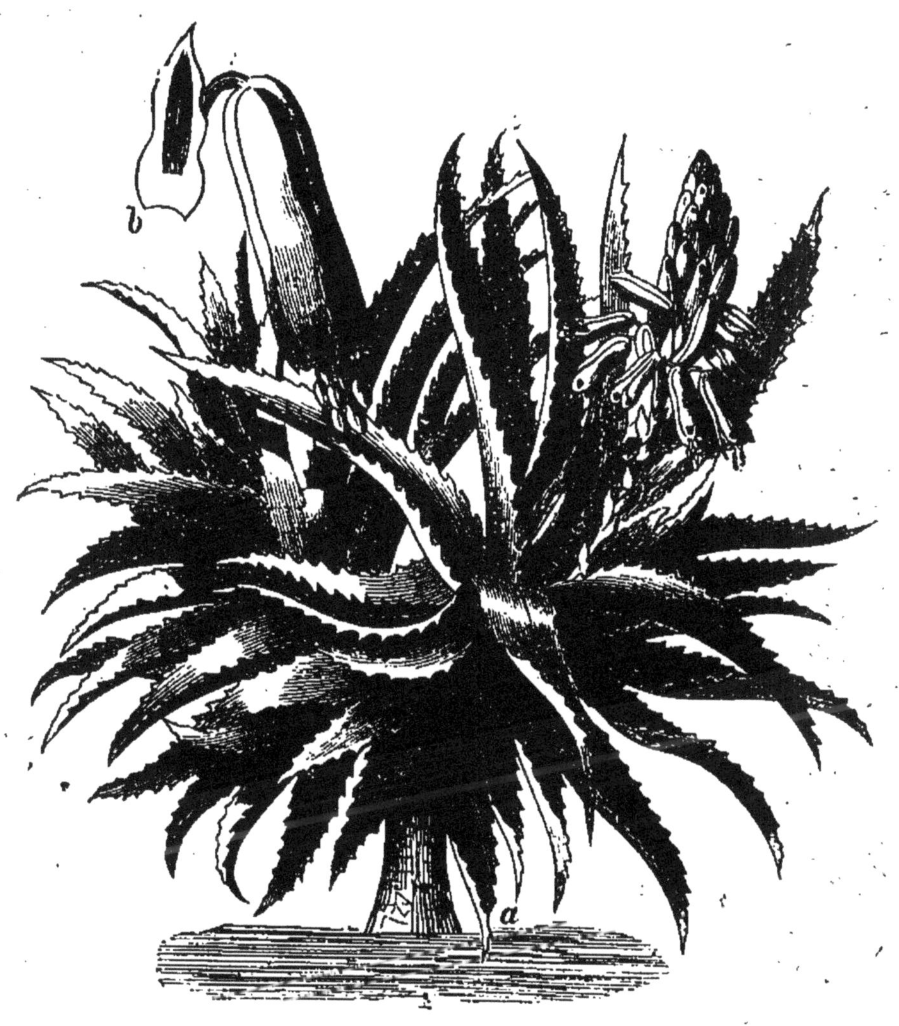

Fig. 823. — Aloe.

Genre *Aloe* (fig. 823); périgone tubuleux, nectarifère au fond, à limbe 6-fide droit; capsule membraneuse, à semences 2-sériées; feuilles succulentes; fleurs en grappes; tige souvent comme frutescente.

Espèces officinales : *Aloe vulgaris*, Lam.; *A. socotrina*, Lamk.; *A. spicata*, Thunb. Aloès.

4° *Asphodélées ;* périgone tubuleux; capsule ou baie; tégument crustacé noir, fragile; embryon droit ou courbe ; herbes à racines fibreuses.

Genre *Allium* (fig. 824); étamines 6, insérées à la base des divisions, à filets souvent soudés entre eux par leur base élargie; anthères insérées sur le filet par leur dos; fleurs en ombelle simple, terminale, enfermée avant l'épanouissement dans une spathe d'une à trois pièces; bulbe 1 ou plusieurs, tuniqué; feuilles fistuleuses s'emboîtant mutuellement; ombelle simple.

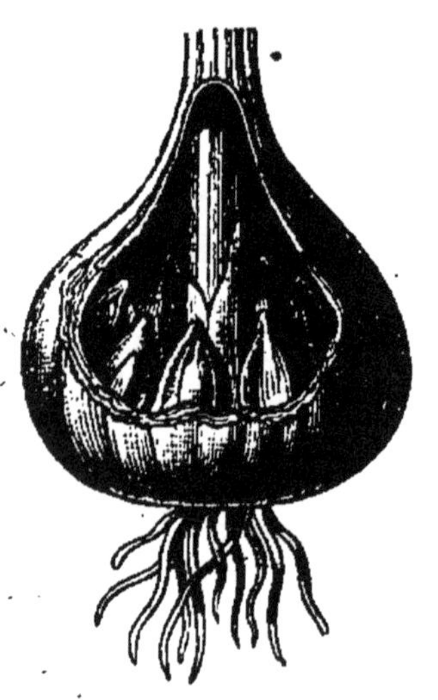

Fig. 824. — Oignon.

Espèces : *Allium sativum*, L. Ail; *Allium Cepa*, L. Oignon; *Allium Porrum*, L. Poireau, etc.

Genre *Scilla;* périanthe à 6 divisions libres et étalées dès la base, portant les étamines insérées à leur base; anthères insérées sur le filet par le dos; style filiforme; bulbe tuniqué; fleurs en grappe terminale.

Espèce : *Scilla maritima*, L. Scille maritime.

Genre *Asphodelus;* étamines à filets étalés à la base et recouvrant l'ovaire; capsule globuleuse à loges monospermes.

5° *Asparaginées ;* périgone étalé ou quelquefois tubuleux; fruit baie; graines souvent strophiolées; herbes ou sous-arbrisseaux à racines fibreuses ou tubéreuses.

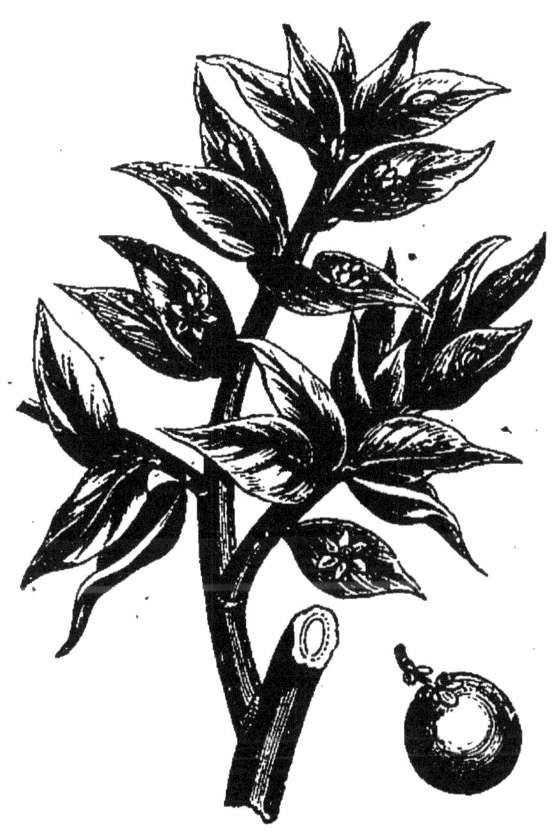

Fig. 825, 826. — Ruscus aculeatus.

Genre *Asparagus ;* fleurs dioïques par avortement; périanthe campanulé à 6 divisions; tige rameuse; rameaux avortés filiformes simulant des feuilles, en fascicules; feuilles réduites à des écailles.

Espèce : *Asparagus officinalis*, L. Asperge.

Genre *Ruscus* (fig. 825, 826); fleurs dioïques par avortement; étamines 3, insérées à la base du périanthe, à filets soudés en un tube qui porte les 3 anthères;

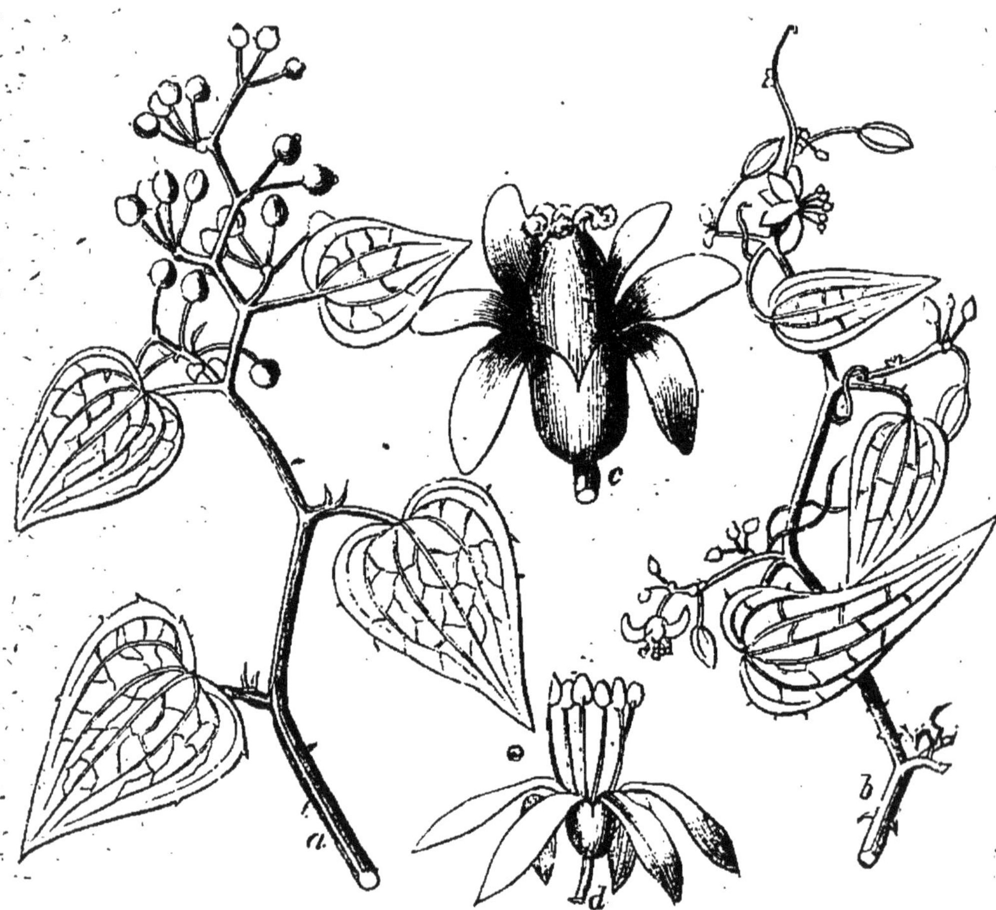

Fig. 827 à 830. — Smilax Sarsaparilla.

ramuscules aplatis en forme de feuilles et terminés en pointe; feuilles réduites à des écailles membraneuses; fleurs très-petites sur la partie moyenne de la face supérieure des rameaux (*cladodes*).

Espèce: *Ruscus aculeatus*, L. Petit houx, Fragon.

Genre *Dracæna;* étamines 6, insérées en haut du périgone; filets renflés au milieu, anthères 2-fides par en bas; baie globuleuse avec 6 sillons, 3-loculaire; arbres à feuilles rapprochées au sommet des rameaux; fleurs en grappe terminale.

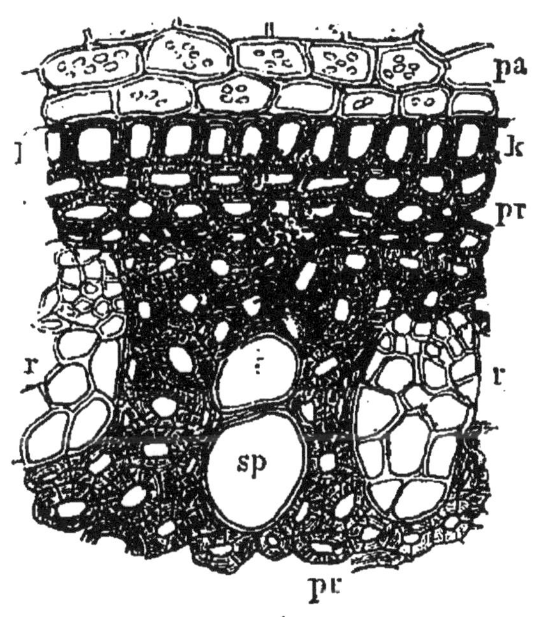

Fig. 831. — Salsepareille Honduras.

Espèce: *Dracæna Draco*, Dragonnier.

Genre *Smilax* (fig. 827 à 830); fleurs dioïques; périgone coloré, 6-fide, à folioles extérieures plus grandes; étamines 6, insérées à la base des folioles; ovaire 3-loculaire, avec les ovules à l'angle supérieur des loges orthotropes; baie 3-1 loges, 3-1-spermes;

plantes sous-frutescentes, vivaces, souvent épineuses; fleurs axillaires en grappes ou en corymbes, rarement solitaires ou géminées.

Espèce : *Smilax medica*, Schlecht. *Smilax officinalis*, *Smilax syphilitica*, H. B. *Smilax aspera*, L. Salsepareille (fig. 831).

6° *Hyacinthinées;* fruits capsulaires; racines bulbeuses. (Inusitées.)

MÉLANTHACÉES.

Les Mélanthacées ou Colchicacées sont des herbes à bulbe solide, ou à rhizome, ou plus rarement à racines fibreuses; feuilles éparses, très-entières, engaînantes à la base; fleurs presque toujours hermaphrodites, à périgone libre, pétaloïde, à 6 divisions profondes; étamines 6, attachées à la base ou au milieu des divisions du périgone; ovaire simple, à 3 styles, ou un seul à 3 stigmates; carpelles 3, supères, pluriovulés; fruit capsulaire à 3 valves dont les bords se replient vers l'intérieur pour faire 3 loges; déhiscence vers le sommet, du côté intérieur; graines nombreuses attachées au bord rentrant des valves, 2-sériées; embryon petit, entouré d'un périsperme charnu.

Cette famille se divise en :

1° *Colchicées;* périanthe allongé, souvent tubuleux; à styles grêles très-longs; plantes acaules.

Genre *Colchicum* (fig. 832 à 835); périgone infundibuliforme, à tube très-long, à limbe 6-partite; étamines au sommet du tube du périgone; déhiscence des anthères longitudinale; ovaire formé de 3 carpelles et surmonté de 3 styles très-longs;

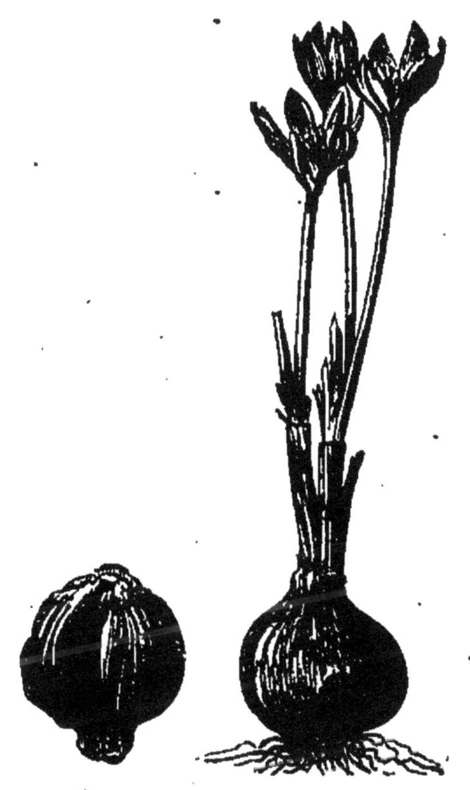

Fig. 832, 833. — Colchicum autumnale.

capsules 3, uniloculaires, connées de la base au milieu, déhiscentes au sommet et en dedans; bulbe solide avec une tunique membraneuse; fleurs en automne; feuilles et fruits au printemps suivant; feuilles lancéolées, sessiles, amplexicaules.

Espèce officinale : *Colchicum autumnale*, L.

2° *Vératrées;* périanthe à divisions libres, styles courts ; plantes caulescentes.

Genre *Veratrum* (fig. 835, 836); feuilles ovées, plissées longitudinalement; fleurs polygames par avortement, en panicules, à pédicelles recouverts par la bractée; périgone à 6 divisions ovées, atténuées

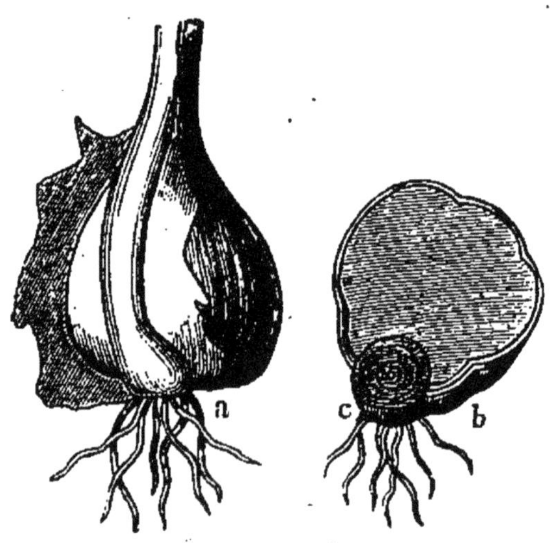

Fig. 834. — Colchicum autumnale.

à la base, parallélinerves, portant sur les bords des glandules ; anthères à déhiscence transversale ; styles 3, courts ; capsules 3, réunies par la base, polyspermes, s'ouvrant en dedans; semences plus ou moins ailées, comprimées.

Espèces officinales : *Veratrum album*, L. ; *V. nigrum*, L. ; *V. viride*, Ait. ; *V. Sabadilla*, Retz.

PALMIERS.

Les Palmiers sont des plantes ligneuses à radicel-

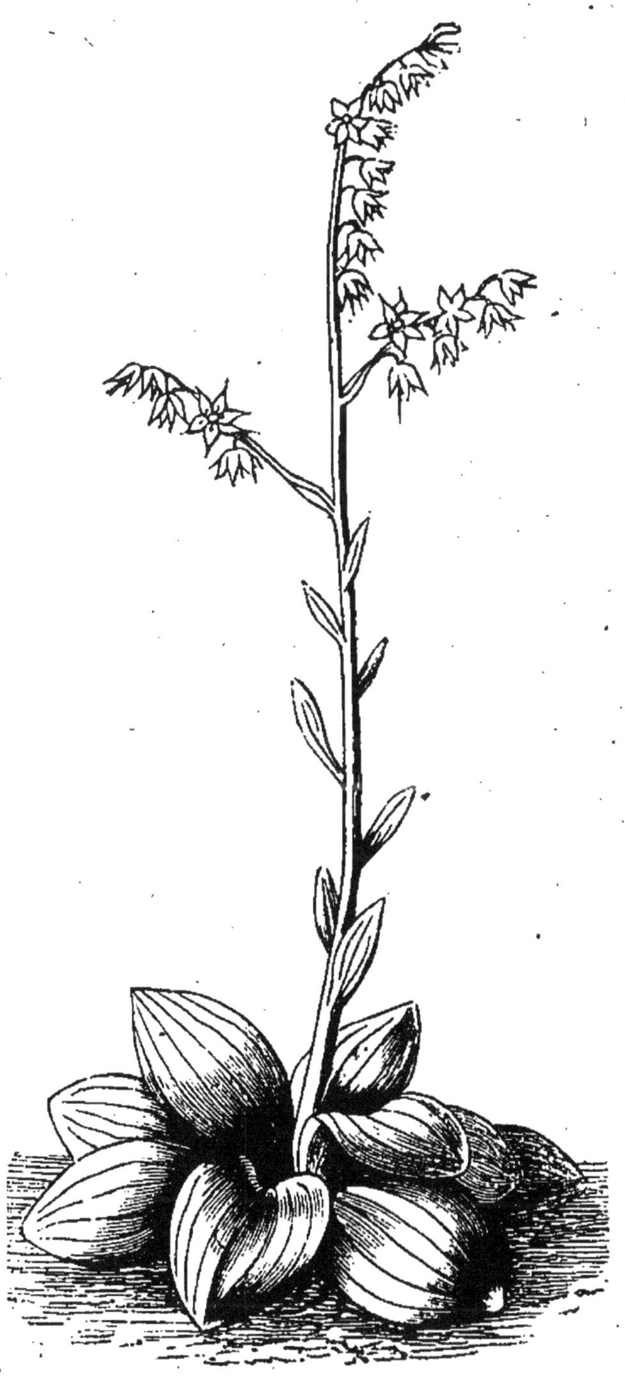

Fig. 835. — *Veratrum Sabadilla.*

les nombreuses, à stipe rarement dichotome (fig. 837, 838), à feuilles pennati- ou palmatiséquées ; spadice général et spathes nombreux ; fleurs rarement hermaphrodites, plus souvent monoïques ou dioïques ; périgone double ; calice 3-phylle ; corolle valvaire dans les fleurs mâles, imbriquée dans les femelles ; étamines 6, à anthères introrses ; ovaire libre, 3-carpellé, rarement 2-1, à ovules 1-2 par loge, ascendants, orthotropes, à micropyle supère ou latéral ; styles et stigmates réunis ; péricarpe variable, quelquefois ligneux ; graine 1, remplissant la loge, à albumen runciné, corné, quelquefois cartilagineux ; embryon périphérique, coiffé d'un peu d'albumen.

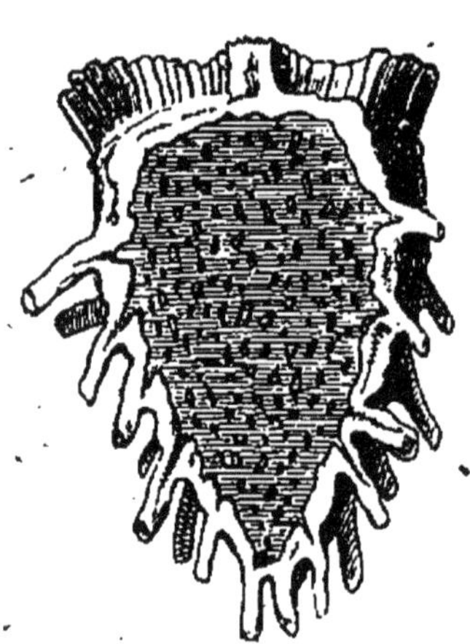

Fig. 836.
Veratrum album.

Genre *Areca ;* fleurs monoïques, enfermées dans une spathe, les mâles au sommet, les femelles en dessous ; périgone à 6 divisions sur 2 rangs ; étamines 6-9 ; ovaire à 3 stigmates ; drupe entourée par le périgone persistant ; feuilles ailées et très-grandes.

Espèce : *Areca Catechu,* L. Noix d'Arec, Cachou.

Genre *Caryota ;* fleurs monoïques dans des spadices fasciculés ; périgone 6-phylle ; étamines nombreuses ; ovaire libre ; fruit baie 1-loculaire, 2-sperme ; feuilles pennées à folioles cunéiformes.

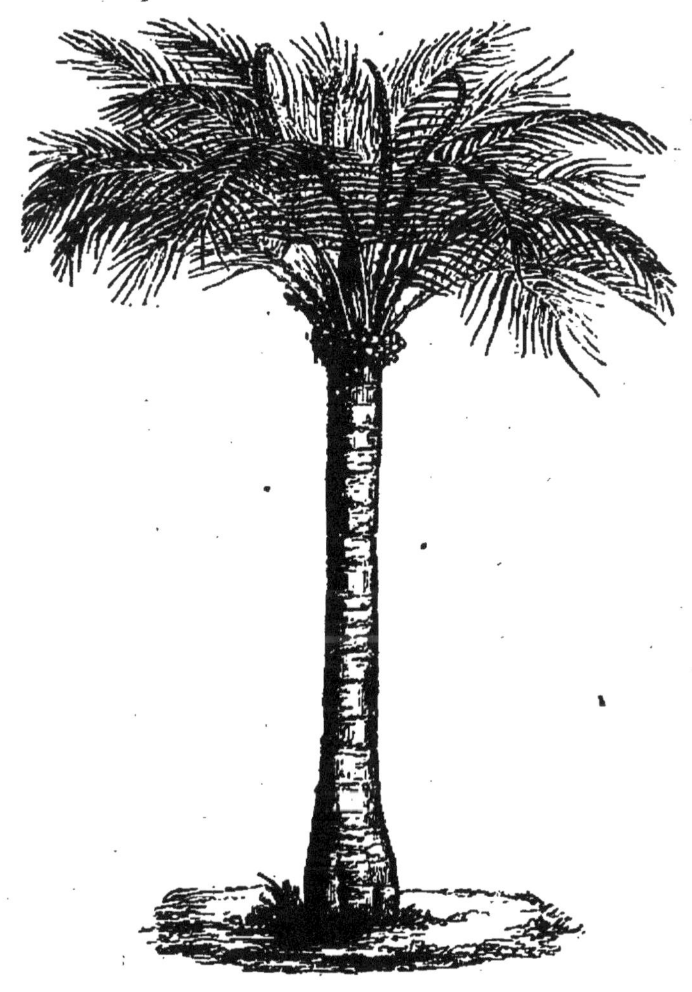

Fig. 837. — Palmier.

Espèce : *Caryota urens*, L. (Inusité.)

Genre *Ceroxylon ;* fleurs femelles seules ou réunies ; femelles dans une spathe 1-phylle ; étamines 12 ;

ovaire avec 3 styles; drupe 1-loculaire, 1-sperme.

Espèce : *Ceroxylon andicola*, H. B. Palmier à cire.

Genre *Sagus;* bractées imbriquées portant à la base les fleurs femelles, au sommet les mâles.

Espèce : *Sagus Rumphii*, Willd. Sagou.

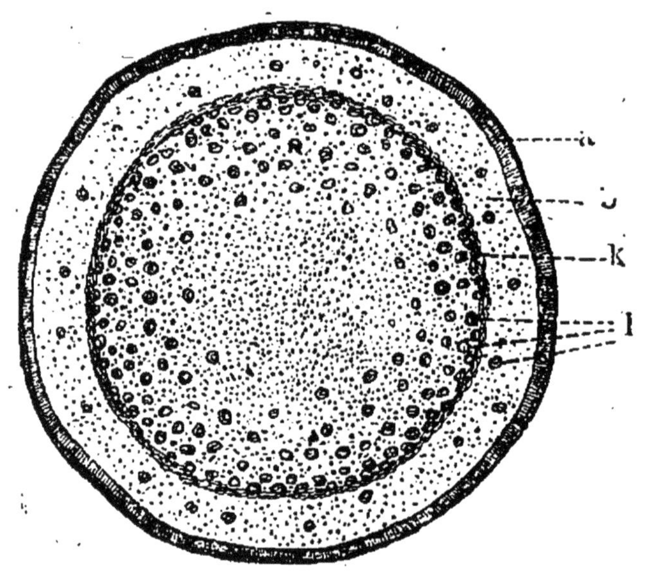

Fig. 838. — Tige de Palmier (Coupe transversale.)

Genre *Borassus;* fleurs dioïques; fleurs mâles dans un spadice plurifoliolé, à périgone 3-fide, 6 étamines; fleurs femelles à périgone 6-3-fide; 1 ovaire avec 3 styles; fruit charnu avec 3 noyaux 1-spermes; arbres à grandes feuilles en éventail.

Espèce : *Borassus flabelliformis*, L.

Genre *Phœnix;* fleurs 1-sexuées, en régime rameux, sortant d'une spathe coriace fendue d'un seul côté; fruit simple unique (par avortement de 2 ovaires) à graine allongée, très-dure et marquée d'un sillon longitudinal.

Espèce : *Phœnix dactylifera*, L. Dattier.

Genre *Cocos*. — Espèce : *Cocos nucifera*, L. Cocotier.

Genre *Elæis*. — Espèce : *Elæis guineensis*, L. Palme à huile.

AROÏDÉES.

Les Aroïdées sont des plantes herbacées, presque toutes acaules, à feuilles nerviées à nervures divergentes-convolutées, engaînantes à la base; scape se terminant en un spadice charnu simple, souvent entouré d'une spathe; fleurs diclines nues, ou hermaphrodites; périgone 4-6-phylle, hypogyne; anthères extrorses 2-loculaires, enfermées dans un connectif épais, s'ouvrant par une fente ou un pore; pollen souvent agglutiné; ovaire 1-2 ou plusieurs loges, à ovules 1 ou plusieurs dressés ou ascendants, orthotropes, anatropes ou campylotropes; style 1 ou 0; stigmate capité; baie indéhiscente, mono- ou polysperme; albumen abondant, rarement 0; embryon axile, homotrope ou antitrope.

On les divise en deux sous-familles :

1° *Aracées;* feuilles réticulées - veinées; fleurs

diclines, nues, les pistils en bas, les étamines en haut.

Genre *Arum;* spathe membraneuse en forme de cornet; souche épaisse, charnue, farineuse, d'où naissent les feuilles en même temps que la spathe; feuilles longuement pétiolées.

Espèce: *Arum vulgare*, Lamk. Pied-de-veau.

2o *Acorinées;* feuilles ensiformes, parallélinerves; fleurs hermaphrodites à périgone hypogyne; étamines hypogynes opposées aux divisions du périgone.

Genre *Acorus;* spadice cylindrique; capsule 3-angulaire à 3 loges; souche épaisse offrant des nœuds de distance en distance.

Espèce: *Acorus Calamus*, L. Acore vrai.

JUNCACÉES.

Les Juncacées sont des herbes à tige pleine, à feuilles alternes engaînantes à la base, plus ou moins planes ou cylindriques; fleurs complètes ou dioïques en cymes, en épis ou en capitules; périgone 6-phylle, glumacé, hypogyne, régulier, persistant; étamines 6, à anthères introrses; ovaire libre, à 3 carpelles, 1-3-loculaire, septicide; 1 style; 3 stigmates distincts; embryon à radicule infère tournée vers l'ombilic.

Genre *Juncus*. (Inusité.)

Genre *Luzula*. (Inusité.)

CYPÉRACÉES.

Les Cypéracées sont des herbes vivaces, à tige pleine, puis lacuneuse (fig. 839), le plus souvent anguleuse, sans nœuds renflés; feuilles alternes, distiques, simples, engaînantes à la base, à gaîne fermée par la soudure des bords, et munie d'une membrane ligulaire (?); fleurs hermaphrodites ou

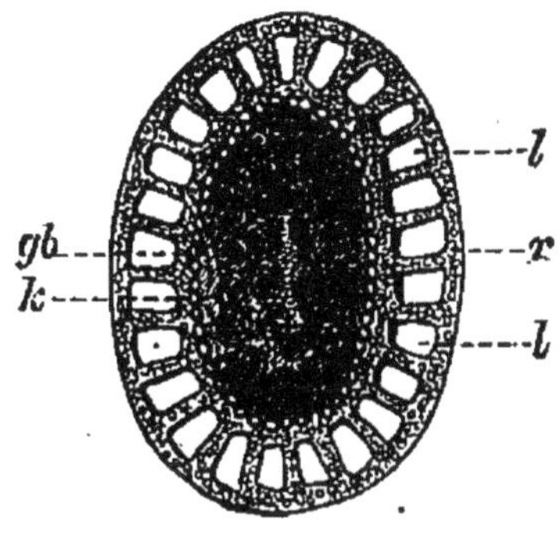

Fig. 839. — Canaux aérifères. (Carex.)

diclines, munies de bractées polymorphes distiques ou imbriquées; périgone nul, remplacé par des soies ou des écailles hypogynes, polymorphes; étamines 3, hypogynes, à anthères entières au sommet, basifixes; ovaire 1-loculaire, 1-ovulé, libre, à ovule dressé anatrope; style 2-3-fide; caryopse nu ou entouré du périgone, à péricarpe non soudé à la graine; embryon très-petit, inclus à la base d'un albumen farineux et charnu, à radicule infère.

Les Cypéracées ont été divisées en sous-familles:

1° *Cypérées;* fleurs hermaphrodites, à bractées distiques.

Genre *Cyperus;* épillets à écailles nombreuses, presque égales entre elles, toutes fertiles; épillets comprimés en glomérules sessiles ou pédonculés et en corymbe terminal.

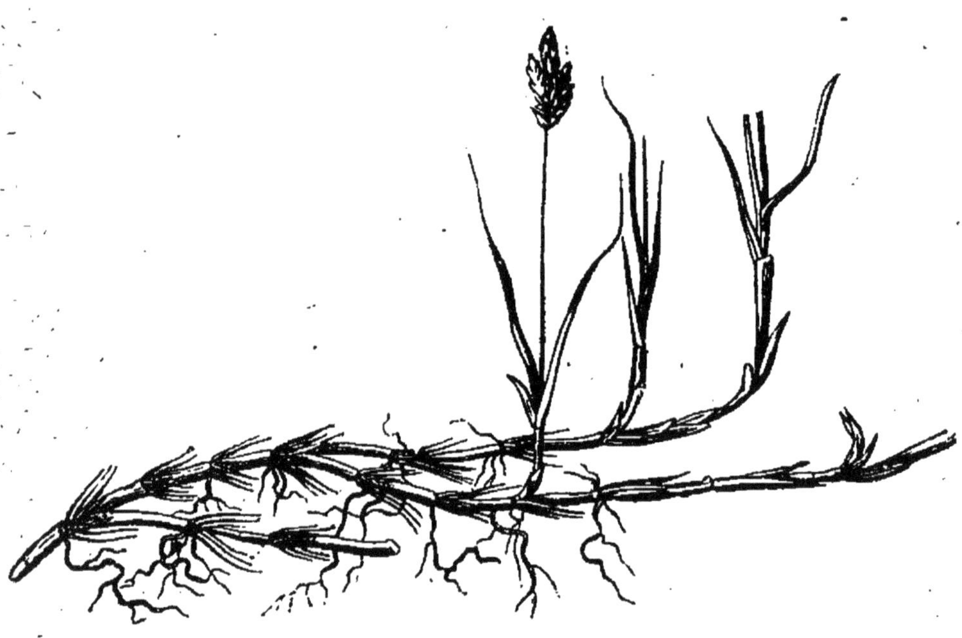

Fig. 840. — Carex arenaria.

Espèces : *Cyperus esculentus*, L., Souchet comestible; *Cyperus longus*, L., et *rotundus*, L.

Genre *Papyrus*. (Inusité.)

2° *Scirpées;* fleurs hermaphrodites; bractées toutes imbriquées.

Genres *Scirpus; Eriophorum*. (Inusités.)

3° *Caricinées;* fleurs diclines; bractées toutes imbriquées.

Genre *Carex* (fig. 840); tige le plus souvent 3-9 active; fleurs mâles et femelles dans le même épi, ou diclines, à bractées imbriquées uniflores; fleurs mâles à 3 étamines; fleurs femelles à pistil inclus dans le périgyne; stigmates 2-3, exsertes; caryopse inclus dans une vésicule en forme de gourde; épillets de disposition variable.

Espèce : *Carex arenaria*, L. Salsepareille d'Allemagne. (Inusitée.)

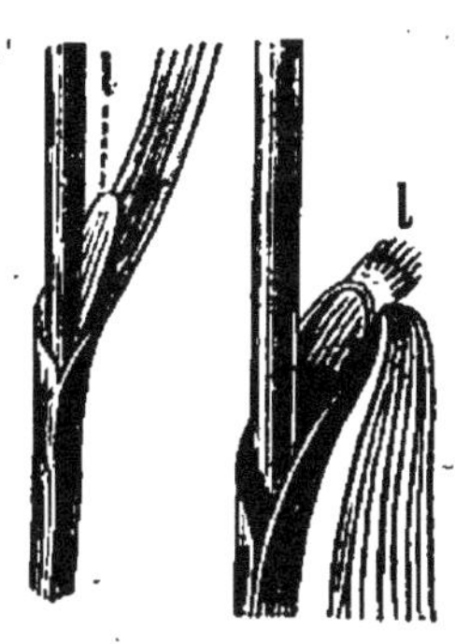

Fig. 841, 842.
Ligule des Graminées.

GRAMINÉES.

Les Graminées sont généralement des herbes à racines fibreuses, à tige herbacée (*chaume*), marquée de distance en distance de nœuds annulaires et plans, desquels naissent les feuilles; feuilles alternes distiques, simples, rectinerviées, très-entières, engaînantes à la base par une gaîne fendue jusqu'au nœud et couronnée par un appendice membraneux (*ligule*, fig. 841, 842); fleurs hermaphrodites ou diclines, agglomérées et disposées en épis ou panicules; avant leur développement elles sont cachées dans la fleur supérieure renflée ou réduite à sa gaîne (*spathe*); épillets formés de deux bractées alternes (*glume* ou *calice glumacé*, et *glumelle* ou *bale*), qui entourent les fleurs (fig. 843); chaque fleur est en outre accompagnée de *paillettes*; éta-

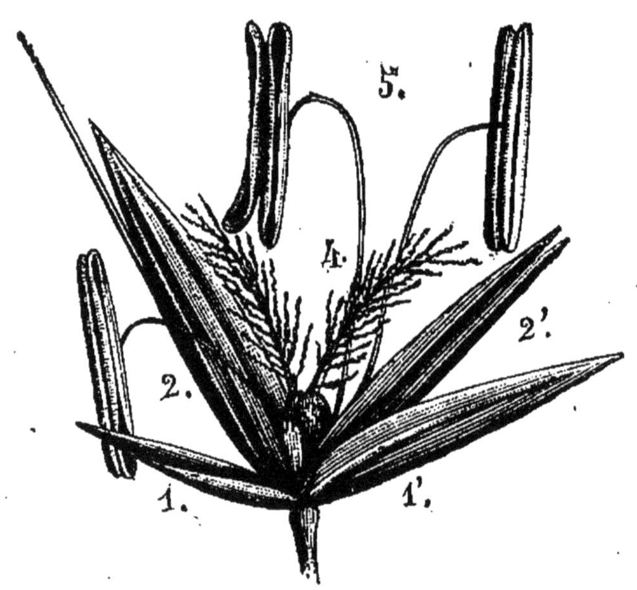

Fig. 843.

mines hypogynes le plus souvent au nombre de 3, à filets filiformes, à anthères 2-loculaires oblongues à la base et fourchues au sommet; ovaire libre 1-loculaire, 1-ovulé, à styles 2 souvent réunis par la base; stigmates 2, souvent plumeux ou en pinceau; *parapétales* (écailles, nectaires) 2, à la base des bractées et devant l'ovaire; caryopse à péricarpe soudé avec la graine, libre ou soudé aux paillettes, à albumen farineux; embryon petit, à la base du périsperme, à cotylédon 1 formant une petite gaîne qui enveloppe la base de la plumule (*coléophylle*).

On divise les Graminées en :

1° *Hordéacées;* épis terminaux solitaires à épillets sessiles.

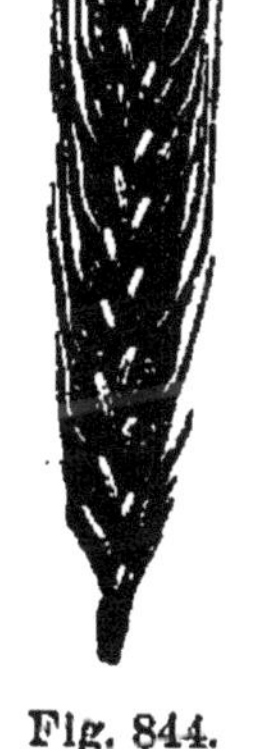

Fig. 844. Hordeum.

Genre *Agropyrum*; épis multiflores; glumes 2 lancéolées, 3-5-nerviées; caryopse conné avec les paillettes; herbes à longs rhizomes traçants; feuilles raides, scabres seulement en dessus; épillets en épi simple.

Espèce: *Agropyrum repens*, Beauv. Chiendent.

Genre *Triticum;* épillets 3-5-flores solitaires sur les dents de l'axe; glumes ovées ou oblongues, ventrues; glumelle inférieure aristée au sommet en arête droite mutique ou mucronée; ovaire piriforme, pileux au sommet; caryopse pileux au sommet, libre, non soudé aux paillettes; épillets en épi simple, tétragone ou comprimé, rarement rameux.

Espèce: *Triticum sativum*, Lamk. Blé ordinaire.

Genre *Secale*; épillets 2-flores, à fleur troisième rudimentaire; glumes 2, subulées en arrière, n'embrassant pas les fleurs; paillettes aristées au sommet et en dehors; caryopse libre, pileux au sommet; épillets disposés en un épi simple comprimé.

Espèce : *Secale Cereale*, L. Seigle.

Genre *Hordeum* (fig. 844); épillets 3, uniflores, avec une fleur rudimentaire; glumes lancéolées-linéaires subulées; paillettes aristées au sommet et à l'extérieur; caryopse pileux au sommet, adhérent aux paillettes, rarement libre; épillets en épi simple.

Espèce : *Hordeum vulgare*, L. Orge.

Genre *Lolium;* épillets ∞-flores; glumes 2 dans l'épillet terminal, 1 ou 0 dans les épillets latéraux; caryopse glabre, à paillette supérieure soudée; épillets distiques, en épi lâche, ou espacés.

Espèce : *Lolium temulentum*, L. Ivraie (vénéneuse).

2° *Phalaridées;* inflorescence en panicule, à épillets comprimés latéralement; 1-flores, avec 2 fleurs rudimentaires; stigmates sortant du sommet de la fleur.

Genre *Phalaris;* épillets 1-flores, la fleur fertile étant accompagnée de 1-2 fleurs stériles et réduites à 1-2 petites écailles longuement ciliées; glumes presque égales; épillets en panicule spiciforme compacte ou rameuse.

Espèce : *Phalaris canariensis*, L.

Genre *Anthoxanthum;* fleur fertile accompagnée

de 2 fleurs stériles, réduites à 1 glumelle plus lon-

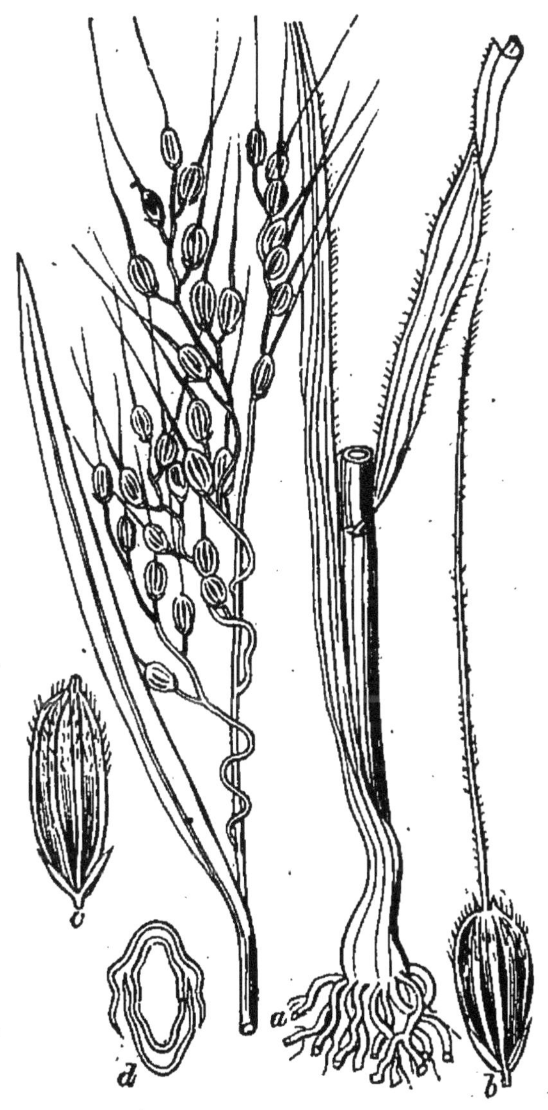

Fig. 845. — Oryza.

gue que les glumelles fertiles, et munie d'une arête dorsale tordue; glumes carénées, l'inférieure de moitié plus courte que la supérieure; étamines 2; épillets en panicule spiciforme.

Espèce : *Anthoxanthum odoratum*, L. Flouve. (Inusitée.)

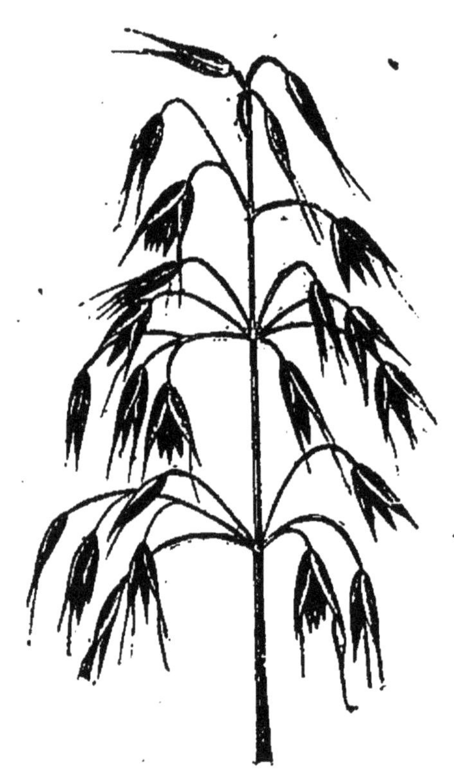

Fig. 846. — Panicule d'avoine.

3° *Oryzées;* inflorescence en panicule, à épillets 1-3-flores, comprimés latéralement.

Genre *Oryza* (fig. 845); chaume dressé; feuilles allongées linéaires scabres; paillettes tuberculées; caryopse oblong-ové, un peu strié, corné.

Espèce : *Oryza sativa*, L. Riz.

4° *Avénacées;* inflorescence paniculée à épillets 2-∞-flores; stigmates plumeux sortant de la base de

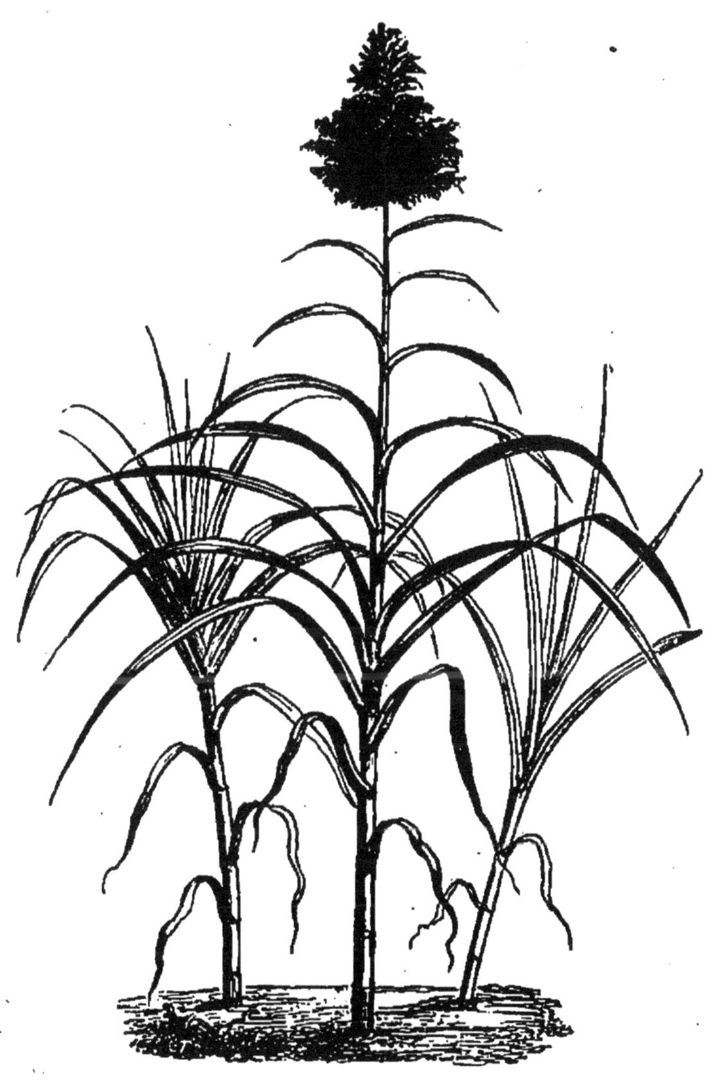

Fig. 847. — Canne à sucre.

la fleur; glumes très-grandes embrassant presque complétement l'épillet.

Genre *Avena* (fig. 846); épillets 2-3-flores, plus

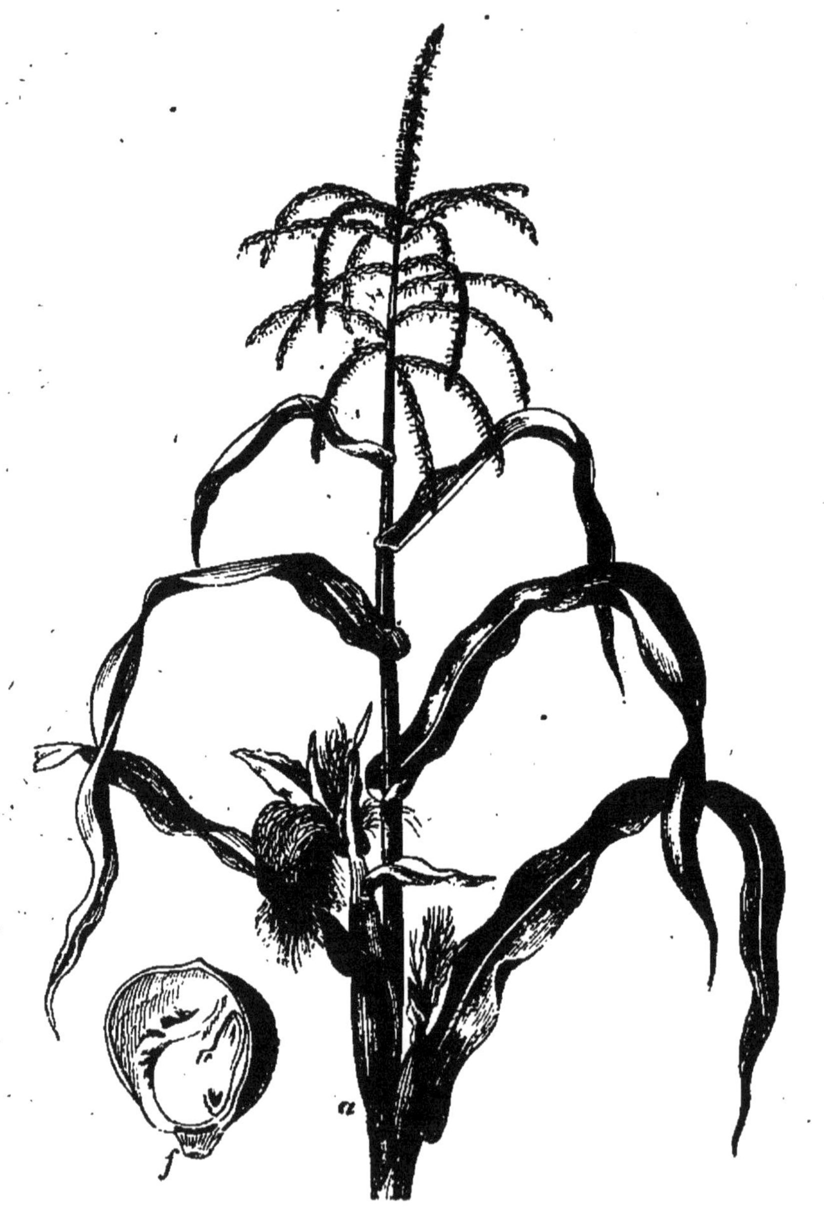

Fig. 848. — Maïs.

rarement 4-5-flores; glumelle inférieure 2-dentée ou bifide au sommet, donnant naissance sur son dos à une arête tordue dans sa partie supérieure et genouillée à sa partie moyenne; épillets en panicules, souvent pendants à la maturité.

Espèce : *Avena sativa*, L. Avoine.

5° *Andropogonées;* épillets comprimés sur le dos; 2 fleurs, munies de villosités à la base, 2 fertiles, 1 sessile et 1 pédicellée; stigmate à poils divergents, sortant du sommet de la fleur.

Genre *Saccharum* (fig. 847); épillets fasciculés ou paniculés, à 2 fleurs, dont 1 pédicellée; 1 fleur hermaphrodite, 1 neutre; 2 stigmates plumeux.

Espèce : *Saccharum officinarum*, L. Canne à sucre.

Genre *Sorghum.*—Espèce : *Sorghum vulgare.*

Genre *Andropogon;* épillets hermaphrodites, à fleur fertile accompagnée d'une fleur stérile ou mâle; glume inférieure plus grande que la supérieure; épillets en panicule digitée.

Espèces : *Andropogon Schœnanthus*, L. Schénanthe; *Andr. muricatus*, Retz. Vétiver.

6° *Olyrées;* fleurs monoïques, les mâles différentes des femelles; épis femelles axillaires, étroitement enfermés dans des bractées engaînantes.

Genre *Zea* (fig. 848); fleurs mâles terminales paniculées; fleurs femelles axillaires en spadices simples, réunies dans des spathes ou gaînes, à glumes très-développées, enveloppées de paillettes membraneuses subcharnues, à styles terminaux très-longs; caryopses libres, réniformes ou globuleux.

Espèce : *Zea Mais*, L. Blé de Turquie.

PLANTES CRYPTOGAMES ou CELLULEUSES

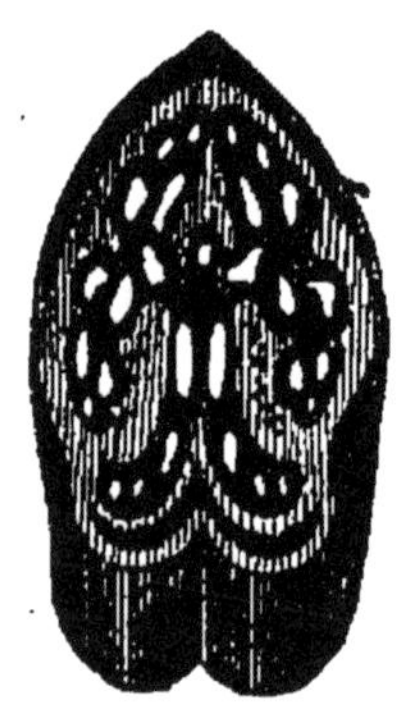

Fig. 849. Coupe de tige de Fougère.

Plantes à organes reproducteurs non constitués par des étamines et des ovules, se reproduisant par des embryons homogènes non composés de parties distinctes; constituées seulement par du tissu cellulaire, rarement par des cellules et des vaisseaux; axe et organes appendiculaires non distincts; acrogènes.

FOUGÈRES.

Les Fougères sont des plantes vivaces à tige rampante ou souterraine, ou redressée et ligneuse. Cette tige offre des faisceaux peu nombreux, interposés entre une partie cellulaire centrale et une partie cellulaire externe, non continus et généralement de couleur plus foncée (fig. 849); ces faisceaux sont constitués par une couche externe, foncée, très-dure, formée de fibres épaisses et ponctuées, et une couche interne, de vaisseaux prismatiques, rayés (*vaisseaux scalariformes*); entre ces vaisseaux sont des cellules étroites à parois minces et ponctuées; les tiges âgées sont entourées des débris des pétioles des feuilles (fig. 850, 851).

Sur les tiges sont des expansions foliacées, qu'on

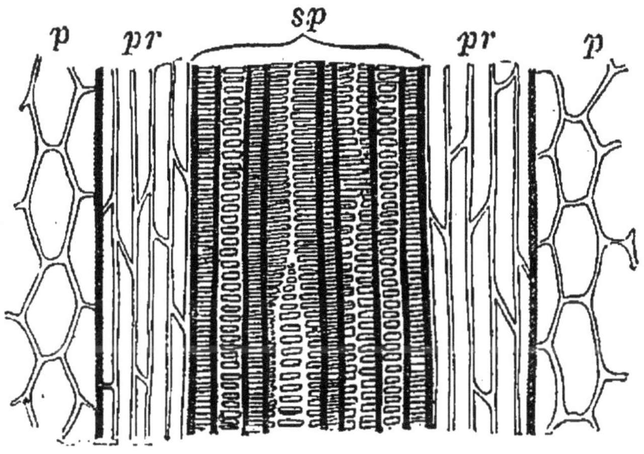

Fig. 850. — Tissu de Fougère mâle.

a nommées FRONDES; elles sont rétrécies à leur base, offrent une nervure centrale et des nervures parallèles latérales; leur préfoliation est *circinale*, c'est-à-dire qu'elles sont roulées en crosse dans le jeune âge (fig. 852).

Les frondes portent en général à leur face inférieure les organes de la reproduction (fig. 856).

Les SPORANGES (fig. 853) sont ovoïdes, elliptiques ou presque globuleuses; elles sont sessiles ou pédonculées; elles offrent sur le côté une bande de cellules épaisses disposées en un ANNEAU ou GYROMA longitudinal, transversal ou oblique, le plus souvent incomplet, et qui, par son élasticité au moment de la déhiscence, chasse les spores (fig. 854, 855).

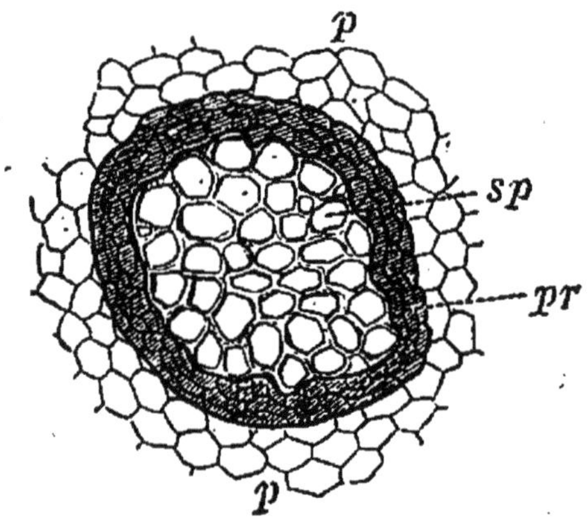

Fig. 851. — Tissu fibreux de la Fougère mâle.

Les SORES ou amas de sporanges peuvent être nues ou recouvertes d'une membrane de forme variable, l'INDUSIUM (fig. 853).

Les SPORES ovoïdes ou polyédriques offrent deux membranes, une extérieure (ÉPISPORE), lisse ou striée, épaisse et résistante, l'autre interne (ENDOSPORE), plus mince et extensible; à l'intérieur est une matière granuleuse et oléagineuse. Par la germination la spore se gonfle et laisse saillir l'endospore par une fente de l'épispore ; il se fait un boyau, qui se cloisonne et qui s'accroît par la formation de plusieurs cellules juxtaposées, lesquelles se remplissent de

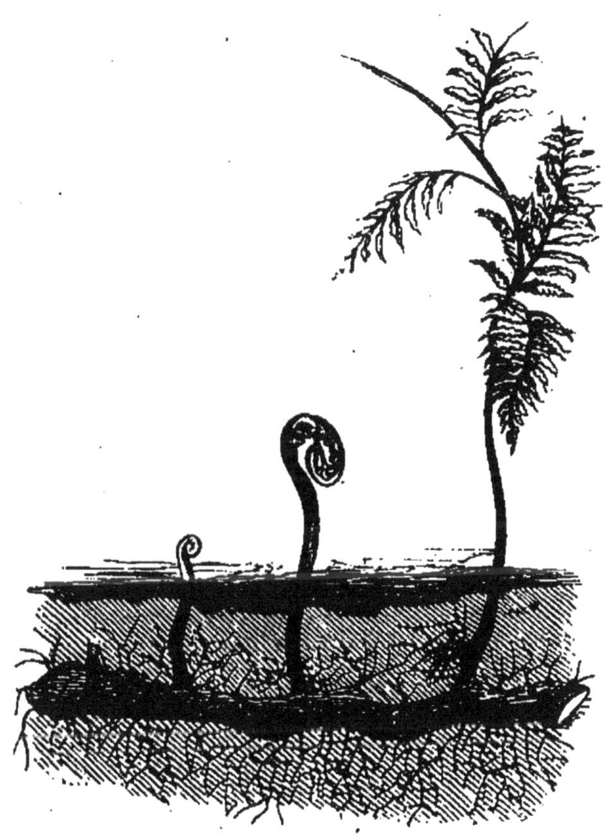

Fig. 852. — Fougère.

matière verte et forment une expansion foliacée verdâtre, généralement cordiforme, PROTHALLIUM.

La surface interne du *Prothallium* présente de petites glandes saillantes, ovoïdes (fig. 857), formées par une couche de cellules transparentes et un amas de matière granuleuse interne ; cette matière s'organise en cellules très-petites, dans chacune desquelles on trouve un individu roulé en spirale. Ces glandules sont les ANTHÉRIDIES, les corps spiralés sont les ANTHÉROZOÏDES (fig. 858), filaments rubanés, munis en avant de cils nombreux.

La face inférieure du prothallium offre encore les

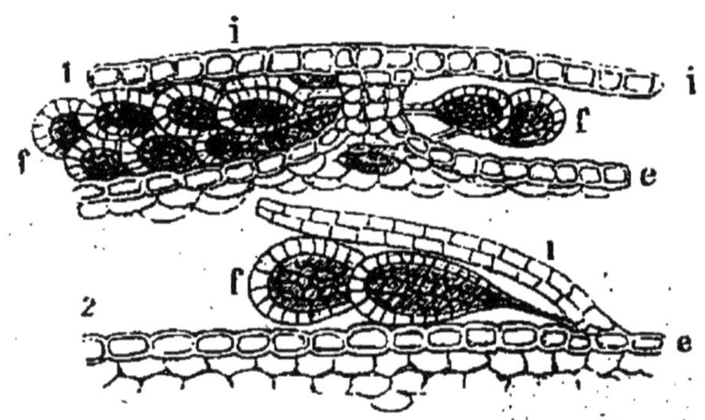

Fig. 853. — Coupe verticale d'une fronde fertile. (Polypodium Filix mas.)

organes femelles, ARCHÉGONES, qu'on rencontre au voisinage de l'échancrure antérieure ; les archégones, moins nombreux que les anthéridies, forment une cavité ovoïde placée dans le parenchyme, à paroi celluleuse dépourvue d'endochrome et qui s'ouvre par un canal à l'extérieur au moment de la fécondation (fig. 859, 860) ; dans la cavité est une masse protoplasmique avec un nucléus volumineux qui reçoit l'anthérozoïde, grandit et donne une racine et un axe feuillé.

Les Fougères sont des plantes vivaces à rhizome court ou traçant, à tige composée de vaisseaux ligneux très-durs, scalariformes et à spiricule; faisceaux composant un cylindre interrompu entre un cylindre de moelle central et une couche externe cellulaire, recouverte plus tard par les bases persis-

Fig. 854, 855. — Sporanges de Fougères.

tantes des feuilles qui constituent une sorte d'écorce; feuilles ou frondes enroulées en crosse pendant la préfoliation, non verticillées; sporanges pédicellés ou sessiles, naissant ordinairement à la face inférieure ou au sommet des frondes, ne renfermant pas d'élatères, rapprochés en sores, et nus ou recouvertes par un indusium; spores très-nombreuses dans chaque sporange et donnant à la germina-

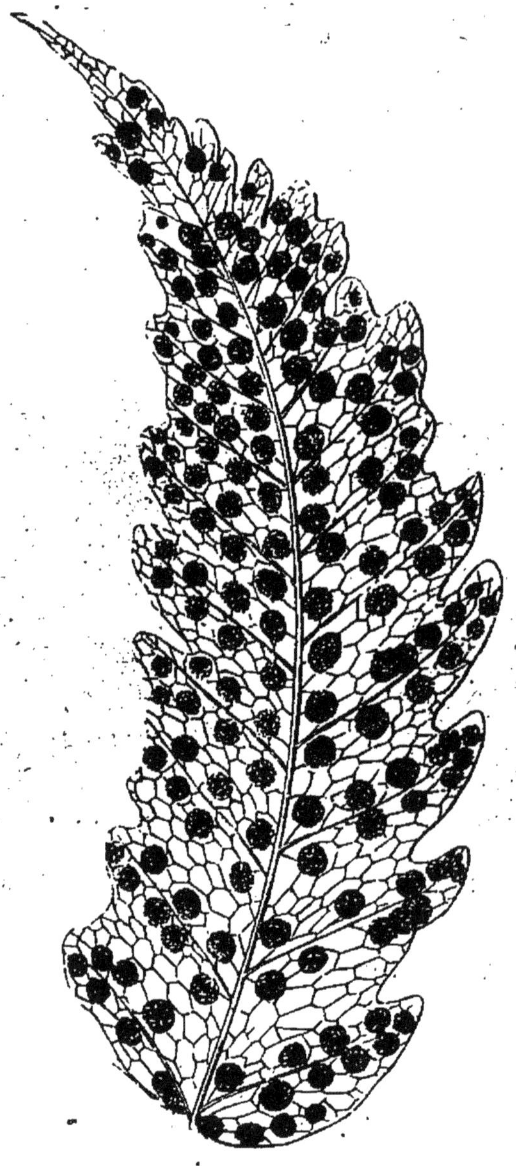

Fig. 856. — Fougères.

tion un prothallium ; anthéridies (?) et archégones sur le prothallium.

On divise les Fougères en :

1° *Polypodiées;* sporanges naissant à la face inférieure des feuilles, souvent pédicellés; en sores entourées d'un gyroma, anneau articulé élastique, vertical, souvent incomplet, se déchirant en travers, munies ou non d'un indusium réniforme.

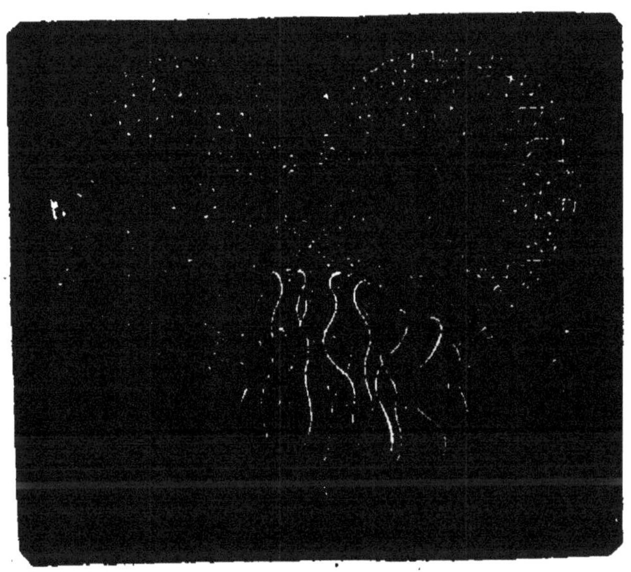

Fig. 857. — Prothallium. (Filix mas.)

Genre *Ceterach;* sporanges en groupes linéaires ou oblongs, entremêlés d'un grand nombre d'écailles scarieuses brunâtres, qui couvrent la face inférieure des feuilles; indusium nul.

Espèce : *Ceterach officinarum*, Willd. (Inusité.)

Genre *Polypodium;* sporanges en groupes arrondis épars ou en séries régulières; indusium nul.

Espèce : *Polypodium vulgare*, L. Polypode de chêne.

Genre *Scolopendrium ;* sporanges en groupes linéaires parallèles entre eux et obliques par rapport à la nervure médiane; frondes entières, lancéolées, étroites.

Espèce : *Scolopendrium officinarum*, Sw. Langue de cerf.

Fig. 858. — Anthérozoïdes de Fougères.

Genre *Polystichum ;* sporanges en groupes arrondis solitaires, en série simple de chaque côté de la nervure médiane des divisions de la fronde ; indusium réniforme.

Espèce : *Polystichum Filix mas*, Sw. Fougère mâle.

Genre *Adiantum ;* sores linéaires, placées sur la marge des lobes de la fronde, dont le bord roulé en dessous leur sert de tégument.

Espèces : *Adiantum Capillus Veneris*, L. ; Capillaire de Montpellier (fig. 861) ; *Ad. pedatum*, L. Capillaire du Canada (fig. 862) ; *ad. trapeziforme*, L.

2° *Osmundées ;* sporanges pédicellés, en panicule à la partie supérieure des frondes déformées et

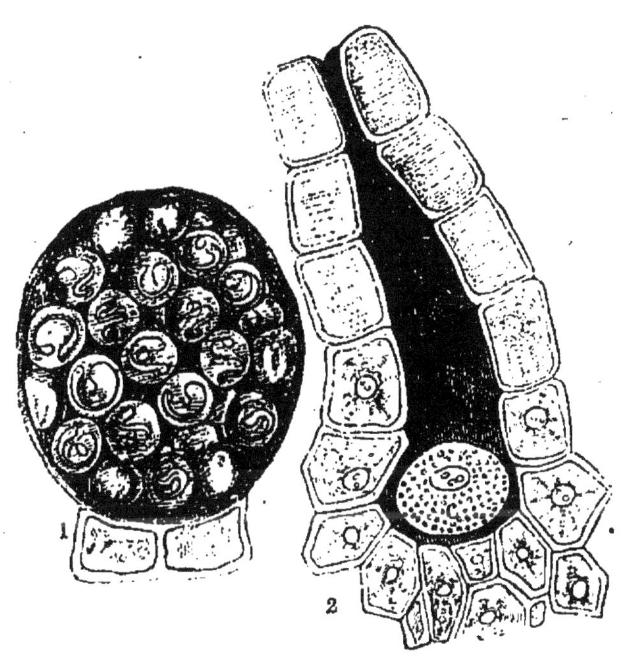

Fig. 859, 860. — Fougères. 1. Anthéridie. 2. Archégone.

contractées, sans anneau élastique, à déhiscence bivalve du sommet à la base ; indusium nul.

Genre *Osmunda*. — Espèce : *Osmunda regalis*, L. (Inusitée.)

3° *Ophioglossées* (fig. 863) ; sporanges sessiles, en épi ou en panicule au sommet de la fronde déformée; sans anneau élastique; frondes 2, soudées entre elles dans la partie inférieure de leur rachis, une fertile réduite au rachis, l'autre foliacée à préfoliation non circinale.

Genres *Botrychium; Ophioglossum.* (Inusités.)

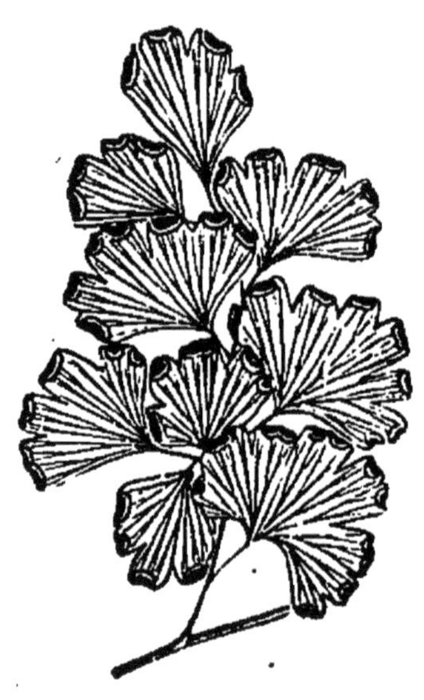

Fig. 861. — Adiantum Capillus Veneris.

4º *Marattiées;* sporanges à la face inférieure des frondes soudées; indusium nul. (Inusitées.)

5º *Hyménophyllées;* sporanges au sommet des feuilles; indusium. (Inusitées.)

LYCOPODIACÉES.

Les Lycopodiacées sont des plantes vivaces, terrestres, à tige dépourvue de moelle, à faisceau central ligneux formé de vaisseaux scalariformes et de cellules allongées, feuilles persistantes, petites, entières, jamais pétiolées, mais embrassant les tiges et les rameaux, disposées en spirale; sporanges naissant à l'aisselle des feuilles ou seulement à l'extrémité supérieure des rameaux, et alors disposés

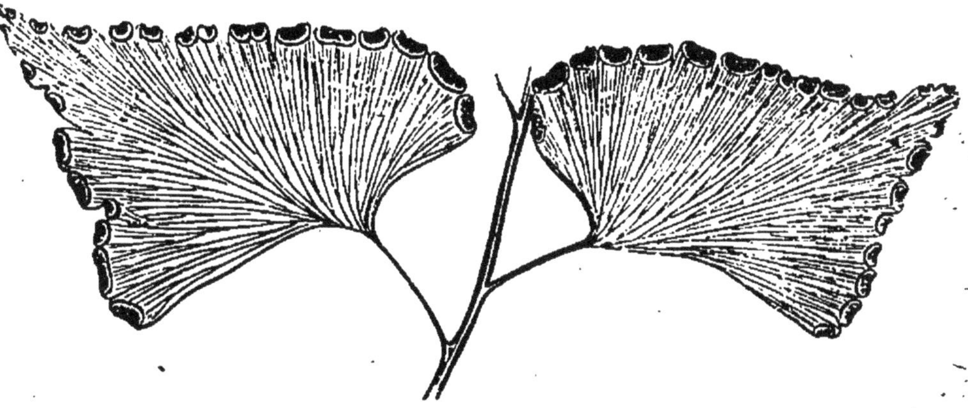

Fig. 862. — Adiantum trapeziforme.

en épis, sans élatères, à déhiscence à 2-3 valves, laissant échapper des grains souvent papilleux.

Genre *Lycopodium* (fig. 864); tige très-longue, rampante, se ramifiant beaucoup en rameaux ascendants; feuilles éparses, rapprochées, sublinéaires, aiguës et sétigères; pédoncules longs naissant des rameaux, terminés par des épis géminés, à bractées ovées acuminées subaristées et un peu denticulées sur les bords.

Espèces *Lycopodium clavatum*, L.; *Lyc. complanatum*, L.

MOUSSES.

Les Mousses sont des plantes à racines capillai-

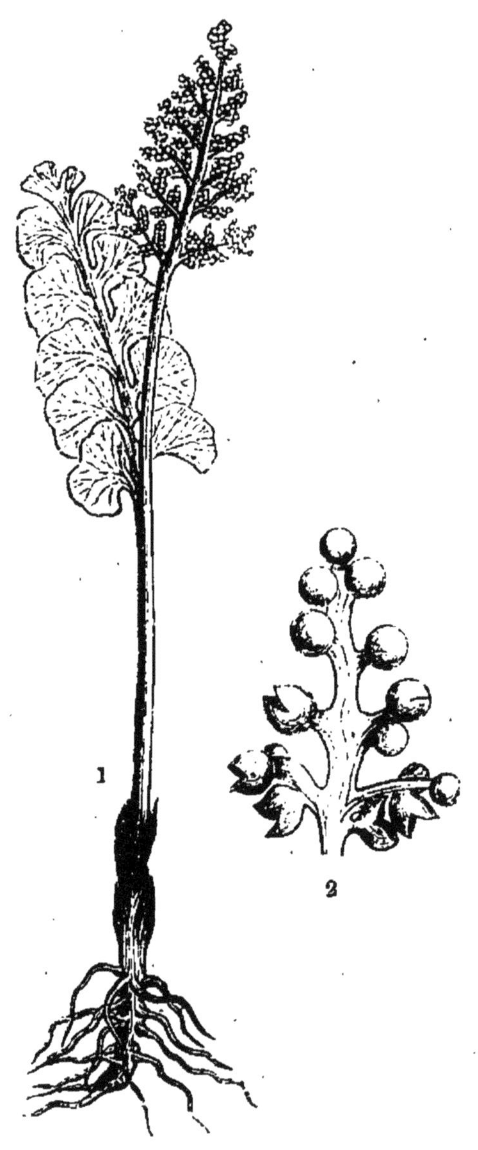

Fig. 863. — Botrychium Lunaria.

rès formées de tubes continus et non clairsemés;

souvent ces racines n'existent que dans le jeune âge et elles sont ordinairement accompagnées d'ex-

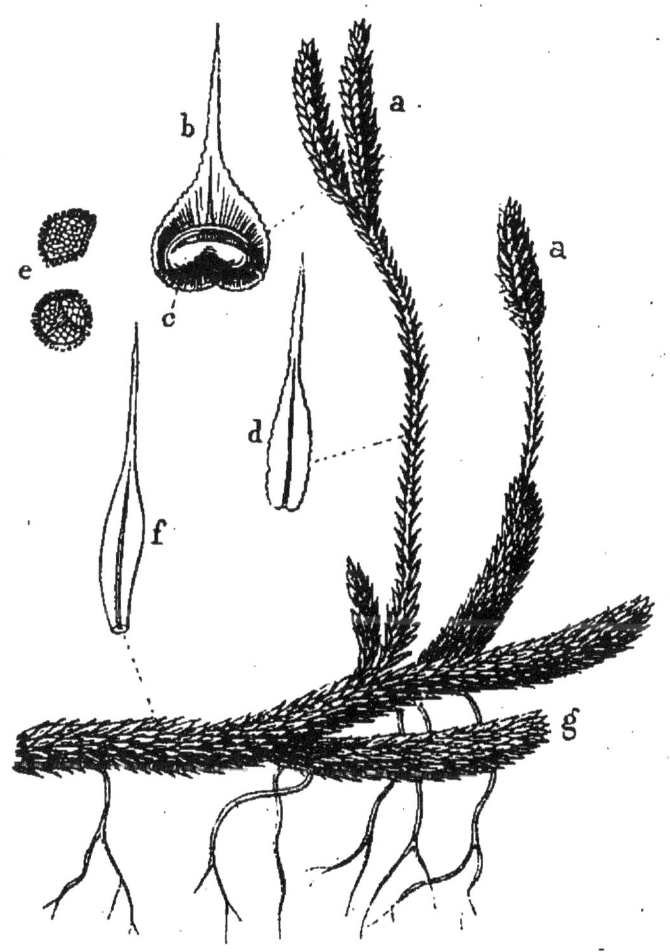

Fig. 864. — Lycopodium clavatum.

pansions très-délicates (RHIZINES) qui ne servent qu'à fixer la plante.

La tige, plus ou moins coriace, dressée ou rampante, ne renferme ni vaisseaux ni fibres, mais est entièrement composée de cellules, dont celles de la périphérie sont polyédriques, tandis que celles du centre sont allongées dans le sens de la longueur de la tige.

La tige porte des lames minces, cellulaires, toujours sessiles, disposées en spirale, 1-2-nerviées, auxquelles on donne le nom de *feuilles*.

Les organes de la reproduction sont mâles et femelles, et d'après leur disposition on a distingué les Mousses en hermaphrodites, monoïques ou dioïques. Ces organes sont presque toujours disposés à l'extrémité de la tige, où ils peuvent être enveloppés par un involucre qu'on nomme PERICHÈZE s'il entoure les organes femelles, et PÉRIGONE s'il est placé autour des organes mâles.

Les organes femelles sont constitués par un sac, SPORANGE, plus ou moins sphérique et entouré par un autre sac, ÉPIGONE, qui est transparent. L'ensemble du sporange et de l'épigone a reçu le nom d'ARCHÉGONE. Avec l'âge l'épigone se rompt et laisse à la partie inférieure du pédicelle du sporange un tube *vaginal*, tandis que la partie supérieure recouvre le sporange et forme la COIFFE. Autour de l'archégone il existe quelquefois 3-6 petites feuilles, différentes de forme des feuilles ordinaires : ce sont les FEUILLES PÉRICHÉTIALES.

Le sporange, qui avait commencé par être celluleux, se creuse et forme une URNE offrant une colonne centrale, COLUMELLE, et dont la cavité est remplie de spores libres. Quelquefois l'urne est indéhiscente et ne laisse échapper les spores qu'en pourrissant; d'autres fois elle s'ouvre par une fente cir-

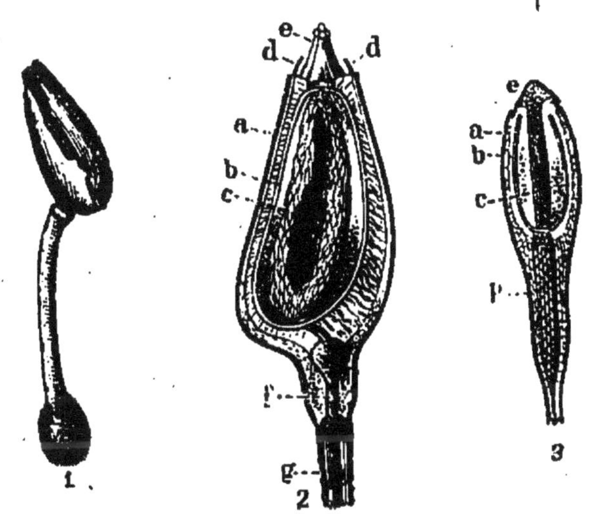

Fig. 865 à 867. — Buxbaumia aphylla. (Fructification.)

culaire, formée d'un couvercle ou OPERCULE, est séparé de l'urne par une ou plusieurs couches de cellules élastiques qui se distendent au moment de la dissémination, et constituent l'ANNEAU.

L'urne est composée de trois enveloppes incluses les unes dans les autres, et dont les intérieures (quelquefois une seule) présentent une bordure de petites lanières formant le PÉRISTOME, lequel est simple ou double et peut offrir des formes très-variées (fig. 865 à 867).

Les Mousses offrent en outre des *anthéridies* ou ZOOTHÈQUES, formées d'une membrane munie de

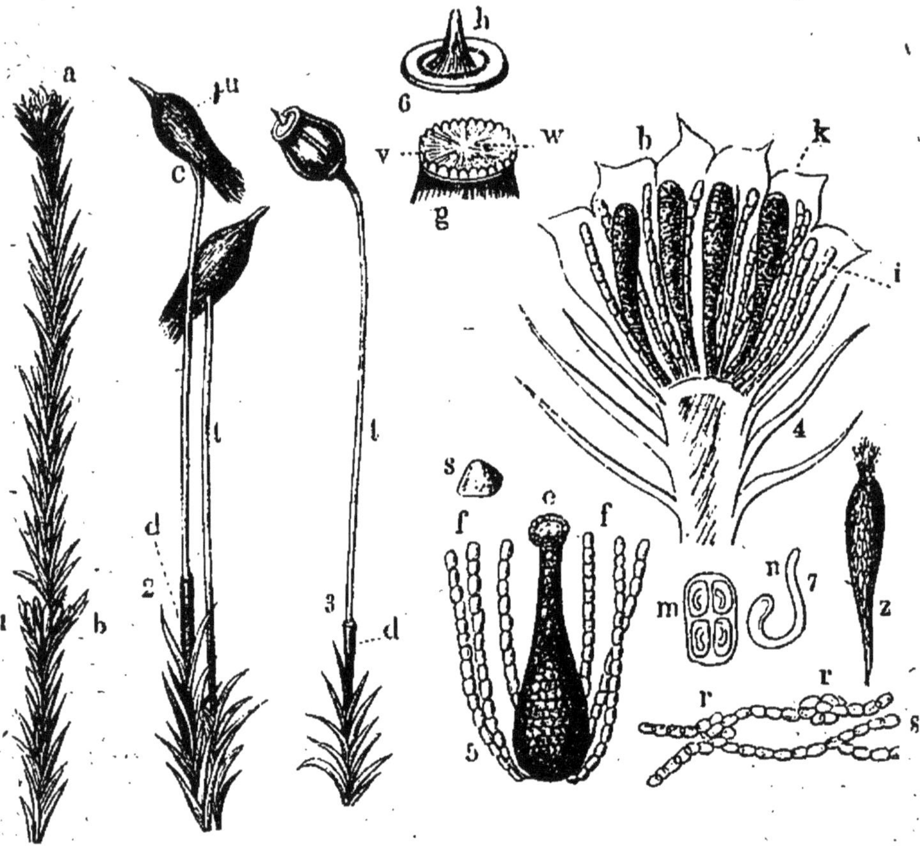

Fig. 868 à 878. — Polytrichum commune.

cellules incolores et transparentes, renfermant une masse de tissu fluide, dont chaque cellule contient un PHYTOZOAIRE spiralé. La forme et la position des anthéridies peuvent varier beaucoup.

Les Mousses peuvent se reproduire par leurs spores, par des bourgeons qui naissent à l'aisselle des feuilles et qui se détachent après s'être allongés, ou par de petits tubercules qui se développent sur les racines.

On divise les Mousses ou Muscinées en :

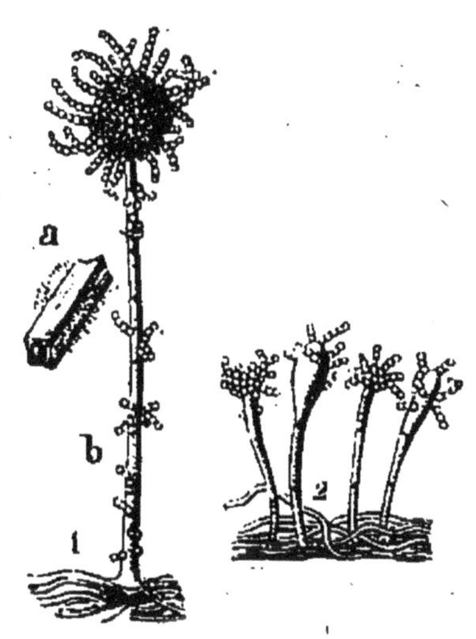

Fig. 879, 880. — Cladosporium.

1° *Hépatiques* ou *Jungermanniées,* à sporanges non operculés, sans valves ni dents, ou à valves déhiscentes; souvent sans columelle centrale et à coiffe se rompant au sommet ou disparaissant.

Genre *Marchantia.* — Espèce : *Marchantia polymorpha*, L.

2° *Mousses* proprement dites; tige et feuilles toujours distinctes; sporanges operculés, à columelle centrale, à coiffe se séparant circulairement par la base.

Genre *Polytrichum* (fig. 868 à 878). — Espèce *Polytrichum commune, L.*

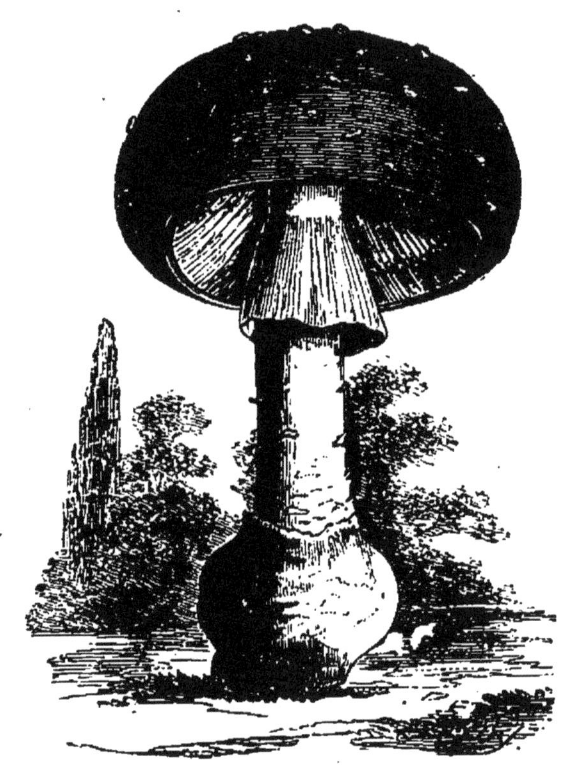

Fig. 881. — Agaric.

CHAMPIGNONS.

Les Champignons sont des végétaux cellulaires dont le système végétatif, MYCELIUM, a été longtemps méconnu. Généralement blanc, il est formé par des cellules disposées bout à bout en tubes droits ou flexueux, simples ou rameux, s'anastomosant quelquefois entre eux, ou se séparant en rayonnant d'un centre commun. Le mycélium est *nematoïde*, composé de cellules allongées, rameuses, isolées ou soudées en cordon; *hyménoïde*, quand ces cellules sont réunies en membranes; *malacoïde*, quand il est mou et pulpeux; *scléroïde*, quand il est ferme et forme des corps plans plus ou moins résistants.

Le mycélium est quelquefois très-développé, d'autres fois à peine apparent; mais c'est sur lui que se développent les organes reproducteurs, solitaires ou réunis en nombre plus ou moins considérable.

Dans quelques espèces, la cellule du sommet d'un filament se gonfle, s'arrondit; puis le même phénomène se passe dans la cellule inférieure, puis dans la troisième et ainsi de suite, de telle sorte qu'il se fait une sorte de filament tubulaire (*Arthrosporées*): ces cellules, par leur séparation, peuvent former chacune une *spore;* d'autres fois la cellule terminale seule forme la spore, qui paraît portée sur un fil (*Trichosporées*, fig. 879, 880).

D'autres fois les organes reproducteurs sont supportés par un réceptacle pédiculé et surmonté d'un chapeau (fig. 881).

Les *spores* sont des espèces de cellules contenant

toujours dans leur intérieur des granules mêlés à un liquide oléagineux divisé en gouttelettes; elles sont transparentes, incolores, arrondies ou fusiformes, lisses ou poilues, etc.

Les spores peuvent se former en plus ou moins grande quantité dans une cellule, qui prend le nom

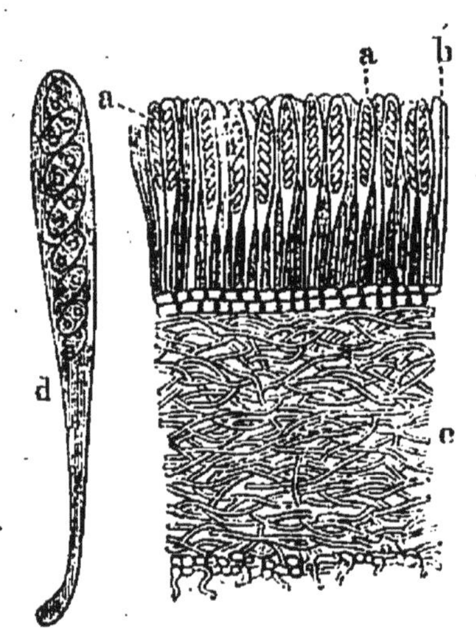

Fig. 882. — Pézize.

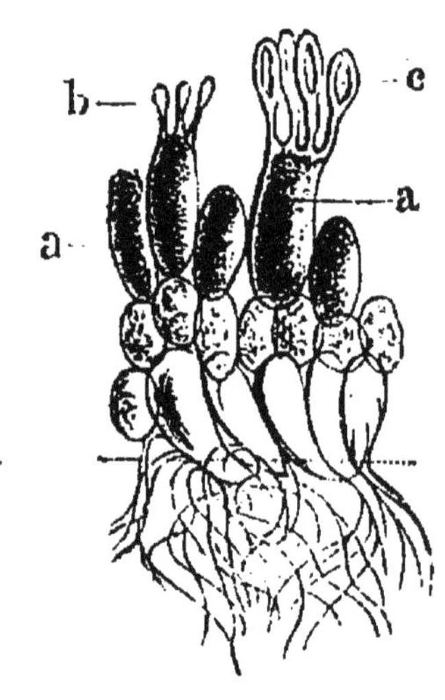

Fig. 883.
Hymenium avec basidies (Agaric).

de THÈQUE, et d'où elles s'échappent par une déchirure sous forme de poussière.

D'autres spores se forment à l'intérieur de la cellule prolongée en fil, et qui prend le nom de BASIDE; la baside peut être *monospore* ou *tétraspore;* le pédicule des spores a reçu le nom de STÉRIGMATE ou SPICULE (fig. 882, 883).

Les thèques, les basides, par leur réunion, forment

un tissu d'apparence veloutée, l'*hymenium*, dans lequel on trouve d'autres éléments cellulaires; tels sont les PARAPHYSES, filaments allongés continus ou cloisonnés qui restent stériles. Comme on leur a attribué des fonctions dans la reproduction, on leur a donné les noms d'ANTHÉRIDIES, CYSTIDES, SPERMATIES.

Les CONIDIES sont des cellules simples pulvérulentes qui peuvent germer et se reproduire.

Les thèques et les paraphyses sont insérées à un tissu formé de cellules arrondies, tissu *sous-hyménial*, par un petit renflement pédiforme, où leur base atténuée fait directement suite à une cellule allongée, fine et tubuleuse.

Tous ces organes sont portés par le RÉCEPTACLE, très-variable dans sa forme. Il est quelquefois réduit à un filament dressé, au lieu d'être rampant comme ceux du mycélium, et portant à son sommet soit une spore, soit une thèque; quelquefois le réceptacle est un tubercule portant à sa surface des spores, des thèques ou des basides; il peut être creusé en coupe, ou former une boule avec une petite ouverture ou *ostiole*. Ces formes de réceptacles ont été nommées *conceptacles* (PERITHECIA).

Quand le mycélium et les organes reproducteurs sont séparés par un corps intermédiaire, celui-ci prend le nom de *réceptacle commun*. Il est formé du tissu cellulaire, au milieu duquel peuvent se trouver des lacunes allongées remplies d'un liquide, LATEX.

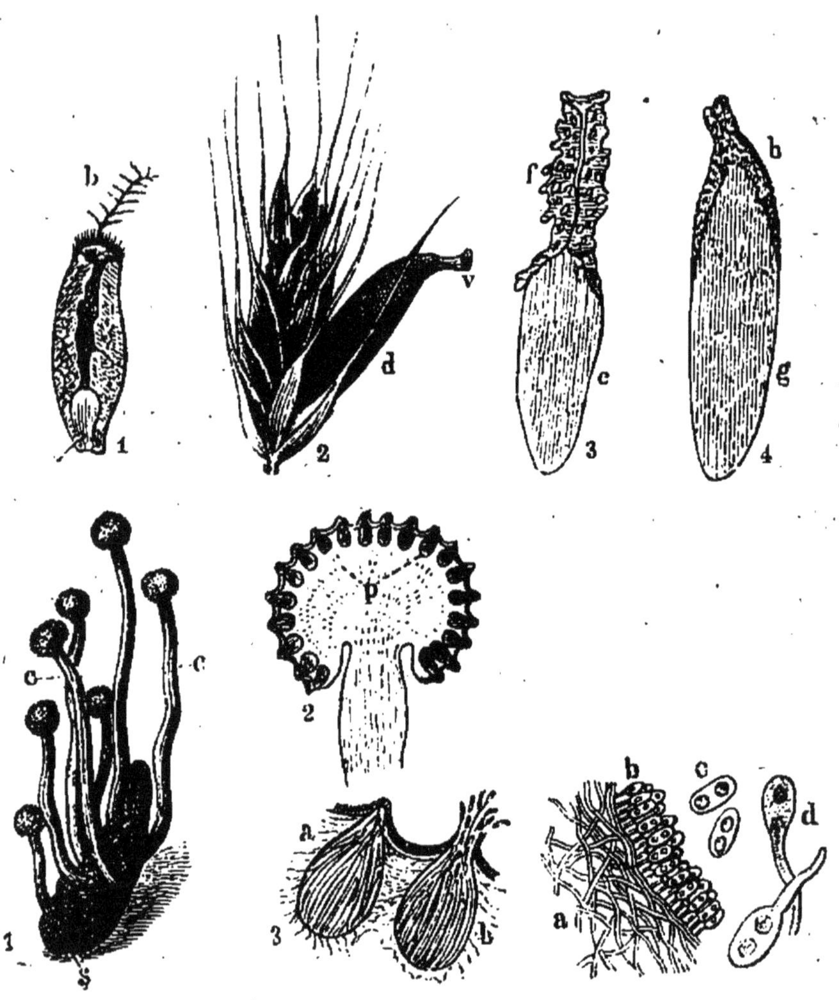

Fig. 884 à 890. — Ergot (Claviceps).

Celui-ci est protégé dans sa jeunesse par une membrane qui le recouvre tout entier (*volva*), ou adhère seulement à ses bords (*velum*) ; en se déchirant, cette membrane forme sur le *stipe*, au pied du chapeau, une lame circulaire, *anneau*, ou bien sur les bords du chapeau, *cortina*.

Quand le réceptacle commun porte plusieurs conceptacles, il prend le nom de PERIDIUM, et la portion fructifère lacuneuse est dite GLEBA.

La reproduction des Champignons peut se faire par conjugation; il se produit une spore, dite *zygo-*

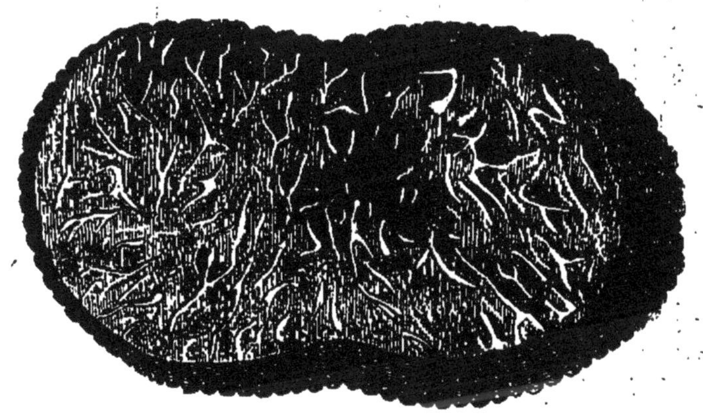

Fig. 891. — Truffe.

spore, au point de contact ou d'accolement de deux filaments devenus tuberculeux.

D'autres fois elle se fait par la séparation de spores douées d'un mouvement vibratile et naissant à l'extrémité des filaments, ou dans des thèques ou des basides.

On dit aussi que dans certaines espèces il y a fécondation de cellules femelles par des cellules mâles; mais la question est encore controversée.

Les Champignons ont un thallus formé de flocons ou de filaments ne manquant que rarement; des spermogonies remplies de spermaties, mais pas de vraies anthéridies; stroma plus ou moins circonscrit, formé de filaments, renfermant les asques, les basidies et les ascobasidies; spores incluses

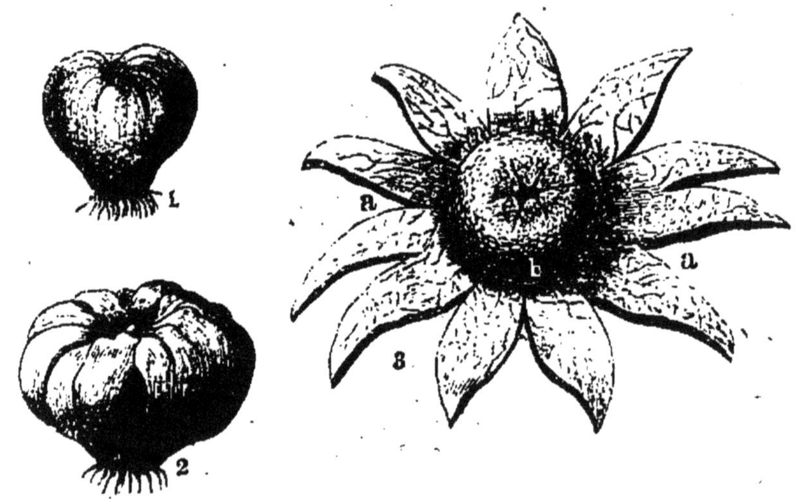

Fig. 892 à 894. — Gaster hygrometricus.

à la cellule-mère ou nues, et donnant par leur germination un PROTONEMA ou un mycélium.

On divise les Champignons en:

1° *Arthrosporés;* à organes reproducteurs toujours composés de filaments formés d'utricules placées bout à bout; chaque utricule devient une spore à la maturité.

Genres *Torula; Aspergillum*, etc.

2° *Trichosporés*; réceptacles de formes diverses, portant des filaments simples, continus ou cloisonnés, dont le dernier article donne une spore.

Genres *Botrytis*; *tremella*, etc.

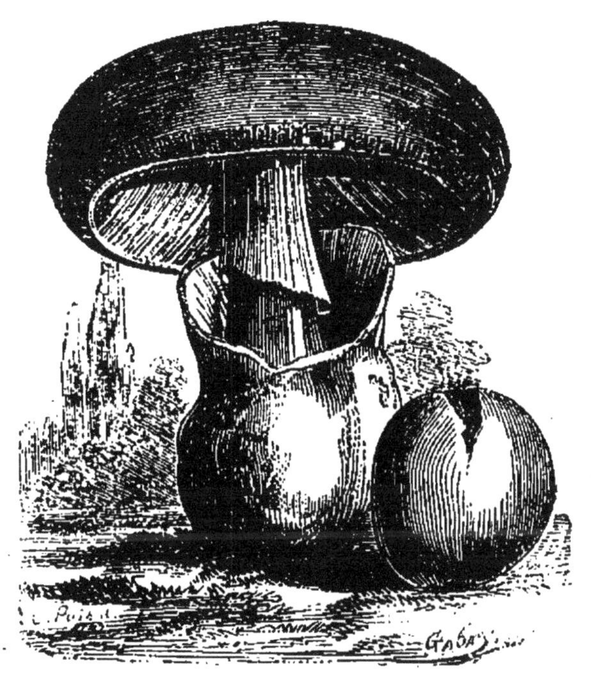

Fig. 895. — Champignon.

3° *Thécasporés*, spores enfermées dans des thèques.

Genres *Mucor*, *Peziza*, *Sphæria*, *Claviceps* (fig. 884 à 890), *Tuber* (fig. 891), etc.

4° *Basidiosporés*; à basides polysporées, internes ou externes; réceptacle de forme très-variée.

Genres *Polyporus*, *Lycoperdon* (fig. 892 à 894), *Agaricus* (fig. 895), *Boletus*.

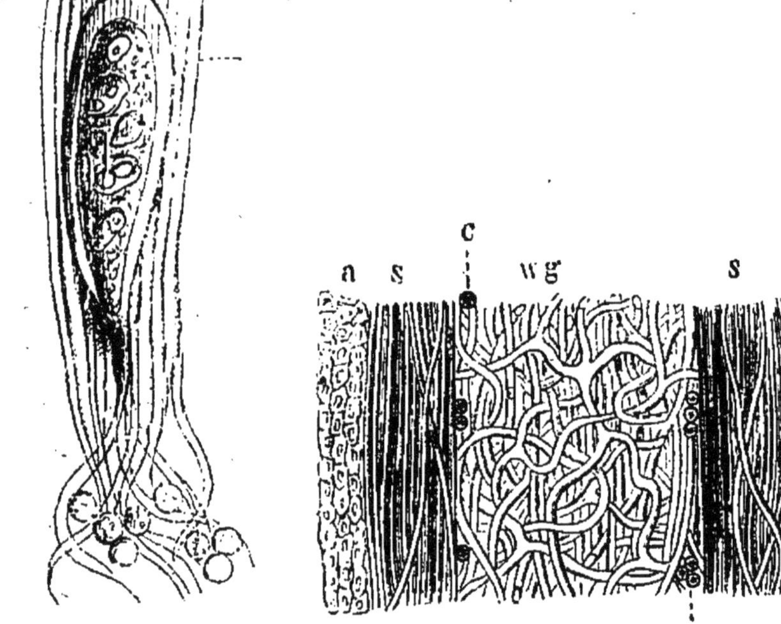

Fig. 896. — Paraphyses Asques. (Parmelia.)

Fig. 897. — Lichen d'Islande.

5° *Microsporés*; spores prenant naissance au milieu d'un mucilage qui ne tarde pas à se dessécher.

Genre *Ustilago*.

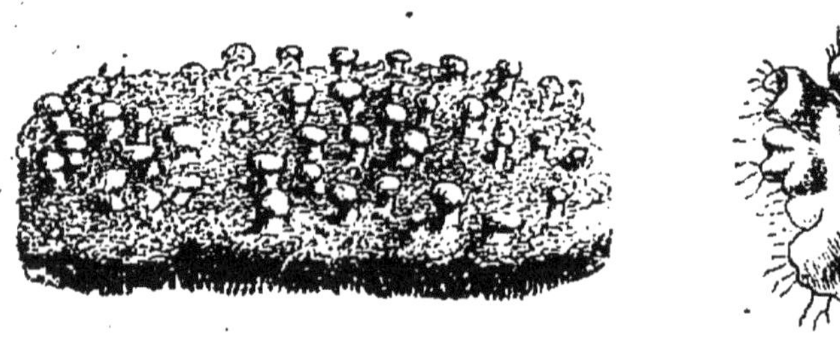

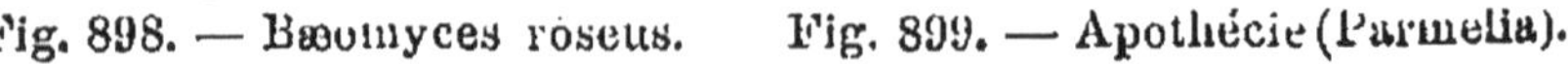

Fig. 898. — Bæomyces roseus.

Fig. 899. — Apothécie (Parmelia).

LICHENS.

Les Lichens sont des plantes cellulaires terrestres dont le système végétatif est représenté par un THALLUS, de forme et de contexture variables, qui peut être foliacé, crustacé ou asciforme suivant les diverses

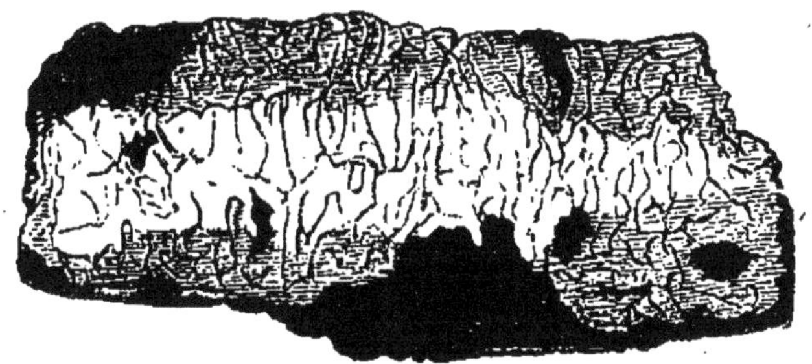

Fig. 900. — Lichen (Graphis scripta).

espèces; le thalle s'étend dans le sens horizontal et est dit *crustacé* ou *foliacé* suivant sa consistance; s'il s'allonge suivant la verticale, il est *fruticuleux*.

Le thallus (fig. 897) est formé de plusieurs couches, une extrorse ou *corticale*, constituée par des cellules soudées et à parois épaisses; une centrale ou *médullaire*, qui est composée de filaments irréguliers, contournés, entrecroisés et laissant de larges méats. Souvent entre ces deux couches s'en trouve une troisième, COUCHE GONIMIQUE OU GONIDIQUE, formée de cellules arrondies, assez ordinairement vert jaunâtre ou bleuâtre, et qu'on nomme GONIDIES; ces cellules paraissent jouer le rôle

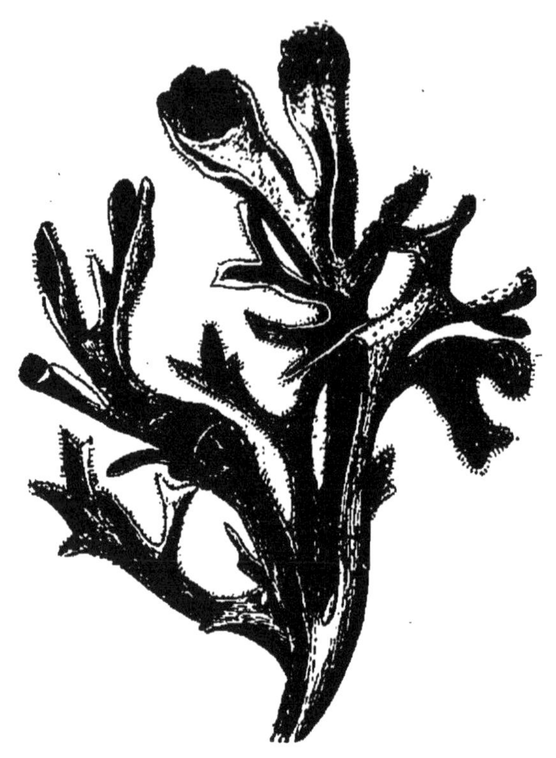

Fig. 901. — Lichen d'Islande.

de bourgeons et produisent des individus par le développement simultané de plusieurs d'entre elles.

Les gonidies, entremêlées de filaments rameux, forment quelquefois de petites masses superficielles, SORÉDIES, qui sont encore des organes de bourgeonnement.

Le thallus porte les organes de la fructification, qui sont des THÈQUES ou organes femelles, cellules allongées qui renferment dans leur cavité en général de nombreuses spores; ces cellules reposent tantôt

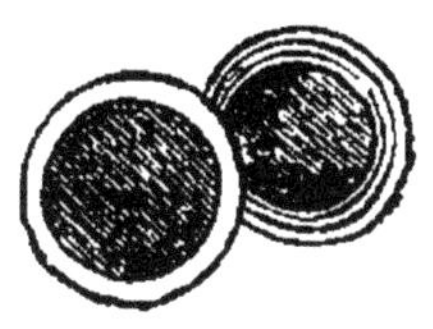

Fig. 902. — Protococcus turgidus.

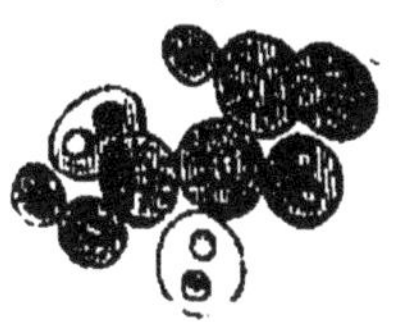

Fig. 903. — Protococcus coccoma.

sur le tissu même du thallus, tantôt sur un tissu particulier de cellules très-fines, HYPOTHECIUM, et elles sont toujours accompagnées d'un certain nombre de

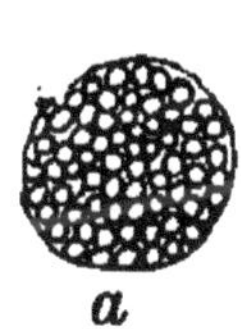

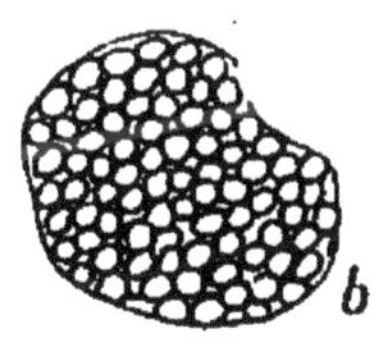

Fig. 904. — Microcystis et Polycoccus.

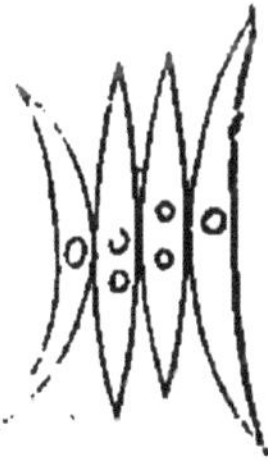

Fig. 905. — Scenedesmus acutus.

cellules ayant la même forme, mais plus étroites, et qu'on nomme PARAPHYSES (fig. 898). L'ensemble des thèques et des paraphyses constitue le tissu *hymenium* auquel on donne le nom d'APOTHÉCIE quand il forme des sailles globuleuses (fig. 899), de

SCUTELLE quand il est discoïde, de LIRELLE quand il est linéaire (fig. 900).

On trouve aussi sur le thallus et faisant saillie, des conceptacles mâles, SPERMOGONIES, dont les parois sont formées de cellules superposées, terminées par d'autres cellules (SPERMATIES) qui sont cylindriques, fusiformes ou aciculaires, droites ou courbées, et dont les dimensions sont d'environ 0m,003.

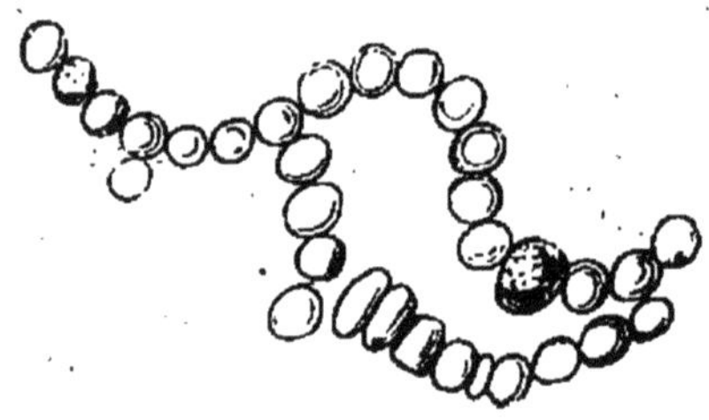

Fig. 906. — Nostoc commune.

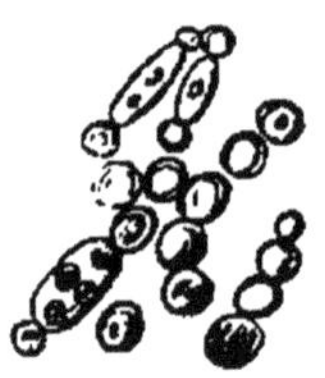

Fig. 907. — Cryptococcus cerevisiæ.

On ne fait plus guère usage en pharmacie que d'une seule espèce de Lichen, le Lichen d'Islande, *Cetraria islandica*, Ach. (fig. 901).

ALGUES.

Les Algues sont des plantes qui se trouvent principalement dans l'eau ou au moins dans les endroits humides; elles varient beaucoup d'aspect, car quelques-unes sont simplement composées d'une cellule unique, simple ou ramifiée (fig. 902 à 907), tandis

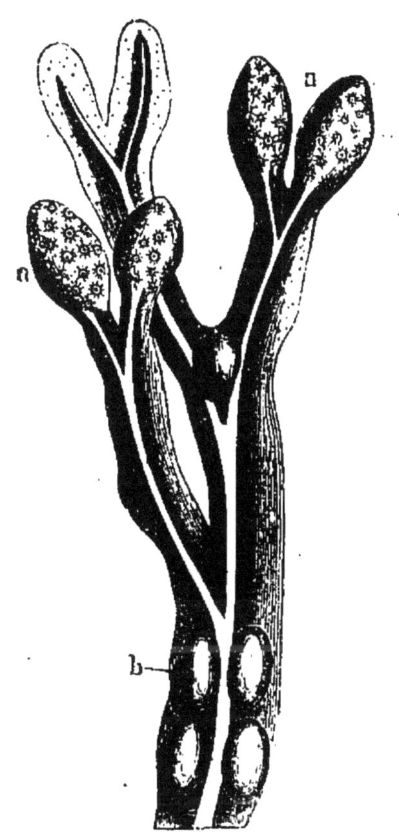

Fig. 908. — Fucus vesiculosus.

que d'autres résultent de la réunion d'un nombre plus ou moins considérable de cellules juxtaposées.

Quelquefois elles sont nues, c'est-à-dire composées uniquement de tissu cellulaire; d'autres fois elles sont logées dans des quantités plus ou moins grandes de mucus amorphe ou de matière gélatineuse organisée. Souvent il arrive que leurs cellules sont noyées en quelque sorte dans de la matière intercellulaire homogène, qui ne se colore ni par l'iode ni par l'acide sulfurique. On n'y trouve pas de vaisseaux.

La coloration des Algues est variable, mais peut être rapportée à trois nuances principales : verte ou olivâtre, rouge et brunâtre ; elle est due à une matière granuleuse qui a une certaine analogie avec la

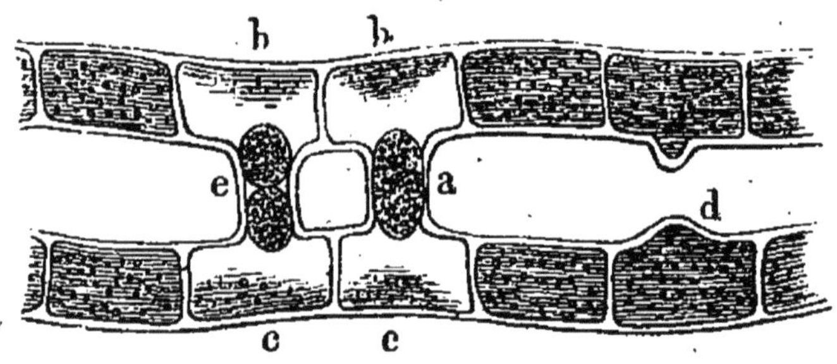

Fig. 909. — Zygogonium (copulation de deux individus).

chlorophylle, et paraît remplir les mêmes fonctions ; on l'a nommée ENDOCHROME.

Les Algues forment un THALLUS ou FRONDE dont la forme est très-variable, qui peut être simple ou ramifié, ou offrir des ramifications d'aspect foliacé, mais qui ne sont pas des feuilles (fig. 908). Il peut être libre ou fixe au moyen de processus ou crampons qu'on désigne sous le nom de RHIZINES. L'absorption des matières paraît se faire sur toute la surface de la plante, et les rhizines ne sont que des moyens de fixation.

Le mode de multiplication des Algues offre de grandes variétés; l'Algue se reproduit par scissiparité, par prolification, conjugation et aussi au moyen d'organes particuliers.

Quelquefois l'endochrome se condense et sort par une ouverture d'une cellule pour former une masse

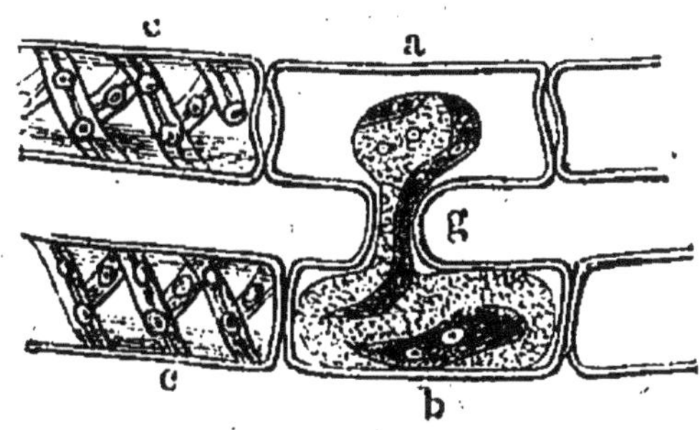

Fig. 910. — Spirogyra (copulation de deux individus).

nue, puis s'enveloppant d'une membrane, qui se recouvre de cils et se meut dans l'eau (*Vaucheria*); d'autres fois l'endochrome se segmente dans la cellule avant d'en sortir (*Pleurococcus*).

Dans d'autres Algues, deux individus voisins s'envoient un ou deux prolongements qui se soudent ensemble et dans lesquels se condense l'endochrome venant de chaque individu. Après la conjugaison on voit une cellule qui grossit et souvent se divise en plusieurs masses reproductives (*Spirogyra*, *Zygogonium*, fig. 909, 910).

Dans d'autres Algues, on distingue de véritables corps reproducteurs de deux ordres; les uns, plus gros (susceptibles de germer), sont les femelles; les autres, plus petits (MICROGONIDIES), sont les mâles. Dans ces Algues on trouve sur certains points de l'épaisseur du thallus des cavités ou CONCEPTA-

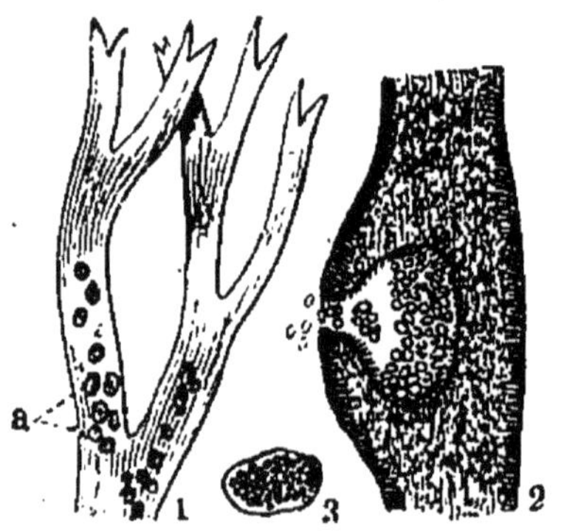

Fig. 911 à 913. — Sphærococcus crispus.

CLES s'ouvrant au dehors par une petite bouche, *ostiole* (fig. 913). Dans l'intérieur de ces conceptacles sont des organes femelles, *sporanges*, globuleux ou ovoïdes et entourés de nombreux filaments cloisonnés, *paraphyses;* d'autre part les conceptacles peuvent ne contenir, soit isolés, soit en même temps que des sporanges, des *anthéridies* ou *microgonidies*, organes mâles constitués par des utricules ovoïdes, supportées par des poils rameux et remplis d'*anthérozoïdes* (fig. 914).

Les anthérozoïdes qui flottent dans l'eau se fixent sur les sporanges qu'ils rencontrent flottants, leur impriment un vif mouvement de rotation, et la fécondation se trouvant opérée, il se fait une couche de cellulose sur la spore.

Un petit nombre d'Algues seulement sont utilisées dans la pharmacie. Ces plantes appartiennent toutes au groupe des FLORIDÉES; ce sont des végétaux

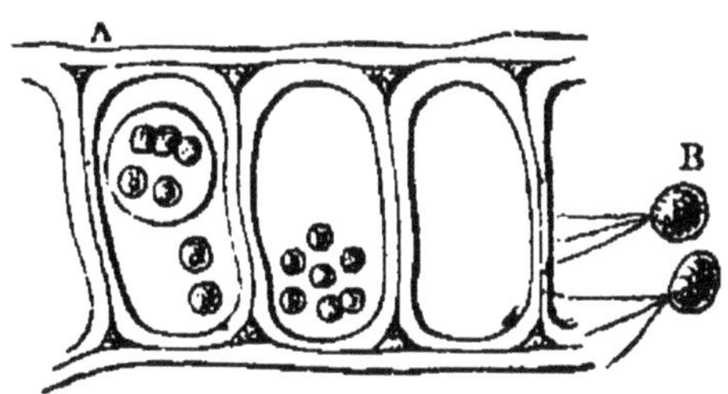

Fig. 914. — Ulothrix zonata, Zoospores et Phytozoaires.

marins souvent violacés ou pourprés, à thallus continu, cellulaire, membraneux ou coriace, plus dense à la périphérie, plan, filiforme, souvent dichotome, fixé au sol par des crampons plus ou moins forts.

Espèces: *Sphærococcus Helminthocorton*, Ag., mousse de Corse; *Sphærococcus crispus*, Ag., Carragahen.

FIN.

TABLE ALPHABÉTIQUE

DES MATIÈRES ET DES FIGURES

Figures.		Pages.
	A	
	Abelmoschus	217
	Abies	403
	Abiétinées	401
	Absorption	73
	Abutilon	219
	Acacia	255
	Acalyphées	381
	Acaule	31
	Accessoires (Organes)	17
	Accrescent	105
465	Acer	229
	Acérinées	228
293 à 294	Achène	146
350 à 355	Aconitum	186
	Acorinées	434
	Acorus	434
	Acotylédones	446
	Acrogènes	446
	Actæa	188
	Aculeus	21
861, 862	Adiantum	454
	Adné	115
	Adonis	183
	Adventifs (Bourgeons)	66
	Adventives (Racines)	26
	Aérifères (Canaux)	6
	Æsculus	230
	Æthusa	283
	Agapanthées	420
881	Agaricus	472
	Agropyrum	439
437	Agrostemma	212
	Aigrette	105, 146
80 à 82	Aiguillon	21
	Ailes	110
	Ajuga	341
	Ajugoïdées	341
	Albizzia	256
	Albumen	139, 156, 161
	Aleurone	8
	Aleurites	383
902 à 913	Algues	476
825	Allium	422
	Alnus	395
824	Aloe	421
	Aloïnées	420
	Alsinées	212
171	Alternance	82
442	Althæa	216
338	Amande	155
	Amentacées	391
	Amidon	9
	Amminées	280
	Amomées	413
815	Amomum	415
	Ampélidées	230
	Amphitrope	160
	Amplexicaule	46
	Amygdalées	257
	Amygdalus	257
	Anacardiacées	240
475	Anacardium	240
617	Anacyclus	307
	Anagallis	142
143 à 144	Anatomie des feuilles	54
	Anat. des fleurs	107, 112 118
	— des racines	29
	— des tiges	37, 43

Figures. Pages

Anatrope 153
681 Anchusa. 337
Androcée 81, 112
Andromeda. 318
Andropogon 445
Andropogonées . . . 445
339 Anemone 181
Anémonées. 180
568 Anethum. 284
Angelica. 283
Angélicées 283
Angle de divergence . 59
Angræcum. 411
Angusture 237
Anis étoilé 191
— vert 481
Anneau . . 441, 461, 469
Anomales (Fleurs). . . 112
Anthemis 307
238, 240 Anthère . . 113, 115
Anthère extrorse. . . 117
— introrse . . . 117
859 Anthéridie . 450, 462, 467
Anthérozoïde 450
Anthoxanthum . . . 440
Anthriscus 287
Anthyllis 246
Antirrhinées 362
Antirrhinum 362
Apétale 85
Apiculaire 128
Apicule 21
Apium 281
Apocynées 325
899 Apothécie 475
Aracées 433
Arachis 253
Araliacées 287
Araucaria 404
Arbres 34
Arbrisseaux 33
Arbustes. 36
642 Arbutus 318
859 Archégone . . . 450, 460
640 Arctostaphylos . . . 317
Areca. 430
Argemone 196
Arille 139, 155
285 Arillode 139
740 Aristolochia 379
Aristolochiées. 378

Figures. Pages.

603 Arnica 303
Aroïdées. 433
Artanthe. 393
616 Artemisia 306
Arthrosporées. . 466, 476
Artichaut 311
Artocarpées 391
Artocarpus 391
Arum. 434
741 Asarum 379
Asclépiadées 326
658 Asclepias 328
Asparaginées 423
Asparagus 423
Aspergillum 471
582 Asperula. 292
Asphodulées 422
Asphodelus. 422
Astragalus 247
Atractylis 311
Atriplex 305
709 à 715. Atropa. . . . 355
Atropées 354
Aubier 39
Arantiacées 224
846 Avena 444
Avénacées 443
Azalea 319

B

326 Baie 146, 151
319 Balauste. 150
Bale 438
Balsamifluées 396
478 Balsamodendron . . . 243
Barbe 21
Baside 467
Basidiosporées . . . 472
Basilaire 128
Belladone 355
Benoite 261
Berbéridées. 192
370 à 373. Berberis . . . 193
Beta 365
Betula. 395
Bétulacées 395
729 Bistorte 369
Blé 439
Bleuet 310
Bois 37, 38

Figures.		Pages.
	Boletus	472
	Borassus	432
	Borraginées	336
	Borrago	337
	Boswellia	242
863	Botrychium	455
	Bouillon blanc	359
149 à 152.	Bourgeons	64
	Bourgeons adventifs	64
	— écailleux	65
	— foliacés	65
	— fulcracés	65
	— latéraux	65
	— mixtes	64
	— nus	65
	— pétiolaires	65
	— stipulaires	65
	— terminaux	65
	Bourrache	337
	Bouton	64
249	Boyau pollinique	121
185	Bractée	93
	Bractéole	95
407 à 415.	Brassica	204
	Brayera	259
534	Bryonia	273
	Bugrane	246
	Buis	384
105	Bulbe	36, 66
154 à 156.	Bulbe solide	67
158	Bulbille	67
	Bupleurum	280
	Burséracées	241
	Butea	252
	Buttnériacées	218
	Buxées	384
	Buxus	384

C

Figures.		Pages.
	Cabaret	380
	Cacaotier	219
	Cactées	273
	Cactus	275
	Cæsalpinia	253
	Cæsalpiniées	252
	Caféier	293
	Caillelait	292
	Calamintha	345
	Calathide	89
	Calendula	304
203 à 205.	Calice	81, 105
	Caliciflores	104, 238
204	Calicule	107
	Calluna	317
	Cambium	37
	Camellia	223
618	Camomille	308
635	Campanula	315
	Campanulacées	315
217	Campanulé	111
734	Camphora	370
	Camphrier	370
	Campylospermées	286
	Campylotrope	133
	Canal médullaire	37
34	Canaux aérifères	6
	Canella	227
	Cannabinées	388
	Cannabis	388
	Canne à sucre	445
	Cannelle	370
861, 862.	Capillaire	455
179, 180.	Capitule	89
	Capreolus	23
	Caprifoliacées	289
716	Capsicum	356
308	Capsule	148
310, 311.	— siliquiforme	149
	Carcérule	150
	Cardamome	416
	Cardon	311
	Carène	150
	— dorsale	122
	Caréné	27
840	Carex	437
	Caricinées	437
	Caroncule	139, 155
	Carotte	285
250	Carpelle	121
771	Carpinus	400
	Carpophore	83
	Carthamus	311
560	Carum	281
	Carvi	281
209	Caryophyllé	109
	Caryophyllées	210
523, 530.	Caryophyllus	270
300	Caryopse	146
	Caryota	430
	Cascarille	381

Figures.		Pages.
	Casse	254
507	Cassia	254
	Castanea	399
506	Cathartocarpus	254
	Caulis	30
157	Cayeu	67
	Cedrus	404
	Cellulaires (plantes)	1
19	Cellule	1, 5
17	Cellules annulaires	5
	— antipodes	138
	— conductrices	137
41	— (Contenu des)	6
	— étoilées	57
	— fibreuses	
	— grillagées	40
13	— ponctuées	5
7 à 10	— rayées	5
17	— spirales	5
	Celluleuses (Plantes)	446
	Cellulose	4
626	Centaurea	310
	Centranthus	299
-	Cephælis	293
508	Cerasus	258
	Ceratonia	253
	Cerisier	258
	Ceroxylon	431
	Cestrinées	357
	Cétérach	453
897 à 901	Cetraria	476
	Cevadille	429
	Chærophyllum	286
	Chalaze	132, 154
	Chambre aérienne	16
	Champignons	464
	Chanvre	388
	Châtaignier	399
177	Chaton	89
102	Chaume	34
	Cheiranthus	203
380	Chelidonium	196
	Chêne	398
	Chénopodées	363
724	Chenopodium	364
	Chevelu	27
	Chicoracées	303, 312
	Chicorée	313
	Chiendent	439
	Chiffonné	103
	Chlorophylle	7
	Chou	205
	Chromule	7
	Chrysobalanées	259
	Cicer	248
628	Cichorium	312
558, 559	Cicuta	280
	Ciguë	280
	Cil	21
584 à 592	Cinchona	297
	Cinchonées	296
732, 733	Cinnamomum	370
	Circulation	74
	Cirrus	23
	Citronnier	225
532	Citrullus	273
461 à 464	Citrus	224
879	Cladosporium	463
	Classification	170
885	Claviceps	472
	Clématidées	180
	Clématis	180
	Clinanthe	90
252	Cloisons	124
253	— (Fausses)	124
	Clous de girofle	270
627	Cnicus	310
	Coca	228
	Cocculus	192
397	Cochlearia	202
	Cocos	433
	Cœlospermées	287
	Cœur	38
583	Coffea	293
	Cofféacées	293
	Coiffe	460
	Coignassier	366
	Colchicacées	426
	Colchicées	426
832 à 835	Colchicum	427
	Coléophylle	438
	Collet	26
	Coloquinte	273
	Columelle	144, 461
	Composées	301
	Conceptacle	468, 480
	Conducteur (Tissu)	128
331	Cône	89, 152
	Conidie	467
	Conifères	401
572	Conium	286
	Connectif	115

Figures.		Pages.
	Contenu des cellules	6
	Convolvulacées	332
	Convolvulus	334
	Copaifera	253
	Cordiceps	468
573	Coriandrum	287
	Coriaria	237
	Coriariées	237
	Corolle	81, 107
	— gamopétale	108
	— irrégulière	108
	— polypétale	108
	— régulière	108
	Corolliflores	105, 320
	Corticaux (Pores)	16
	Cortina	469
393	Corydalis	199
769	Corylus	378
183	Corymbe	303
	Coton	20
	Cotylédons	139, 156
	— épigés	169
	Couche herbacée	41
	— subéreuse	41
	Couches concentriques	36
	— corticales	41
	— gonimiques	473
	Coulant	69
	Coussinet	57
100	Crampon	23, 28
	Cratægus	264
316	Crémocarpe	149
	Cresson	203
	Cribreux (Tubes)	40
	Crin	21
	Crinitus	21
41	Cristaux	10
	Crocus	418
	Croton	383
	Crotonées	383
	Crozophora	383
	Crucifères	200
207	Cruciforme	109
	Cryptogames	446
	Cubeba	393
	Cucumis	272
531	Cucurbita	271
	Cucurbitacées	270
	Cuminées	285
	Cuminum	286
	Cupressinées	405

Figures.		Pages.
	Cupressus	406
186	Cupule	94
	Cupulifères	397
814	Curcuma	415
	Curvembryées	350
	Curvinerve	49
680	Cuscuta	336
	Cuspide	21
64	Cuticule	16, 41, 56
	Cycle	58
	Cyclolobées	364
519, 520.	Cydonia	266
173, 174.	Cyme	87
	Cynanchum	327
	Cynara	320
	Cynarocéphales	303, 309
685	Cynoglossum	338
	Cypéracées	435
	Cypérées	436
	Cyperus	436
	Cypripédiées	413
	Cystide	467
	Cystoblaste	3

D

Figures.		Pages.
	Dalbergiées	252
	Daphnacées	376
737 à 739.	Daphne	376
	Dattier	432
699	Datura	353
	Daturées	353
	Daucinées	284
571	Daucus	284
	Déhiscence des anthères	117
	— des fruits	141
	Déhiscents (Fruits)	141
364	Delphinium	187
	Déperdition insensible	77
	Développement de l'anthère	118
270 à 274.	Développement de l'ovule	130
109, 110.	Développement des tiges ligneuses	38
232	Diadelphe	115
	Dialypétale	108
	Dialysépale	105
436	Dianthus	213
173	Dichotomie	88
	Dicotylédones	178

Figures. Pages.

Dictamnus 235
718 à 720. Digitalis . . . 359
Diosma 236
Diosmées 236
Diplécolobées 205
Dipsacées 300
Dipsacus 300
Dipteryx 252
Direction de l'embryon 159
146 Distique 58
Divergence des feuilles 59
Dorema 284
Dorstenia 385
Douce-amère 356
Dracæna 425
Drimys 191
Drupe 146
Dryadées 259
Duramen 38

E

Ecailles 64
533 Ecballium 273
Echium 337
Eclosion 169
Ecorce 37, 40
Elæis 433
Elettaria 415
Emanation 78
Embryon . . 133, 139, 156
— amphitrope . . 160
— anatrope . . 133, 159
— campylotrope . . 134
— dicotylédoné . . . 163
— hétérotrope. . . 161
— homotrope . . . 160
— macropode . . . 157
— monocotylédoné . 162
Endocarpe 141
Endochrôme 478
Endogènes 43, 407
Endospore 448
Enveloppe cellulaire . 2
176 Epi 89
— composé . . . 93
Epicarpe 141
Epidendrées 412
62, 63, Epiderme . . 16, 41, 55
Epigone 460
83, à 85, Epine 22

Figures. Pages.

Epine-vinette 193
Episperme 155
Epispore 448
Erable 229
Ergot 472
Erica 317
Ericacées 316
Ericinées 317
Erodium 232
Ervum 249
665, 667, Erythræa . . . 331
Erythroxylées . . . 227
Erythroxylon 228
192, 196, Estivation . . . 100
221, 243, Etamines . . . 112
— synanthérées . . 118
Etendart 109
Etiolé 7
Etoilé 110
Etoilées. 292
Etui médullaire . . . 42
Eucalyptus. 278
Eugenia 270
744 à 746, Euphorbia . . . 381
Euphorbiacées . . . 380
Euphrasia 361
Exhalation. 78
Exogènes 43, 178
674 Exogonium 333
Exostemma 297
Extrorse 117

F

Faba 249
Fagopyrum 367
Fagus 399
Faisceaux 41
Familles naturelles (Revue des). 178
175 Fascicule 89
Fasciculées (Racines) . 26
281 à 284, Fécondation . . 136
36 à 40, Fécule. 9
Fenu-grec 246
Ferula 283
Feuille carpellaire . . 124
115, 116, Feuilles . . . 25, 44
— alternes. . . . 52
— caduques . . . 54
139, 140, Feuilles composées 50

Figures.		Pages.
	Feuilles distiques	58
	— florales	93
	— opposées	52
	— palmées	51
	— pennées	51
	— périchétiales	460
	— persistantes	64
	— primordiales	158
	— séminales	158
	— simples	50
	— verticillées	52
50	Fibre	2, 10
	Fibreuse (Racine)	27
	Fibrille	27
	Fibro-vasculaires (Plantes)	1
343, 344,	Ficaria	184
	Ficus	386
	Fide	49
	Filament suspenseur	138
	Fleur	82
	— apétale	85
	— femelle	85
	— irrégulière	85
	— mâle	85
	— nue	85
	— oppositifoliée	88
	Floridées	481
	Flosculeuses	302
557	Fœniculum	282
	Foliole	50.
304	Follicule	147
849, 861,	Fougères	446
	Fovilla	120
511	Fragaria	260
	Fragon	423
	Fraisier	260
	Framboisier	260
	Fraxinées	322
250	Fraxinus	321
	Fronde	447, 479
	Fructification	139
	Fruit	139
	Fruits agrégés	152
	— apocarpés	145
	— charnus	146
	— composés	152
	— déhiscents	147
	— indéhiscents	146
	— secs	146, 147, 148
	— syncarpés	145, 148
908	Fucus	477
	Fulcra	23
388 à 392,	Fumaria	199
	Fumariacées	198
	Fumeterre	199
	Funicule	122, 131

G

Figures.		Pages.
	Gaîne	46
694	Galeopsis	347
469	Galipea	237
	Galium	292
	Gamopétale	108
	Gamosépale	106
	Garcinia	227
	Garou	376
	Gaultheria	318
	Gayac	234
	Gemmule	139, 158
	Génératrice (Zône)	37
	Genet	246
	Genévrier	405
	Genista	246
663	Gentiana	331
	Gentianées	329
	Géraniacées	231
	Geranium	231
	Germination	167
512	Geum	261
	Gingembre	414
	Ginseng	288
406	Giroflée	302
	Giroflier	270
	Gladiolus	449
315	Gland	149
	Glandes	23
	Glaucium	196
	Gleba	469
687	Glechoma	343
	Glomérule	89
187	Glume	98, 438
	Glumelle	98, 438
	Glycyrhiza	247
	Gnétacées	407
	Gonidie	474
	Gonimique (Couche)	473
	Gonolobus	329
	Gonophore	83
	Gossypium	218

Figures.		Pages.
	Gouet	434
301, 302,	Gousse	147
303	— lomentacée	147
335 à 338,	Graine	141, 153
841 à 843,	Graminées	437
	Granatées	267
182	Grappe	90
	Gratiola	359
	Grenadier	268
	Grillagées (Cellules)	40
	Groseillier	277
	Grossulariées	276
	Guajacum	234
	Gui	289
	Guimauve	216
	Guttifères	226
243	Gymnostème	120
	Gynécée	81, 121
261	Gynobasique	128
	Gynophore	123
	Gyroma	448

H

Figures.		Pages.
	Hæmatoxylon	253
	Hameçon	21
188	Hampe	98
575	Hedera	288
	Hédysarées	247
	Helianthus	308
	Heliotropium	339
	Helleborées	185
345 à 347,	Helleborus	185
	Hemidesmus	329
	Hépatiques	463
	Hespéridées	224
318	Hespéridie	150
	Hêtre	399
	Hibiscées	217
	Hibiscus	217
	Hile	9, 131, 154
	Hippocastanées	229
	Hirsutus	20
	Hordéacées	439
844	Hordeum	440
	Houblon	389
	Houppe	21
755 à 757,	Humulus	389
	Hyacinthinées	426
	Hydrocotylées	280
883	Hyménium	467
	Hyménoïde	465
	Hyménophyllées	456
	Hyoscyamées	353
705 à 708,	Hyoscyamus	353
	Hypecoum	199
	Hypericum	226
	Hypocratérimorphe	110
	Hypogyne	104
	Hypothecium	475
	Hysope	343
	Hyssopus	343

I

Figures.		Pages.
	Icica	244
366 à 369,	Illicium	191
	Incubation	169
	Indéhiscents (Fruits)	141
	Indigofera	247
	Indusium	448
	Inflorescence	85
	— centrifuge	86
	— centripète	86
	— définie	86, 89
	— indéterminée	86
	— mixte	86
	— terminée	85
215	Infundibuliforme	110
197 à 202,	Insertion	103
201, 202,	Insertion épigyne	105
197	Insertion hypogyne	104
198 à 200,	Insertion périgyne	104
	Introrse	117
	Inula	303
	Involucelle	97
185	Involucre	97
	Ionidium	208
	Ipécacuanha	293
	Ipomœa	336
	Iridées	417
820 à 823,	Iris	417
	Ivraie	440

J

Figures.		Pages.
	Jalap	336
	Jasmin	324
	Jasminées	323
	Jasminum	324
159	Jet	69

Figures.		Pages.
	Juglandées	396
	Juglans	397
	Juncacées	434
	Jungermanniées	463
788	Juniperus	405
	Jusquiame	353

K

Figures.		Pages.
432	Krameria	210

L

Figures.		Pages.
	Labiatiflores	303, 311
203 à 218,	Labiée	107, 111
	Labiées	330
633	Lactuca	314
•	Lacune	5
	Laitue	314
	Lame	109
693	Lamium	347
	Lana	20
	Languette	437
	Lappa	310
	Larix	403
	Latex	15
	Laticifères (Vaisseaux)	15
	Laurier	373
	— cerise	259
	Laurinées	369
	Laurus	373
	Lavande	344
672	Lavandula	344
	Lavatera	217
	Ledum	319
287	Légume	147
	— lomentacé	147
	Légumineuses	244
69	Lenticelle	17
	Lentisque	241
	Liber	40, 42
897 à 901,	Lichens	473
	Liége	41
	Lierre	288
	Ligneux	37, 38
117	Ligule	46
220	Ligulée	111
	Liguliflores	303
	Ligustrum	321
	Liliacées	419
	Lilium	420
	Limbe	44, 47
	Lin	214
723	Linaria	363
	Linées	214
438, 440,	Linum	214
	Liquidambar	396
	Liquide intracellulaire	4
	Lirelle	476
	Lis	420
	Lithospermum	339
	Lobé	49
	Lobelia	316
	Lobéliacées	316
	Loculicide	143
	Loganiacées	324
	Lolium	440
303	Lomentacé	147
	Lonicera	291
	Lonicérées	289. 291
	Loranthacées	289
	Lotées	245
	Lychnis	213
	Lycium	355
894	Lycoperdon	472
	Lycopersicum	356
	Lycopodiacées	456
864	Lycopodium	457

M

Figures.		Pages.
	Mache	299
365	Magnolia	190
	Magnoliacées	188
	Magnoliées	189
	Maïs	445
	Malacoïde	465
	Malope	216
	Malopées	215
	Malus	265
441	Malva	216
	Malvacées	215
	Malvées	216
	Manihot	384
	Manioc	384
	Manne	323
	Maranta	416
	Marattiées	456
	Marcescent	106
	Marchantia	463

Figures. Pages.

Marcotte 70
Marronnier 230
Marrube 348
695 Marrubium 348
Masse pollinique . . 120
Matico 393
Matière azotée . . . 8
— intercellulaire . 6
Matières amylacées . 9
— grasses 9
— solides des cellules 6
609 Matricaria 305
Maturation 164
Mauve 216
32 Méats intercellulaires. 5
Médullaires (Rayons) 37, 39
Melaleuca 269
Melampyrum 361
Mélanthacées 426
Melilotus 246
688 Melissa 342
Mélissinées 342
Melon 272
Mélonide 150
Ménispermacées . . . 191
Menispermum . . . 192
Mentha 341
Menthe 341
Menthoïdées 341
Ményanthées 332
668 Menyanthes 332
Mercurialis 381
Méricarpe 141
516 à 518, Mespilus . . . 263
Méthode de De Candolle 175
— de Jussieu . . . 174
— naturelle . . . 171
Microgonidies. . . . 480
Micropyle 132
Microsporées 472
Millepertuis 226
Mimosées 255
Moelle 36, 37
231 Monadelphe 115
Monardées 348
Moniliforme 14
Monochlamydées . . 363
Monocotylédones . . 407
Monopétale 108

Figures. Pages.

Monosépale 106
Morées 385
Morelle 356
753, 754, Morus 386
865 à 873, Mousses . 458, 463
Moutarde 305
Mucroné 21
Mûrier 386
Muscadier 375
Mycelium 464
Myrica 392
Myricées 391
736 Myristica 375
Myristicacées 373
Myrospermum . . . 245
Myrtacées 269

N

562 Narthex 283
401 Nasturtium 203
Nectandra 373
Néflier 263
Nématoïde 465
Néottiées 411
Nepeta 343
Népétées 343
Nérium 326
Nerprun. 240
Nervure dorsale . 122, 142
— ventrale. . 122, 141
Nicotiana 350
Nicotianées 350
348 Nigella 185
Nœuds 34
Noisetier 378
Noix 397
— vomique . . . 324
Nopal 275
Notorhizées 204
Noyau 141, 166
Noyer 397
Nucelle 130
11 Nucleus 3
Nuculaine 150
Nutrition 73
— (Organes de) . . 25

Figures. Pages.

O

118 Ochrea 46
Ocimoïdées 344
Ocimum. 344
Œillet 213
Œnanthe 283
Oignon 422
648, 649, Olea 320
Oléacées 320
Olivier 320
Olyriées 445
184 Ombelle 92
— composée . . . 92
538, 556, Ombellifères . . 277
Ombilic 154
— interne 154
206 Onglet 109
Ononis 246
Opercule 461
Ophioglossées . . . 455
Ophrydées 411
Ophrys 411
535 Opuntia 275
Oranger 225
Orchidées 408
806 à 811, Orchis 411
Organes élémentaires . 1
— de nutrition . . 25
— de reproduction . 81
Orge 440
Origanum 345
Origine de l'ovule . . 130
— des cellules . . 3
Orthoplocées 204
Orthospermées . . . 278
Orthotrope 133
Ortie 387
845 Oryza 442
Oryzées 442
Osmunda 455
Osmundées 455
Ostiole 16, 468
Osyris 377
Ovaire 121, 126
260 — infère 127
259 — supère 127
Ovule. 122, 130
276 — anatrope . . . 133
278 — campylotrope . . 133
270 Ovule hémitrope. . . 135
275 — orthotrope . . . 133

P

Pæonia 187
Pæoniacées 187
Paillette 438
837 Palmiers 428
Palminerve 50
Panax 288
Panicule 92
376 à 379, Papaver . . . 195
Papavéracées 194
210 Papilionacé. . . . 109
Papilionacées 245
Parapétale 436
884 Paraphyse . . . 467, 475
32 Parenchyme 5
Parietaria 387
Partite 49
Patience 367
Pavot 195
Pêcher 257
Pédicelle 98
189, 191, Pédoncule . . 47, 98
Peltinerve 50
Penninerve 50
Pépin 166
324 Péponide 150
Péricarpe 141
Périchétium 460
Péridium 469
Périgone 460
Périgyne 104
Périsperme . . 139, 161
Péristome 461
Périthécie 468
Persica 257
Persil 281
219 Personée 111
Pervenche 326
206, 220, Pétale 108
Pétiole 44
Petroselinum 280
Petunia 351
Peucédanées 284
Peuplier 395
882 Peziza 465

Figures. Pages.

Phalaridées 440
Phalaris 440
Phanérogames . . . 178
Phaseolées 250
492 Phaseolus 250
Phœnix 432
Phoranthe 90
Phormium 420
Phylle 105
Phyllode 46
146 à 148, Phyllotaxie . . 57
Physalis. 354
496, 497, Physostigma . . 252
Phytozoaires 462
Picea. 403
Pilus 19
Pimpinella. 281
Pin 403
771 Pinus 403
763 Piper 393
Pipéracées. 393
Piquants 22
Pissenlit 314
477 Pistacia. 240
Pisum 249
Pivotante (Racine) . . 26
Placenta 122, 124
255 Placentation axile . . 125
258 — centrale. . . . 126
256 — pariétale . . . 125
101 Plantain. 30
Plateau 36
Pleurorhizées . . . 202
Plumule 156
Podophyllum 193
Podosperme 122
Pogostemon 344
71 à 79, Poils. 18
— cloisonnés . . . 19
88 à 92 — glandulifères. . 23
Poirier 265
Pois 249
Poivre 393
Polachène , ... 149
244 à 249, Pollen . . 113, 119
233 Polyadelphe 115
425 à 431, Polygala . . . 209
Polygalées 208
717 Polygonées 366
729 Polygonum 368
Polypétale. 108

Figures. Pages.

Polypodiées 453
853 Polypodium 453
Polysépale. 105
850, 851, Polystichum . . 454
868 Polytrichum 464
Pomacées 263
322 à 325, Pomme 150
Populus 395
Pores corticaux . . . 16
Potentille 260
Poterium 261
Préfloraison 100
Préfoliation 71
Propagule 70
Propres (Vaisseaux) . 14
Prosenchyme 11
857 Prothallium 449
1 Protococcus 1
Protonema. 470
Protoplasma 4
Prunus 258
Psychotria 294
Pterocarpus 252
Pubes 20
686 Pulmonaria 339
521 Punica 267
Pyrus 265
291 Pyxide 142
313 Pyxidie 151

Q

468 Quassia. 235
767 Quercus 398
Quillaja 262
147 Quinconce 58
584 à 592, Quinquina. . . 297

R

Racine 25
Racines adventives . . 26
99 — carénées . . . 27
96 — fasciculées. . . 26
96 — fibreuses . . . 27
93 à 95, Racines pivotantes. 26
97, 98, Racines tubéreuses . 27
Radicantes (Tiges) . . 34
Radicelles 26
Radicule . . . 139, 156

Figures. Pages.

Radiées 302
Rameau 36, 70
Ramification 69
340 à 342, Ranunculées . . 183
Ranunculus 183
Raphanus 205
Raphé 133
Raphides 10
432 Ratanhia 210
Rayons médullaires. 37, 39
Réceptacle . . 81, 100, 467
— commun. . . 90
Rectembryées. . . . 350
Rectinerves 49
Régime 93
Réglisse. 247
Renonculacées . . . 179
Renoncule 183
Reproduction (Organes de) 81
Respiration. 78
Rétinacle 410
Revue des familles naturelles 178
Rhamnées 239
470 Rhamnus 240
630, 631, Rheum 369
Rhinanthacées. . . . 359
721 Rhinanthus 361
Rhizine 459
101 Rhizome . . . 35, 68, 70
Rhododendron 319
Rhodorées 319
Rhubarbe 369
476 Rhus 240
536 Ribes. 277
Ribésiacées 276
747, 748, Ricinus 383
845 Riz 442
513 à 515, Rosa. 262
208 Rosacée. 109
Rosacées 256
Rosmarinus 340
212 Rotacée 110
Rubia. 293
Rubiacées 291
509 Rubus 259
Rue 235
Rumex 367
826 Ruscus 423
466 Ruta 235

Figures. Pages.

Rutacées. 232
Rutées 234

S

847 Sabina 406
Sac embryonnaire . . 136
847 Saccharum. 445
Safran 418
Sagapenum. 284
40 Sagou 432
Sagus. 432
Sainbois 376
Salicinées 393
Salicornia 364
764 Salix. 394
831 Salsepareille 425
Salsola 364
696 à 698, Salvia 348
295 Samare 146
317 Samaridie 150
Sambucées. 291
576 Sambucus 261
Sanguinaria 196
Sanguisorbées. . . . 261
Saniculées 280
Santalacées. 377
Santalum 377
Sapin. 403
434 Saponaria 214
Sarcocarpe 141
Sarrazin. 367
735 Sassafras 372
Satureia 345
Saturéinées. 344
Sauge. 348
600 Scabiosa. 300
Scalariformes (Vaiss.) . 14
Scilla. 422
Scirpus 436
Scitaminées 413
Scléroïde 465
885 Sclérotium 472
Scolopendrium 454
Scorzonera. 312
Scrophularia 359
Scrophularidées . . . 358
Scrophularinées . . . 358
Scutatus. 19
Scutellaria 340

Figures. Pages.
Scutellariées 346
Scutelle 476
Secale 439
Secondine 131
Seigle. 440
Sémi-flosculeuses . . 302
507 Séné 254
Sépale 105
Septicide 143
Séqué 49
Sessile 48
Sétacé 21
Séve ascendante . . . 74
— d'août . . . 76
— descendante . 77
Sida 218
Silénées 212
307, 307, Silique 148
Siliquiforme 149
Silybum 311
Simarouba 236
Simaroubées 235
416 Sinapis 205
Siphonia 384
Sisymbrium 204
827 à 831, Smilax 425
Soie 21
Solanées 355
Solanum 356
Sophorées 245
Sorbus 266
Sore 448
Sorghum 445
327 à 388, Sorose 152
Soudure 83
Sous-arbrisseaux . . . 33
178 Spadice 89
— composé . . 93
Spathe 97
Spermatie . . . 467, 476
Spermoderme 155
Spermogonie 476
911 Sphærococcus 480
Spicule 103
Spigelia 325
Spinacia 366
148 Spirale 58
— génératrice . 60
148 — secondaire . . 60
Spiræa 262
Spiréacées 261

Figures. Pages.
146 à 148, Spires 58
Spirolobées . . . 205, 364
910 Spirogyra 479
Spondias 241
Spondiées 241
Spongiole 28
854 Sporange 447, 460
Spore 448, 466
Sporophore 122
Squameux 19
Stachydées 346
Stérigmate 467
268, 269, Stigmate . . 122, 130
103 Stipe 35, 43, 469
142 Stipule 51
65 à 68 Stomate 16
Strophiole 139
Structure de l'anthère . 118
— de la fleur . . 107
112, 118, 126
— de l'ovule . . 130
— du pollen . . 120
— de la racine . 29
— de la tige . 36, 43
Strychnées 324
655 Strychnos 324
261 à 287 Style 122, 128
Stylopode 278
Suber 41
Suc propre 15
Suçoir 28
Sucre 445
Sumac 240
Sureau 291
Suspenseur (Filament) . 138
Suture dorsale 122, 126, 146
— ventrale. 122, 126
142
Swartziées 254
181, 329, Sycône . . . 90, 152
Symphytum 338
Synanthéré 118
Synanthérées 301
Système de Linné . . . 171

T

Tabac 350
Tableau de la méthode
de De Candolle . . 177

Figures. Pages.

Tableau de la méthode de Jussieu 176
Tableau du système de Linné 172
Tablier 111
Tamarindus 254
Tanacetum 305
634 Taraxacum 314
Taxinées 406
798 Taxus 406
Tegmen 64, 155
Téguments de la graine 155
Térébinthacées . . . 239
Térébinthe 241
Ternstrœmiacées . . . 222
Testa 155
Teucrium 341
Thalamiflores . . 104, 179
Thalictrum 182
Thallus 473, 479
Thapsia 285
Thapsiées 285
460 Thea 223
Thécasporées 471
448 Theobroma 219
Thèque 475
Thesium 377
395 Thlaspi 199
Thuya 406
Thymélées 376
Thymus 345
Tige 30
113, 114, Tige acotylédone . 43
107 à 110 Tige dicotylédone. 36
111, 112, Tige monocotylédone 43
Tige radicante 34
— souterraine . 35
Tigelle 156
449 Tilia 220
Tiliacées 220
Tissu cellulaire . . . 6
— conducteur . . 128
50 — fibreux 11
Toddalia 233
Torus 83, 84, 100
52, 53, Trachées 12
Tragopogon 312
Transpiration 77
Trèfle d'eau 332
Trichosporées . . 466, 471
Trigonella 246
Triticum 439
Tronc 34
Trophosperme . . . 122
893 Truffe 469
Tubercule 70
Tubéreuse (Racine) . . 27
Tubes cribreux . . . 40
274 Tubuleuse 110
Tubuliflores 303
Tulipacées 419
Turion 66
Tussilago 303

U

Ulmacées 391
758 Ulmus 391
913 Ulothrix 481
216 Urcéolé 110
Urne 461
Urtica 387
Urticacées 385
Urticées 387
Utricule 1, 146
— primordiale . 2

V

Vacciniées 317
51 Vaisseaux 2, 11
54 — annulaires . . 13
61 — laticifères . . 15
59 — moniliformes . 14
59, 60 — ponctués . . 14
— propres . . . 14
57 — rayés 14
55 — réticulés . . 14
58 — scalariformes . 14
52, 53, — spiraux . . . 12
594 Valeriana 298
Valérianées 297
Valerianella 299
Valve 141, 143
812 Vanilla 413
Vasculaires 176
Végétation définie . . 35
— indéfinie . . 35
Velours 21
Velum 469

Figures.		Pages.
	Vératrées	428
836	Veratrum	428
	Verbascum	358
	Verbena	349
	Verbénacées	349
	Vernation	71
702	Veronica	361
	Verticille	52
	Vesce	248
	Vésicules embryonnaires	138
	Viburnées	291
	Viburnum	291
485	Vicia	248
	Viciées	247
	Vigne	230
	Villus	20
	Vinca	326
	Vincetoxicum	328
	Vinetier	193
418 à 424	Viola	207
	Violariées	206
	Viscum	289
	Vitex	350
	Vitifères	230
	Vitis	230
	Vivipare	68
	Volva	469
	Vomiquier	324
86, 87,	Vrilles	23

W

Figures.		Pages.
	Wintéracées	190

Z

Figures.		Pages.
	Zanthoxylées	233
	Zanthoxylon	233
849	Zea	445
814	Zédoaire	415
	Zingiber	414
	Zingibéracées	413
813	Zizyphus	239
	Zône génératrice	37, 42
	Zoothèque	462
909	Zygogonium	478
	Zygophyllées	233
	Zygospore	469

FIN DE LA TABLE.

Vient de paraître la 2e Édition, revue et augmentée de nombveuses Gravures

LES

PLANTES MÉDICINALES

ET USUELLES

DE NOS

CHAMPS — JARDINS — FORÊTS

DESCRIPTIONS ET USAGES

des Plantes comestibles — suspectes — vénéneuses — employées dans la Médecine, dans l'Industrie et dans l'Économie domestique

Par H. RODIN

Secrétaire de la Société d'horticulture et de Botanique de Beauvais, Membre de la Société botanique de France, lauréat, etc.

Un volume de 450 pages avec 200 Gravures.

Prix, relié : 3 fr. 50.

L'ouvrage que nous offrons au public comble une véritable lacune. Il s'adresse aux gens du monde, aux jeunes gens, au clergé, aux habitants des campagnes, aux forestiers, aux étudiants; en même temps qu'il sera consulté avec fruit par les botanistes, les herboristes, les pharmaciens et les médecins; à la portée de tous, par la simplicité des expressions, par la clarté des descriptions, il trouvera sa place au foyer de toutes les familles.

L'aperçu suivant des principaux chapitres prouvera l'utilité de cet ouvrage:

Étude des simples. — Récolte et conservation. — Propriétés générales des familles. — Principes extraits des végétaux. — Stations des plantes médicinales. — Les plantes émollientes, tempérantes, stimulantes. — Toniques amères. — Toniques astringentes, antihystériques, altérantes, antispasmodiques, purgatives, etc., etc. — Utilité et culture des plantes médicinales au point de vue forestier. — Les falsifications.

L'ouvrage est accompagné d'une Table alphabétique des noms des plantes et des familles, noms latins, français et vulgaires; d'une Table des maladies, remèdes, préparations; d'une Table des produits et usages

---

Strasbourg, typ. G. Fischbach. — 1633

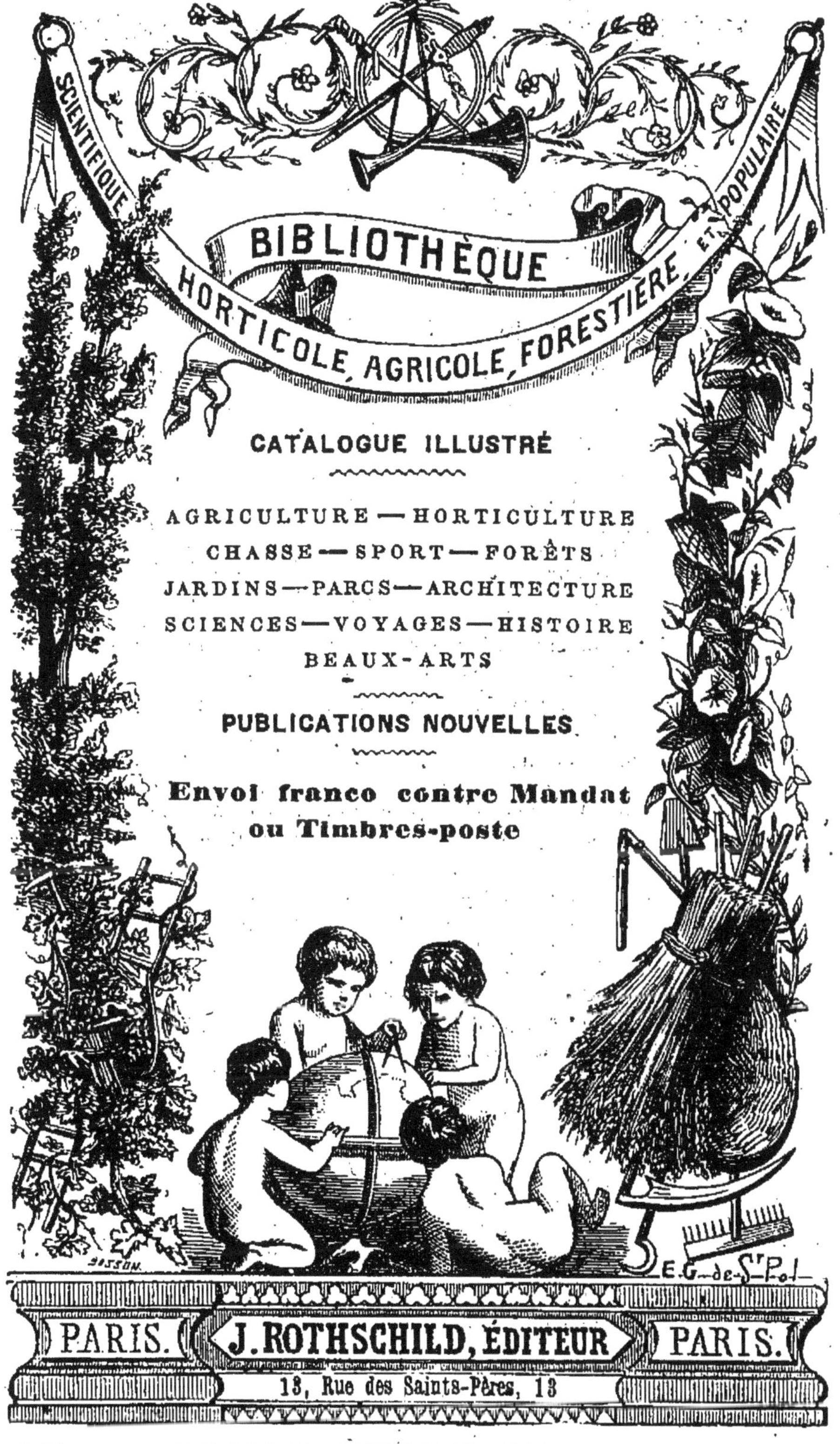

Juillet 1877.—BIBLIOGRAPHIE TRIMESTRIELLE.—Juillet 1877

LES SOUFFRANCES DU PROFESSEUR DELTEIL

Par CHAMPFLEURY

Cinquième Édition ornée de 25 Gravures par CRAFTY

Un volume petit in-4, impression sur papier teinté.
Broché, 5 fr.; en demi-reliure, chagrin, tranches dorées, 7 fr.

Le tableau amusant d'une petite ville de province il y a trente ans, de gaies et vives silhouettes d'enfants, et surtout une bonne humeur qu'on trouve rarement dans les publications d'aujourd'hui, font des *Souffrances du Professeur Delteil* le livre

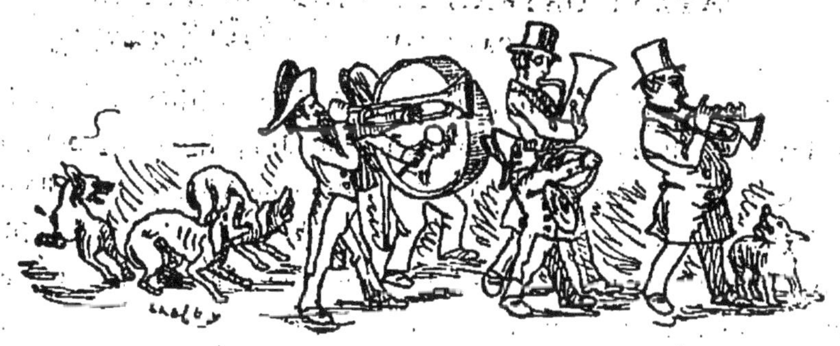

qui a le plus fortement servi à la réputation de M. CHAMPFLEURY, et qui a pour caractère particulier de pouvoir être mis entre les mains de l'homme, de la femme et de l'enfant.

De nombreuses éditions, qui trouvèrent un nombreux public, ont constaté depuis longtemps le succès de ce spirituel ouvrage, dont nous publions aujourd'hui une édition de luxe, ornée de 25 Vignettes (dont plusieurs de page entière), de l'humoriste CRAFTY, qui a traduit de son plus fin crayon les situations franchement comiques des *Souffrances du Professeur Delteil.*

J. ROTHSCHILD, Éditeur, 13, Rue des Saints-Pères, Paris.

LA TERRE VÉGÉTALE

De quoi elle est faite. — Comment elle se forme. Comment on l'améliore.

GUIDE PRATIQUE DE GÉOLOGIE AGRICOLE

À l'usage des Ingénieurs, Agronomes, Géologues et des Écoles du Gouvernement.

Par Stanislas MEUNIER

Docteur ès-sciences, aide de géologie au Muséum

Un volume in-18 avec vignettes et une Carte agronomique de la France, par M. **DELESSE**. — Relié toile anglaise. — Prix : **3 fr.**

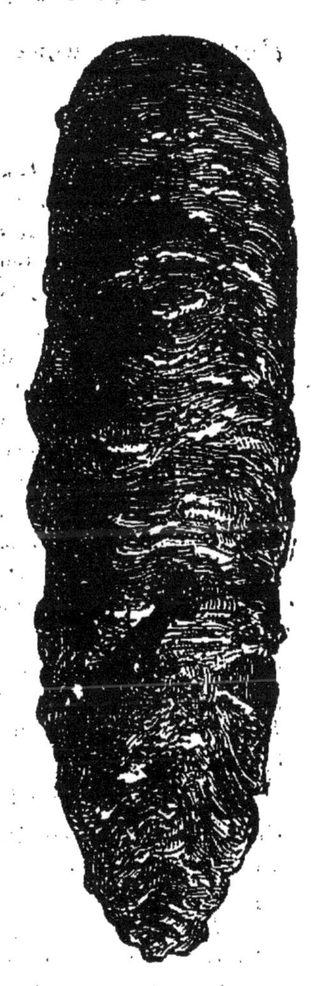

Cet ouvrage est divisé en trois parties, correspondant aux trois termes de son sous-titre. Dans la première, relative à la constitution de la terre végétale, sont exposées les meilleures méthodes d'analyse et résumés, les caractères principaux des divers types de sols. La seconde partie est purement géologique. C'est le mécanisme même en vertu duquel s'édifie tous les jours le support nourricier des végétaux, qui y est étudié en détail. On y montre, à côté de la terre végétale qui se produit sur place, par suite de la décomposition de la roche vierge, les terres dont les éléments arrachés à des sources diverses sont charriés, réunis et mélangés par divers agents de transport. L'un des moins curieux de ces agents n'est certainement pas l'air atmosphérique, qu'on ne s'attendrait pas à compter parmi les causes d'une véritable sédimentation. Enfin, la troisième partie, qu'on peut qualifier d'agronomique, traite des amendements et des engrais minéraux. L'intérêt pratique du volume de M. Stanislas Meunier est rendu plus évident encore par l'addition qu'a bien voulu y faire M. Delesse, d'une belle et instructive carte agricole de la France. L'agronome, l'agriculteur, le géologue et le chimiste lui-même

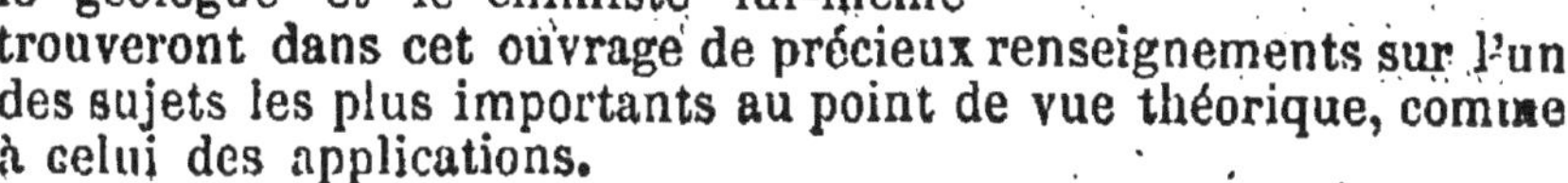

trouveront dans cet ouvrage de précieux renseignements sur l'un des sujets les plus importants au point de vue théorique, comme à celui des applications.

BEAUX-ARTS — ARCHÉOLOGIE.

LA COLONNE TRAJANE

220 Planches imprimées en couleur. Reproduite en Phototypographie, d'après le surmoulage exécuté à Rome en 1861 et 1862, accompagnées d'un Texte explicatif avec de nombreuses Vignettes représentant des Médailles, Bustes, Bas-Reliefs, etc., par W. FRŒHNER, *Membre de l'Institut archéologique de Rome, Conservateur du Louvre.*

Grande Publication de luxe, 65 centimètres de long sur 50 centimètres de large, tirée à 200 Exemplaires, portant sur le titre le nom de chaque souscripteur.

L'ouvrage complet forme un volume de texte et quatre volumes de gravures. — Prix 600 Francs.

Les planches représentent les bas-reliefs de la Colonne réduits à un cinquième de l'original et le texte forme une étude détaillée de la colonne, avec un nouvel examen de toutes les questions historiques qui s'y rattachent.

NUMISMATIQUE DE LA TERRE-SAINTE

Description des Monnaies autonomes et impériales de la Palestine et de l'Arabie Pétrée, par F. DE SAULCY, *Membre de l'Institut.*

Fort volume in-4°, 425 pages de texte, orné de 25 Planches gravées sur cuivre par L. DARDEL.

Publication de luxe contenant environ 2,000 Monnaies et 1,200 Inscriptions.

Prix de l'ouvrage complet, sur beau papier vélin, 60 Francs; imprimé sur papier de Hollande, 90 Francs.

Cet ouvrage est conçu sur un plan pour ainsi dire nouveau. L'auteur qui, depuis plus de vingt ans, a consacré tout son temps à l'étude des monuments antiques de la Terre-Sainte, a réuni en un seul volume tout ce que l'on connaît jusqu'à ce jour de monnaies autonomes et impériales frappées dans ce pays, l'un des plus illustres de l'univers.

LES MUSÉES DE FRANCE

Recueil de Monuments antiques des Collections publiques et privées, choisis au point de vue de l'Art, de l'Archéologie et de l'Industrie.

Reproduction en Chromolithographie, Gravures sur bois, Phototypographies, accompagnées d'un Texte explicatif par W. FRŒHNER.

Un fort volume in-folio, avec 40 Planches. Prix : 100 Francs.

Glyptique, céramique, orfèvrerie, peinture, tous les genres de monuments y sont représentés et accompagnés d'une explication substantielle. Aux savants nous offrons des objets inédits et les artistes y trouveront les plus beaux spécimens de l'art antique.

LE MONDE MICROSCOPIQUE DES EAUX

Par JULES GIRARD

UN VOLUME IN-18, ORNÉ DE 70 GRAVURES

Relié en toile, 3 Francs 50.

Ce livre conduit le lecteur à travers le monde si curieux des *Infiniment-Petits,* qui peuplent les eaux douces et salées. Il lui fait parcourir les trois règnes de la nature. Cette révélation des créatures si merveilleuses par leur perfection, leurs mœurs, leur multiplicité infinie, est une esquisse à grands traits des principaux phénomènes et des secrets de la vie aquatique.

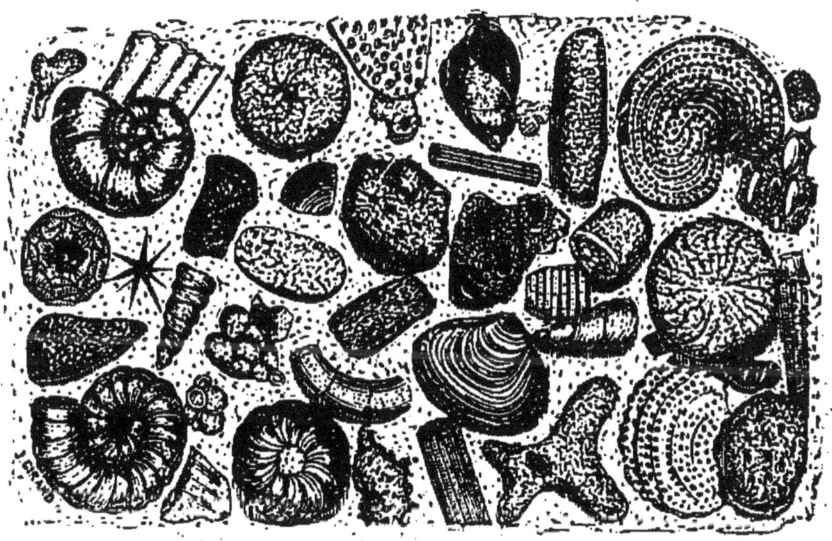

SOMMAIRE : PREMIÈRE PARTIE. — *La Vie animale dans l'eau.* — I. Comment on observe. — II. Coup d'œil sur les animalcules de l'eau. — III. Le développement des infusoires. — IV. L'immensité de la vie élémentaire. — V. L'animalité indéfinie.

DEUXIÈME PARTIE. — *Les Végétaux microscopiques:* — I. Où commence la vie végétale? — II. Études au bord d'un fossé. — III. — Petites causes, grands effets.

TROISIÈME PARTIE. — *La Microgéologie.* — I. Le fond de la mer. — II. Les fossiles microscopiques. — III. La vie minérale vue au microscope.

J. ROTHSCHILD, Éditeur, 13, Rue des Saints-Pères, Paris.

DICTIONNAIRE VÉTÉRINAIRE

A L'USAGE DES CULTIVATEURS ET DES GENS DU MONDE

Hygiène — Médecine — Pharmacie — Chirurgie — Multiplication — Perfectionnement des Animaux domestiques

Par L. **FELIZET**, Vétérinaire.

Avec une Introduction par J.-A. BARRAL.

Un très-fort volume de 500 pages, format in-18.
Prix, relié, 2 fr. 50.

Cet ouvrage est écrit pour les cultivateurs, les sportsmen, les vétérinaires, etc.; il a été rédigé sous forme de dictionnaire pour rendre plus faciles et plus promptes les recherches que nécessitent trop souvent les maladies et les accidents subits chez les animaux domestiques.

Le fermier, grâce à ce traité pratique, trouvera de suite les premiers soins à donner à ses bestiaux et pourra, dans bien des cas, prévenir des affections que le moindre retard rendrait peut-être mortelles.

Ce dictionnaire-manuel est donc d'un usage pratique à tous moments, et chacun pourra y puiser avec confiance les renseignements nécessaires à l'hygiène des animaux domestiques.

PRAIRIES ET PLANTES FOURRAGÈRES

Par ED. VIANNE

Directeur du Journal d'Agriculture progressive.

Magnifique volume in-8°, imprimé avec luxe et orné de 170 Gravures, dont 30 de page entière. — Prix, 8 fr.;

VIENT DE PARAITRE

Le tome Ier, consacré aux **Prairies artificielles.**
Un beau vol. in-8°, imprimé avec luxe, orné de 127 Grav.
Prix : **8 Fr.**

Il résulte de toutes les enquêtes que la France ne produit même pas suffisamment de Bétail pour sa consommation. Ce fait déplorable et tout à fait anomal est dû à l'état de dépérissement dans lequel se trouvent la plupart des Prairies naturelles et la Culture fourragère en général. Cet ouvrage remplit donc une lacune, et l'auteur en a fait une étude complète, illustrée, qui est non-seulement destinée aux agriculteurs, éleveurs, engraisseurs et aux propriétaires, mais encore aux professeurs, aux instituteurs et à la jeunesse studieuse.

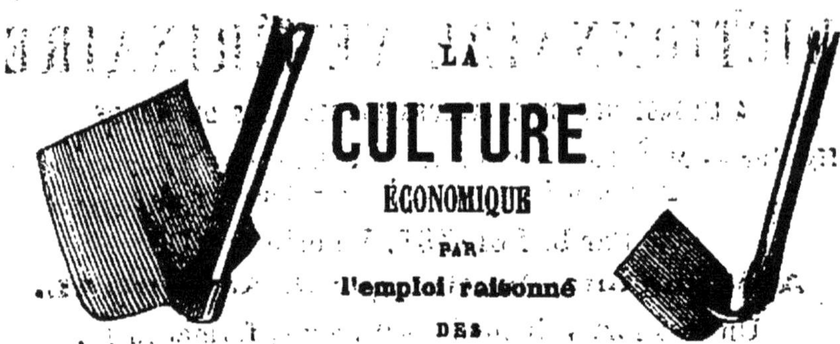

LA CULTURE ÉCONOMIQUE

PAR

l'emploi raisonné

DES

INSTRUMENTS, MACHINES, OUTILS, APPAREILS, USTENSILES

USITÉS DANS LA PETITE ET LA GRANDE CULTURE

Leur description, et Étude des ressources qu'ils offrent aux agriculteurs au point de vue de la baisse des prix de revient.

À l'usage des Agriculteurs, Ingénieurs, Mécaniciens, etc.

Par ED. VIANNE

Directeur du *Journal d'Agriculture progressive.*

Un beau vol. in-18 de 350 pages, illustré de 204 Figures. Relié : 2 50

Les discussions soulevées par la crise agricole, ont fait reconnaître unanimement, que la fortune de l'agriculture est dans la *production économique*, qui seule permettra l'écoulement à l'étranger de la surabondance de notre production.

Mais pour produire à bon marché, il faut : faire rapporter plus sans augmenter la dépense, ou diminuer les frais de culture tout en l'améliorant. Le premier moyen, qui consiste à faire des avances à la terre, n'est pas toujours praticable et de plus ne réussit pas toujours, tandis que le second est à la disposition de tous. En effet, il suffit, pour le pratiquer avec fruit, d'améliorer la culture et se diminuer les frais par emploi d'instruments bien appropriés (*ce sont souvent les plus économiques*) en remplaçant des bras qui tendent à devenir de plus en plus rares.

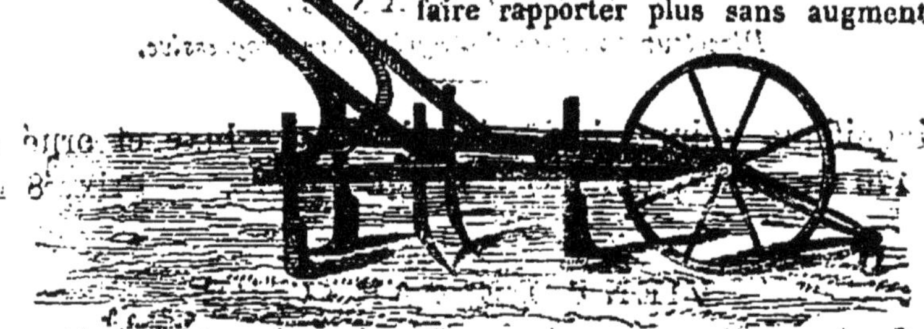

C'est pour venir en aide aux agriculteurs que nous avons publié un ouvrage dans lequel ils trouveront, non-seulement la description des meilleurs outils, machines et instruments de culture, mais encore des indications complètes sur les avantages que leur emploi présente et l'économie qui en résulte.

LES PROMENADES DE PARIS (Suite).

Conditions de la Vente et de la Reliure :

L'ouvrage est complet en deux volumes in-folio : l'un contenant le texte d'environ 500 Pages avec 460 Gravures sur bois ; l'autre, 23 Chromolithographies, 27 Gravures imprimées sur papier de Chine et montées sur beau papier vélin, et 80 Gravures sur acier.

Le prix de l'ouvrage complet est de 500 Francs ; — dans deux élégants cartonnages, dos en peau de crocodile, plats ornés des Armes de la Ville de Paris, il est de 530 Francs.

Des exemplaires de luxe tirés sur papier de Hollande, avec 80 Gravures sur acier, imprimées sur papier de Chine, se vendent au prix de 1,000 Francs.

La reliure des deux volumes, le dos en maroquin du Levant, les plats en toile, avec les Armes de la Ville de Paris et une riche dorure, coûte 100 Francs ; une reliure de grand luxe, entièrement exécutée en maroquin du Levant avec biseaux, vaut 250 Francs les deux volumes.

Il est impossible, vu son extrême épaisseur, de relier l'ouvrage en un seul volume ; tous les volumes ont tête dorée, tranches ébarbées, et sont en couleur verte, pour bien faire ressortir les couleurs des Armes de la Ville de Paris.

Prospectus de l'Ouvrage. — Cette publication n'est pas seulement une *Description illustrée* des Promenades de la Ville de Paris et des ouvrages d'architecture qui les décorent, c'est aussi un *Souvenir splendide* pour les nombreux visiteurs de la capitale, et un monument artistique digne de notre temps.

L'exécution de l'ouvrage a exigé une dépense de plus de 700,000 Francs pour frais de Gravure, Papier et Impression, et plus de six années de travail.

L'auteur, en décrivant la partie la plus attrayante de Paris, n'avait pas seulement pour but de faire une œuvre historique, mais il désirait aussi initier les *Propriétaires* et les *Architectes* de parcs et jardins, les *Ingénieurs*, les *Architectes*, les *Horticulteurs* et surtout les *Administrations publiques* des Villes, à tous les procédés, à tous les détails d'exécution avec l'indication des prix, de la transformation mémorable de la Ville de Paris.

L'éditeur n'a reculé devant aucun sacrifice pour en faire à la fois un utile répertoire à l'usage des hommes spéciaux, des Bibliothèques publiques, des Sociétés savantes, des Ecoles industrielles, des Musées des arts et métiers, et un ouvrage d'un luxe exceptionnel pour les amateurs de beaux livres.

J. ROTHSCHILD, Éditeur, 13, Rue des Saints-Pères, Paris.

L'OLIVIER

HISTOIRE. — BOTANIQUE. — RÉGIONS. — CULTURE. — PRODUITS
USAGES. — COMMERCE. — INDUSTRIE, ETC.

Par A. COUTANCE

Professeur des Sciences naturelles aux Écoles de Médecine de la Marine

Ouvrage grand in-8°, orné d'environ 115 gravures. Imprimé avec luxe, sur beau papier teinté. Prix : 15 Fr.

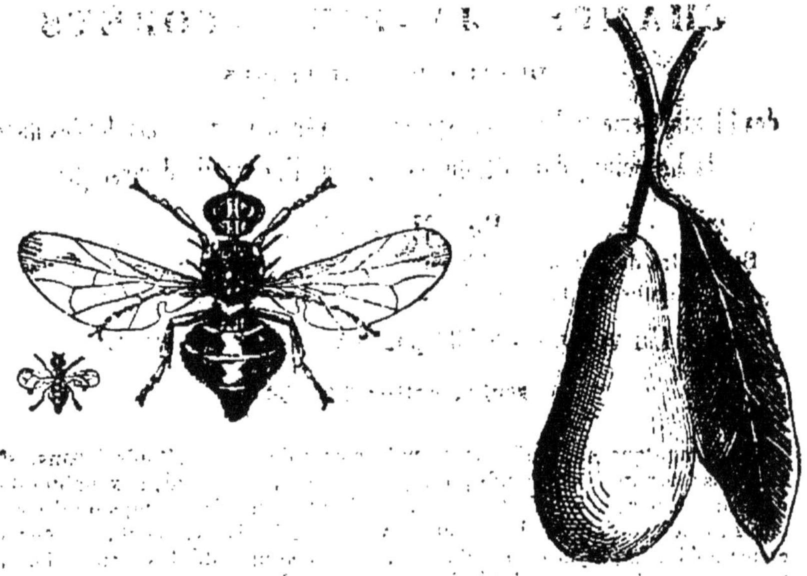

L'Olivier, qui tient une place si élevée parmi les richesses des régions méridionales de l'Europe, n'a toujours été envisagé, dans les brochures qu'on lui a consacrées, qu'à un point de vue spécial ou local.

Le présent ouvrage a pour but de faire connaître l'arbre célèbre sous tous ses aspects, à toutes les époques et dans tous les pays où il est cultivé ; en un mot, c'est une monographie complète de l'Olivier, de l'olive et des huiles d'olive, dans toutes les régions du globe, traitant sa histoire, distribution botanique, culture, variétés, commerce, industrie, produits oléifères, etc.

Imprimé avec luxe et orné de 120 gravures, ce livre s'adresse surtout aux Botanistes, aux Agriculteurs, aux Comices, aux Chambres de commerce, aux Producteurs et aux Négociants.

L'érudit y trouvera l'histoire littéraire de l'Arbre de Pallas, depuis Homère jusqu'à nos jours, faite à l'aide des textes sacrés et profanes, et illustrée de vignettes dessinées d'après les monuments anciens.

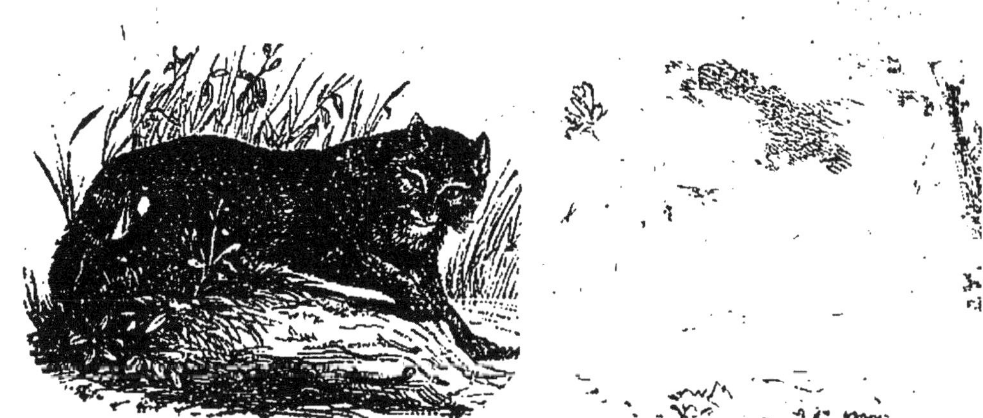

ORNITHOLOGIE
DU CHASSEUR

HISTOIRE NATURELLE — MŒURS — HABITUDES
CHASSE DES OISEAUX DE PLAINE, DE BOIS ET DE MARAIS

PAR

Le Docteur J.-C. CHENU

Médecin principal d'Armée en retraite.

Splendide Publication grand in-8° Jésus

ORNÉE DE 50 CHROMOTYPOGRAPHIES.

Prix : 20 fr. Demi-reliure chagrin, plats toile et tranches dorées, 25 fr. — Édition de luxe, imprimée sur papier de Hollande; Prix, 40 fr.

L'auteur, si connu par ses nombreuses publications sur l'histoire naturelle, a réuni dans ce bel ouvrage tout ce qui peut intéresser sur les Oiseaux de chasse qu'on rencontre dans les plaines, les bois et les marais.

Cette publication de luxe s'adresse non-seulement aux Chasseurs et aux personnes qui étudient l'Histoire naturelle, mais encore aux Amateurs de belles publications. Les Oiseaux dont l'auteur donne une description très-détaillée et une image exacte en couleurs, sont :

Faisan commun. — Perdrix, 4 espèces. — Ganga cata. — Caille. — Tétras, 2 espèces. — Gélinotte. — Lagopède. — Outardes, 2 espèces. — Pluvier doré. — Vanneau, 2 espèces. — Courlis cendré. — Barge, 2 espèces. — Chevalier, 4 espèces. — Bécasses et Bécassines, 5 espèces. — Râles d'eau, 2 espèces. — Poule d'eau. — Foulque. — Oies, 2 espèces. — Canards, 10 espèces. — Sarcelles, 2 espèces. — Macreuses, 2 espèces. — Harles, 2 espèces, — *en tout 50 Chromotypographies.* —

3740. — Paris. — Typ. Tolmer et Isidor Joseph, r. du Four-Saint-Germain, 43

BEAUX-ARTS — ARCHÉOLOGIE

La Colonne Trajane. — 220 planches in-folio en couleur, en phototypographie d'après le surmoulage exécuté à Rome en 1861 et 1862. Texte orné de nombreuses vignettes, par W. FRŒHNER (*Conservateur du Louvre*). . . . . 600 fr.

Les Musées de France. — Monuments antiques reproduits en chromolithographie, gravure sur bois, phototypographie. Texte par W. FRŒHNER (*Conservateur du Louvre*). — Un volume in-folio, avec 40 planches . . . . 100 fr.

Numismatique de la Terre-Sainte, par F. DE SAULCY (*Membre de l'Institut*). In-4°, avec 25 pl., 60 fr.; sur pap. de Hollande. 90 fr.

La Dentelle à l'aiguille, aux fuseaux. 50 planches donnant les plus beaux types de dentelles avec texte orné de vignettes, par J. SÉGUIN. — In-folio, 100 fr.; sur papier de Hollande. . . . 160 fr.

AGRICULTURE

Les Plantes fourragères. — Atlas in-folio, avec 60 planches accompagnées d'une légende, par V.-J. ZACCONE (*Sous-intendant militaire*). — Avec fig. noires, 25 fr.; avec fig. coloriées . . . 40 fr.

Prairies et Plantes fourragères, par ED. VIANNE (*Directeur du* Journal d'Agriculture progressive). — In-8° avec 170 gr. . 8 fr.

Le Brome de Schrader, Par A. LAVALLÉE. 4e édition. In-18 avec 2 planches sur acier . . . . 1 fr. 50

Dictionnaire vétérinaire, par L. FÉLIZET (*Vétérinaire*). Introduction de J.-A. BARRAL. — In-18, relié. . . . . 2 fr. 50

La Pustule maligne. — Charbon, sang de rate, par CH. BABAULT (*Docteur médecin*). — In-18, relié. . . . . 2 fr.

Législation protectrice des Animaux, par B. de BEAUPRÉ (*Docteur en droit*). 3e édition. — In-18, relié. . . . . 0 fr. 75

Les Oiseaux utiles et nuisibles aux champs, jardins, vignes, forêts, etc., par H. DE LA BLANCHÈRE. 2e édition. In-18, relié, avec 150 gravures . . . . 3 fr. 50

La Culture économique par l'emploi des instruments et machines, par ED. VIANNE. — In-18 avec 204 figures, relié. . . . 2 fr. 50

Enquête sur les Engrais. par MM. DUMAS (*Membre de l'Institut*) et DE MOLON. — In-18, relié . . . . 2 fr.

J. ROTHSCHILD, Éditeur, 13, Rue des Saints-Pères, Paris.

SCIENCE — INDUSTRIE

Musée entomologique illustré. — Histoire naturelle iconographique des Insectes, publiée par une réunion d'Entomologistes français et étrangers. Tome premier : LES COLÉOPTÈRES ; classification, mœurs, chasse, collections ; Iconographie et Histoire naturelle des Coléoptères d'Europe. 1 vol. in-4° avec 48 planches en couleur et 335 vignettes . . . . 30 fr.

Grand Atlas universel. — 51 cartes en couleur, dessinées par W. HUGHES (*de la Société de Géographie de Londres*). 2e édition, avec Introduction par E. CORTAMBERT (*Bibliothécaire à la Bibliothèque nationale*). — Avec Index général, relié. . . . . . 125 fr.

La Vie. — Physiologie humaine appliquée à l'hygiène et à la médecine, par le docteur LE BON. — In-8° avec 339 figures . . 15 fr.

L'Origine de la Vie, par PENNETIER, avec Introduction, par POUCHET (*Directeur du Muséum de Rouen*). — In-18, avec figures. 3 fr.

Le Médecin des Enfants, par BARTHÉLEMY (*Docteur médecin*). — In-18, relié . . . . 1 fr.

L'Allaitement maternel, par le Dr BROCHARD. — In-18, rel.. 1 fr.

Clinique médicale de Montpellier, par le professeur FUSTER (*Médecin en chef de l'Hôtel-Dieu Saint-Éloi*). — In-8°, cartonné. . 10 fr.

Causeries scientifiques. — Découvertes, inventions de l'année 1875, par H. DE PARVILLE (*Rédacteur du* Journal officiel *et du* Journal des Débats). — In-18 avec 50 figures . . . . 3 fr. 50

L'Ammoniaque. — Son emploi en industrie, par CH. TELLIER (*Ingénieur civil*). — In-8° avec figures et plans. . . . . . . 12 fr.

Principes de Science absolue par J. THOMSON. — In-8° relié. 16 fr.

La Culture des Plages maritimes par H. DE LA BLANCHÈRE (*Ancien élève de l'école forestière*). — Préface de COSTE (*de l'Institut*), — In-18, 70 gravures, relié. . . . . 3 fr.

Le Monde microscopique des Eaux, par J. GIRARD. — In-18, avec 70 gravures, relié toile. . . . . 3 fr. 50

La Lithotritie et la Taille. — Guide pratique pour le traitement de la pierre, par le docteur S. CIVIALE (*Membre de l'Institut*). 2e édition, avec 50 gravures avec catalogue de calculs et d'instruments. — Relié, toile. . . . . 16 fr.

L'Aquarium d'eau douce et d'eau de mer, par J. PIZZETTA. Introduction, par A. GEOFFROY SAINT-HILAIRE (*Directeur du Jardin d'acclimatation*). — In-18 avec 220 gravures, relié. . . . 3 fr. 50

La Pluie et le Beau Temps. Météorologie usuelle, par P. LAURENCIN. — In-18, avec 110 gravures et cartes, relié. . . . . . 3 fr. 50

www.ingramcontent.com/pod-product-compliance
Ingram Content Group UK Ltd.
Pitfield, Milton Keynes, MK11 3LW, UK
UKHW022319190726
13856UKWH00001B/99

9 782012 469228